European Archives of
Oto-Rhino-Laryngology

Supplement 1992/I

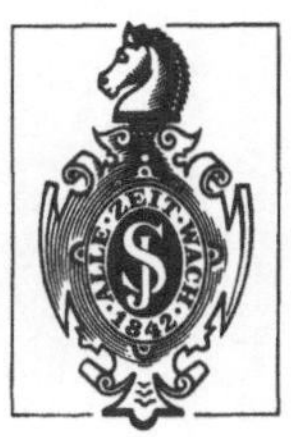

Verhandlungsbericht 1992
der Deutschen Gesellschaft
für Hals-Nasen-Ohren-Heilkunde,
Kopf- und Hals-Chirurgie

Teil I: Referate
Transplantation und Implantation
in der Kopf-Hals-Chirurgie

Schriftleitung H. Feldmann
Herausgeber C. Herberhold

Mit 124 Abbildungen

Springer-Verlag
Berlin Heidelberg New York London Paris
Tokyo Hong Kong Barcelona Budapest

Prof. Dr. med. HARALD FELDMANN, Universitäts-HNO-Klinik
Kardinal-von-Galen-Ring 10, W-4400 Münster, BRD

Prof. Dr. med. CLAUS HERBERHOLD, Universitäts-HNO-Klinik
Sigmund-Freud-Str. 25, W-5300 Bonn 1, BRD

ISBN-13:978-3-540-54870-6

Die Deutsche Bibliothek — CIP-Einheitsaufnahme
Deutsche Gesellschaft für Hals-Nasen-Ohren-Heilkunde, Kopf- und Hals-Chirurgie: Verhand-
lungsbericht ... der Deutschen Gesellschaft für Hals-Nasen-Ohren-Heilkunde, Kopf- und Hals-
Chirurgie. — Berlin ; Heidelberg ; New York ; London ; Paris ; Tokyo ; Hong Kong; Barcelona ;
Budapest : Springer.
  ISSN 0934-2400
1992.
  Teil 1. Referate : Transplantation und Implantation in der Kopf-Hals-Chirurgie. — 1992
  (European archives of oto-rhino-laryngology : Supplement ; 1992,1)
  ISBN-13:978-3-540-54870-6   e-ISBN-13:978-3-642-84669-4
  DOI: 10.1007/978-3-642-84669-4

NE: European archives of oto-rhino-laryngology / Supplement

Vorwort

Die Indikationen zum chirurgischen Gewebs- und Organersatz weiten sich ständig aus. Eine Reihe von Gründen ist hierfür verantwortlich. Exponiert steht, sich nicht mehr mit einer Defizit-Chirurgie betroffener Körperabschnitte hinsichtlich Form und Funktion zufrieden geben zu wollen und zu können.

Im Vergleich zum Ersatz von Vitalorganen weist die HNO-Chirurgie weniger spektakuläre Leistungen auf. Allerdings sind für den Bereich von Kopf und Hals die Anfänge der Ersatzchirurgie schon in den frühesten Dokumenten der Medizinhistorie zu finden. Am Beispiel der Rhinoplastik hat C. Walter dies erst kürzlich (Kongreß Kiel 1989) hervorgehoben. Der Umgang mit Nah- und Fernlappentransplantaten, aber auch mit Alloplastika wurde in unserem Arbeitsbereich besonders gepflegt und verfeinert.

Erst die kurze Zeitspanne nach Barnards erster Herztransplantation (3. 12. 1967) zeichnet sich dadurch aus, neben klinischen Erfolgsberichten gezielt immunologische Kenntnisse über die Verwendbarkeit individualfremden Gewebes anzureichern. Parallel dazu wuchsen die Bemühungen, auch alloplastische Materalien (Kunststoffe, Metalle, Keramiken) für einen Gewebs- oder Organersatz nutzbar zu machen. Zunehmende Kenntnisse ließ die Palette verwertbarer biologischer wie alloplastischer Materialien notwendigerweise kleiner werden, dafür wuchsen die Zahlen erfolgreicher Langzeitergebnisse. Einheilung, Immuntoleranz, Biokompatibilität sind die wesentlichen Kriterien, die heute Implantate und Transplantate erfüllen müssen. Die Entwicklung ist keineswegs abgeschlossen.

Die Jahrestagung 1992 unserer Gesellschaft war Anlaß, den Standort zur Biologie und Klinik von Implantation und Transplantation im Kopf- und Hals-Bereich kompetent zu bestimmen. Durch die Referate sollten in erster Linie Wissensbilanzen zu Material- und Gewebekunde, zur körperbezogenen Integrationsfähigkeit der Im- und Transplantate sowie zu speziellen Problemen der Oberflächenabläufe aufgestellt werden. Operationslehren waren nicht beabsichtigt.

So kann erstmals zusammenhängend für die HNO-Chirurgie Grundsätzliches zu Transplantation und Implantation, zur klinischen Einsatzfähigkeit von körpereigenem und körperfremdem Gewebe bzw. biologiefremden Werkstoffen sowie den Möglichkeiten des Organ- oder Organteilersatzes nachgelesen werden. Der medico-legale Handlungsrahmen kann dabei nicht außer Acht bleiben.

Bei der Lektüre stellen wir fest, daß jetzt gerade erst die Grundlagen gelegt sind, eine Vielfalt von themenbezogenen Fragen in Zukunft systematisch angehen zu können, um Empirie zunehmend durch Wissen zu ersetzen. Es zeichnet sich eine engerwerdende Zusammenarbeit zwischen gebietsorientierter Medizin, experimenteller Medizin, der Grund-

lagenforschung und natur- wie ingenieurwissenschaftlichen Disziplinen
ab, die aber bislang keineswegs in wünschenswerter und notwendiger
Weise institutionalisiert ist, vielmehr auf oligolokalen Aktivitäten bzw.
Einzelbemühungen ruht.

Den Referenten sei im Namen des Präsidiums 1991/92 unserer Ge-
sellschaft herzlich und kollegial-freundschaftlich gedankt für ihre Arbeit.
Sie haben sehr dazu beigetragen, das Leitmotiv unseres Kongresses
„Mensch − Natur − Technik" mit lebendiger Aussage auszustatten.

C. HERBERHOLD

Inhaltsverzeichnis

Transplantation und Implantation in der Kopf-Hals-Chirurgie

**Grundsätzliche Aspekte
zur Transplantation und Implantation**

C. Hammer und J. Bujía
Immunologie vitaler und konservierter Transplantate
(Mit 12 Abbildungen) 3

M. Schaldach
Verträglichkeit implantatgeeigneter alloplastischer Werkstoffe
im Organismus
(Mit 7 Abbildungen) 27

K. Hümmerich
Die Sozialpflicht zur Organspende.
Rechtliche Aspekte moderner Transplantationschirurgie 41

Alloplastische Materialien

A. Berghaus
Alloplastische Implantate in der Kopf- und Halschirurgie
(Mit 14 Abbildungen) 53

R. Siegert
Metallimplantate in der Kopf- und Halschirurgie
(Mit 15 Abbildungen) 97

H. D. Dahl
Pharmakapassage durch Kunststoffmembranen
(Mit 16 Abbildungen) 109

G.-J. Tuschewitzki
Die mikrobielle Situation an Implantatoberflächen 121

Gewebs- und Organersatz

G. Rettinger
Autogene und allogene Knorpeltransplantate
in der Kopf- und Halschirurgie (ohne Mittelohr und Trachea)
(Mit 13 Abbildungen) 127

J.-E. Hausamen und F. W. Neukam
Transplantation von Knochen
(Mit 8 Abbildungen) 163

H.-P. Richter
Transplantation von Nerven
(Mit 4 Abbildungen) 179

G. Geyer
Implantate in der Mittelohrchirurgie
(Mit 12 Abbildungen) 185

E. Lehnhardt
Biokompatibilität der Cochlear-Implants
(Mit 8 Abbildungen) 223

A. Beigel
Trachealtransplantation beim Tier
(Mit 8 Abbildungen) 235

C. Herberhold
Transplantation von Larynx und Trachea beim Menschen
(Mit 7 Abbildungen) 247

Grundsätzliche Aspekte
zur Transplantation und Implantation

European Archives of   Suppl. 1992/I
Oto-Rhino-Laryngology
© Springer-Verlag 1992

Immunologie vitaler und konservierter Transplantate

C. Hammer[1] und J. Bujía[2]

[1] Institut für Chirurgische Forschung (Direktor: Prof. Dr. med. K. Meßmer) und
[2] Universitäts-HNO-Klinik und Poliklinik (Direktor: Prof. Dr. med. E. Kastenbauer) Klinikum Großhadern,
Ludwig-Maximilians-Universität München, Marchioninistraße 15, W-8000 München 70

Inhaltsverzeichnis

1   Einleitung   3
2   Allgemeiner Teil   4
2.1   Immunologische Grundlagen   4
2.1.1 Begriffsbestimmung   4
2.1.2 HLA-Antigene   4
2.1.3 Zerstörungsmechanismen
       von allogenen Transplantaten   5
2.1.4 Immunologisches Monitoring   6
2.1.5 Möglichkeiten und Perspektiven bei der Vermeidung
       bzw. Behandlung von Unverträglichkeitsreaktionen   7
2.2   Allgemeine Problematik der Transplantations-
       immunologie im Kopf-Hals-Bereich   7
2.2.1 Besonderheiten   7
2.2.2 Die Bedeutung des MHC-Modells in der plastisch-
       chirurgischen Grundlagenforschung   7
2.2.3 Konservierungsverfahren   8
2.2.4 Risiko einer Infektionsübertragung   8
2.2.5 Biologisches Schicksal von konservierten
       Stützgewebetransplantaten 10
2.2.6 Natur der immunologischen Reaktionen 10
3   Spezieller Teil 10
3.1   Knorpeltransplantation 10

3.1.1 Konservierungsverfahren 11
3.1.2 Antigenität von Knorpelgewebe 11
3.1.3 Rolle der HLA-Klasse-II-Antigene
       im immunologischen Verhalten allogener
       Knorpeltransplantate 12
3.1.4 Charakterisierung der immunologischen Reaktionen
       gegenüber Knorpeltransplantaten 14
3.2   Knochentransplantation 14
3.2.1 Antigenität von Knochengewebe 14
3.2.2 Osteoinduktion 15
3.2.3 Konservierungsverfahren 15
3.2.4 Charakterisierung der immunologischen Reaktionen
       gegenüber Knochentransplantaten 16
3.3   Bindegewebstransplantation 17
3.3.1 Trommelfelltransplantate 17
3.3.2 Bindegewebstransplantate 17
3.4   Tracheatransplantation 18
3.4.1 Antigenität der Trachea 18
3.4.2 Einfluß unterschiedlicher Konservierungsverfahren
       auf die Antigenität der Trachea 18
4   Ausblick 19
Literatur 19

1 Einleitung

Die Transplantation von autologem und allogenem Gewebe im Kopf-Hals-Bereich ist heute eine weitverbreitete Methode, bei der Haut, Muskeln, Knochen, Knorpel und Faszien verpflanzt werden. Als Transplantate dienen unter anderem zusammengesetzte Gewebestücke aus Haut-Knorpel-Haut (z.B. composite graft), Haut-Muskel (z.B. myokutane Lappen), Haut-Muskel-Knochen (z.B. osteokutaner Inguinallappen). Diese werden entweder aus der Region verschoben oder müssen frei bzw. frei mit mikrovaskulärer Anastomose eingepflanzt werden. Bei der allogenen bzw. xenogenen Transplantation handelt es sich im wesentlichen um sogenannte freie Transplantate (ohne Gefäßanastomose), die als Er-

satzmaterialien zum Defektausgleich verwendet werden.

Die langjährige klinische Erfahrung und die experimentelle Grundlagenforschung zeigen, daß autologe Transplantate das beste Material zur Rekonstruktion großer Defekte darstellen. Da jedoch die körpereigenen Vorräte begrenzt sind und andere vergleichbare Implantate nicht zur Verfügung stehen, ist die Anwendung von allogenen Materialien gerechtfertigt. Im Kopf-Hals-Bereich werden heutzutage allogener Knorpel, Knochen, Faszien und Trachea verwendet. Als xenogene Transplantate finden nur selten Knorpel und Faszien eine klinische Anwendung.

Die Verwendung von allogenen Transplantaten ist wegen Unverträglichkeitsreaktionen nicht unproblematisch. Inwieweit und wie rasch eine Abstoßungsreaktion eintritt, ist von mehreren Faktoren abhängig, z.B. ob das Transplantat primär oder sekundär vaskularisiert ist, Lymphanschluß besitzt, antigenpräsentierende Zellen enthält, physikalisch oder chemisch vorbehandelt wurde, und ob das Immunsystem des Empfängers supprimiert ist. Der Hauptfaktor ist jedoch die genetisch determinierte immunologische Verträglichkeit, und damit die Histokompatibilität. Wird einem Organismus Gewebe eines anderen Organismus eingepflanzt, beginnt eine komplexe Wechselwirkung zwischen Empfänger- und Transplantatgewebe. Sind die Gewebe nicht genetisch identisch, greifen immunkompetente Zellen des Empfängers das Transplantat an. Außerdem können mit dem Transplantat Infektionskrankheiten übertragen werden und so den Erfolg der Transplantation zunichte machen.

Die vorliegende Übersicht versucht eine zusammenfassende Darstellung theoretischer und experimenteller Probleme der Transplantation von vitalen und konservierten Geweben (Knorpel, Knochen, Bindegewebe) im Kopf-Hals-Bereich, soweit sie für den Chirurgen von Interesse sind.

2 Allgemeiner Teil

2.1 Immunologische Grundlagen

Die immunologische Natur der Abstoßung übertragener körperfremder Gewebe oder Organe ist schon seit der Jahrhundertwende bekannt. Erst der tierexperimentelle Nachweis individualspezifischer Gewebseigenschaften hat den wissenschaftlichen Zugang zur Transplantationsimmunologie eröffnet. Für menschliches Gewebe wurden diese Eigenschaften 1958 als „HLA-Merkmale" beschrieben [54]. Ihre Immunogenität wurde als Ursache für die Abstoßung von Organen bei der Übertragung von einer Person auf eine andere erkannt. Zeitgleich mit dem neuen Wissen wurden erste erfolgreiche Gewebe- und Organtransplantationen durchgeführt.

2.1.1 Begriffsbestimmung

Verpflanzungen körpereigenen Gewebes werden als autologe Transplantation (z.B. autologer Rippenknorpel) bezeichnet; bei Gewebeübertragungen genetisch identischer Individuen (eineiige Zwillinge) spricht man von isogener Transplantation. Unter allogener Transplantation versteht man die Übertragung von Gewebe bzw. Organen von einem Individuum auf ein anderes derselben Spezies (z.B.

Tabelle 1. International anerkannte Begriffsbestimmung zur Transplantation

Bezeichnung	Erläuterung
autolog	eigener Organismus
isogen	genetisch identisches Individuum
allogen	genetisch differentes Individuum gleicher Spezies
xenogen	Individuum fremder Spezies

Mensch zu Mensch). Transplantationen zwischen Individuen verschiedener Spezies, z.B. von Tier auf Mensch werden als xenogene Transplantationen (auch Heterotransplantationen) bezeichnet. Der Einsatz von Fremdmaterialien wie Metall oder Kunststoff wird als alloplastische Implantation bezeichnet und entspricht beispielsweise der Verwendung eines Drahtsteigbügels nach Stapedektomie (Tabelle 1) [274].

Ein Organ kann entweder orthotop, d.h. an die gleiche Stelle im Körper oder heterotop, d.h. an eine andere Stelle im Körper implantiert werden. Dient ein Transplantat nur der zeitweisen Überbrückung eines Defektes, sprechen wir von einer homostatischen oder Gewebetransplantation. Kann dagegen das transplantierte Organ nicht vom Empfänger ersetzt werden und soll es seine Funktion ohne zeitliche Begrenzung ausüben, handelt es sich um eine homovitale oder Organtransplantation [190].

Die Transplantation zwischen genetisch nicht identischen Individuen (allogene und xenogene Transplantation) endet häufig infolge von Histoinkompatibilität in einer Abstoßungsreaktion. Eine wichtige Rolle spielen dabei die individuum- und speziesspezifischen Antigene. Sie werden vom Empfänger als fremd erkannt und lösen eine Immunantwort aus. Zwei hauptsächliche Antigensysteme stellen die Histokompatibilitätsbarriere zwischen Spender und Empfänger dar. Es handelt sich dabei um die Blutgruppenantigene (ABO-System) und die HLA-Antigene.

2.1.2 HLA-Antigene

Antigene sind Moleküle, die in einem Organismus eine Immunantwort auslösen (Immunogenität) und zum anderen mit dem „Produkt" dieser Antwort, dem Antikörper, spezifisch reagieren.

Bei höheren Tierarten gibt es einen Genort, Haupthistokompatibilitätskomplex (MHC = Major Histocompatibility Complex) genannt, der für starke allogene Reaktionen verantwortlich ist und stark immunogen wirkt [47, 265]. Das HLA-System (HLA = Human Leucocyte Antigen) stellt den Haupthistokompatibilitätskomplex des Menschen dar. Es wird von Genen, die auf dem kurzen Arm des Chromosoms 6 liegen, kodiert [131, 153]. Die sogenannten HLA-Klasse-I-Antigene werden von den Genloci HLA-A, -B bzw. -C und die Klasse-II-Antigene von den Genorten HLA-DP, -DR und -DQ kodiert (Abb. 1). Die Struktur von Antigenen der Klasse I unterscheidet sich von der der Klasse-II-Antigene. Die HLA-Klasse-I-Antigene bestehen aus einer glykolisierten Polypeptidkette mit einem Molekulargewicht um 45.000 D (schwere Kette), die mit einem nichtglykolisierten Peptid (beta-2-Mikroglobulin, MG etwa 12.000 D, leichte Kette) nichtkovalent assoziiert ist. Das schwere Glykoprotein besitzt drei globuläre Domänen [50]. Die Klasse-II-Antigene bestehen aus zwei verschiedenen Polypeptidketten (einer alpha- und einer etwas leichteren beta-Kette, MG 28.000 D). Jede Kette besitzt zwei globuläre Domänen (Abb. 2) [146].

Die HLA-Antigene repräsentieren die immunologische Identität einer Zelle. Die quantitative Ausprägung der HLA-Antigene auf der Zelle wird von zahlreichen Faktoren beeinflußt. Gesteigert wird sie unter anderem durch Interferon und Lipopolysaccharide [46, 76, 192, 228, 260, 261].

Die Klasse-I-Antigene sind auf allen kernhaltigen Zellen des Organismus zu finden. Eine Ausnahme hierfür scheinen die plazentaren Trophoblasten zu sein [4, 21]. Im Gegensatz zu den Klasse-I-Antigenen befinden sich die Klasse-II-Antigene normalerweise nur auf wenigen menschlichen Körperzellen mit myeloischem oder lymphoidem Ursprung, z.B. auf Lymphozyten und Makrophagen [109, 121, 230]. Neuere Arbeiten berichten jedoch über eine breitere Verteilung von Klasse-II-Antigenen auf Geweben mit nicht myeloischem oder lymphoidem Ursprung [52, 78, 79, 142, 271].

Die Klasse-I-Antigene dienen als Target-Antigene der zytotoxischen T-Lymphozyten und sind daher für die Abstoßungsreaktion von besonderer Be-

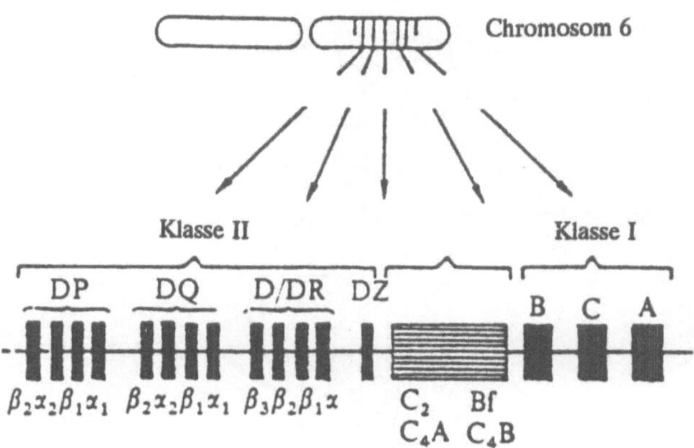

Abb. 1. Genkartierung der Region des Chromosoms 6 des Menschen mit Darstellung des HLA-Genkomplexes

deutung [168]. Die Zellen, die Klasse-II-Antigene tragen, dienen als antigenpräsentierende Zellen [9, 110, 120, 153, 171]. So können Antigene, die von Makrophagen präsentiert werden, nur dann von T-Helfer-Lymphozyten erkannt werden, wenn die Antigene als Komplex mit Klasse-II-Antigenen präsentiert werden (Abb. 3). Die stimulierten T-Lymphozyten setzen Lymphokine frei, die wiederum andere Zellen für die Immunantwort rekrutieren [196]. Die HLA-Klasse-II-Antigene sind deshalb für die Regulation und insbesondere die Intensität der Immunantwort und damit der Abstoßungsreaktion von besonderer Bedeutung [85, 168].

2.1.3 Zerstörungsmechanismen von allogenen Transplantaten

Die immunologische Gewebeunverträglichkeit zwischen Spender und Empfänger führt im allgemeinen zu einer Zerstörung und Abstoßung allogener Transplantate durch den Empfängerorganismus. Diese Unterschiede in den Gewebseigenschaften führen zur Ausbildung zellulärer und humoraler Effektor-

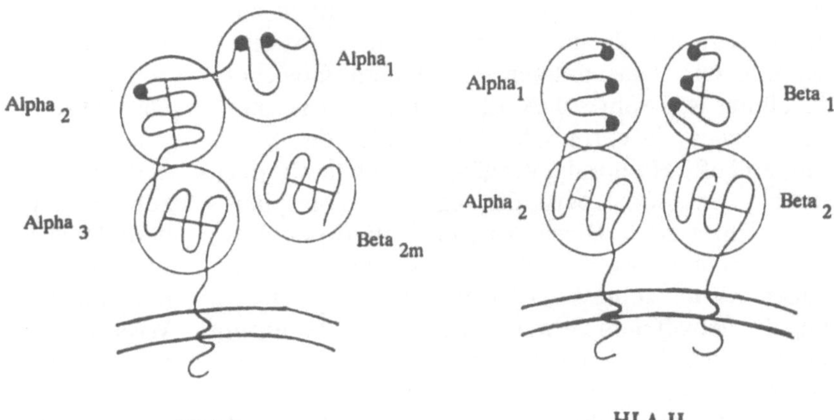

Abb. 2. Struktur der HLA-Moleküle.
HLA-I = HLA-Klasse-I-Antigene.
HLA-II = HLA-Klasse-II-Antigene

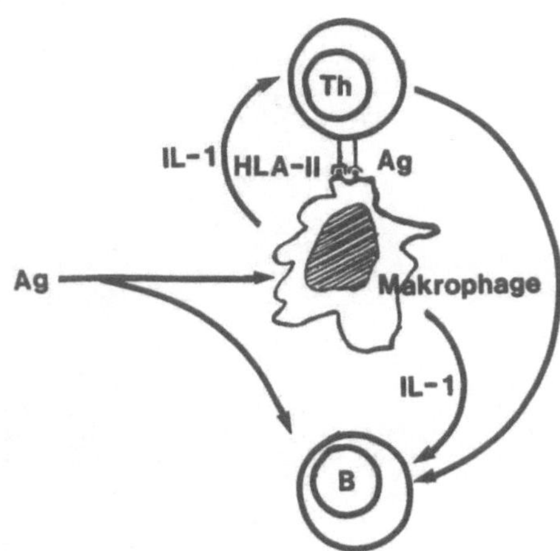

Abb. 3. Kooperation zwischen antigenpräsentierenden Zellen, T-Zell-Subpopulationen und B-Zellen. B-Zellen *(B)* und T-Zellen, z.B. Helfer-T-Zellen *(Th)*, sind nicht in der Lage, freies Antigen *(Ag)* zu erkennen; um erkannt zu werden, muß das Antigen zusammen mit HLA-Antigenen der Klasse-II *(HLA-II)* präsentiert werden. Diese Funktion wird von Zellen übernommen, die antigenpräsentierende Zellen genannt werden (z.B. Makrophagen)

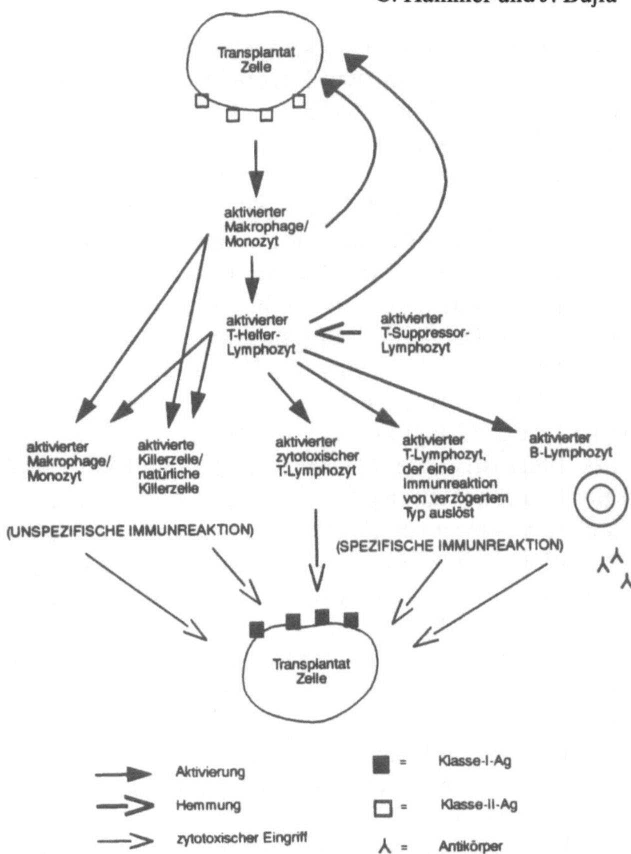

Abb. 4. Übersicht über die Induktions-, Regulations- und Effektorphase der Immunantwort gerichtet gegen Transplantatzellen bei der Abstoßungsreaktion

Systeme, die ihrerseits mit dem fremden Gewebe reagieren und es zerstören [179].

Die Aktivierung des Systems unterliegt einer komplizierten Steuerung [9]. Sie hat große praktische Bedeutung erlangt, weil sich hier Ansatzpunkte therapeutischer Manipulation bieten. Man unterscheidet eine Induktions-, eine Regulations- und eine Effektorphase (Abb. 4). Während der Induktionsphase nehmen Makrophagen/Monozyten das fremde Antigen auf und präsentieren es den T-Helfer-Zellen. Diese nehmen das Signal auf und geben es den diversen Effektorzellen, die nun ihrerseits aktiviert werden, weiter. In der Regulationsphase wird die Entwicklung der Immunantwort entweder durch Helfer-Zellen verstärkt oder durch Suppressor-Zellen blockiert. Eine Vielzahl von Botenstoffen (Zytokine) verknüpft die beteiligten Zellelemente in einem komplizierten Regel- und Rückkoppelungsmechanismus. In der Effektorphase wirken die beteiligten Zellen in unterschiedlicher Gewichtung zusammen. In vereinfachter Form: zelluläre Mechanismen sind um so ausgeprägter, je akuter eine Gewebeabstoßung ist, während Antikörper um so stärker vorherrschen, je chronisch-schleichender der Vorgang abläuft. Humorale Vorgänge beruhen auf der Bildung von Antikörpern, die gegen das Transplantat gerichtet sind. Diese Antigen-Antikörper-Bindung aktiviert das Komplement-System mit allen Folgen bis hin zu massiver Entzündung und Zerstörung des getroffenen Gewebes. Zelluläre Effektoren zerstören das Transplantat durch direkten Kontakt mit dem Gewebe. Die an einer Abstoßung beteiligten zellulären Reaktionen werden überwiegend durch T-Lymphozyten vermittelt und bilden eine Immunreaktion vom verzögerten Typ (Typ IV) [168].

Allogene Zellen, die Klasse-II-Antigene tragen, aktivieren selbst die T-Helferzellen des Empfängers, d.h. sie präsentieren ohne Beteiligung von Makrophagen ihr Antigen selbst. Eine Transplantatabstoßung ist daher besonders zu befürchten, wenn Klasse-II-Antigene tragende Zellen im Spendergewebe vorhanden sind, z.B. Spender-Lymphozyten [13, 51, 92].

2.1.4 Immunologisches Monitoring

Die von Köhler und Milstein [144] etablierte Technik zur Produktion monoklonaler Antikörper führte in den letzten Jahren zu einem gewaltigen Erkenntniszuwachs auf dem Gebiet der humanen zellulären Immunologie [6]. Die Analyse zirkulierender oder in situ lokalisierter Immunzell-Populationen in Patienten erlaubte, das im letzten Jahrzehnt erarbeitete Wissen über das Immunsystem im Menschen zu erproben. Gleichzeitig wurden zytologische, histologische und immunologische Tests unterschiedlicher Invasivität entwickelt, die die immunologischen Prozesse, die sich nach einer Transplantation abspielen und die das Schicksal des Transplantates bestimmen, charakterisieren sollen. Dies führte dazu, diagnostische Tests zu entwickeln, die nicht auf klinischen Befunden beruhen, d.h. Parametern, die einen Funktionausfall erkennen lassen, sondern die die Ursachen der Abstoßung, das heißt die „immunologische Umorientierung" des Immunsystems berücksichtigen [108].

Bei einer Abstoßungsreaktion kommt es zu charakteristischen Veränderungen innerhalb des Immunsystems. Immunkompetente Zellen werden aktiviert und setzen Zytokine frei. Die Untersuchung der Zusammensetzung und Eigenschaften der Infiltratzellen mittels monoklonaler Antikörper im Biopsiematerial können Hinweise auf das Auftreten und die Stärke der Abstoßungsreaktion geben [82, 104, 218].

Durch das sogenannte „Zytoimmunologische Monitoring" (ZIM) können lichtmikroskopisch immunkompetente Zellen im peripheren Blut nachgewiesen werden [106]. Dabei ist es möglich, durch die Berücksichtigung von aktivierten Lymphozyten, Lymphoblasten und „large granular lymphocytes" das Auftreten sowohl von Abstoßungsreaktionen als auch von viralen und bakteriellen Infektionen zu bestimmen [107]. Der Einsatz von monoklonalen Antikörpern erlaubt die Durchführung quantitativer durchflußzytometrischer Analysen von Lymphozytensubpopulationen (CD3, CD4 und CD8) [105, 145]. Weiterhin ist es möglich, Zellaktivierungszustände an den Makrophagen und Lymphozytenpopulationen durch den Nachweis der Expression von Aktivierungsmarkern auf der Zelloberfläche (HLA-DR Antigene und IL-2-Rezeptoren) zu erkennen [23, 197, 210]. Andere Methoden, wie z.B. die selektive Darstellung des DNA-Gehalts (PI-Assay) und Chemolumineszenz, die eine Bestimmung von funktionellen Parametern an der Immunzelle erlauben, werden heute intensiv erforscht. Sie werden bereits im „immunologischen Monitoring" von transplantierten Patienten eingesetzt [42, 158]. Schließlich können die Zytokine mittels sehr empfindlicher ELISA- und RIA-Methoden untersucht werden [124, 170]. Erhöhte Zytokin-Spiegel deuten auf eine Aktivierung des Immunsystems und auf eine beginnende Abwehrreaktion hin.

2.1.5 Möglichkeiten und Perspektiven bei der Vermeidung bzw. Behandlung von Unverträglichkeitsreaktionen

Erstes Ziel muß es sein, ABO- und HLA-Differenzen zwischen Spender und Empfänger zu vermeiden.

Wenn die Histoinkompatibilität des Transplantats durch diese Angleichung auch drastisch reduziert werden kann, so können verbleibende, fast nie völlig zu vermeidende Differenzen das übertragene Transplantat immer noch gefährden. Dies ist die Domäne der suppressiven Therapie. Die medikamentöse Immunsuppression verwendet Substanzen (Ciclosporine), die das Immunsystem in unspezifischer Weise hemmen und darüber hinaus in ihrer Wirkung nicht auf das Immunsystem begrenzt sind. Die Therapie mit diesen Medikamenten ist deshalb mit einer Reihe von Nebenwirkungen und Komplikationen belastet.

Ziel der Forschung auf diesem Gebiet ist die Entwicklung von Substanzen, die eine gezieltere Intervention im Immunsystem ermöglichen. Ein Schlüssel hierzu könnten monoklonale Antikörper sein, die gegen Zellen und Moleküle gerichtet sind, die den Abstoßungsvorgang auslösen. Ein Beispiel ist die Anwendung von monoklonalen Antikörpern gegen den T-Zell-Rezeptor (CD-3 Komplex) [169, 213, 231], gegen Subsets von T-Lymphozyten (insbesondere gegen CD-4 Zellen) [48], gegen Aktivierungsantigene (IL-2 Rezeptor) [141, 197] und gegen antigenpräsentierende Zellen des Transplantats [75].

2.2 Allgemeine Problematik der Transplantationsimmunologie im Kopf-Hals-Bereich

2.2.1 Besonderheiten

Die wesentlichen Aufgaben des freien Gewebetransplantats im Kopf-Hals-Bereich sind Defektauffüllung und mechanische Abstützung. Der Erfolg einer Transplantation wird bestimmt von der Einheilung und der Formbeständigkeit bzw. Widerstandsfähigkeit gegen mechanische Beanspruchung sowie der Dauerhaftigkeit des erzielten Resultates. Unverträglichkeitsreaktionen und Infektionen sind die Hauptprobleme bei der allogenen Transplantation. Im Kopf-Hals-Bereich stellen mögliche Teilresorptionen und Verbiegungen des verpflanzten Gewebes, die das gewünschte funktionelle oder kosmetische Ergebnis beeinträchtigen, ein zusätzliches Problem dar [138].

2.2.2 Die Bedeutung des MHC-Modells in der plastisch-chirurgischen Grundlagenforschung

Wie in Punkt 2.1.2 schon ausführlich erklärt wurde, sind Klasse-I- und -II-Antigene die wesentlichen Determinanten des Schicksals eines verpflanzten allogenen Transplantats. Dabei aktivieren Klasse-II-Antigen-tragende allogene Zellen des Spenders selbst die T-Helfer-Zellen des Empfängers, d.h. sie präsentieren ihr Antigen selbst. Eine Transplantatabstoßung ist daher zu befürchten, wenn Klasse-II-Antigene-tragende Zellen im Spendergewebe vorhanden sind, z.B. Spender-Lymphozyten [13, 51]. Vor dem Hintergrund dieser theoretischen Überlegungen ist es die Zielsetzung einiger Arbeitsgruppen, selektiv — mittels in vitro Kultur — ohne die Vitalität des Transplantates zu beeinträchtigen, die antigenpräsentierenden Zellen daraus zu eliminieren und damit die Immunogenität von allogenen Transplantaten zu vermindern.

Die Präsenz von HLA-Antigenen in Gewebetransplantaten war Gegenstand zahlreicher Untersuchungen. Es konnte gezeigt werden, daß Klasse-I-Antigene auf allen kernhaltigen Zellen des Organismus und daher auch im Transplantatgewebe vorhanden sind [4, 21]. Die Existenz von Klasse-II-Antigenen zeigt große Unterschiede zwischen verschiedenen Tierspezies. Nähere Details über die Verteilung von HLA-II-Antigenen im menschlichen Knorpel, Trachea und Knochen werden später diskutiert.

Im allgemeinen wird die allogene Transplantation im Kopf-Hals-Bereich ohne die Berücksichtigung einer ABO- und HLA-Typisierung durchgeführt, da Untersuchungen bewiesen, daß dies nicht notwendig ist [85]. Nur bei der Knochentransplantation in anderen Fachgebieten, wie der Orthopädie, wo große Mengen von Knochengewebe transplantiert werden, ist man anderer Auffassung. Während einige Zentren ABO- und sogar rhesuskompatibel transplantieren, nehmen andere Zentren darauf keine Rücksicht.

2.2.3 Konservierungsverfahren

Ziel und Zweck einer Konservierung ist es einerseits, das Gewebe vor der Zersetzung zu bewahren, wobei das Transplantat durch die Manipulation nicht zu stark verändert werden soll. Erstrebenswert ist andererseits der Verlust der antigenen Eigenschaften.

Man unterscheidet eine Konservierung unter Erhaltung der Vitalität von einer Konservierung, bei der das Transplantat durch Anwendung von physikalischen (Tiefgefrieren, Lypophilisieren, Bestrahlen, Erhitzen) oder chemischen Mitteln avital wird. Die wichtigsten chemischen Gewebskonservierungsmittel beschränken sich auf Formalin, Alkohol und Lösungen organischer Schwermetallsalze (z.B. Cialit und Merthiolat). Die letzteren haben sich in der HNO-Heilkunde besonders bewährt [138, 165, 180, 186]. Cialit (Äthylmercuriothiosalicylsäure Natrium-

Salz) und Merthiolat (2-Äthyl-mercurimercapto-Benzoxazol-5-carbonsaures Natrium) sind organische Quecksilber-Verbindungen, die eine hohe Affinität zu den Thiolgruppen der Proteine besitzen. Darin scheint die konservierende Wirkung der Lösungen zu liegen. Veränderungen an der Sekundärstruktur von Enzymproteinen mit essentiellen SH-Gruppen bedingen deren Inaktivierung. Bei Strukturproteinen führt diese Umsetzung zur Denaturierung, wodurch in der Regel eine Verringerung der Löslichkeit erzielt wird [164]. Mit der Reduzierung der Löslichkeit scheint auch eine Abnahme der Antigenität der Transplantate einher zu gehen. Eigene Untersuchungen haben gezeigt, daß die Wirksamkeit von Cialit und Merthiolat auf eine Zerstörung von Klasse-II-Antigenen zurückzuführen ist. So soll bei der Konservierung mit Merthiolat und Cialit das Transplantat mindestens 42 Tage behandelt werden, um eine totale Elimination von Klasse-II-Antigenen zu gewährleisten [30].

Ein wichtiges zusätzliches Problem ergibt sich aus der Tatsache, daß die Konservierung zu einer Devitalisierung des Gewebes führt [101, 102, 128, 156]. Einige der Resorptionsphänomene werden auf eine schlechte Konservierung des Transplantats zurückgeführt. Der Gedanke, daß durch die Konservierung die biologische Güte des Transplantats verändert werden kann, motivierte uns in der Suche von Kriterien und Methoden, mit denen man die Qualität des Transplantats bei der Entnahme aus dem Spenderorganismus oder den durch die Lagerung bedingten Qualitätsverlust bestimmen könnte. Mit Hilfe der Protonen-Magnetresonanzspektroskopie, einer Methode, die eine berührungsfreie Überprüfung von Gewebe ermöglicht, ist es uns gelungen, einige der lagerungsbedingten Veränderungen im Knorpelstoffwechsel aufzuspüren. Durch die Beurteilung der anaeroben Glykolyse und damit indirekt der Gewebshypoxie wie auch des Grades der makromolekularen Auflösungs- und Umwandlungsprozesse in der extrazellulären Matrix ist es möglich, die biologische Güte des Spendergewebes vor und nach der Transplantation zu erfassen (Abb. 5) [35, 201, 202, 203]. Diese Methode könnte in Zukunft eine Optimierung der verschiedenen Konservierungsverfahren ermöglichen.

Ein weiterer Nachteil ist, daß die Konservierungsverfahren eine gewisse Konsistenzminderung bewirken können. Dies versucht man durch Präfixierung mit Formaldehyd zu überwinden [30, 181].

2.2.4 Risiko einer Infektionsübertragung

Da Organ- und Gewebetransplantate potentiell infektiös sind, ist eine ausreichende Bakterizidie und

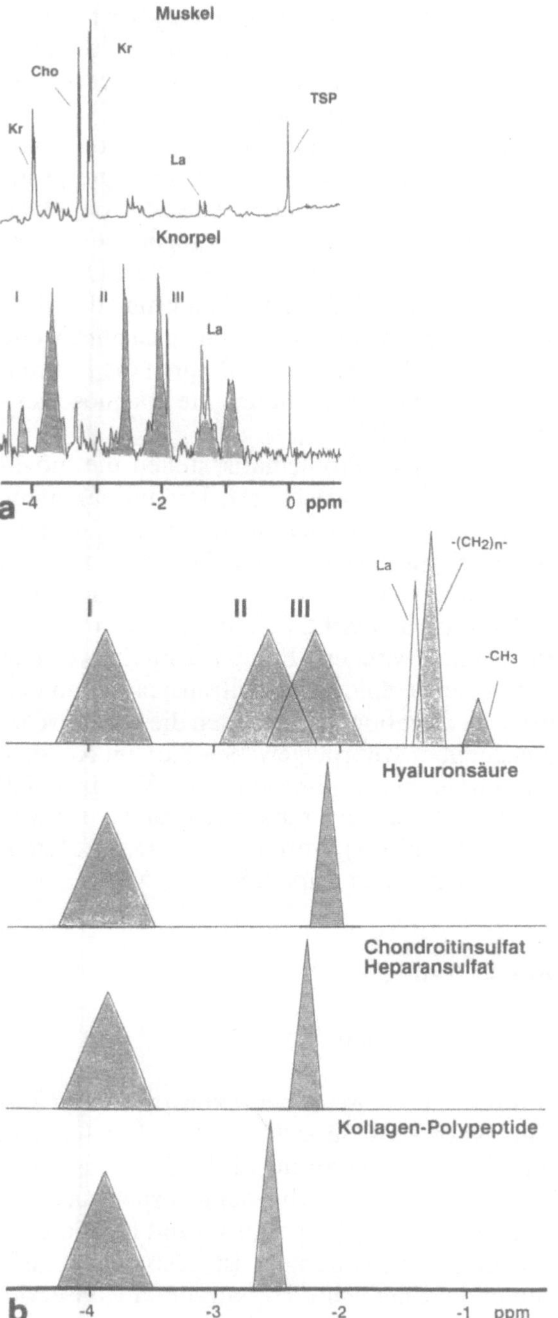

Abb. 5. a ^{1}H-Spektren einer Gewebeprobe der Muskulatur und des Knorpels. Die Spektren des Knorpels zeigen eine Vielzahl von breiten Resonanzbanden (I, II und III), die mit Hilfe der Spektren von isolierten Substanzen (b) den makromolekularen Strukturen der Grundbestandteile der extrazellulären Knorpelmatrix (Proteoglykane und Kollagene) zuzuordnen sind [35, 201−203]

Viruzidie für ein Konservierungsmittel unabdingbar. Inwieweit die unterschiedliche Aufarbeitung die Infektiosität reduziert, ist derzeit noch in der Diskussion.

Die Konservierung hat zwei grundsätzliche Ziele. Zum einen soll, wie schon genannt wurde, die potentielle Antigenität der körperfremden Gewebe vermindert werden. Zum anderen sollen die Transplantate keimfrei sowie langfristig lagerbar werden.

In Zusammenhang mit der Sterilität wird die antibakterielle Wirkung des Cialits in letzter Zeit kritisch gesehen. Bakteriologische Untersuchungen konnten zeigen, daß typische Krankheitserreger bei der chronischen Otitis media nicht abgetötet werden [61, 126, 173].

Ein zusätzliches und wesentlich größeres Problem aus klinischer und forensischer Sicht ist die mögliche ungenügende Verhinderung der Übertragung von viralen Krankheiten vom Spenderorganismus auf den Empfänger [98, 181, 195, 209, 214, 227]. In diesem Zusammenhang geriet die allogene lyophilisierte Dura in den letzten Jahren in die Diskussion, wobei sich die Berichte über die mittels lyophilisierter Dura übertragene Creutzfeld-Jakob-Erkrankung, eine Slow-Virus-Infektion, häuften. Keiner dieser Berichte konnte jedoch eindeutige Beweise erbringen [22, 27, 62, 87, 94, 167, 174, 194, 237]. Mit der Zunahme der Transplantationsfrequenz treten zwei andere Virusinfektionen immer mehr in den Vordergrund: Hepatitis B und AIDS. Bei diesen Infektionskrankheiten beträgt die Mortalität 10% bzw. bis zu 100%. Insbesondere der HIV-Infektion kommt derzeit größte aktuelle Bedeutung zu.

In Hinblick auf den Mechanismus der HIV-Übertragung wird der Vermehrungszyklus dieses Virus durch den Befall von Zellen eingeleitet, die einen spezifischen Rezeptor, das CD4-Antigen an der Zelloberfläche tragen [53]. Dieser spezifische Oberflächenrezeptor wurde bisher an B-Lymphozyten, T-Helfer-Zellen, Makrophagen, Megakaryozyten, Gliazellen und Endothelzellen nachgewiesen [84, 207, 238]. Nun stellt sich die Frage, ob im Transplantatgewebe CD4-positive Zellen zu finden sind. Chondrozyten und Knochenzellen tragen keine CD-4-Antigene. Gewebe, die gut durchblutet sind, enthalten reichlich Endothelzellen, die aufgrund ihrer Antigene HIV übertragen können. Dies trifft für Knorpel, ein gefäßloses Gewebe, nicht zu.

Auf jeden Fall sollten bei der Gewebeübertragung einige Sicherheitsmaßnahmen ergriffen werden. Ist bei der Transplantation der Immunstatus des Spenders nicht bekannt, so muß zumindest durch die Konservierung jedes Risiko der Übertragung einer Krankheit ausgeschlossen sein. Bezüglich der Stabilität des HIV bzw. dessen Inaktivierung gibt es eine Vielzahl von Untersuchungen. Thermisch und chemisch ist das HIV relativ einfach zu inaktivieren [8, 12, 57, 60]. Weiterhin liegen Untersuchungen über die Stabilität DNS-integrierter Viren vor, die zeigen, daß ein Virusnachweis nach der chemischen bzw. physikalischen Konservierung nicht mehr möglich ist [270].

Es ist sinnvoll, das Infektionsrisiko bei der Organübertragung in der Größenordnung einer Bluttransfusion zu sehen. Organspender sollen daher auch mindestens den Anforderungen der Bundesärztekammer und des Bundesgesundheitsamtes an Blutspender entsprechen (Hepatitis B, Lues, HIV) [58, 157, 248, 272, 273]. Inwieweit dies für Übertragungen von avitalen konservierten Geweben erforderlich ist, ist zur Zeit noch Gegenstand heftiger Diskussion. Bisher liegen keine Arbeiten vor, in denen über eine HIV-Übertragung durch konservierte avitale Gewebetransplantate berichtet wurde. Kürzlich wurden von der Deutschen Gesellschaft für Chirurgie „Richtlinien zum Führen einer Knochenbank" herausgegeben, in denen diese Problematik berücksichtigt wird [139].

2.2.5 Biologisches Schicksal von konservierten Stützgewebetransplantaten

Nach Überwindung von kurzfristigen Unverträglichkeitsreaktionen ist die langfristige Haltbarkeit entscheidend, wobei langfristig hier mit 10 bis 20 Jahren gleichgesetzt werden muß.

Das biologische Ergebnis nach der Verpflanzung individualfremder Stützgewebe hängt von der Art, Ausdehnung, Stärke und Dauer entzündlicher Vorgänge ab. Dabei gewinnen die immunologischen (Antigenität) und mechanischen Faktoren besondere Bedeutung. Aus der Integration des Transplantats in den Empfängerorganismus können drei verschiedene Folgezustände resultieren:

1. Das Transplantat wird entweder durch das Eindringen neuer zellulärer Elemente derselben Art vom Empfänger umgebaut oder schrittweise resorbiert und durch Bindegewebe ersetzt.
2. Das transplantierte Gewebe wird als Fremdkörper abgekapselt.
3. Das Gewebe unterliegt einem kompletten Abbau und es entsteht ein neuer Defekt.

Trotz der zahlreichen tierexperimentellen Untersuchungen über das „in vivo" Verhalten von konserviertem Bindegewebe verbleiben noch viele offene Fragen. Ferner soll hervorgehoben werden, daß für den Erfolg einer Transplantation der klinische Effekt und nicht die histologische Integrität entscheidend ist [159, 206].

2.2.6 Natur der immunologischen Reaktionen

Bei wenigen Fällen mit sowohl autologen als auch allogenen Geweben kann sich in den ersten zwei bis drei postoperativen Wochen eine Überwärmung im Bereich des Transplantatlagers bemerkbar machen. Nach Behandlung mit Antibiotika und Corticosteroiden klingen diese als immunologische Abwehrreaktion zu deutenden Symptome meistens wieder ab. Es kann sich hierbei um allergische Spätreaktionen von Typ IV („excited-skin-syndrome"), die eine große Bedeutung für die postoperative Phase der Wundheilung und die Toleranz des Körpers gegenüber Transplantaten haben, handeln [66, 67, 68]. Die Differentialdiagnose zu einer Infektion ist aufgrund des klinischen Krankheitsbildes wohl nur ausnahmsweise möglich. Es wurde berichtet, daß durch die Beurteilung der T-Zell-Subpopulationen die Diagnose gesichert werden kann [68].

Eine besondere Problematik stellen die möglichen humoralen bzw. zellulären Immunreaktionen gegenüber zuvor vom Immunsystem „sequestriertem" Knorpelgewebe dar. Solche Folgen können bei der Anwendung von autologem und allogenem Knorpelgewebe beobachtet werden. Hier muß man unterscheiden zwischen Immunreaktivitätszuständen, die als Folge einer Knorpeltransplantation entstehen sowie Situationen, bei denen die Immunreaktivität gegenüber Knorpelgewebe schon im Rahmen von Autoimmunerkrankungen mit Knorpelbefall (z.B. rheumatische Erkrankungen und rezidivierende Polychondritis) vorhanden waren. Details hierüber finden sich in Kapitel 3.1.4.

3 Spezieller Teil

3.1 Knorpeltransplantation

Es gibt kaum ein Thema in der rekonstruktiven Chirurgie im Kopf-Hals-Bereich, in dem klinisch und theoretisch so viele unterschiedliche Ergebnisse und Meinungen existieren, wie bei der Knorpeltransplantation [114, 125, 114, 138]. Der Grund für diese divergierenden Beobachtungen ist, daß hier Transplantate unterschiedlicher Herkunft und Konservierungsart sowie verschiedener Transplantatlager verglichen wurden.

Autologer Rippenknorpel steht zwar in ausreichendem Maße zur Verfügung, jedoch ist die Entnahme mit einem weiteren operative Eingriff verbunden, und das Problem einer ausreichenden biologischen Qualität ist aufgrund von Verkalkungsprozessen nicht zu unterschätzen. In der Regel bleibt autologer Knorpel vital und wird ohne Umbaumechanismen integriert [65]. Jedoch wird auch bei manchen autologen Knorpeltransplantationen eine Resorption beobachtet [114]. Letztere ist vor allem auf Ernährungsstörungen und Infektionen zurückzuführen. Hierbei ist von großer Bedeutung, in welchem

Zustand sich das Operationsgebiet befindet. Neuerdings wird die Beteiligung von immunologischen Reaktionen, die im Rahmen von bereits vorliegenden Autoimmunerkrankungen entstanden sind, diskutiert [28].

Allogener Knorpel unterliegt wie jedes verpflanzte biologische Material einer mehr oder minder großen Teilresorption. Für die Resorption spielt die Oberfläche des Transplantates und das Volumen der Transplantatteile eine wesentliche Rolle. Zudem ist wichtig, in welches Lager das Transplantat implantiert wird und in welchem Zustand sich das Operationsgebiet befindet. Ein weiterer wichtiger Faktor für die Resorption ist die mechanische Beanspruchung dieser Transplantate durch Zug, Druck und Bewegung sowie die primäre Qualität des Knorpels, der bei älteren Spendern erhebliche Umbau- und Verkalkungszonen aufweisen kann [138].

Aus immunologischer Sicht ist es entscheidend wichtig, welche Art von Knorpelmaterial verwendet wird, ob es sich um autologes, allogenes oder xenogenes Gewebe handelt und auf welche Weise es aufbewahrt und konserviert wird.

3.1.1 Konservierungsverfahren

Über experimentelle Knorpeltransplantationen am Tier liegen zahlreiche Veröffentlichungen mit sehr widersprüchlichen Ergebnissen vor. Obwohl das in vivo Verhalten des Knorpeltransplantats in erheblichem Ausmaß von den Präparationsverfahren abhängig ist, kann man zusammenfassend zwei hauptsächliche Befundkonstellationen nach der Transplantation beobachten:
- Ausbildung eines konzentrischen Verkalkungsringes (teilweise Ossifizierung) [113, 148, 205, 206, 259, 262];
- Invasion von Bindegewebe und Gefäßen [112, 149, 162]. Die Einsprossung von Bindegewebe und Gefäßen bedeuten Resorption. Knorpel ist physiologischerweise avaskulär und resistent gegen das resorptive Eindringen neuer Gefäße. Dabei spielt ein sogenannter antiinvasiver, in der Matrix enthaltener Faktor, eine entscheidende Rolle [149]. Wird dieser Faktor durch Behandlung des Knorpels extrahiert, so ist die Resistenz gegen Gefäßeinsprossung vermindert oder aufgehoben.

Wesentlichen Einfluß auf resorptive Vorgänge von gelagertem Knorpel hat die Art der Konservierung, z.B. tritt nach Strahlensterilisation eine stärkere und schnellere Resorption auf als nach Gassterilisation [262]. Vergleichende Untersuchungen zeigen, daß vorheriges Kochen oder eine Vorbehandlung, z.B.

mit Alkohol oder Formalin zu ungünstigen Resultaten führt [112]. Sailer [206] und von Freitag et al. [259] berichteten über positive Erfahrungen mit der Verwendung von lyophilisierten homologen Knorpeltransplantaten in der Mund-Kiefer-Gesichtschirurgie. Jedoch zeigen sie gewisse Zweifel bezüglich der langfristigen Haltbarkeit dieser Implantate. Die besten Ergebnisse im Kopf-Hals-Bereich weist mit Methiolat konservierter und sterilisierter Knorpel auf. Dieser Methode ist vor allen übrigen, im klinischen Bereich einfach anzuwendenden Verfahren, der Vorzug zu geben.

Obwohl nach unseren bisherigen Erfahrungen Chondrozyten als Einzelzellsuspensionen gut konservierbar sind [38], scheint die Kältekonservierung von Knorpelgewebe, sogar unter Anwendung von Gefrierschutz, immer eine irreversible Funktionsstörung der Chondrozyten zur Folge zu haben [248].

Die Anwendung von konservierten xenogenen Knorpeltransplantaten scheint auch möglich zu sein. Die Verwendung von konservierten Rinderknorpeltransplantaten wurde schon 1951 von Gillies und Kristensen beschrieben. Die Resultate waren aber wegen unvorhersehbarer Resorptionsvorgänge unbefriedigend [90, 93, 147]. Die Verwendung von Rinderknorpel wurde daher wieder verlassen bis Ersek et al. [69] über besseres Verhalten von Rinderknorpeltransplantaten nach einer kombinierten Behandlung mit Glutaraldehyd und Betabestrahlung berichteten. Die geringe Resorption wurde dem Umstand zugeschrieben, daß die Vorbehandlung eine Stabilisierung der Kollagenfasern zur Folge habe [70]. Dieses Verhalten wäre mit dem von allogenem Bankknorpel vergleichbar. Neue Berichte über klinische Erfahrungen bestätigen diese ersten Ergebnisse [140, 182].

3.1.2 Antigenität von Knorpelgewebe

Heyner [118] und Langer und Gross [155] berichteten anhand langfristiger histologischer Untersuchungen an allogenen Knorpeltransplantaten über das Vorhandensein von Lymphozyteninfiltraten. Anhand histologischer Schnitte beobachteten Westhues et al. [267] nach der Sensibilisierung eines Empfängertieres mit Hauttransplantaten desselben Spenders immunologisch kompetente Zellen gegen allogene Knorpeltransplantate. Bei einem umgekehrten Vorgang, d.h. nach einer Vorimmunisierung mit Knorpel, beschrieben diese Autoren auch eine beschleunigte Abstoßung von sekundären Hauttransplantaten. Einige Jahre davor beobachtete Craigmyle [49] eine beschleunigte Abstoßung von Hauttransplantaten nach Sensibilisierung von Kaninchen mit alloge-

nem Knorpel. Diese Arbeiten bewiesen, daß nicht-
konservierter allogener transplantierter Knorpel antigene Eigenschaften besitzt, die eine immunologische Abwehrreaktion des Empfängers auslösen, die
wiederum zum Untergang des Transplantats führen
kann.

Knorpel ist jedoch ein Gewebe mit einer besonderen immunologischen Kompetenz. Im Gegensatz
zu anderen Geweben löst Knorpelgewebe nur geringe Abwehrreaktionen aus. Gibson [89, 91] sprach
von einem „privilegierten" Gewebe. Die „Einheilung" des „immunologisch privilegierten" allogenen
Knorpeltransplantats wird in der Literatur auf folgende zwei Eigenschaften zurückgeführt: die Gefäß-
losigkeit und die Schutzfunktion der Knorpelmatrix.
Diese letztere beruhe einerseits anscheinend auf der
Verhinderung der Freisetzung antigenen Materials,
was bewirkt, daß im Empfängerorganismus eine immunologische Abwehr mobilisiert werde. Auf der
anderen Seite scheine die Matrix undurchlässig zu
sein für Moleküle mit einem Molekulargewicht größer als 60 000 Dalton, d.h. auch für Immunglobuline.
Diese beiden Fakten werden dafür verantwortlich
gemacht, daß die allogenen Antigene für den Empfänger wenig zugänglich sind.

Es liegt die Frage nahe, ob und welche Substanzen der Knorpelmatrix antigen sind. Einige Autoren
haben untersucht, ob die Grundsubstanz über gewisse antigene Wirkungen verfügt [266, 268, 275].
Vor allem mit den Methoden der Hämagglutination,
Hämagglutinations-Inhibition und Immundiffusion
wurde die Grundsubstanz untersucht. Boake und
Muir [24] wiesen am Kaninchen nach, daß Chondroitinsulfat nicht antigen wirkt. Sandson et al. [208] verpflanzten an Kaninchen Knorpel von Schweinen,
Rindern und Menschen und fanden ähnliche Ergebnisse. Di Ferrante et al. [59] betrachteten die Proteoglykane als spezielspezifische Komponente der
Grundsubstanz. Herman und Carpenter [116] zeigten durch ihre Studien mit Hilfe der Immundiffusion,
daß die Glukosaminoglykane, nicht aber die Proteoglykane, antigen wirken. Kollagen halten unter anderen Steffen et al. [129] und Timpl [246] bei physiologischen Bedingungen nicht für antigen wirksam.

Mehrere Autoren [45, 118] untersuchten anhand
von Tierexperimenten die immunologischen Reaktionen, die bei der Transplantation von isolierten allogenen Chondrozyten hervorgerufen werden. Unter anderem verglich Heyner [118] die Reaktion allogener Chondrozyten, die Ratten intralingual injiziert
wurden, mit der Reaktion von intakten Knorpeltransplantaten in der Schenkelmuskulatur von den
gleichen Ratten. Isolierte Chondrozyten, die vorsensibilisierten und nicht vorsensibilisierten Tieren injiziert wurden, verursachten immer immunologische

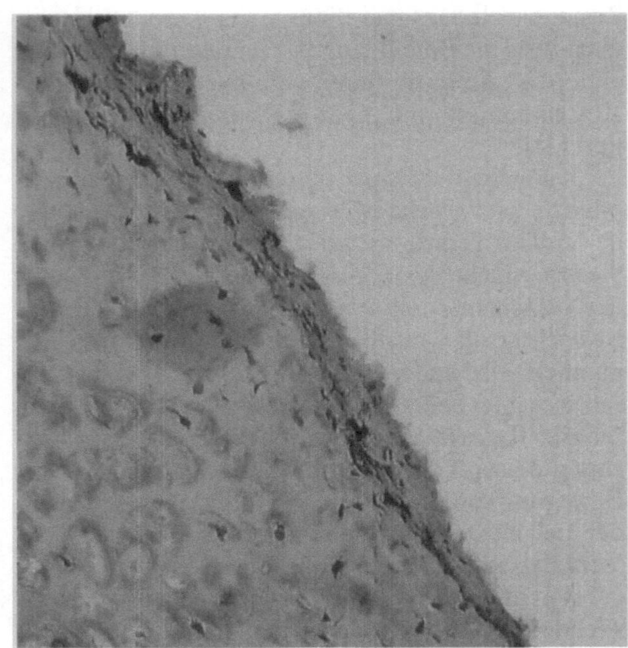

Abb. 6. Lichtmikroskopische Aufnahme eines Nasenseptum-
Schnitts. Nur das Perichondrium weist HLA-Klasse-II-Anti-
gene-tragende Zellen auf. Immunperioxidase-Methode. Vergrößerung 200fach

Reaktionen, intakte Knorpeltransplantate dagegen
nur, wenn der Empfänger vorsensibilisiert war. Man
nahm daher an, daß die Chondrozyten stark antigen
wirksam und durch die Knorpelmatrix für den Empfänger wenig zugänglich sind [64].

3.1.3 Rolle der HLA-Klasse-II-Antigene
im immunologischen Verhalten
allogener Knorpeltransplantate

Mehrere in vitro und in vivo Untersuchungen an Tieren und Menschen haben sich mit dem Nachweis von
Transplantationsantigenen im Knorpel beschäftigt.
1965 konnte Stjernsward [232] zeigen, daß der Gelenkknorpel der Maus Transplantationsantigene besitzt, welche nach zusätzlicher Hauttransplantation
die Entwicklung hämagglutinierender Antikörper induzieren können. Elves [63] demonstrierte, daß Ge-
lenk-Chondrozyten vom Schaf im Vergleich zu Lymphozyten MHC-Antigene besitzen, diese aber erst
vollständig exprimieren, wenn die sie umgebende
Matrix entfernt wurde und sie länger mit Antikörpern inkubiert wurden. Gertzbein und Lance [86]
und Malsed und Heyner [62] beschrieben aufgrund
unterschiedlicher Methoden, daß isolierte Gelenk-
Chondrozyten von Ratten MHC-Antigene tragen.
Tiku et al. [245] zeigten an Kaninchen, daß Gelenk-
Chondrozyten MHC-Klasse-II-Antigene aufweisen

und daher als antigenpräsentierende Zellen funktionieren könnten. Alle bisher erwähnten Autoren beschäftigten sich mit hyalinem Knorpel. In Zusammenhang mit elastischem Knorpel konnte Jakse [128] mit Hilfe der qualitativen Immunofluoreszenz- und Immunperoxidase-Methode, Klasse-I- und Klasse-II-Antigene an histologischen Schnitten von Ratten-Ohrknorpel nachweisen. Diese früheren Untersuchungen bei Ratten und Kaninchen wiesen das Vorhandensein von Klasse-II-Antigenen im Knorpel nach. Eigene Untersuchungen haben gezeigt, daß menschliche Chondrozyten, in histologischen Schnitten und isoliert in Suspension, keine HLA-Klasse-II-Antigene aufweisen [32] (Abb. 6). Diese Ergebnisse legen nahe, daß menschliches Knorpelgewebe unter normalen Bedingungen im Gegensatz zu tierischem Knorpelgewebe keine Klasse-II-Antigene besitzt.

Unter bestimmten immunologischen Bedingungen, z.B. der „Graft-Versus-Host-Disease" (GVHD) und lokalen Entzündungen kann die Expression von Klasse-II-Antigenen auf Zellen, auf denen normalerweise keine Klasse-II-Antigene nachweisbar sind, induziert werden [5, 10, 52, 76]. Die Expression erfolgt unter Einfluß von Gamma-Interferon, das von stimulierten T-Lymphozyten freigesetzt wird [100]. Die Frage, ob eine Antigenmodulation an Knorpelzellen unter bestimmten immunologischen Situationen möglich ist, wurde mit Hilfe von monoklonalen Anti-

körpern und rekombinantem Gamma-Interferon in einem in vitro Modell untersucht. Es konnte gezeigt werden, daß die drei HLA-Klasse-II-Antigene unter Zugabe von Gamma-Interferon auf Chondrozyten induziert werden (Abb. 7) [33] und daß die Klasse-II-Antigen-positiven Chondrozyten in der Lage sind, als antigenpräsentierende Zellen zu funktionieren [3]. Dies beweist, daß eine Induktion unter bestimmten immunologischen Bedingungen, z.B. nach der Transplantation durch Exposition im Empfänger, möglich ist. In einem Fall konnte eine in vivo Neuexpression von HLA-Klasse-II-Antigenen auf Chondrozyten eines abgestoßenen allogenen Knorpeltransplantats humaner Herkunft nachgewiesen werden. Ob eine ähnliche Induktion bei der Resorption von autologem Knorpel auftritt, ist bisher noch nicht untersucht worden.

Angeregt durch die Frage, ob eventuell das Perichondrium solche Antigene besitzt, wurde immunhistologisch untersucht, ob diese periphere Schicht von Knorpel Klasse-II-Antigene exprimiert. Hierbei konnte eine unterschiedliche Intensität der Anfärbung des jeweiligen Perichondriums von Ohr-, Nasenseptum- und Rippenknorpel sowie Trachea beobachtet werden [29, 37]. Dies beweist, daß die verschiedenen HLA-Klasse-II-Antigene in unterschiedlichem Ausmaß im Perichondrium jeder Knorpelart vorhanden sind. HLA-DR-Antigene waren am häu-

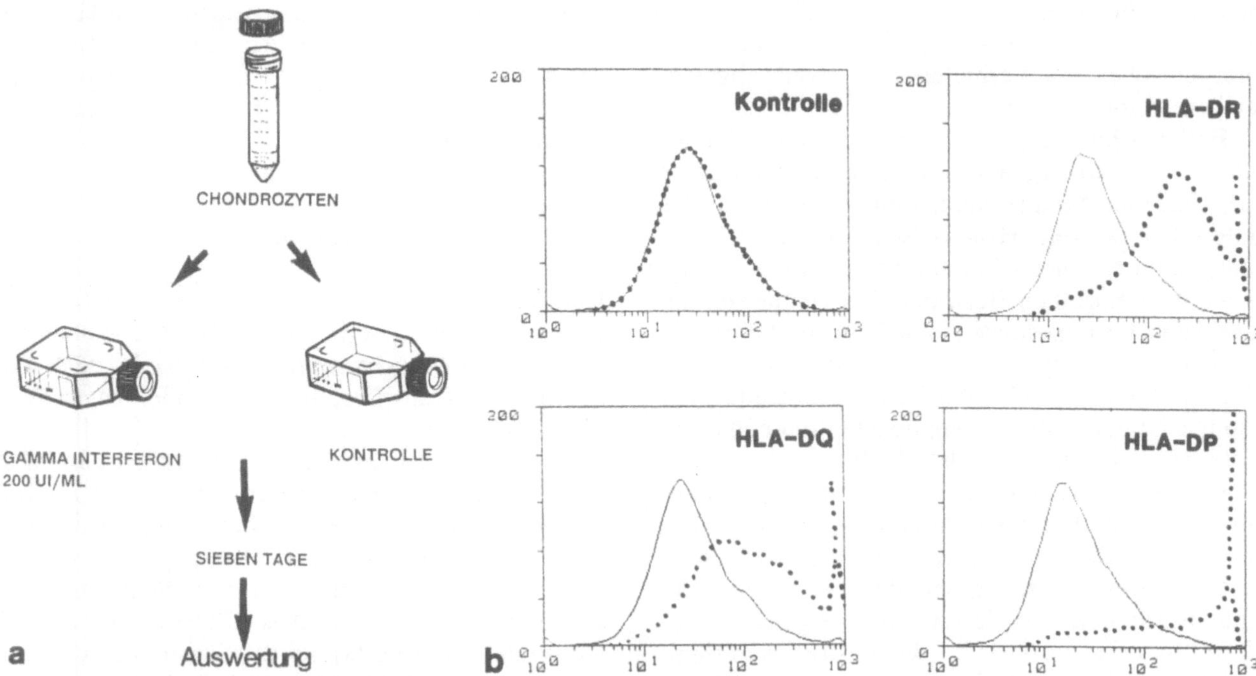

Abb. 7a, b. Von einem Knorpelstück wurden isolierte Chondrozyten gewonnen, ein Teil wurde mit gamma Interferon, der andere Teil ohne gamma Interferon (Kontrolle) inkubiert. Die Fluoreszenz-Intensität kultivierter Chondrozyten: nach Inkubation mit gamma-Interferon *(gepunktete Linie)* zeigte sich eine Expression der HLA-DR-, -DQ- und -DP-Antigene. Im Vergleich dazu ohne gamma-Interferon kultivierte Chondrozyten *(durchzogene Linie)*

figsten vorhanden (Abb. 6). Die Bedeutung dieser Unterschiede bleibt nach wie vor unbekannt [55, 177, 187]. Bekannt ist, daß die verschiedenen HLA-Klasse-II-Antigene Unterschiede in der Fähigkeit zeigen, mit verschiedenen T-Lymphozyten zu interagieren [97]. An der Maus wurde festgestellt, daß die Aktivierung von Helfer- und Suppressor-T-Lymphozyten von zwei verschiedenen Klasse-II-Antigenen (I-A Antigene für die Helfer-T-Lymphozyten und I-E Antigene für die Suppressor-T-Lymphozyten) gesteuert wird [14, 183]. Die unterschiedliche Expression von HLA-DR-, HLA-DP- und HLA-DQ-Antigenen könnte die Antigenpräsentationskapazität der Zellen beeinflussen. Dadurch könnte die Immunantwort reguliert werden [129]. Nachdem im Perichondrium Klasse-II-Antigene beobachtet wurden, bestätigen diese Ergebnisse die klinischen Ansichten einiger Autoren, die die Anwendung allogener Knorpeltransplantate ohne Perichondrium befürworten [114, 138].

3.1.4 Charakterisierung der immunologischen Reaktionen gegenüber Knorpeltransplantaten

Die Unverträglichkeitsprobleme bei der Knorpeltransplantation (ohne vorherige Konservierung) zeigen sich in zwei verschiedenen Formen: als kurzfristige Abstoßungsreaktionen und als langfristige Teilresorptionen des verpflanzten Materials. Weiterhin zeigt der Klinikalltag Patienten, die im Rahmen von chirurgischen rekonstruktiven Eingriffen mehrfach Knorpeltransplantate erhielten, die jeweils abgestoßen bzw. resorbiert wurden.

Bei den langfristigen Resorptionen handelt es sich um Umbauvorgänge, die klinisch symptomlos verlaufen und die letztendlich eine Resorption des Materials bewirken. Histologisch befindet sich der transplantierte Knorpel in einer Umstrukturierung. Er weist in einzelnen Bezirken eine Demaskierung der Grundsubstanz sowie einen faser- und bindegewebigen Umbau auf. Um das Knorpelstück ist ein schmaler Saum mit Fibrohistiozyten geformt. Neutrophile Granulozyten, Lymphozyten oder Plasmazellen werden nicht beobachtet [259].

Bei der Gruppe mit den wiederholten Abstoßungen geben die klinischen Daten einen starken Hinweis dafür, daß sich bei diesen Patienten eine erworbene immunologische Reaktivität gegen zuvor vom Immunsystem sequestrierten Knorpelgewebe entwickelt hat. Genauso wie bei den destruktiven rheumatischen Gelenkerkrankungen erbrachte die Suche nach Hinweisen für die Beteiligung von Autoimmunmechanismen an diesen Phänomenen, daß humorale Immunreaktionen im Sinne einer Autoantikörperbildung gegen antigene Strukturen des Knorpels wie Kollagene und Chondrozytenproteine eine Rolle spielen. Im Serum dieser Patienten konnten mittels ELISA hohe Titer von Autoantikörpern gegen Chondrozyten und gegen sowohl denaturiertes als auch nicht denaturiertes Kollagen Typ IX und XI nachgewiesen werden. Inwieweit eine zelluläre Immunantwort bei diesen Umbauvorgängen eine Rolle spielt, wird zur Zeit untersucht [28].

3.2 Knochentransplantation

Ein Gebiet, auf dem sich der Einsatz kleiner allogener knöcherner konservierter Transplantate im Kopf-Hals-Bereich zweifelsohne bewährt hat, ist die Mittelohr-Chirurgie [66, 137, 191]. Dabei werden die allogenen Gehörknöchelchen mit Cialit vorbehandelt. Größere allogene Knochentransplantate stellen aufgrund ihrer mangelnden Integrationsfähigkeit und ihrer Antigenität und der damit zum Teil größeren Infektionsanfälligkeit keine echte Alternative zum autologen Rippenknochentransplantat im Kopf-Hals-Bereich dar.

Als entscheidende Parameter zur Beurteilung eines Knochentransplantates werden von Schweiberer et al. [216] die Transplantatstruktur, die Vitalität, die biomechanische Konstellation und die Kompatibilität angegeben. Mit anderen Worten scheinen folgende Eigenschaften den Wert eines Knochentransplantates auszumachen: Übertragung von kompatiblen, vitalen Zellen, Übertragung von osteoinduktiver Aktivität der Matrix und Übertragung einer Leitstruktur für einwachsende Gefäßstrukturen und neuzubildende Knochenlamellen.

3.2.1 Antigenität von Knochengewebe

Knochentransplantate werden durch körpereigenes Knochengewebe ersetzt. Weder das frische noch das konservierte Knochentransplantat bleibt nach der homologen Transplantation ganz oder zu wesentlichen Teilen im Empfängerorganismus [216].

Bei allogenen Knochentransplantaten kommt es nach einigen Tagen im Transplantatsgebiet zur Immunzellinfiltration, die zur Zerstörung des transplantierten Gewebes führt (Abb. 8).

Über die Bedeutung der verschiedenen Bausteine des Knochengewebes (Zellen, Matrix und Kollagen und Mineral) bei der Sensibilisierung und anschließenden Abwehrreaktion berichtet u.a. Friedlaender [80]. Daß es sich hierbei um ähnlich starke Abstoßungen handelt, wie sie bekanntermaßen bei Hauttransplantationen auftreten, zeigten

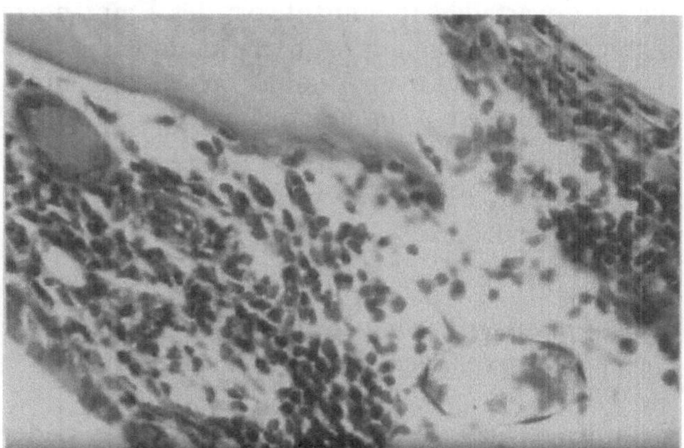

Abb. 8. Allogenes Knochentransplantat. Deutlich zu sehen ist die Präsenz eines ausgeprägten Immunzellinfiltrats. HE-Färbung. Vergrößerung 500fach. (Mit freundlicher Genehmigung von Prof. E. Kastenbauer, München)

Halloran et al. [103]. Heute wird im allgemeinen akzeptiert, daß bestimmte Knochenmarkszellen den am stärksten immunogenen Bestandteil von frischen allogenen Knochentransplantaten darstellen. Czitrom et al. [51] identifizierten Populationen von Granulozytenvorläuferzellen als potenteste Stimulatorzellen im Knochenmark. Diese Zellen tragen alle Charakteristika von dendritischen Zellen in peripheren lymphoiden Geweben und dürfen damit antigenpräsentierenden Zellen gleichgesetzt werden. Ob Osteoblasten, Osteozyten und Osteoklasten Klasse-II-Antigene tragen und als antigenpräsentierende Zellen funktionieren, wird zur Zeit intensiv untersucht [221, 222].

3.2.2 Osteoinduktion

Die Ergebnisse der experimentellen und klinischen Untersuchungen der Knochentransplantation waren lange widersprüchlich, bis Axhausen [7] das zweiphasige Geschehen der Knochenneubildung beschrieb. Die erste und wichtigere Phase wird durch übertragene, lebende knochenbildende Zellen eingeleitet, die zweite durch Induktion unspezifischer Lagerzellen zu Osteoblasten.

Die Osteoinduktion stellt einen Mechanismus dar, bei dem es zu einem kaskadenartigen Ablauf biochemischer und zellulärer Reaktionen kommt [216]. Durch die Wirkung matrixeigener Makromoleküle erfolgt eine Differenzierung mesenchymaler Zellen zu Knorpel- und Knochengewebe. Neben den osteoinduktiven Matrixanteilen gibt es eine große Zahl anderer knochenspezifischer Stoffe, die das Knochenwachstum auf lokaler Ebene beeinflussen. In Wechselwirkung mit den calciumregulierenden Hormonen und anderen humoralen Wachstumsfak-

toren haben sie nicht nur Einfluß auf die Knochenneubildung, sondern beteiligen sich auch an ständig ablaufenden Umbau- und Reparaturvorgängen. Folgende osteoinduktive Substanzen sind beschrieben worden: „bone morphogenetic protein" [255], „extracellular matrix derived factor" [199, 200], „intramembranous osteogenetic factor" [243] und „bone chemotactic factors" [175]. Neben diesen osteoinduktiven Substanzen, die aus demineralisierter Knochenmatrix isoliert werden können, produziert Knochen eine vermutlich große Zahl anderer Faktoren, die das Wachstum von Knochenzellen auf lokaler Ebene regulieren: „skeletal growth factor" [15, 72, 73, 122, 175], „bone derived growth factor" [44] und „osteonectin" [239, 240]. Wie diese Stoffe in die regulatorischen Mechanismen der Zellen eingreifen ist Gegenstand intensiver Forschung [43, 111, 241, 254].

Im allgemeinen soll der verpflanzte Knochen aus eigener Kraft die Osteogenese in Gang setzen oder das Empfängerlager zur Osteogenese anregen. Die Überlegenheit autologer Transplantate beruht daher auf der Osteogenese durch beide Phasen, während bei der allogenen Transplantation nur die Induktion wirksam wird [132].

Erste Erfahrungen beim Einsatz von osteoinduktiven Substanzen wurden durch die klinische Verwendung von „Osteogenin-haltiger Gelatine" [242, 244] und osteoinduktiver Implantate gewonnen [249]. Im Zeitalter der Gentechnik bietet es sich an, diese körpereigenen Eiweißmoleküle in genetisch veränderten Zellen in großer Menge herstellen zu lassen. Dies würde den Einsatz dieser osteoinduktiven Substanzen ermöglichen und damit eine Beschleunigung der Einheilung von Knochen bewirken.

3.2.3 Konservierungsverfahren

Bei der Konservierung von Knochengewebe bleiben die Grundsubstanz und damit die Interzellularsubstanz erhalten. Dadurch kann das allogene Transplantat nach Überwindung des Abstoßungsvorganges wieder induktiv spezifische Zellen der Knochenneubildung formen.

Es liegen zahlreiche klinische und experimentelle Untersuchungen zur Konservierung von Knochengewebe vor der Transplantation vor: Tiefgefrieren [95, 154, 172], Gefriertrocknen [252], Bestrahlung mit hochenergetischen Strahlen [185], Sterilisation, chemische Vorbehandlung (Formalin, Merthiolat, Cialit) [251], Entkalken und Enteiweißen [117, 176, 198]. Die erzielten Ergebnisse sind wegen unterschiedlicher und zum Teil recht grober Beurteilungskriterien, vor allem aber wegen noch allgemein unzureichender Kenntnis über immunologische Vorgänge

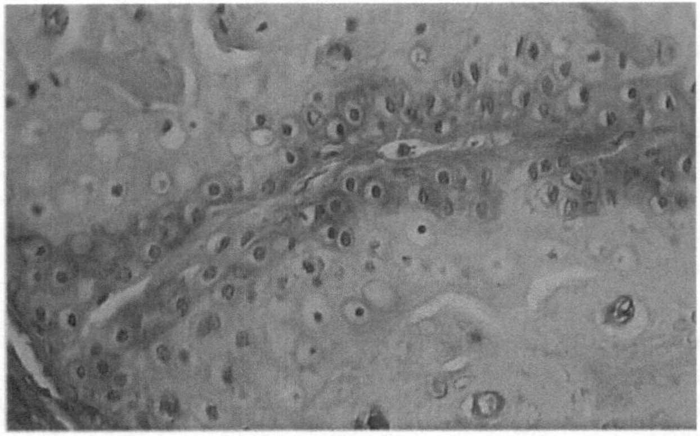

Abb. 9. Cialit-konserviertes allogenes Knochentransplantat. Deutlich zu sehen ist eine Knochenneubildung am Rand des Transplantats. HE-Färbung. Vergrößerung 500fach. (Mit freundlicher Genehmigung von Prof. E. Kastenbauer, München)

bei der Knochentransplantation, nicht miteinander vergleichbar. Trotzdem liegen sorgfältige klinische Untersuchungen vor, wie die von Weaver [263] oder Jonck [130], die über gute Transplantationsergebnisse mit kältekonservierter homologer Spongiosa berichten und eine osteoblastische Tätigkeit in 80% der Fälle nachweisen. Als Kriterium diente allerdings lediglich die Tatsache, daß − unabhängig von der Qualität − überhaupt Knochenbildung induziert wurde. Die Beschreibung negativer Ergebnisse, wie Stabler et al. [224] berichten, ist selten.

Cialit als Konservierungsmittel für homologe Mittelohrgehörknöchelchen wurde 1966 von Marquet in die Ohrchirurgie eingeführt. Sein wesentlicher Vorzug im Gegensatz zu anderen, radikaleren Konservierungsverfahren ist die Erhaltung der biologischen Potenz; die Osteogenese zur Integration der transplantierten Ossikel in das Mittelohr wird nicht behindert [134, 135, 136] (Abb. 9). Verantwortlich hierfür ist die nur gering denaturierende Wirkung des Cialits, denn eine Osteogenese ist nur möglich, wie schon erwähnt wurde, wenn die ungeformten Interzellularsubstanzen erhalten bleiben. In der Cialit-Konservierung bleiben die mesenchymalen Strukturen erhalten.

All diese Verfahren beeinträchtigen aber sicher die Vitalität und zum Teil auch die mechanischen Eigenschaften des Knochens. Die Aktivierung der immunologischen Abwehr auf lösliche oder zellmembrangebundene antigene Stimuli erfolgt erst unter der Vermittlung von spezifischen Zellen, den sogenannten antigenpräsentierenden Zellen (siehe Punkt 3.1). Wendet man diese Aussage in der Knochentransplantation an, so bedeutet dies, daß durch Elimination dieser Zellen vor der Transplantation die Immunogenität eines Transplantates und damit auch

die zu erwartende Immunantwort des Empfängers beträchtlich vermindert werden kann. Eine Methode, die zur selektiven Elimination der antigenpräsentierenden Zellen aus einem Organ führt, ist die in vitro Kultur [215]. Dabei sollen weder die Vitalität noch andere organspezifische Funktionen beeinträchtigt werden [250].

3.2.4 Charakterisierung der immunologischen Reaktionen gegenüber Knochentransplantaten

Beim Knochen wird der entscheidende Vorgang der Immunisierung zunächst durch oberflächlich liegende Transplantatzellen induziert. Nach 8 bis 30 Tagen kommt es im Transplantatgebiet zur Rundzellinfiltration, die zur Zerstörung der transplantierten Zellen (Abb. 8) und zum Abräumen des im Rahmen der 1. Phase der Osteogenese erzeugten Osteoids führt. Die bis dahin ins Transplantat eingesprossenen Gefäße gehen ebenfalls zugrunde. Erst nach dieser Phase beginnt die erneute Vaskularisierung des Transplantats und eine induzierte Osteogenese vom Lager her [132].

Die Notwendigkeit einer ABO- und HLA-Typisierung vor der Transplantation ist diskutiert worden und wird von Zentrum zu Zentrum verschieden gehandhabt. Während einige Zentren ABO- und sogar rhesuskompatibel transplantieren, nehmen andere Zentren darauf keine Rücksicht. Sensibilisierungen gegen Blutgruppenantigene sind möglich, haben aber keinen Einfluß auf den Erfolg der Transplantation. Bei späteren Transfusionen (oder Schwangerschaften) kann sich eine solche Immunisierung allerdings nachteilig auswirken. Friedlaender [80] fand bei 9 von 43 Patienten, die gefriergetrocknete Knochentransplantate erhalten hatten, HLA-Antikörper. Diese hatten jedoch keinen Einfluß auf das klinische Ergebnis der Transplantation. In den Untersuchungen von Mankin et al. [163] war bei ¾ der Patienten mit großen, gefrorenen allogenen Transplantaten ein gutes oder ausgezeichnetes funktionelles Ergebnis festzustellen. Antikörper gegen HLA-Antigene ließen sich allerdings bei fast allen, nämlich 94% dieser Patienten, feststellen. Die guten funktionellen Ergebnisse in diesen beiden Studien sprechen gegen eine klinische Relevanz dieser Immunisierung. Sie zeigen auch, daß die Behandlung des Transplantats, d.h. entweder Tieffrieren oder Gefriertrocknen, einen partiellen Einfluß auf die Immunogenität hat.

Die künftige Entwicklung homologer Knochentransplantationen läßt sich nur schwer beurteilen. Sichere Vorhersagen über den Erfolg oder die massive Abstoßung solcher Gewebeübertragungen sind bisher nicht möglich. Ungeklärt ist auch, ob die Berück-

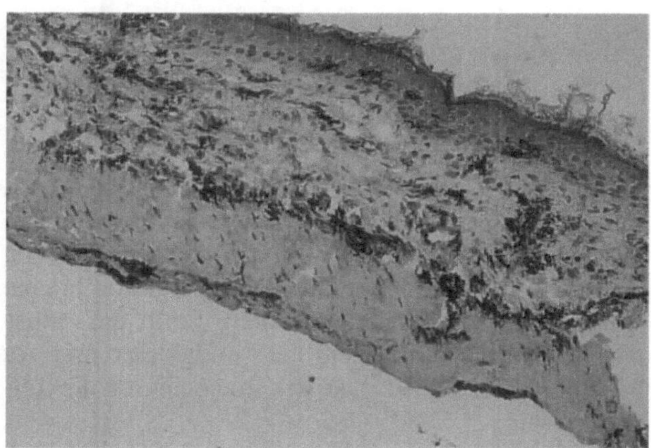

Abb. 10. Histologischer Schnitt durch ein menschliches Trommelfell. Deutlich positiv angefärbte HLA-DR-tragende Zellen. Immunperoxidase-Methode. Vergrößerung 200fach

sichtigung einer HLA-Typisierung hier bessere Ergebnisse [26, 178, 193] bringt oder vernachlässigt werden kann [25, 39, 56, 154]. Ungeachtet dessen wurden in jüngster Zeit durch Immunsuppression gute Ergebnisse bei der Transplantation massiver homologer Skelettanteile berichtet [1, 40, 95, 220].

3.3 Bindegewebstransplantation

Zu dieser Gruppe sind in erster Linie die chemisch konservierten allogenen Trommelfelltransplantate sowie die lyophilisierte und die mit organischen Lösungsmitteln behandelte Dura mater, Fascia lata und Fascia temporalis zu rechnen.

3.3.1 Trommelfelltransplantate

Seitdem Jean Marquet [165] die Anwendung von konservierten Trommelfelltransplantaten in der Ohrchirurgie beschrieb, findet dieses Verfahren verbreitet Anwendung in der rekonstruktiven Mittelohrchirurgie [166].

Die Transplantation von allogenen nicht konservierten Trommelfellen geht einher mit starken immunologisch bedingten Entzündungen und Reaktionen [150]. Der Grund hierfür liegt in einem hohen Gehalt an Klasse-II-Antigenen [34, 81]. Diese Antigene befinden sich vor allem in der äußeren Schicht (Abb. 10) und dies erklärt, warum diese Schicht nach der Transplantation verloren geht [83, 161].

Durch die Konservierung der Transplantate in Cialit-Lösung wird die Löslichkeit der Proteine erniedrigt und die Freisetzung der Antigene verzögert, so daß diese Transplantate mit einem besseren Resultat einheilen [136]. Durch die Konservierungsver-

fahren Alkohol, Formaldehyd und Cialit werden diese Antigene zerstört [30, 81]. Die konservierten Transplantate haben damit zwar eine verminderte aber noch vorhandene Antigenität [81, 151, 184, 256, 257]. Bei diesen Transplantaten kann man immunhistologisch das Vorhandensein eines mononukleären Infiltrats feststellen.

Das Mittelohr wurde zunächst in der Literatur als ein privilegierter Ort zur Gewebetransplantation bezeichnet. Jedoch haben jüngere Untersuchungen gezeigt, daß sowohl der afferente als auch der efferente Arm der Immunantwort im Mittelohr intakt sind [83, 256, 258].

3.3.2 Bindegewebstransplantate

Hierbei sollen als Hauptrepräsentanten allogene Dura mater, Fascia lata und Fascia temporalis vorgestellt werden.

Die Anwendung lypophilisierter Dura Mater als Gewebeersatz wurde in Tierversuchen erprobt [188, 246] und hat sich rasch in der Wiederherstellungschirurgie als ein unersetzliches Mittel zur Deckung von Gewebsdefekten herausgestellt. Die Gefriertrocknung ist jedoch ein relativ aufwendiges Verfahren und führt außerdem zu einer Hohlraumbildung innerhalb der kollagenen Faserstruktur, da es durch die Ausbildung von Eiskristallen zu einer Sprengung der Kollagenfibrillen kommt [189]. Eine Alternative stellt die Anwendung von lösungsmittelgetrocknetem Bindegewebe dar. Dabei erfolgt der Wasserentzug nicht durch Lypophilisation, sondern durch organische Lösungsmittel. Mehrere Arbeiten über die gute Gewebeverträglichkeit dieser lösungsmittelgetrockneten Dura mater im Tierexperiment liegen vor [233, 234, 235]. Ähnliche Erfahrungen zeigten sich bei der Anwendung lösungsmittelgetrockneter Fascia lata [16]. Diese Methode erzeugt Präparate, die frei von Antigenen, pyrogenen Stoffen und nicht kollagenem Eiweiß sind [269]. Durch experimentelle Untersuchungen wurde dafür der Nachweis erbracht, wobei es zu einem komplikationslosen Heilungsverlauf kommt. Dabei werden die Transplantate enzymatisch Schritt für Schritt abgebaut und das Transplantat dient als Schiene für den Ersatz durch vitales körpereigenes kollagenhaltiges Bindegewebe. Abstoßungsreaktionen fehlen, da Kollagen nur sehr schwach immunogen ist [246], zudem wird durch den Konservierungsprozeß auch diese Immunogenität weiter reduziert.

Bei Patienten mit Kollagenosen bzw. Autoimmunerkrankungen des Bindegewebes ist der Einsatz von Kollagenimplantaten allerdings nicht zu befürworten. Die bestehende Immunreaktivität gegenüber Kollagenmolekülen rufen stärkere Unverträglichkeitsreaktionen bei diesen Empfängern hervor [204].

3.4 Tracheatransplantation

Zur operativen Behandlung hochgradiger Stenosen des subglottischen Raumes und der Trachea stehen mehrere Verfahren zur Verfügung, wie die Querresektion der Trachea mit End-zu-Endanastomose, die Längsspaltung der Trachea und Tracheopexie sowie die Transplantation von äußerer autologer Haut bzw. Knorpel [123, 223, 264]. Da die autologen Transplantate in beschränktem Ausmaß zur Verfügung stehen, ist bei langen Defekten die Notwendigkeit eines Ersatzmaterials gegeben.

3.4.1 Antigenität der Trachea

Mehrere tierexperimentelle Untersuchungen wurden durchgeführt, um der Lösung des Problems eines Defektersatzes der Trachea mittels Transplantation näherzukommen. Erste Ergebnisse waren allerdings nicht sehr ermutigend. So berichteten Burket [41], Greenberg [99], Flemming und Hommerich [77], Tale und Maamies [236], Alonso et al. [2] und Farrington et al. [74] über die Abstoßung homotransplantierter Tracheateile an Hunden bzw. an Kaninchen.

Herberhold et al. [115] einerseits und von Ilberg et al. [127] andererseits berichteten 1977 erstmals über die erfolgreiche Einheilung von homotransplantierten chemisch konservierten Trachealsegmenten an Hunden bzw. Kaninchen. Die genannten Autoren konnten beobachten, daß die in die Trachea eingebrachten Transplantate an der luminalen Seite stets von einem normalen Flimmerepithel überwachsen wurden. Die Knorpelgrundsubstanz der Transplantate war in eine straffe Bindegewebsnarbe umgewandelt worden. Die entstandene Narbenplatte bildete zusammen mit dem neu überwachsenen Flimmerepithel der Tracheainnenseite ein in seiner Funktion vollkommenes Atemrohr. Staindl et al. und Lametschwandtner et al. [152, 225, 226] transplantierten erfolgreich Cialit-konservierte menschliche Tracheasegmente auf Hausschweine (Xenotransplantation) und beschreiben einen ähnlichen Verlauf wie bei der allogenen Transplantation.

Bei tierexperimentellen Untersuchungen mit nicht-konserviertem Tracheamaterial konnte gezeigt werden, daß die verpflanzten Tracheaanteile starke immunologische Reaktionen im Empfängerorganismus auslösten. Die Heftigkeit der immunologischen Abwehrreaktionen wird von der Länge des Tracheatransplantates beeinflußt [17].

Bei Abstoßungsreaktionen nach Tracheatransplantation wird zuerst die Schleimhaut der Transplantate zerstört und langfristig durch eine vom Empfänger stammende Schleimhaut ersetzt [18, 19, 20, 152, 211, 225, 226, 219]. Jedoch ist die Möglichkeit des Ersatzes der abgestoßenen Schleimhaut von der Größe des Transplantates abhängig. Auf langen transplantierten Tracheastrecken fehlt das funktionstüchtige Flimmerepithel endgültig und es kommt zu einem Verlust der mucociliaren Sekretclearance.

In Hinblick auf eine später eventuell in der Klinik durchzuführende Tracheatransplantation müssen beide Mechanismen beherrscht werden: Die Antigenität und der Schleimtransport.

In Anlehnung an die bewährte Immunsuppressiva-Behandlung zur Unterdrückung der Abstoßungsreaktion gegen vitale Transplantate, wurden von Schmidt et al. [212] die Möglichkeit der Transplantation von allogenen vitalen Tracheatransplantaten an Inzuchtsstämmen von Ratten untersucht. Die Ergebnisse zeigten, daß ohne Immunsuppression kein Tier 30 Tage überlebte. Wurde jedoch immunsuppressiv behandelt, so konnten durch Gabe von Cyclosporin signifikant verlängerte Überlebenszeiten erzielt werden. Diese Ergebnisse deuten darauf hin, daß bei großen Tracheasegmenten eine allogene vitale Transplantation klinisch möglich sein könnte.

In Hinblick auf den Schleimtransport bei langen transplantierten Tracheastrecken wird heutzutage die Implantation von in vitro gezüchtetem Flimmerepithel diskutiert [71, 119, 133, 243].

Frühere Untersuchungen an tierexperimentellen Modellen, vor allem Rattenmodellen, zeigten, daß die Trachea Träger von Transplantationsantigenen ist [20]. Untersuchungen an Menschen konnten Klasse-II-Antigene-tragende Zellen in der Schleimhaut und in den Trachealdrüsen, nicht jedoch im Knorpelgewebe (Abb. 11) nachweisen. Diese Befunde zeigen, daß die Trachealschleimhaut in erheblichem Ausmaß Träger von Transplantationsantigenen ist, und erklärt, warum das menschliche Tracheatransplantat eine starke immunogene Wirkung auf den Empfängerorganismus ausübt [31].

3.4.2 Einfluß unterschiedlicher Konservierungsverfahren auf die Antigenität der Trachea

Die Implantation konservierter, avitaler Tracheasegmente erscheint als eine Möglichkeit, immunologische Abwehrreaktionen zu verhindern. Bei der Kon-

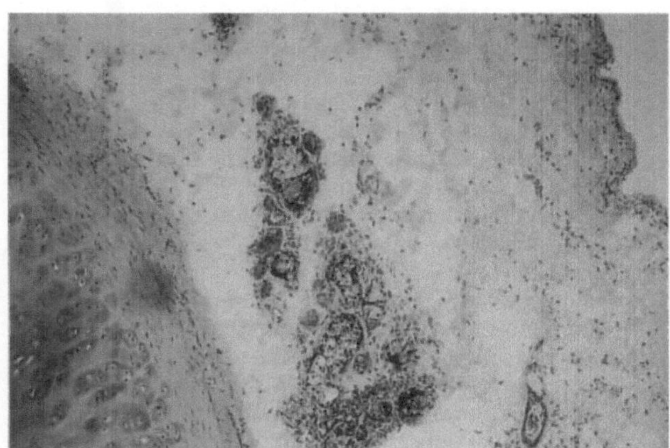

Abb. 11. Querschnitt durch eine menschliche Trachea. Schleimhaut und die Trachealdrüsen zeigen HLA-DR-Antigene. Immunperoxidase-Methode. Vergrößerung 100fach

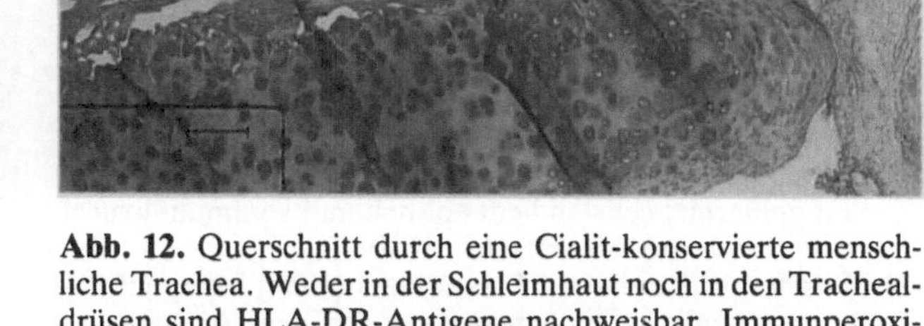

Abb. 12. Querschnitt durch eine Cialit-konservierte menschliche Trachea. Weder in der Schleimhaut noch in den Trachealdrüsen sind HLA-DR-Antigene nachweisbar. Immunperoxidase-Methode. Vergrößerung 100fach

servierung sollen die biomechanischen Eigenschaften der Trachea wenn möglich nicht betroffen werden [160].

Die Konservierung mit Merthiolat oder Cialit führt zu einer graduellen Auflösung der histologischen Strukturen und dadurch zu einem Verlust von Klasse-II-Antigen-tragenden Zellen. Die Konservierung mit Formaldehyd dagegen führt zu einer direkten Elimination der Klasse-II-Antigene unter Erhaltung der normalen histologischen Strukturen. Eine komplette Zerstörung von Klasse-II-Antigenen kann durch Konservierung mit Merthiolat oder Cialit erst nach 42 Tagen erreicht werden, unter der Konservierung mit Formaldehyd bereits nach sieben Tagen (Abb. 12). Eine Vorfixierung in Formaldehyd verbessert die Strukturerhaltung [30].

In welchem Ausmaß diese chemisch konservierten humanen Tracheateile immunologische Reaktionen in einem menschlichen Empfänger auslösen, wurde kürzlich in vivo untersucht. Dabei wurde ein immunologisches Monitoring bei einem Patienten durchgeführt, der ein 8 cm langes Transplantat erhielt. Es wurden sowohl systemische als auch lokale immunologische Untersuchungen durchgeführt. Während des gesamten Beobachtungszeitraumes konnten keine Zeichen für eine Unverträglichkeits- bzw. Abstoßungsreaktion gefunden und damit die Hypothese unterstützt werden, daß chemisch konservierte Tracheatransplantate vom Empfänger nicht als fremd erkannt werden [36].

4 Ausblick

Für einen Teil der Gewebe oder Organe liegen exakte, allgemein anerkannte Empfehlungen zur Gewinnung, Lagerung und Untersuchung des Transplantats vor. Auf dem Gebiet der Wiederherstellungschirurgie ist dies noch unzureichend übereinstimmend geregelt. Deshalb ist es wichtig, Bemühungen zu unternehmen, um in dieser Hinsicht allgemeine Richtlinien zu schaffen.

Die Verminderung der Immunogenität von Transplantaten ist das Ziel aller Konservierungsverfahren. Dabei sollte in Zukunft die Vitalität des Transplantates erhalten bleiben. Der aktuelle Stand der Wissenschaft und Technik erlaubt darüber hinaus die sterile Züchtung und Konservierung von vitalen Geweben. Hierbei ist es nötig, einerseits Differenzierungsprobleme von vitalen Geweben zu lösen und andererseits bessere Konservierungstechniken, die sowohl die Vitalität als auch die Qualität des Transplantats gewährleisten, zu entwickeln. Weiterhin können die wachsenden Kenntnisse über die Regulationsmechanismen des Regenerationsprozesses, sowie eine bessere Verfügbarkeit von Wachstumsfaktoren in Zukunft Möglichkeiten sowohl für die Beschleunigung der Einheilung von Transplantaten als auch für die Verfügbarkeit von in-vitro gezüchtetem autologem Gewebe eröffnen.

Literatur

1. Aebi M, Schwarzenbach O, Regazzoni P (1987) Experimentelle Knochenallotransplantate unter Immunsuppression mit mikrochirurgischer Revaskularisation. Hefte zur Unfallheilkunde 185:96−101
2. Alonso WA, Bridger OP, Bordley JE (1972) Tracheal transplantation in dogs. Laryngoscope 82:204−209
3. Alsalameh S, Jahn B, Krause A, Kalden JR, Burmester GR (1991) Antigenicity and accessory cell function of human articular chondrocytes. J Rheumatol 18:414−421

4. Amos DB, Kotsyo DD (1980) HLA: A central immunological agency in man. Adv Hum Genet 10:137—142

5. Auböck J, Romani N, Grubauer G, Fritsch P (1986) HLA-DR expression on keratinocytes is a common feature of diseased skin. Br J Dermatol 114:465—472

6. Ax W (1988) Cytodiagnosis with monoclonal antibodies. Behring Inst Mitt 82:174—181

7. Axhausen W (1952) Die Knochenregeneration — ein zweiphasiges Geschehen. Zentralbl Chir 77:435—442

8. BAG (Bundesamt für Gesundheitswesen Schweiz) (1986) Desinfektionsmittel beim Virus LAV/HTL V III. Bulletin des Bundesamtes für Gesundheitswesen. S 30—35

9. Ballieux RE (1987) Immune regulation in man. In: Veldman JE, Mc Cabe BF (Hrsg) Oto-Immunology. Kugler Publications Amsterdam Berkeley, S 9—14

10. Barclay AN, Mason DW (1982) Induction of Ia antigen in rat epidermal cells and gut epithelium by immunological stimuli. J Exp Med 156:1665—1680

11. Barland P, Rosamond J, Sandson J (1966) Immunofluorescent studies of human articular cartilage. Ann Rheum Dis 25:156—164

12. Barre-Sinoussi F, Nugeyre MT, Chermann JC (1985) Resistance of AIDS virus at room temperature. Lancet II:721—722

13. Batchelor JR, Welsh KI, Maynard A, Burgos H (1979) Failure of long surviving, passively enhanced kidney allografts to provoke T-dependent alloimmunity. J Exp Med 150:455—464

14. Baxevanis CN, Ishi N, Nagy ZA, Klein J (1982) Role of the E-k molecule in the generation of suppressor T cells in response to LDH-B. Scand J Immunol 16:25—31

15. Baylink DJ, Farlay J, Howard G, Drivdahl R, Puzas E, Masuda T, Ivey J, Gruber H (1982) Coupling factor. In: Massry SG, Letteri LM, Ritz E (Hrsg) Regulation of phosphate and mineral metabolism. Plenum Press New York, S 409—420

16. Behbehani AA, Eichner E (1983) Erfahrungen mit lösungsmittelgetrockneter Fascia lata bei operativen Eingriffen im Hals-Nasen-Ohrenbereich. Laryng Rhinol Otol 62:548—551

17. Beigel A (1986) Immunologische Gesichtspunkte bei der Verpflanzung von allogenen (homologen) Trachealanteilen. In: Kastenbauer E, Wilmes E, Mees K (Hrsg) Das Transplantat in der plastischen Chirurgie. Carl Sasse Rothenburg, S 344—346

18. Beigel A, Müller-Ruchholtz W (1984) Tracheal transplantation. I. The immunogenic effect of rat tracheal transplants. Arch Otorhinolaryngol 240:185—192

19. Beigel A, Müller-Ruchholtz W (1984) Tracheal transplantation. II. Influence of genetic difference and degree of sensitization on reactions to the tracheal transplant. Arch Otorhinolaryngol 240:217—225

20. Beigel A, Steffens-Knutzen R, Müller B, Schumacher U, Stein H (1984) Tracheal transplantation. III. Demonstration of transplantation antigens on the tracheal mucosa of inbred rat strains. Arch Otorhinolaryngol 241:1—8

21. Berah M, Hors J, Dausset J (1970) A study of HLA-A antigens in human organs. Transplantation 9:185—192

22. Bernoulli C, Siegried J, Baumgartner G, Regli F, Rabinowicz T, Gajdusek DC, Gibbs CF (1977) Danger of accidental person-to-person transmission of Creutzfeldt-Jakob disease by surgery. Lancet I:478—479

23. Bezwoda WR, Dansy R (1989) Monocyte function after bone marrow transplantation: role of Ia+ monocytes in graft-versus-host disease. Clin Transplantation 3:264—268

24. Boake WC, Muir H (1955) The non-antigenicity of chondroitin sulphate. Lancet II:1222—1223

25. Boerner M (1985) Experimentelle Grundlagen und klinische Erfahrungen bei der Anwendung allogener Spongiosa. Aktuell Traumatol 15:210—218

26. Bos GD, Goldberg UM, Zika JM, Heiple KG, Powell AE (1983) Immune responses of rats to frozen bone allografts. J Bone Joint Surg (Am) 65:239—240

27. Brown P, Gibbs JC, Gajdusek DC, Cathala F, La Bauge R (1986) Transmission of Creutzfeldt-Jakob disease from formalin paraffin-embedded human brain tissue. N Engl J Med 315:1614—1615

28. Bujía J, Pitzke P, Wilmes E, Hammer C, Reiman V, Kastenbauer E (1990) Immunological response towards cartilage cells in man: Relevance to cartilage grafting in otolaryngology. Proceedings of the Third International Academic Conference in Immunobiology in Otolaryngology. Kugler Publications Amsterdam Berkeley

29. Bujía J, Wilmes E, Hammer C (1990) Allogene Knorpeltransplantation: Immunhistochemische Untersuchungen zur Antigenität des Perichondriums. Z Exp Chirurg Transplant Künst Org 23:202—204

30. Bujía J, Wilmes E, Hammer C, Kastenbauer E (1990) A comparison of class II antigenicity of human tracheal allografts stored in Cialit and in Merthiolate. Laryngoscope 100:1337—1340

31. Bujía J, Wilmes E, Hammer C, Kastenbauer E (1990) Tracheal Transplantation: Demonstration of HLA Class II Subregion Gene Products of Human Trachea. Acta Otolaryngol (Stockh). 110:149—154

32. Bujía J, Wilmes E, Krombach F, Hammer C, Kastenbauer E (1990) Detection of class II antigens on human nasal cartilage. Am J Otolaryngol 11:339—344

33. Bujía J, Wilmes E, Krombach F, Hammer C, Kastenbauer E (1990) The effect of gamma-interferon on HLA class II antigen expression on isolated human nasal chondrocytes. Eur Arch Otorhinolaryngol 247:287—290

34. Bujía J, Wilmes E, Hammer C, Bartual J (1990) Presence and distribution of HLA-DR, HLA-DP and HLA-DQ antigens on human tympanic membrane. Acta Otolaryngol Esp 41:214—216

35. Bujía J, Reiman V, Pitzke P, Wilmes E, Holtmann S, Kastenbauer E (1990) In vitro Magnetresonanzspektroskopische Gütebestimmungen von Knorpeltransplantaten. Kongreßband der Jahrestagung der Deutschen Gesellschaft für Plastische- und Wiederherstellungschirurgie

36. Bujía J, Pitzke P, Krombach F, Hammer C, Wilmes E, Herberhold C, Kastenbauer E (1991) Immunological behaviour of preserved human tracheal allografts: Immunological monitoring of a human tracheal recipient. Clin Transplantation 5:376—380

37. Bujía J, Wilmes E, Hammer C, Kastenbauer E (1991) Class II Antigenicity of human cartilage: Relevance to the use of homologous grafts for reconstructive surgery. A Plast Surg 26:541—543

38. Bujía J, Pitzke P, Wilmes E, Hammer C (1991) Culture and cryopreservation of chondrocytes from human cartilage: Relevance for cartilage allograftig. ORL

39. Burchardt H (1983) The biology of bone graft repair. Clin Orthop 174:28—42

40. Burchardt H, Glowczewskie FP, Enneking WF (1981) Short term immunsuppression with fresh segmental fibular allografts in dogs. J Bone Joint Surg (Am) 63:411—445

41. Burket WC (1918) Transplantation of the trachea. Johns Hopk Hosp 29:35—40

42. Caca K, Schübel C, Krombach F, Kemkes BM, Hammer C (1989) DNA-Analysis of circulating blood mononuclear cells for diagnosis of rejection in heart transplant patients. Transplantation Proc 21:2523—2524

43. Canalis E (1985) Effect of growth factors on bone cell replication and differentiation. Clin Orthop Relat Res 193:246–263

44. Canalis E, Peck W, Raisz LG (1980) Stimulation of DNA and collagen synthesis by autologous growth factor in cultured fetal rat calvaria. Science 210:1021–1023

45. Chesterman PJ, Smith AU (1968) Homotransplantation of articular cartilage and isolated chondrocytes. J Bone Joint Surg 50B:184–197

46. Collins T, Korman AJ, Wake CT, Boss JM, Kappes DJ, Fiers W, Ault KA, Gimbrone MA, Strominger JL, Pober JS (1984) Immune interferon activates multiple class II major histocompatibility complex genes and the associated invariant chain gene in human endothelial cells and dermal fibroblasts. Proc Natl Acad Sci USA 81:4917–4921

47. Counce S, Smith P, Barth R, Snell GD (1956) Strong and weak histocompatibility gene differences in mice and their role in rejection of homografts of tumors and skin. Ann Surg 144:198–204

48. Cowdery JS, Tolaymat N, Weber SP (1991) The effect of partial in vivo depletion of CD4 T cells by monoclonal antibody. Transplantation 51:1072–1075

49. Craigmyle MBL (1958) An autoradiographic and histochemical study of long-term cartilage grafts in the rabbit. J Anat 92:467–472

50. Crumpton MJ, Snary D, Walsh FS, Barnstable CJ, Goodfellow PN, Jones EA, Boomer WF (1978) Molecular structure of the gene products of the human HLA system: isolation and characterization of HLA-A, -B, -C and Ia antigen. Proc R Soc Lond (Biol) 202:159–164

51. Czitrom AA, Axelrod T, Fernandez B (1985) Antigen presenting cells and bone transplantation. Clin Orthop 197:27–31

52. Daar AS, Fuggle SV, Fabre W, Ting A, Morris PJ (1984) The detailed distribution of MHC class II antigens in normal human organs. Transplantation 38:293–298

53. Dalgleish AG, Beverley PCL, Clapham PR, Crawford DH, Greaves MF, Weiss RA (1984) The CD (T4) antigen is an essential component of the receptor for the AIDS retrovirus. Nature 312:763–767

54. Dausset J (1958): Iso-leuco-anticorps. Acta Haematol 20:156–166

55. De Waal RMW, Bogman MJJ, Maas CN, Cornelissen LMH, Tax WJM, Koene RAP (1983) Variable expression of Ia antigens on the vascular endothelium of mouse skin allografts. Nature 303:426–429

56. Dederich R, Wolf L, Moeller F (1985) Homologe Knochentransplantation. Unfallchirurg 88:299–302

57. Deinhardt F, Koch M, Eggers HJ, Habermehl KO, Kurth R, Maass G (1986) Wie stabil sind LAV/HTLV-III-Viren? Dtsch Ärztebl 15:1045

58. DGHM (Deutsche Gesellschaft für Hygiene und Mikrobiologie) (1986) Merkblatt AIDS, Acquired Immune Deficiency Syndrome. Hyg Med 11:33–35

59. Di Ferrante N, Donnelly PV, Sajdera SW (1972) A segregated antigen in cartilage matrix. J Lab Clin Med 80:364–372

60. Dichtelmüller H, Stephan W, Prince AM, Gürtler L, Deinhardt F (1986) Inactivation of HTLV III/LAV by combined treatment with beta-propiolactone/UV irradiation. Int Soc Blood Transf Sydney 52:513–517

61. Dickson WA, Inglis TJJ (1988) Cialit preserved cartilage: failure to guarantee sterility. Br J Plast Surg 41:408–409

62. Duffy P, Wolf J, Collins G, De Voe AG, Streeten B, Cowen D (1974) Possible person-to-person transmission of Creutzfeldt-Jakob disease. N Engl J Med 290:692–693

63. Elves MW (1974) A study of the transplantation antigens on chondrocytes from articular cartilage. J Bone Joint Surg 56 B:178–185

64. Elves MW (1976) Newer knowledge of the immunology of bone and cartilage. Clin Orthop 120:232–259

65. Elwany S (1985) Histochemical study of cartilage autografts in tympanoplasty. J Laryngol Otol 99:637–642

66. Enzmann H (1982) Sensibilisierung bei der Verwendung von Fibrinkleber. Laryng Rhinol Otol 61:302–303

67. Enzmann H, Sheikh M (1983) „Angry Back" – Ursache für Ertaubung nach Stapesplastik? Arch Klin Exp Ohren-Nasen-Kehlkopfheil (Suppl) II:349–353

68. Enzmann H, Daniel V (1991) Die Diagnose des „excited-skin-syndrome" aus dem Blut. Eine Hilfe für die plastische Chirurgie. Laryng Rhinol Otol 70:184–186

69. Ersek RA, Hart WG, Greer D, Beisang AA, Flynn PJ, Denton DR (1984) Processed bovine cartilage: an improved biosynthetic implant for contour defects. Ann Plast Surg 12:397–409

70. Ersek RA, Rothenburg PB, Denton DR (1984) Clinical use of an improved processed bovine cartilage for contour defects. Ann Plast Surg 13:44–50

71. Everitt JI, Hesterberg TW, Boreiko CJ (1990) The use of tracheal implants in toxicology and carcinogenesis research. Toxicol 60:27–40

72. Farley JR, Baylink DJ (1982) Purification of a skeletal growth factor from human bone. Biochem 21:3502–3507

73. Farley JR, Masuda T, Wergedal JE, Baylink DJ (1982) Human skeletal effect on bone cells in vitro. Biochem 21:3508–3513

74. Farrington WT, Hung WC, Binns PM (1977) Experimental tracheal homografting. J Laryngol (Lond) 91:101–110

75. Faustman DL, Steinman RM, Gebel HM, Hauptfeld V, Davie JM, Lacy PE (1984) Prevention of rejection of murine islet allografts by pretreatment with anti-dendritic cell antibody. Proc Natl Acad Sci USA 81:3864–3868

76. Feldmann M (1987) Regulation of HLA class II expression and its role in autoimmune disease. In: Autoimmunity and autoimmune disease. Ciba Foundation, S 88–108

77. Flemming J, Hommerich KW (1968) Homotransplantation der Trachea im Tierexperiment. Arch Otorhinolaryngol 191:724–727

78. Forsum U, Claesson K, Hjelm E, Karlsson-Parra A, Klareskog L, Scheynius A, Tjernlund U (1985) Class II transplantation antigens: Distribution in tissues and involvement in disease. Scand J Immunol 21:389–396

79. Forsum U, Klareskog L, Peterson PA (1979) Distribution of Ia-antigen-like molecules on non-lymphoid-tissues. Scand J Immunol 9:343–349

80. Friedlaender GE (1983) Bone and cartilage transplantation (editorial comment). Clin Orthop 174:1–4

81. Frootko NJ (1985) Immune responses in allograft tympanoplasty. In: Veldman JE, McCabe BF, Huizing EH, Mygind N (Hrsg) Immunobiology, Autoimmunity and Transplantation in Otorhinolaryngology. Kugler Publications, Amsterdam Berkeley, S 171–176

82. Fuggle SV, McWhinnie DL, Chapman JR, Taylor HM, Morris PJ (1986) Sequential analysis of HLA-class II antigen expression in human renal allografts. Induction of tubular class II antigens and correlation with clinical parameters. Transplantation 42:144–150

83. Gagnon NB, Piche J, Larochelle D, Williams ML (1979) Homografts of the middle ear: privileged tissue or privileged site. Arch Otolaryngol 105:35–38

84. Gartner S, Markovitz P, Markovitz DM, Betts RF, Popovic M (1986) Virus isolation from and identification of

HTLV-III/LAV producing cells in brain tissue from an AIDS patient. JAMA 256:2365–2371

85. Gast GC, Veldman JE (1985) Human histocompatibility antigens and transplantation in otology. In: Veldman JE, McCabe BF, Huizing EH, Mygind N (Hrsg) Immunobiology, Autoimmunity and Transplantation in Otorhinolaryngology. Kugler Publications, Amsterdam Berkeley, S 161–163

86. Gertzbein SD, Lance EM (1976) The stimulation of lymphocytes by chondrocytes in mixed cultures. Clin Exp Immunol 24:102–109

87. Gibbs CJ, Gajdusek CD, Latarjet R (1978) Unusual resistance to ionizing radiation of the viruses of kuru, Creutzfeldt-Jakob disease and scrapie. Proc Natl Acad Sci 75:6268–6270

88. Gibbs VC, Wood DM, Garovoy MR (1985) The response of cultured human kidney capillary endothelium to immunologic stimuli. Hum Immunol 14:259–269

89. Gibson T (1967) Cartilage grafts. In: Seifert KE, Geisendörfer R (Hrsg) Transplantation von Organen und Geweben. Thieme, Stuttgart, S 203–210

90. Gibson T, Davis WB (1953) The fate of preserved bovine cartilage implants in man. Brit J Plast Surg 6:4–25

91. Gibson T, Davis WB (1955) Some further observations on the use of preserved animal cartilage. Brit J Plast Surg 8:85–92

92. Gill RG (1990) Role of passenger leukocytes in islet allograft immunity. Clin Transplantation 4:176–180

93. Gillies H, Kristensen HK (1951) Ox cartilage in plastic surgery. Br J Plast Surg 4:63–73

94. Glasscock ME, Jackson CG, Knox GW (1988) Can acquired immunodeficiency syndrome and Creutzfeldt-Jakob disease be transmitted via otologic homografts? Arch Otolaryngol Head Neck Surg 114:1252–1255

95. Goldberg VM, Bos GD, Heiple KG, Zika JM, Powell AE (1984) Improved acceptance of frozen bone allografts in genetically mismatched dogs by immunosuppression. J Bone Joint Surg (Am) 66:937–950

96. Goldberg VM (1984) The immunology of articular cartilage. In: Moskowitz RW, Howell DS, Goldberg VM, Mankin HJ (Hrsg) Osteoarthritis, Diagnosis und Management. W. B. Saunders Company Philadelphia, pp 81–88

97. Gonwa TA, Picker LJ, Raff HV, Goyert SM, Silver J, Stobo JD (1983) Antigen-presenting capabilities of human monocytes correlates with their expression of HLA-DS, an Ia determinant distinct from HLA-DR. J Immunol 130:706–711

98. Gottesdiener KM (1989) Transplanted infections: donor-to-host transmission with the allograft. Ann Intern Med 110:1001–1016

99. Greenberg SD (1958) Tracheal homografts in dogs. Arch Otorhinolaryngol 67:577–586

100. Gresser I (1984) The effect of interferon on the expression of surface antigens. In: Vilcek J, De Maeyer E (Hrsg) Interferons and the immune system. Elsevier Science, B.V. Amsterdam, S 113–121

101. Hagerty RF, Braid HL, Bonner WM, Hennigar GR, Lee WH (1967) Viable and nonviable human cartilage homografts. Surg Gynec Obstet 125:485–492

102. Hagerty RF, Calhoon TB, Lee WH, Cuttino JT (1960) Human cartilage grafts stored in merthiolate. Surg Gynec Obstet 110:229–233

103. Halloran PF, Lee E, Ziv I, Langer F (1979) Bone grafting in inbred mice: evidence for H-2K, H-20, and non-H-2 antigens in bone. Transplantation Proc 11:1507–1509

104. Hammer C, Land W, Stadler J, Koller C, Brendel W (1983) Lymphocyte subclasses in rejecting kidney grafts detected by monoclonal antibodies. Transplantation Proc 15:356–360

105. Hammer C, Land W, Koller C, Stadler J, Weber B, Welte M (1984) Analyse von Lymphozytensubpopulationen im zirkulierenden Blut und im Transplantat nach Nierentransplantation. In: Albert FW, Seybold-Epting W, Kreitter H (Hrsg) Praxis der Nierentransplantation (II). Schattauer, Stuttgart New York, S 295–304

106. Hammer C, Lersch C (1987) Hematological Cytology in organ transplantation. In: Baethmann A, Messmer K (Hrsg) Surgical Research: Recent Concepts and Results. Springer, Berlin Heidelberg, S 173–180

107. Hammer C, Klanke D, Lersch C, Dirschedl P, Kemkes BM, Gokel M, Reichenspurner H, Reichert B (1989) Cytoimmunologic monitoring (CIM) for differentiation between cardiac rejection and viral, bacterial, or fungal infection: Its specificity and sensitivity. Transplantation Proc 21:3631–3633

108. Hammer C (1989) Cytology in transplantation. Schulz RS, Percha am Starnbergersee

109. Hämmerling GJ (1976) Tissue distribution of Ia antigens and their expression on lymphocyte subpopulations. Transplantation Rev 30:64–69

110. Harding CV, Leyva-Cobian F, Unanue ER (1988) Mechanismus of antigen processing. Immunolog Rev 106:77–92

111. Hauschka PV, Mavrakos AE, Iafrati MD, Doleman SE, Klagsbrun M (1986) J Biol Chem 261:12665–12674

112. Held JA, Spirgi M, Zurbuchen P (1961) Die Homotransplantate mit lyophilisierten Knorpeln in der stomatologischen Chirurgie. Österr Z Stomat 58:58–60

113. Hellmich S (1974) Der Einfluß unterschiedlicher Konservierungsmethoden auf die biologische Qualität von Knorpelimplantaten. Laryng Rhinol 53:711–717

114. Hellmich S (1982) Fehler und Gefahren bei der freien Knorpeltransplantation im Gesichtsbereich. HNO 30:140–144

115. Herberhold C, Franz B, Breipohl W (1980) Chemischkonservierte menschliche Trachea als Prothesenmaterial zur Deckung trachealer Defekte. Laryng Rhinol 59:453–457

116. Herman JH, Carpenter BA (1975) Immunobiology of cartilage. Sem Arthr Rheum 5:1–40

117. Herndon CH, Chase SW (1952) Experimental studies in the transplantation of whole joints. J Bone Joint Surg 34:564–578

118. Heyner S (1969) The significance of the intercellular matrix in the survival of cartilage allografts. Transplantation 8:666–677

119. Hicks WL, Ward R, Albino A, Wang R (1990) In vitro growth of respiratory epithelium. Otolaryngol Head Neck Surg 103:164

120. Hirschberg H, Braathen LR, Thorsby E (1982) Antigen presentation by vascular endothelial cells and epidermal Langerhans cells: The role of HLA-DR. Immunol Rev 66:57–77

121. Hirschberg H, Moen T, Thorsby E (1979) Specific destruction of human endothelial cell monolayers by anti-DRw antisera. Transplantation 28:116–120

122. Howard GA, Bottermiller BL, Turner RT, Turner JI, Baylink DJ (1981) Parathyroid hormone stimulates bone formation: evidence for a coupling mechanism. Proc Natl Acad Sci USA 78:3204–3210

123. Hubbell RN, Zalzal G, Cotton RT, McAdams AJ (1988) Irradiated costal cartilage graft in experimental laryngotracheal reconstruction. Int J Ped Otorhinolaryngol 15:67–72

124. Huber C, Irschick E (1988) Cytokines in the regulation of allograft rejection. Bibl Cardiol 43:103−110
125. Huizing EH, Mackay IS, Petruson B, Rettinger G (1989) Reconstruction of the nasal septum and dorsum by cartilage transplants − autogenetic or allogeneic? Rhinol 27:5−10
126. Hüttenbrink KB, Weidenfeller P (1990) Sind Cialit-konservierte Ossikel als Mittelohrimplantate bakteriologisch noch vertretbar? Laryng Rhinol Otol 69:327−332
127. Ilberg Cv, Kitano S, Schmidt A (1977) Das Cialit-konservierte Trachealtransplantat. Laryng Rhinol 56:814−823
128. Jakse R (1987) Die Antigenität des Ohrknorpels und ihre Beeinflussung durch vitale Konservierung. Teil 2: Nachweis von Antigenen des Ohrknorpels: Tierexperimentelle Untersuchung an Ratten. Laryng Rhinol Otol 66:362−365
129. Janeway CA, Bottomly K, Babich J, Conrad P, Conzen S, Jones B, Kaye J, Katz M, Mcvay L, Murphy DB, Tite J (1984) Quantitative variation in Ia antigen expression plays a central role in immune regulation. Immunol Today 5:99−105
130. Jonck LM (1981) Allogenic bone transplantation, part 1. A review of the status of allogenic bone banks. S Afr Med J 60:428−430
131. Jongsma A, Someren H, Westerveld A, Hagemeijer A, Pearson P (1973) Localization of genes of human chromosomes by studies of human-Chinese hamster somatic cell hybrids. Hum Genet 20:195−202
132. Jungbluth KH, Meenen NM (1987) Besonderheiten der autologen und homologen Transplantation von Knochengewebe. Hefte zur Unfallheilkunde 185:73−76
133. Kaschke O, Gerhardt HJ, Böhm F, Wenzel M (1991) Treatment of tracheal atresia by implantation of autological respiratory cells. Abstractsbuch First International Laryngotracheal Reconstruction Symposium, Cleveland, S 566
134. Kastenbauer ER (1972) II. Die Umbauvorgänge in autogenen und allogenen Gehörknöchelchentransplantaten im Tierexperiment. Arch Klin Exp Ohren-Nasen-Kehlkopfheil 203:58−69
135. Kastenbauer ER (1972) Tierexperimentelle Untersuchungen über das immunologische Verhalten allogener Gehörknöchelchen-Transplantate. Arch Klin Exp Ohren-Nasen-Kehlkopfheil 201:332−350
136. Kastenbauer ER, Hochstraßer K (1973) Der Einfluß des Konservierungsmittels Cialit auf die Proteinlöslichkeit und die Antigenität von allogenen und xenogenen Gehörknöchelchen- und Trommelfelltransplantaten. Arch Otorhinolaryngol 203:225−231
137. Kastenbauer ER (1982) Fehler und Gefahren bei der Knochentransplantation. HNO 30:145−147
138. Kastenbauer ER (1983) Konservierung und Anwendungsmöglichkeiten allogener (homologer) Transplantate im Hals-Nasen-Ohrenbereich. HNO 31:371−380
139. Katthagen BD (1990) Richtlinien zum Führen einer Knochenbank. Deutsche Gesellschaft für Chirurgie − Mitteilungen. 1:29−31
140. Kau RJ, Morgenstern C (1986) Konservierter Rinderknorpel als Implantat zum Tracheaaufbau. In: Kastenbauer E, Wilmes E, Mees K (Hrsg) Das Transplantat in der plastischen Chirurgie. Karl Sasse, Rothenburg, S 341−343
141. Kirkman RL, Shapiro ME, Carpenter CB, McKay DB, Milford EL, Ramos EL, Tilney NL, Waldmann TA, Zimmermann CE, Strom TB (1991) A randomized prospective trial of anti-TAC monoclonal antibody in human renal transplantation. Transplantation 51:107−113
142. Klareskog L, Forsum U (1986) Tissue distribution of class II transplantation antigens: presence on normal cells. In: Solheim BG, Moller E, Ferrone S (Hrsg) HLA class II antigens. Springer, Berlin, S 339−355
143. Klein-Szanto AJP, Terzaghi M, Mirkin LD, Martin D, Shiba M (1982) Propagation of normal human epithelial cell populations using an in vivo culture system. Am J Pathol 108:231−239
144. Köhler G, Milstein C (1975) Continuous cultures of fused cells secreting antibody of predefined specifity. Nature 256:495−497
145. Kootte AMM, Henny FC, Tanke HJ, Slats J, Van Es LA, Paul LC (1988) Enumeration of Leu2a+, Leu2a+-DR+, and Leu2a+-Leu15+ cells in peripheral blood of renal transplant patients. Transplantation 45:132−138
146. Kratzin H, Götz H, Thinnes FP, Kruse T, Barnikol HU, Wernet P, Hilschmann N (1986) Structure of Human Class II Antigens Expressed by a Homozygous Lymphoblastoid B Cell Line. In: Solheim BG, Moller E, Ferrone S (Hrsg), Springer-Verlag. S 49−70
147. Krüger E (1964) Absorption of human rib cartilage grafts transplanted to rabbits after preservation by different methods. Brit J Plast Surg 17:254−264
148. Krüger E (1964) Die Knorpeltransplantation. Experimentelle Grundlagen und klinische Anwendung in der Kiefer- und Gesichtschirurgie. C. Hanser, München
149. Kuettner KE, Pauli BU (1983) Vascularity of cartilage. In: Hall BK (Hrsg) Cartilage. Vol I. Academic Press New York, S 189−201
150. Kuijpers W, van den Broek P (1975) Biological considerations for the use of homograft tympanic membranes and ossicles. Acta Otolaryngol 80:283−293
151. Kuijpers W, Veldman JE, van den Broek P (1987) Immunobiology of allografts in the middle ear. In: Veldman JE, Mc Cabe BF (Hrsg) Oto-Immunology. Kugler Publications, Amsterdam Berkeley, S 107−117
152. Lametschwandtner A, Staindl O, Tholo S (1980) Ergebnisse heterologer Trachealtransplantationen im Tierexperiment. III: Licht-, raster- und transmissionselektronenmikroskopische Langzeitbefunde. HNO 28:37−42
153. Lamm LU, Friedrich·U, Petersen GB (1974) Assignment of the major histocompatibility complex to chromosome No. 6 in a family with a pericentric inversion. Hum Hered 24:273−284
154. Langer F, Czitrom A, Printzker KP, Gross AE (1975) The immunogenicity of allograft fresh and frozen allogenic bone. J Bone Joint Surg (Am) 57:216−220
155. Langer F, Gross AE (1974) Immunogenicity of allograft articular cartilage. J Bone Joint Surg (Am) 56:297−304
156. Laskin DM, Sarnat BG (1953) The metabolism of fresh, transplanted and preserved cartilage. Surg Gynecol Obstetr 96:493−499
157. Lean MC (1989) Technical manual for surgical bone banking. American Association of Tissue Banks, VA, USA
158. Lehmann M, Lersch C, Krombach F, Osterholzer G, Hammer C, Kemkes BM, Klanke D (1987) Cyto-Immunologisches Monitoring (ZIM) und Chemoluminescenz (CL) von Phagozyten des peripheren Blutes (PB) bei herztransplantierten Patienten. In: Peiper HJ (Hrsg) Chirurgisches Forum 87 für experimentelle und klinische Forschung. Springer, Berlin Heidelberg, S 211−215
159. Lexer E (1925) 20 Jahre Transplantationsforschung in der Chirurgie. Langenbecks Arch Klin Chir 138:251−302
160. Loennecken ICL, Brusis T, Fischer JH, Clahsen S (1988) Entwicklung eines kombinierten Verfahrens zur Konservierung allogener Trachealsegmente mittels Fixation und Bestrahlungsbehandlung. Eur Arch Otolaryngol Supp II:289−290

161. MacKinnon DM (1972) Homograft tympanic membrane in myringoplasty. Ann Otol Rhinol Laryngol 81:194–202
162. Malsed ZM, Heyner S (1976) Antigenic profile of the rat chondrocyte. Arthritis Rheum 19:223–231
163. Mankin HJ, Doppelt SH, Sullivan FR, Tomford WW (1982) Osteoarticular and intercalary allograft transplantation. Cancer 50:613–630
164. Marquardt P (1954) Arzneimittelforschung 8:481
165. Marquet J (1966) Reconstructive microsurgery of the eardrum by means of tympanic membrane homograft. Acta Otolaryngol (Stockholm) 62:459–467
166. Marquet J (1976) Ten years of experience in tympanoplasty using homologous implants. J Laryngol Otol 82:897–905
167. Marx RE, Carlson ER (1991) Creutzfeldt-Jakob disease from allogeneic dura: a review of risks and safety. J Oral Maxillofac Surg 49:272–274
168. Mason DW, Morris PJ (1986) Effector mechanismus in allograft rejection. Ann Rev Immunol 4:119–145
169. McDiarmid SV, Busuttil RW, Levy P, Millis MJ, Terasaki PI, Ament ME (1991) The long-term outcome of OKT3 compared with cyclosporine prophylaxis after liver transplantation. Transplantation 52:91–97
170. McKenna RM, Rush DN, Bakkestad-Legare P, Jeffery JR (1988) Interleukin-2, interferon and lymphotoxin in renal transplant recipients. Transplantation 45:76–81
171. Medawar PB (1963) Definition of the immunologically competent cell. In: Wolstenholme GEW, Knight J (Hrsg) The Immunologically Competent Cell: Its Nature and Origin. CIBA Foundation Study Group. S 58–70
172. Melves MW (1978) Cell mediated immunity to allografts of fresh and treated bone. Int Orthop 2:171–175
173. Mertens J, Ullmann U (1988) Clinical and bacteriological investigations of Cialit-preserved ossicles. Eur Arch Otorhinolaryngol 245:355
174. Miyashita K, Inuzuka T, Kondo H, Saito Y, Bujita N, Matsubara N, Tanaka R, Hinokuma K, Ikuta F, Miyatake T (1991) Creutzfeldt-Jakob disease in a patient with a cadaveric dural graft. Neurol 41:940–941
175. Mohan S, Linkhart T, Farley J, Baylink D (1984) Bone derived factors active on bone cells. Calcif Tissue Int 36:139–145
176. Mschvidobadse MV (1978) Allotransplantation sterilisierter Knochen und Halbgelenke bei Knochendefekten. Zentralbl Chir 103:1138–1148
177. Müller C, Ziegler A, Hadam M, Waller HD, Wernet P, Müller G (1985) Divergent Expression of HLA-DC/MB, -DR, and -SB region products on normal and pathological tissues as detected by monoclonal antibodies. Immunobiol 169:228–249
178. Muscolo DL, Kawai S, Ray RD (1976) Cellular and humoral immune response analysis of bone-allografted rats. J Bone Joint Surg (Am) 58:826–832
179. Naji A, Markmann JF, Barker CF (1987) Immunobiology of the allograft response. Diabetes Metab Rev 3:1037–1059
180. Naujoks J, Ohnsorge P, Hornung S (1978) Eine Gewebebank in der HNO-Praxis. HNO 26:325–329
181. Neumayer HH, Wagner K, Kresse S (1986) HTLV-III-antibodies in patients with kidney transplants or on haemodialysis. Lancet I:497
182. Noverraz PMM, Rittersma J (1989) Erfahrungen mit Chondroplast in der ästhetischen Gesichtschirurgie. Fortschr Kiefer Gesichtschirurg 34:100–103
183. Oliveira DGB, Blackwell N, Virchis AE, Axelrod RA (1985) T helper and T suppressor cells are restricted by the A and E molecules, respectively in the F antigen system. Immunogen 22:169–175
184. Palva T, Taskinen E (1990) Inflammatory cells in chronic ear disease. Value of lymphocyte subset determination in ear surgery. Acta Otolaryngol (Stockh) 109:124–129
185. Pelker RR, Friedlaender GE, Markham TC (1983) Biomechanical properties of bone allografts. Clin Orthop 174:54–57
186. Perkins R (1970) Human homograft otologic tissue transplantation buffered formaldehyde preparations. Trans Am Acad Ophthalmol Otolaryngol 74:278–282
187. Pesando JM, Graf L (1986) Differential expression of HLA-DR, -DQ and -DP antigens on malignant B cells. J Immunol 136:4311–4318
188. Pesch HJ, Stöss H (1976) Dura-mater-Transplantate. Mechanische Eigenschaften und Gewebeverträglichkeit. Chirurg Aktuell 1:196–199
189. Pesch HJ, Stöss H (1977) Lösungsmittelgetrocknete Dura mater. Ein neues Dura-Transplantat im Tierversuch. Chirurg 48:732–736
190. Pichlmayer R, Lauchart W, Wonigeit K (1981) Allgemeines zur Physiologie und Pathophysiologie der Organtransplantation. In: Pichlmayr R (Hrsg) Transplantationschirurgie. Springer, Berlin, S 19–28
191. Plester D, Bootz F (1985) Transplantation von Gehörknöchelchen. In: Dietrich E (Hrsg) Organspende Organtransplantation. Indikationen, Techniken, Resultate. R. S. Schulz, Percha am Starnberger See, S 413–428
192. Pober JS, Gimbrone MA, Cortan RS, Reiss CS, Burakoff SJ, Fiers W, Ault KA (1983) Ia expression by vascular endothelium is inducible by activated T cells and by human gamma-interferon. J Exp Med 157:1339–1353
193. Popkirov S, Minev M (1976) Die klinische Bedeutung der immunoserologischen Befunde bei der Transplantation von Alloknochen. Arch Orthop Trauma Surg 85:289–298
194. Prichard J, Thadani V, Klab R, Manuelidis E, Hadler J (1987) Rapidly progressive dementia in a patient who received a cadaveric dura mater graft. JAMA 257:1036–1037
195. Prompt CA, Reis MM, Grillo FM, Kopstein J, Kraemer E, Manfro RC, Maia MH, Comiran JB (1985) Transmission of AIDS virus at renal transplantation. Lancet II:672
196. Qvigstad E, Bruserud O, Thorsby E (1986) The role of human class II molecules in activation of T4 Lymphocytes. In: Solheim BG, Moller E, Ferrone S (Hrsg) HLA class II antigens. Springer, Berlin, S 473–488
197. Ramos EL, Milford EL, Kirkman RL, Tilney NL, Strom TB, Shapiro ME, Waldmann TA, Wood IG, Rollins MR, Carpenter CB (1989) Differential IL-2 receptor expression in renal allograft recipients treated with an anti-IL-2-receptor antibody. Transplantation 48:415–420
198. Ray RD (1972) Vascularisation of bone grafts and implants. Clin Orthop 87:43–48
199. Reddi AH (1983) Regulation of lacal differentiation of cartilage bone by extracellular matrix: a cascade type mechanism. In: Liss AR (Hrsg) Limb development and regeneration. Part B, S 261–268
200. Reddi AH, Anderson WA (1976) Collagenous bone matrix-induced endochondral ossification and hemopoiesis. J Cell Biol 69:557–572
201. Reiman V, Bujía J, Köck E, Holtmann S, Wilmes E, Kastenbauer E (1990) Bestimmung der Vitalitätsparameter von Knorpeltransplantaten mit Hilfe der Magnetresonanzspektroskopie. Biomed Technik 35:232–233
202. Reiman V, Bujía J, Pitzke P, Hochstrasser K, Kastenbauer E (1990) MR-Spektroskopische Prüfung der biolo-

gischen Güte von Knorpeltransplantaten. Biomed Technik 35 (II):252−253

203. Reiman V, Bujía J, Pitzke P, Wilmes E, Hammer C (1991) Optimierung der Konservierung von Knorpeltransplantaten. Biomed Technik. 36:318−319

204. Remacle M, Chatelain B (1991) Immune response after collagen injection for laryngeal rehabilitation development of an enzyme-linked immunoabsorbent assay. Eur Arch Otorhinolaryngol 248:202−204

205. Sailer FH (1976) Experiences with the use of lyophilized bank cartilage for facial contour correction. J Maxillofac Surg 4:149−157

206. Sailer FH (1983) Transplantation of lyophilized cartilage in maxillo-facial surgery. Karger, Basel

207. Salahuddin SZ, Rose RM, Groopman JE, Markham PD, Gallo RC (1986) Human T-lymphotropic virus type III (HTLV-III) infection of human alveolar macrophages. Blood 68:281−284

208. Sandson J, Rosenberg L, White D (1966) The antigenic determinants of the proteinpolysaccharides of cartilage. J Exp Med 127:817−828

209. Schadel A, Löwer J, Seifert E (1991) Über die Problematik einer Knorpel-Knochenbank angesichts des HIV-Infektionsrisikos. HNO 39:177−181

210. Schendel DJ, Johnson JP, Evans RL, Wank R (1984) Clonal expression of differentitation and Ia-like antigens on alloreactive human T lymphocytes. Eur J Immunol 14:363−368

211. Scherer MA, Ascherl R, Geissdörfer K, Mang W, Blümel G, Lichti H, Fraefel W (1986) Experimental bioprosthetic reconstruction of the trachea. Arch Otorhinolaryngol 243:215−223

212. Schmidt B, Beigel A, Wustrow J, Werner J (1989) Immunosuppression bei experimenteller Trachealtransplantation. Unterschiedliche Therapieschemata im Vergleich. Eur Arch Otolyrhinolaryngol (Suppl) II:300−301

213. Schroeder TJ, Weiss MA, Smith RD, Stephens GW, First MR (1991) The efficacy of OKT3 in vascular rejection. Transplantation 51:312−315

214. Schwarz A, Hoffmann F, Láge-Stehr J, Tegzess AM, Offerman G (1987) Human immunodeficiency virus transmission by organ donation. Outcome in cornea and kidney recipients. Transplantation 44:21−24

215. Schwarzenbach O, Aebi M, Czitrom AA (1988) Allogene Knochentransplantate nach in vivo Kultur. In: Hackenbroch MH, Reflor HJ, Wirth CJ (Hrsg) Knorpel-Knochen Transplantation. Thieme, Stuttgart New York, S 61−65

216. Schweiberer L, Hallfeldt K, Mandelkow H (1986) Osteoinduktion. Orthop 15:3−9

217. Seiffert KE (1970) Biological aspects of collagenous homografts. Acta Oto-Rhino-Laryngol Belg 24:27−33

218. Seron D, Alexopoulos E, Raftery MJ, Hartley RB, Cameron JS (1989) Diagnosis of rejection in renal allograft biopsies using the presence of activated and proliferating cells. Transplantation 47:811−816

219. Sesterhenn K, Rose KG, Lennartz KJ (1979) Die Trachealtransplantation im Tierexperiment. Versuche an isohistogenen Rattenstämmen: IV. Histologische und historadiographische Befunde am Epithel. Laryng Rhinol 58:502−508

220. Siliski JM, Sompkin S, Green CJ (1984) Vascularized whole knee joint allografts in rabbits immunosuppressed with cyclosporin A. Arch Orthop Trauma Surg 103:26−35

221. Skjodt H, Hughes DE, Dobson PR, Russell RG (1990) Constitutive and inducible expression of HLA class II determinants by human osteoblast-like cells in vitro. J Clin Invest 85:1421−1426

222. Skjodt H, Moller T, Freiesleben SF (1989) Human osteoblast-like cells expression MHC class II determinants stimulate allogeneic and autologous peripheral blood mononuclear cells and function as antigen-presenting cells. Immunol 68:416−420

223. Spector JG, Anderson K (1986) Tracheostenosis. In: Cummings CW, Fredrickson JM, Harker LA, Krause CJ, Schuller DE (Hrsg) Otolaryngology-Head and Neck Surgery (III) CV Mosby Company, St. Louis Toronto, S 2433−2459

224. Stabler CL, Eismont FJ, Brown MD, Green BA, Malinin TI (1985) Failure of posterior cervical fusions using cadaveric bone graft in children. J Bone Joint Surg (Am) 67:371−375

225. Staindl O, Lametschwandtner A, Zimmermann G, Adam H (1979) Ergebnisse heterologer Trachealtransplantationen im Tierexperiment: I. Operationstechnik und erste licht- und rasterelektronenmikroskopische Befunde am Trachealepithel. HNO 27:7−13

226. Staindl O, Lametschwandtner A (1979) Die Ergebnisse heterologer Trachealtransplantationen im Tierexperiment: II. Licht-, raster- und transmissionselektronenmikroskopische Befunde am Trachealtransplantat. HNO 27:221−226

227. Starke G (1990) Possible virus contaminants in tissue banking. Beitr Orthop Traumatol 37:492−495

228. Steeg PS, Moore RN, Johnson HM, Oppenheim JJ (1982) Regulation of murine macrophage Ia antigen expression by a lymphokine with immune interferon activity. J Exp Med 156:1780−1783

229. Steffen C, Timpl R, Wolff J, Furthmayr H, Wick G (1967) Immunbiologie und Immunpathologie des Kollagens. Med Mitt 41:27−32

230. Steinman RM, Kaplan G, Winter MD, Cohn ZA (1979) Identification of a novel cell type in peripheral lymphoid organs of mice. V. Purification of spleen dendritic cells, new surface markers and maintenance in vitro. J Exp Med 149:1−16

231. Steinmuller DR, Hayes JM, Novick AC, Streem SB, Hodge E, Slavis S, Martinez A, Graneto D, Pearce G (1991) Comparison of OKT3 with ALG for prophylaxis for patients with acute renal failure after cadaveric renal transplantation. Transplantation 52:67−71

232. Stjernsward J (1965) Studies in the transplantation of allogenic cartilage across known histocompatibility barriers. Bibl Haemat 23:197−204

233. Stöss H, Pesch HJ (1976) Zur Frage der Sensibilisierung nach mehrzeitigen Dura-mater-Transplantationen. Verh Dtsch Ges Path 60:330

234. Stöss H, Pesch HJ (1977) Mehrzeitige Transplantation von lösungsmittelgetrockneter Dura mater. Tierexperimentelle Untersuchungen zur Frage der Sensibilisierung. Fortschr Med 95:1018−1021

235. Stöss H, Pesch HJ, Wildenauer HD, Tulusan AA (1975) Licht- und elektronenmikroskopische Untersuchungen an Transplantaten mit Lösungsmitteln konservierter Dura mater im Tierversuch. Verh Dtsch Ges Path 59:569

236. Tale P, Maamies TJ (1968) Observation on tracheal reconstruction in experimental animals. Ann Chir Gynaec Fenn 57:495−502

237. Tange RA, Troost D, Limburg M (1990) Progressive fatal dementia (Creutzfeldt-Jakob disease) in a patient who received homograft for tympanic membrane closure. Eur Arch Otorhinolaryngol 247:199−201

238. Tenner-Racz K, Racz P, Dietrich M, Kern P (1985) Altered folicular dendritic cells and virus-like particles in AIDS and AIDS-related lymphadenopathy. Lancet II:105−106

239. Termine JD, Kleinman HK, Whitson SW, Conn KM, McGarvey ML, Martin GR (1981) Osteonectin, a bone-specific protein linking mineral to collagen. Cell 26:99−105

240. Termine JP, Gehron RP, Fisher LW, Shimokawa H, Drum MA, Conn KM, Hawkins GH, Cruz JB, Thompson KG (1984) Osteonectin, bone proteoglycan, and phosphoryn defects in a form of bovine osteogenesis imperfecta. Proc Natl Acad Sci USA 81:2213−2217

241. Thielemann F, Holz U, Treuber U, Herr G (1987) Parakrine Regulationsmechanismen des Knochengewebes. Hefte zur Unfallheilkunde 185:35−42

242. Thielemann FW, Feller AM, Schmidt K (1984) Defektersatz mit „Osteogenin-haltiger Gelatine (OCG)". Z Orthop 122:843−847

243. Thielemann FW, Schmidt K, Koslowski L (1982) Osteoinduction. Part II: Purification of the osteoinductive activities of bone matrix. Arch Orthop Trauma Surg 100:73−78

244. Thielemann FW, Schmidt K, Koslowski L (1983) Neue Aspekte in der Behandlung größerer Knochendefekte. Akt Traumatol 13:115−119

245. Tiku ML, Liu S, Weaver CW, Teodorescu M, Skosey JL (1985) Class II histocompatibility antigen-mediated immunologic function of normal articular chondrocytes. J Immunol 135:2923−2928

246. Timpl R (1969) Antigene Eigenschaften der Bindegewebsstrukturproteine. Mels Med Mitteilungen 43:29−38

247. Tomford WW (1983) Investigational approaches to articular cartilage preservation. Clin Orthop Rel Res 174:22−27

248. Tomford WW, Mankin HJ, Friedlaender GE, Doppelt SH, Gebhardt MC (1987) Methods of banking bone and cartilage for allograft transplantation. Orthop Clin North Am 18:241−247

249. Toriumi DM, East CA, Rosen DM, Chu G, Liu CC, Larrabee WF (1991) Bone-inducing implants in head and neck surgery: an experimental study. Laryngoscope 101:395−404

250. Träger J, Ascherl R, Blümel G, Hipp E (1988) Experimentelle Untersuchungen über Konservierungsmöglichkeiten von osteochondralem Gewebe. In: Hackenbroch MH, Reflor HJ, Wirth CJ (Hrsg) Knorpel-Knochen Transplantation. Thieme, Stuttgart New York, S 6−10

251. Tuli SM, Chaudhuri RH (1979) Effect of preimplantation treatment on the bone-forming potential of decalcified allogenic and homogeneic bone-matrix implants. Arch Orthop Trauma Surg 94:167−173

252. Turner DW, Melloning JT (1981) Antigenicity of freeze-dried bone allograft in peridontal osseous defects. J Peridont Res 16:89−99

253. Unanue ER (1984) Antigen-presenting function of the macrophage. Ann Rev Immunol 2:395−428

254. Urist MR, DeLange RJ, Finerman (1983) Bone cell differentiation and growth factors. Science 220:680−686

255. Urist MR, Sato K, Brownell AG, Malinin TI, Lietze A, Huo YK, Prolo DJ, Oklund S, Finerman GAM, DeLange RJ (1983) Human bone morphogenetic protein (hBMP)[1] (41630). Proceedings of the society for experimental biology and medicine. 173:194−199

256. Veldman JE, Boezeman AJ, Overbosch HC, Sedee GA, Borst-Eilers E, Kuijpers W, van den Broek P, Feltkamp-Vroom TM (1979) Middle ear transplantation: a new concept in clinical otology. In: Muller-Hermelink HK (Hrsg) Advances in experimental medicine and biology, Vol 114, Function and structure of the immune system. Plenum Press New York, S 357−362

257. Veldman JE, Kuijpers W (1981) Antigenicity of tympano-ossicular homografts of the middle ear: analyses of immune responses to viable and preserved grafts in animal models. Otolaryngol Head Neck Surg 89:142−152

258. Veldman JE, Kuijpers W, Overbosch HC (1978) Middle ear implantation ist place in the immunohistophysiology of lymphoid tissue. Clin Otolaryngol 3:93−102

259. von Freitag V, Handa Y, Beckers H, Rodemer H (1988) Histologische Befunde an lypophilisierten homologen Knorpeltransplantaten vom Menschen. Dtsch Z Mund Kiefer Gesichts Chir 12:397−403

260. Walsh LJ, Seymour GJ, Powell RN (1986) Modulation of class II (DR and DQ) antigen expression on gingival Langerhans cells in vitro by gamma interferon and prostaglandin E2. J Oral Pathol 15:347−351

261. Walsh LJ, Seymour GJ, Powell RN (1988) The regulation of Langerhans cell T6, DR and DQ antigen expression: an hypothesis. J Oral Pathol 17:43−46

262. Wangerin K, Evers R, Bumann A (1987) Verhalten unterschiedlich sterilisierter allogener Lyoknorpelimplantate im Tierexperiment. Dtsch Z Mund Kiefer Gesichts Chir 11:8−17

263. Weaver JB (1949) Experiences in the use of homogenous (bone bank) bone. J Bone Joint Surg (Am) 31:778−792

264. Weerda H (1985) Neue Gesichtspunkte in der konventionellen Trachealchirurgie. Arch Otorhinolaryngol (Suppl II):44−46

265. Welsh KI, Burgos H, Batchelor JR (1977) The immune response to allogeneic rat platelets; Ag-B antigens in matrix form lacking Ia. Eur J Immunol 7:267−272

266. Westhues M (1971) Die antigene Wirkung des Knorpels. 5. Nachweis von Antikörpern gegen isologes Knorpelgewebe bei der Ratte. Laryng Rhinol 50:57−60

267. Westhues M, Brendel W, Land W (1970) Die antigene Wirkung des Knorpels. 2. Nachweis der antigenen Wirkung des transplantierten Knorpels durch die „second-set-Reaktion". Laryng Rhinol 49:808−815

268. Westhues M, Federspil P (1970) Die antigene Wirkung des Knorpels: 3. Knorpelzellen und Grundsubstanz und ihre antigene Wirkung. Laryng Rhinol 49:815−817

269. Willital GH (1976) Klinische Erfahrungen mit Duraimplantationen in der Neugeborenenchirurgie. Z Kinderchirurg 19:16−25

270. Wilmes E, Gürtler L, Wolf H (1987) Zur Übertragung von HIV Infektionen durch allogene Transplantate. Laryngol Rhinol Otol 66:332−334

271. Wiman K, Curman B, Forsum U, Klareskog L, Malmnästjernlund U, Rask L, Trägardh L, Peterson PA (1978) Occurence of Ia antigens on tissues of non-lymphoid origin. Nature 276:711−713

272. Wissenschaftlicher Beirat der Bundesärztekammer, Bundesgesundheitsamt (1988) Transfusion von Blut- und Blutbestandteilkonserven. In: Richtlinien zur Blutgruppenbestimmung und Bluttransfusion. Neufassung 1987, Deutscher Ärzteverlag, Köln

273. Wissenschaftlicher Beirat der Bundesärztekammer, Bundesgesundheitsamt (1990) Richtlinien zum Führen einer Knochenbank. Dtsch Ärztebl 87:41−44

274. Wustrow TPU, Kastenbauer E (1991) Wie ich es mache: Zur Nomenklatur der Transplantation in der Hals-Nasen-Ohren-Heilkunde. Laryng Rhinol Otol 70:387−388

275. Yablon IG, Cooperband S, Covall D (1982) Matrix Antigens in Allografts. The Humoral Response. Clin Orthop 168:243−251

European Archives of   Suppl. 1992/I
Oto-Rhino-Laryngology
© Springer-Verlag 1992

Verträglichkeit implantatgeeigneter alloplastischer Werkstoffe im Organismus

M. Schaldach

Zentralinstitut für Biomedizinische Technik (Direktor: Prof. Dr. M. Schaldach),
Friedrich-Alexander-Universität Erlangen-Nürnberg, Turmstraße 5, W-8520 Erlangen

Inhaltsverzeichnis

1   Einleitung 27
1.1   Definition eines Biomaterials 27
2   Die Bioverträglichkeit orthopädischer Implantate 29
2.1   Korrosionsbeständigkeit 29
2.2   Biokompatibilität 31
2.3   Bioadhäsion (Verwachsen mit dem Knochen) . . 32

3   Die Bioverträglichkeit kardiovaskulärer Implantate 33
3.1   Wechselwirkungen zwischen Blut und künstlichen
        Oberflächen 33
3.2   Bestimmung der Blutverträglichkeit 35
3.3   Mikroskopische Ursachen
        der Blutunverträglichkeit 36
4   Zusammenfassung und Ausblick 37
Literatur 37

1 Einleitung

Die Bedeutung von Implantaten zur Wiederherstellung von Körperfunktionen, die durch Krankheit, natürliche Abnutzung oder Unfall verlorengegangen sind, nimmt stetig zu und läßt sich am einfachsten anhand des großen Bedarfs ermessen. Jährlich werden mehr als 1 500 000 Personen mit Gefäßprothesen versorgt, in 100 000 Fällen werden künstliche Herzklappen eingesetzt, etwa 220 000 Patienten erhalten einen implantierbaren Herzschrittmacher. Für die extrakorporale Zirkulation bei Operationen am Herzen werden jährlich etwa 600 000 Oxygenatoren benötigt. Der Jahresbedarf an künstlichen Nieren nähert sich der Zahl 1 000 000. Beim Gelenkersatz steht die Hüftprothese mit ca. 350 000 Implantationen an erster Stelle vor dem Ersatz des Finger-, Knie-, Schulter- und Ellenbogengelenks. Implantierbare Materialien für die rekonstruktive Chirurgie haben den Umfang vieler Tonnen erreicht. Einen Eindruck von den vielfältigen Einsatzgebieten moderner Kunststoffe vermittelt Tabelle 1.

Die Anwendung alloplastischen Materials im Funktionsersatz geht weit in die Vergangenheit zurück: es handelt sich vorwiegend um Anwendungen im Haltungs- und Bewegungsapparat [27, 64, 81].

Substitutionen im kardiovaskulären System setzen subtile Operationstechniken voraus und haben sich deshalb erst in neuerer Zeit durchgesetzt [15, 39, 50, 72].

Die Grenzen, die der Anwendung von chirurgischen Ersatzteilen bei dem heutigen Stand der Technik gesetzt sind, liegen einerseits in der Konstruktion begründet, die die physiologischen und biomedizinischen Anforderungen des Funktionsersatzes erfüllen muß; andererseits sind es vor allem die Eigenschaften der Werkstoffe, insbesondere ihre Körperverträglichkeit, die ihre Anwendbarkeit einschränken.

1.1 Definition eines Biomaterials

Für die Entwicklung bzw. technische Realisierung eines Implantates stehen aus ingenieurwissenschaftlicher Sicht meist mehrere Materialien zur Auswahl. Das Ziel der Medizintechnik liegt jedoch in der Wiederherstellung der beeinträchtigten Körperfunktion, wobei gleichzeitig eine längerfristige Schädigung des Körpers auszuschließen ist. Das Materialproblem ist hierbei als vorrangig zu betrachten. Die interdisziplinäre Aufgabe bezieht sich daher auf die Bioverträglichkeit, die definiert ist als [78]:

Tabelle 1. Übersicht über die wichtigsten Polymerwerkstoffe und ihre Anwendungen in der biomedizinischen Technik

Kunststoff	Verarbeitung	Eigenschaften	Anwendung
Polyethylen (PE)			
LDPE	Extrusion, Formpressen, Spritzgießen	kleine Dielektrizitätskonstante, geringer Widerstand	wasserundurchlässige Beschichtung
HDPE			Verpackung, Garne
LLDPE		gerade Ketten	Folien
UHHMPE		chemische Resistenz, hohe Verschleißfestigkeit, gutes Ermüdungsverhalten	Teile für orthopädische Prothesen, insbesondere Hüften, Knie und Finger
Ethylen, Kopolymere auf der Basis von Ethylacrylat und Venylacetat		optische Transparenz, hohe Flexibilität	Schläuche, flexible Behälter, Isolationen
Polypropylene (PP)		ähnlich PE, aber geringere chemische und UV-Resistenz, höhere Zähigkeit	Schnappverschlüsse, ungewebte Verbandsstoffe
Poly(4-Methylpentan) (PMP)		hohe Gas- und Wasserpermeabilität, hohe optische Transparenz, hohe Sterilisierungstemperatur	ähnlich wie PP und PE
Polystyren (PS) und Kopolymere	alle Bearbeitungsmethoden für Thermoplaste, insbesondere Spritzgießen	transparent, chemisch beständig	Verpackungen (sterilisierbar) in Autoklaven und Gammastrahlung
Acrylnitril-butadien-styrene Kopolymere (ABS)	wie PS	hohe Lichttransparenz	Saugpumpen
Epoxy-Harze	Gießen	chemisch resistent, geringe Schwindung, gute Adhäsion	Laminate, Einkapselungen
Polyvinylchlorid (PVC) und Kopolymere	plastifizierbar, alle Methoden für Thermoplaste	degradiert, thermisch (160 °C)	flexible Schläuche, Dichtungen, Flaschen
Polytetrafluorethylene (PTFE)	Sintern	90−95% Kristallinität, empfindlich gegen Gammastrahlung	Imprägnierung von Stoffen, Metallen und Keramiken, künstl. Gefäße
Polyvinylidenfluorid (PVdF)	Gießprozesse, Dispersionsbeschichtung	piezoelektrisch	Isolationen, Reaktionsgefäße
Polymethylmetacrylat (PMMA)		resistent gegen Wasser und verdünnte Elektrolyte, nicht gegen Fluß- und Salpetersäure	harte Kontaktlinsen, optisch transparente Abdeckungen, pulverisiert als Knochenzement
Polyamide		Hydrophil (Wasseraufnahme von 10%), verschleißbeständig, chemisch resistent, dimensionsbeständig	Garne, Stoffe, stark verschleißende Teile, Verpackung
Polyester (PET)	alle Verfahren	in wäßrigen Laugen löslich	Garne, Stoffe
Polyglycolid Poly-p-dioxanon		dissoziiert und wird im Körper absorbiert	bioabsorbierbare Garne, Stoffe, temporäre Implantate
Polycarbonate	Spritzgießen, Extrusion	hydrolysiert, hohe optische Transparenz	Folien, Teile für Röntgengeräte, Dialysemembranen
Aromatische Ether		geringe Schwindung, hohe Kriechfestigkeit	elektrische und elektronische Anwendungen
Polydimethylsiloxan, Polyurethan	Gießen, Extrudieren		Isolation, Schrittmachertechnik, Katheter

Ein bioverträglicher Werkstoff darf die Rekonstruktion des traumatisch, durch den Eingriff geschädigten Gewebes nicht beeinträchtigen und keine entzündlichen Reaktionen hervorrufen oder das umgebende Gewebe an einer normalen Differenzierung hindern.

Darüber hinaus kann die Wechselwirkung des Werkstoffes zu Komplikationen am Implantat führen, wenn Auslaugung, Degradation, Korrosion und mechanischer Abrieb bzw. Fremdkörperreaktionen die Festigkeit des Implantats beeinträchtigen.

Beide Fragestellungen, also sowohl die Verträglichkeit eines Werkstoffes als auch seine Degradation durch das umgebende Gewebe, sind abhängig von der Art des Implantates und dem Implantationsort. Von den verschiedenen physiologischen Bedingungen her betrachtet, denen die Materialien in vivo ausgesetzt sind, lassen sich demzufolge drei Stoffgruppen unterscheiden:

Materialien für orthopädische Implantate und Materialien der Zahnmedizin. Hierzu gehören Metalle in reiner Form und ihre Legierungen, Polymere, Keramiken und Verbundwerkstoffe, die in Kurz- und Langzeitimplantaten der Adaptation, Befestigung und Stabilisierung von Knochenfragmenten dienen oder als Ersatz für zerstörte und funktionsuntüchtige Gelenke im Bereich der oberen und unteren Extremitäten zur Anwendung kommen [67, 77].

Materialien für Gewebeimplantate. Beispiele hierfür sind Gehäuse und Elektrodenzuleitungen von Schrittmachern, Neurostimulatoren, Defibrillatoren, Medikamentenspeicher und -dosiersysteme, Gewebeklebstoffe und Materialien der plastischen und rekonstruktiven Chirurgie [52, 71].

Blutkompatible Materialien. Hierzu gehören alle Stoffe, die in Gefäßprothesen, Oxygenatoren, künstlichen Nieren, Herzklappen, Kreislaufentlastungs- und Herzsubstitutionssystemen, Kathetern und anderen Implantaten verwendet werden, die temporär oder permanent dem Kontakt mit dem Blut ausgesetzt sind [16, 61, 62].

Entsprechend dieser Aufteilung soll im folgenden die Verträglichkeit implantatgeeigneter alloplastischer Werkstoffe speziell am Beispiel der orthopädischen und der kardiovaskulären Implantate detailliert diskutiert werden. Dies zeigt bereits, daß der zentrale Punkt der Biokompatibilität bisher nur in Spezialfällen auf bestimmte physikalische Parameter zurückgeführt werden konnte und daher ein Großteil der Materialentwicklung von der Erfahrung des Einzelnen bestimmt wird. Die vorgestellten Lösungen und Lösungswege sind daher auch nicht ohne Weiteres auf andere Anwendungen übertragbar.

2 Die Bioverträglichkeit orthopädischer Implantate

Zur Herstellung orthopädischer Implantate werden gegenwärtig in erster Linie metallische Werkstoffe eingesetzt. Die Verwendung von Polymeren beschränkt sich in diesem Bereich auf die Lagerschalen von Prothesen. In jüngster Zeit wird allerdings versucht, auch Knochenplatten und Schrauben aus Kunststoffen herzustellen [68]. In der Gruppe der Keramiken ist zunächst das Aluminiumoxid in der Funktion als Gelenkkopf zu erwähnen. Darüber hinaus existieren speziell im Dentalbereich auch einige Anwendungen von Hydroxylapatit ($Ca_4(PO_4)_3OH$), Silikatgläsern und verschiedenen Kohlenstoffmodifikationen [19].

Unter den Metallen haben sich besonders das Titan und seine Legierungen als Biomaterial erster Wahl herausgestellt. Aufgrund der Forderungen an die

- Korrosionsbeständigkeit
- Biokompatibilität
- Bioadhäsion, d.h. Verwachsen mit dem Knochen
- mechanischen Eigenschaften, insbesondere den E-Modul und die Dauerfestigkeit
- Verfügbarkeit bei vertretbaren Kosten

ist die Anzahl der metallischen Werkstoffe von vornherein für die Verwendung als Biomaterialien begrenzt. Bekannt sind:

- korrosionsbeständige Stähle (ISO 5832/1 bzw. AISI 316L)
- CoCrMo-Legierungen (Vitallium), z.B. CoCr30Mo6 im Gußzustand (ISO 5832/4), CoNiCr-Legierungen, z.B. CoNi35, Cr20Mo10, geschmiedet (ISO 5832/6)
- Titan-Werkstoffe, Titan technischer Reinheit (ISO 5832/2) und Titanlegierungen, z.B. TiA16V4, TiA15Fe2,5, TiA16Nb4 (ISO 5832/3)
- Niob technischer Reinheit
- Tantal technischer Reinheit (ASTM 560-78)

Anhand der oben ausgeführten Anforderungen werden im folgenden die einzelnen Gruppen von metallischen Biomaterialien miteinander verglichen [12].

2.1 Korrosionsbeständigkeit

Im Körperelektrolyten beträgt der pH-Wert unter normalen Bedingungen 7,4; infolge operativer Eingriffe kann er jedoch zunächst auf 7,8 ansteigen, dann auf 5,5 absinken und seinen Ausgangswert erst nach wenigen Tagen wieder erreichen. Nicht nur diese Veränderungen, sondern auch der Gleichge-

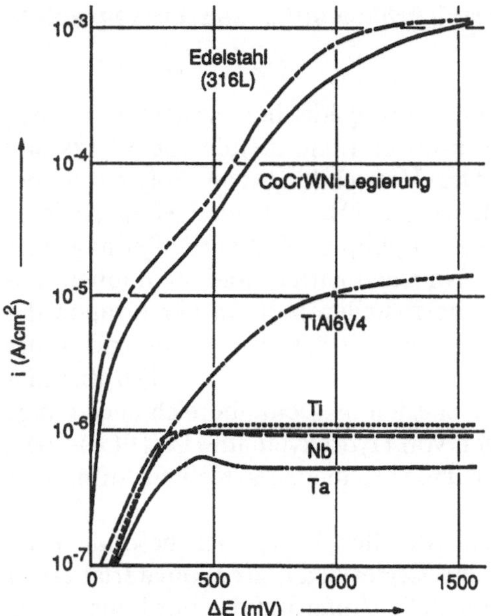

Abb. 1. Stromdichte-Potentialkurven verschiedener Werkstoffe in 0,9% NaCl-Lösung mit einem stabilen Redoxsystem $Fe(CN)_6^{4-}/Fe(CN)_6^{3-}$

Tabelle 2. Polarisationswiderstand metallischer Biomaterialien in physiologischer Kochsalzlösung mit einem Redoxsystem $[Fe(CN)_6^{4-}/Fe(CN)_6^{3-}]$

	R_p in $k\Omega\ cm^2$
Au	0,28
FeCrNiMo (316L)	4,38
CoNiCr (geschmiedet)	3,32
cp-Ti	714
TiAl6V4	455
cp-Nb	455
cp-Ta	1430

Tabelle 3. Das Durchbruchspotential und die Repassivierungszeit metallischer Werkstoffe unter simulierten Bedingungen (Hanks-Lösung und 0,9% NaCl) [26]

	Durchbruchspannung in V (Calomel-Elektrode)	Repassivierungszeit in ms t_e		$t_{0,05}$	
		−0,5 V	+0,5 V	−0,5 V	+0,5 V
FeCrNiMo (316L)	+0,2···0,3	>72000	35	>72000	>6000
CoCr (gegossen)	+0,42	44,4	36	>6000	>6000
CoNiCr (geschmiedet)	+0,42	35,5	41	>6000	5300
TiAl6V4	+2,0	37	41	43,3	45,8
cp-Ti	+2,4	43	44,4	47,4	49
cp-Ta	+2,25				
cp-Nb		47,6	43,1	47	85

wichtszustand, der sich in der postoperativen Phase einstellt, bedingen für alle Werkstoffe einen äußerst aggressiven Einfluß der Umgebung.

Titan und seine Legierungen, Niob und Tantal haben sich als die korrosionsbeständigsten Werkstoffe erwiesen, gefolgt von verformten CoNiCr, gegossenem CoCr und rostbeständigem Stahl [25, 86]. Der passive Zustand bedingt diese Korrosionsbeständigkeit, so daß ein relativ geringer Strom fließt und nur wenige Mikrogramm des Metalls in Lösung gehen.

Dennoch kann bei Reibung die Korrosionsrate um Größenordnungen ansteigen. Dies gilt auch für die Spaltkorrosion, die galvanische Korrosion oder den Lochfraß, die Spannungsriß- und die Ermüdungskorrosion, die das Verhalten des Metalls im Kontakt mit der Körperflüssigkeit bestimmen. Im Spalt einer verschraubten Platte kann der pH-Wert der Umgebung bis auf Werte von pH = 1 abfallen. Wie in vitro Untersuchungen in 0,9% NaCl-Lösung mit dem Redoxsystem $Fe(CN)_6^{4-}/Fe(CN)_6^{3-}$ gezeigt haben, verhalten sich sowohl Titan und seine Legierungen, als auch Tantal und Niob (Abb. 1) edler als der rostbeständige Stahl AISI 316 L. Analoges gilt für CoNiCr-Schmiedelegierungen. Die gleichen Schlußfolgerungen ergeben Messungen des Polarisationswiderstandes an den unterschiedlichen Materialien (Tabelle 2) [51].

Das Durchbruchspotential der verschiedenen metallischen Implantatwerkstoffe in Hanks-Lösung lassen ebenfalls deutliche Unterschiede in der Korro-

sionsbeständigkeit in der gleichen Reihenfolge erkennen. Während Titan technischer Reinheit und die Legierung TiAl6V4 hohe Durchbruchspotentiale von 2,4 bzw. 2,0 V aufweisen, ergaben sich für den rostbeständigen Stahl und die CoCr- bzw. CoNiCr-Legierungen im gegossenen bzw. geschmiedeten Zustand Werte von nur 0,2 bzw. 0,42 V (Tabelle 3) [14]. Außerdem ist bekannt, daß Titan und seine Legierungen sowie Niob und Tantal zu der Gruppe der metallischen Werkstoffe gehören, die im implantierten Zustand keinen Lochfraß zeigen [84].

Wegen der Empfindlichkeit der Passivschicht gegen mechanische Zerstörung kommt dem Repassivierungsverhalten der metallischen Implantatwerkstoffe besondere Bedeutung zu. In vergleichenden Untersuchungen konnte gezeigt werden, daß sich die Repassivierungszeit nach spanabhebender Aktivierung der Elektrodenoberfläche als wichtiges Kriterium für die Werkstoffauswahl anbietet [63]. Wie Tabelle 3 zeigt, ist das Wachstum der Passivschicht von Titan und seinen Legierungen im Vergleich zu anderen Werkstoffen schneller. Außerdem bietet sich zum Schutz der Passivschicht gegen mechanische Beschädigung die Oberflächenvergütung mit harten

Schichten mit dem Vorteil günstiger tribologischer Eigenschaften an. Optimale Ergebnisse lassen sich durch TiN-Beschichtung erreichen, die durch Ionenimplantation oder reaktives Sputtern aufgebracht werden. An CoNiCr-Legierungen konnte nachgewiesen werden, daß sich durch Aufbringen von TiN-Schichten neben dem Reibungsverhalten auch die Korrosionsbeständigkeit verbessern läßt; das Durchbruchspotential erhöht sich auf diesem Wege von 0,83 V auf 1,16 V [36]. Die Voraussetzung eines dauerhaften Oberflächenschutzes besteht allerdings in der Homogenität der Schichten bei Vermeidung von Rissen. Für Implantate aus Titan und Titanlegierungen bietet sich der Vorteil der oberflächlichen Nitrierung, um an den artikulierenden Elementen z.B. Kugeln oder Achsen die notwendigen Voraussetzungen einer Langzeitstabilität in Festigkeit und Reibungsverhalten zu erreichen. Durch Ionenimplantation von TiA16V4 läßt sich das Reibungsverhalten und die Dauerlastfestigkeit verbessern, da der Aufprall der beschleunigten Stickstoffionen zu einem Druckeigenspannungszustand in der Oberfläche führt [79]. Eine andere Möglichkeit, die Oberfläche von Titanwerkstoffen zu härten, bietet die elektrochemische oder thermische Oxidation. In der Praxis hat sich gezeigt, daß durch induktive Erwärmung mit nachfolgendem Abschrecken das Reibungsverhalten von Hüftgelenkköpfen signifikant verbessert wird [87].

2.2 Biokompatibilität

Die Wechselwirkung zwischen Körper und Implantat führt beim Auftreten von Korrosion infolge des Elektronenflusses im metallischen Implantat zu einem entsprechenden Ionenstrom im lebenden Gewebe und damit zu einer Störung der physiologischen Ionenkonzentrationen. Eine anorganische Reaktion des Implantats oder das Entstehen primärer Korrosionsprodukte des Implantatmaterials durch die Lösung von Metall-Ionen im Körperelektrolyten bleibt nicht lokal begrenzt auf die Implantatumgebung, sondern führt zu einer Anreicherung in den verschiedenen Organen, mit der Gefahr des Erreichens der Toxizitätsgrenze (vgl. Tabelle 4), die für die verschiedenen Elemente spezifisch ist. Außerdem ist einer organischen direkten Reaktion des Implantats oder primärer Korrosionsprodukte des Implantats mit den Proteinen des Gewebes Rechnung zu tragen, die u.a.

Tabelle 4. Toxizität der verschiedenen Metallsalze

	V	Cr	Ni	Co	Mn	Fe
CCR_{50} in μg/ml	$3 \cdot 10^{-2}$	$6 \cdot 10^{-2}$	1,1	3,5	15	59

Tabelle 5. Die Dielektrizitätskonstante ε, die Bildungsenthalpie ΔH und die Löslichkeit p_k der primären Korrosionsprodukte

Primäres Korrosionsprodukt	ε	$-\Delta H^\circ_{298}$ KJ/mol	p_k
Al_2O_3	5···10	1675	+14,6
$Al(OH)_3$		916	
CoO		239	−12,6
Cr_2O_3	12	1141	+18,6
CrO_3		595	
$Cr(OH)_3$		988	− 1,8
FeO		267	−13,3
Fe_2O_3	100	822	−14
$Fe(OH)_2$	30···38	568	+ 2,3
MoO_3		712	+ 3,7
NiO		240	−12,2
$Ni(OH)_2$		538	
NbO		486	
Nb_2O_5	280	1905	>20
Ta_2O_5	12	2090	>20
TiO		518	
TiO_2 Anatas	48	935	
Brookit	78		+18
Rutil	110	943	
VO		410	
V_2O_5		1560	+10,3
H_2O	78	273	+14

Entzündungen bewirken kann. Weiterhin kann die Bildung von H_2O_2 infolge entzündlicher Prozesse zur Entstehung von Hydroxylradikalen führen, was eine Störung des physiologischen Gleichgewichts zur Folge hat.

Das Auftreten derartiger Wechselwirkungen hängt im wesentlichen von den physikalischen und chemischen Eigenschaften der Implantatwerkstoffe ab. So sind Titan, Tantal und Niob besonders biokompatibel, da sie spontan schützende Oberflächenschichten aus nichtleitenden Oxiden bilden [83], die den Austausch von Ladungsträgern über die Phasengrenze und die Störung des Ionengleichgewichtes im Gewebe verhindern. Die abschirmende Wirkung der verschiedenen Oxide hängt mit ihrer Dielektrizitätskonstanten zusammen (Tabelle 5) und gestattet hinsichtlich der Biokompatibilität eine Einteilung in drei Gruppen von Oxiden; während TiO_2 (Rutil), Fe_2O_3 und Nb_2O_5 Dielektrizitätskonstanten besitzen, die größer als die des Wassers sind, haben Al_2O_3, Cr_2O_3 und auch Ta_2O_5 eine geringere abschirmende Wirkung bei höherer Leitfähigkeit [47]. Nickel- und Vanadinoxide zeigen aufgrund ihrer hohen Elektronenleitfähigkeit keine meßbaren Dielektrizitätskonstanten.

Die hohe Biokompatibilität von Ti und seinen Legierungen hat ihre Ursache in der isolierenden Wirkung von Titanoxiden und ihrem dem Wasser ähnlichen dielektrischen Verhalten. Wenn sich die

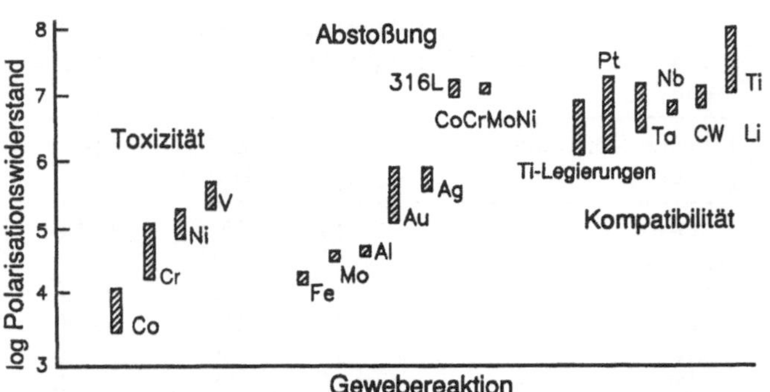

Abb. 2. Polarisationswiderstand und Gewebeverträglichkeit verschiedener metallischer Werkstoffe

anorganische und organische Wechselwirkung zwischen Metall und Gewebe auf das Auftreten primärer Korrosionsprodukte zurückführen läßt, muß die Werkstoffabhängigkeit ihre Ursache in der unterschiedlichen thermodynamischen Stabilität haben. So zeigt sich, daß die Oxide bzw. Hydroxide des Aluminiums, Chroms, Niobs, Tantals, Titans und Vanadins aufgrund ihrer hohen negativen Bildungsenthalpie stabil sind, während dies für die Oxide und Hydroxide des Kobalts und Nickels nicht zutrifft (Tabelle 5) [44]. Je geringer also die Bildungsenthalpie der Oxide ist, desto eher tritt eine Wechselwirkung zwischen diesen Oxiden und Hydroxiden und dem Körperelektrolyten auf. Die Löslichkeit bzw. das Löslichkeitsprodukt der primären Korrosionsprodukte dient damit als weiteres Indiz der Biokompatibilität. Während Titan-, Tantal-, Niob- und Chromoxide p_k-Werte >14 besitzen, also keine Hydrolyse auftritt, haben Kobalt-, Eisen- und Nickeloxide sogar negative p_k-Werte, die ihre hohe Toxizität erklären [23, 69, 85]. Diese Überlegungen haben auch dazu beigetragen, die bewährte Implantatlegierung TiA16V4 wegen des Legierungsbestandteils an Vanadium durch TiA15Fe2,5 und TiA16Nb7 zu ersetzen [13, 38, 66, 88], die gegenwärtig den Stand der Technik darstellen.

Neben den anorganischen Reaktionen der Metallionen treten Reaktionen mit den Proteinen auf. Hierbei zeigt sich, daß thermodynamisch stabile primäre Korrosionsprodukte mit einer geringen Löslichkeit im Körperelektrolyten nur eine sehr geringe Reaktivität gegenüber Proteinen aufweisen. Bei inerten und biokompatiblen Werkstoffen ist festzustellen, daß die Zellen in der unmittelbaren Umgebung von Implantaten stets vaskulär versorgt sind, während die Nachbarschaft von toxischen Werkstoffen entzündliche Reaktionen mit abgestorbenen Zellen zeigt. Die Klassifikation der verschiedenen Werkstoffe in Abb. 2 läßt sich an ihrem Polarisa-

tionswiderstand veranschaulichen. Der toxische Effekt einiger Elemente (Cr, Co, Ni) korreliert eindeutig mit einem geringen Polarisationswiderstand, während das biologisch inerte Verhalten von Ti und seinen Legierungen Niob und Tantal mit einem hohen Polarisationswiderstand in Zusammenhang gebracht wird. Aus dem Korrosionsverhalten, der Löslichkeit der Korrosionsprodukte und anderen physikochemischen Parametern der Werkstoffe lassen sich somit enge Zusammenhänge mit der biologischen Verträglichkeit eines Implantatwerkstoffes herstellen [1].

2.3 Bioadhäsion (Verwachsen mit dem Knochen)

Über das Einwachsverhalten metallischer Implantate liegen für verschiedene Implantate und unterschiedliche Werkstoffe hinreichende Erkenntnisse vor. Auch hier zeigt sich, daß die makroskopischen Effekte in der Phasengrenze materialspezifisch sind. Während die Werkstoffe aus rostfreiem Stahl und CoCrMo-Legierungen ein Auftreten von granuliertem Gewebe am Übergang Knochen-Implantat zeigen [10], findet sich dagegen Knochenwachstum in engem Kontakt zu Implantaten aus Titanwerkstoffen [46, 65].

Diese Ergebnisse lassen den Schluß zu, daß das Zusammenwachsen des Knochens mit dem Implantat aus Titanwerkstoffen durch eine feste Bindung erfolgt, die eher einen biomechanischen als einen chemischen bzw. bioaktiven Charakter hat. Damit wird die Verbesserung des Verbunds zwischen Knochen und Implantat durch eine strukturierte Implantatoberfläche verständlich und läßt die Einführung einer porösen Grenzschicht auf der Implantatoberfläche sinnvoll erscheinen, die ein Einwachsen des Knochens erlaubt und darüber hinaus folgende Vorteile bietet:

a) Der E-Modul der Implantat-Knochen- Grenzschicht läßt sich verringern, was neben den biomechanischen Vorteilen auch die Knochenneubildung begünstigt.
b) Die Dämpfung der Kraftübertragung vom Implantat in den Knochen wird erhöht, und so die Scherspannung verringert, die bei Belastung zwischen Implantat und Knochen entsteht.

Wie Untersuchungen an Zahnimplantaten gezeigt haben, hängt die mechanische Festigkeit des Verbundes vom Einwachsen knöcheriger Substanz in die Poren des Implantats ab, die erst ab einer Porengröße von 100 µm erfolgt [34, 41, 60].

Die chemischen und biologischen Verhältnisse hinsichtlich ihrer Biokompatibilität hängen eng mit der elektronischen Struktur der Phasengrenze Titanoxid/Gewebe zusammen, so daß die Aktivierung der Proteine unterdrückt und die Anlagerung der zur Knochenbildung notwendigen Mineralien wie Ca und P im Spalt zwischen dem Oxid und dem Kollagen des Knochens erfolgen kann [22, 33]. Zahnimplantate zeigen nach Entfernung, daß Hydroxylapatitkristalle den Spalt zwischen dem Gewebe und dem Implantat überbrücken und eine feste Verbindung des Ti-Implantats mit dem knöchernen Lager ergeben [24].

3 Die Bioverträglichkeit kardiovaskulärer Implantate

Bereits seit Jahrzehnten ist der Umgang mit Blut in Form von Bluttransfusionen ein wichtiges Hilfsmittel der modernen Notfallmedizin geworden. Den nächsten Entwicklungsschritt bildeten Systeme, die in einem extrakorporalen Zirkulationssystem die Versorgung oder Aufbereitung des Blutes übernehmen, wie beispielsweise künstliche Nieren oder Blutoxygenatoren. Mit der Entwicklung der Herz-Lungen-Maschine wurden schließlich auch größere Operationen am Blutkreislauf und sogar am offenen Herzen möglich, wodurch alloplastische Langzeitimplantate in ständigen Kontakt mit dem Blutkreislauf gebracht werden konnten. Die Implantation von etwa 100 000 Herzklappen pro Jahr und die ständig steigende Anzahl an Nierenpatienten, die die Millionengrenze bereits überschritten hat, belegen die zunehmende Bedeutung der blutkompatiblen Werkstoffe in der heutigen Medizintechnik.

Doch von Anfang an stellte die spezielle chemische und zelluläre Zusammensetzung des Blutes mit seinen zahlreichen komplexen Funktionsmechanismen hohe Anforderungen an die verwendeten Materialien. Die Ursache hierfür liegt in der Inhomogenität des Blutes, also in seinen zahlreichen unterschiedlichen Komponenten [28]. Blutzellen (v.a. Erythrozyten, Leukozyten und Thrombozyten), die etwa 44 Volumenprozent ausmachen, besitzen aktive Wechselwirkungsmöglichkeiten, wohingegen die im Plasma gelösten Proteine und Elektrolyte bzw. Nicht-Elektrolyte lediglich passiv am Geschehen teilnehmen.

Die im Hinblick auf die Biomaterialtechnologie wohl wichtigste Funktion des Blutes ist jedoch die Hämostase, also der Verschluß von Verletzungen blutführender Gefäße und damit der Schutz vor Blutverlusten. Im natürlichen System erfolgt dieser Prozeß über eine Kaskade von Proteinreaktionen, die in der Spaltung des Fibrinogens in Fibrin und dessen Polymerisation endet. Von Bedeutung ist hierbei,

daß dieser letzte, aber irreversible Schritt der Blutgerinnung auch durch alloplastische Materialien ausgelöst wird, weshalb die thrombogene Wirkung von Biomaterialien im Mittelpunkt der aktuellen Entwicklungstätigkeiten steht.

3.1 Wechselwirkungen zwischen Blut und künstlichen Oberflächen

Vor einer weiteren Diskussion der Funktionsmechanismen sollen jedoch zunächst die beobachtbaren Wechselwirkungen phänomenologisch beschrieben werden. Prinzipiell wirken Blut und Werkstoff gegenseitig aufeinander, es ist also kein einseitiger Prozeß. Abb. 3 stellt dazu einige der wichtigsten Prozesse zusammen, die an der Phasengrenze ablaufen können.

Auf der einen Seite beeinflußt das Blut den Werkstoff und verändert dessen Eigenschaften. Metalle und metallische Legierungen können dabei korrodieren, insbesondere wenn sie mechanisch belastet werden (Reibkorrosion) oder ungünstige geometrische Formen wie scharfe Kanten oder Spalten besitzen (Spaltkorrosion, Spannungsrißkorrosion) [82]. Besondere Probleme treten an Stellen auf, wo gleiche oder gar verschiedene Materialien miteinander verbunden sind, da Schweißungen in der Regel die Mikrostruktur der Metalle verändern und es so zur Ausbildung von Lokalelementen mit stark erhöhter Korrosionsrate des einen Partners kommen kann [82]. Aber auch Kunststoffe werden durch den Blutkontakt verändert, wofür der Fachbegriff „Biodegradation" geprägt worden ist [40, 49]. Bekanntes Bei-

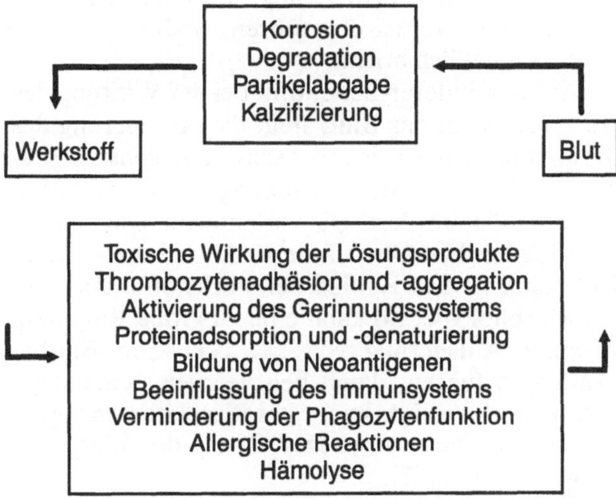

Abb. 3. Mögliche Wechselwirkungen zwischen Blut und Werkstoff. Die Richtung der Pfeile verdeutlicht die Richtung der Einflußnahme

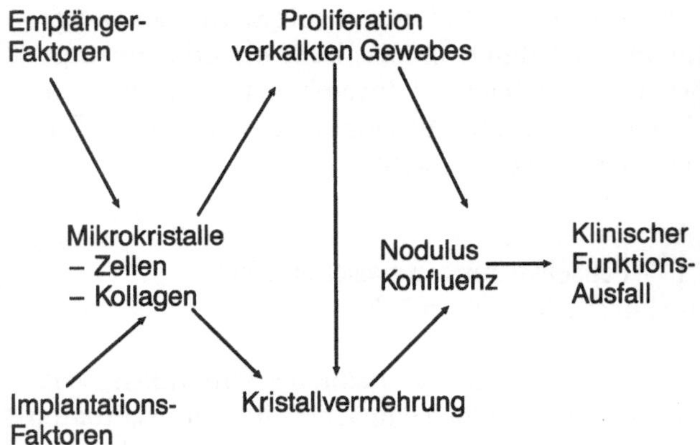

Abb. 4. Schematische Darstellung des Verkalkungsprozesses bei Polymeren

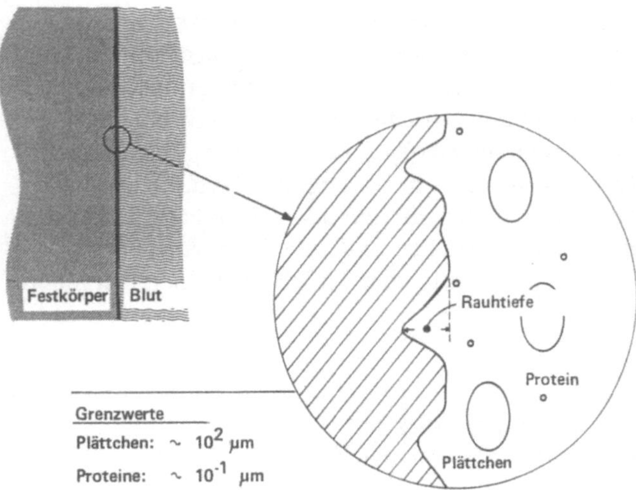

Abb. 5. Zum Einfluß der Oberflächenmorphologie

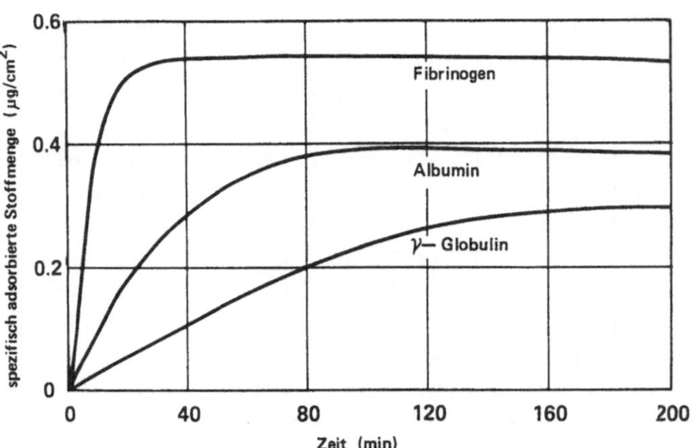

Abb. 6. Das zeitliche Adsorptionsverhalten von Blutproteinen an Silikonkautschuk

spiel hierfür ist die Hydrolyse der Urea- bzw. der Urethanbindung im Polyurethan, die durch Phagozyten oder Enzyme wie Papain sogar noch katalysiert werden kann [75]. Die ebenfalls häufig eingesetzte Werkstoffgruppe der Keramiken und Gläser weist zwar meist nur eine geringe Korrosionsrate auf, aber auch hier werden die oberflächennahen Schichten durch den Blutkontakt gelöst bzw. ausgelaugt [20].

Die bei all diesen Prozessen freigesetzten Lösungsprodukte können wiederum auf das Blut rückwirken und toxische Reaktionen auslösen. Die Korrosionsprodukte müssen aber nicht immer chemisch gelöst sein. Beispielsweise zeigt sich bei Titanimplantaten, daß auch kleine Partikel der Oxidschicht freigesetzt werden.

Ferner sind Phänomene möglich, die auf einzelne Komponenten des Blutes zurückzuführen sind, wie z.B. die Kalzifizierung von Polymeren. Abb. 4 stellt die Mechanismen dar, die nach der Entstehung von Mikrorissen zur Kalzifizierung und damit zur Versprödung des Werkstoffes führen, wodurch das Implantat schließlich bricht.

Auf der anderen Seite, d.h. bei der Wirkung des Werkstoffes auf das Blut, stellt die Aktivierung des Gerinnungssystems eines der schwerwiegensten Phänomene dar, da sie die Entstehung von Thrombosen und Embolien fördert. Die vereinfachte Darstellung einer künstlichen Oberfläche in Abb. 5 veranschaulicht zunächst den Einfluß der werkstoffunabhängigen Morphologie. So kann eine zu große Rauhtiefe zu einer Anlagerung von korpuskulären Blutbestandteilen führen, damit beispielsweise eine sogenannte „Release-Reaktion" bei Blutplättchen bewirken und so den intrinsischen Zweig der Blutgerinnung aktivieren [57].

Doch auch glatte Oberflächen wechselwirken mit dem Blut. Den ersten Schritt bildet die Adsorption von Blutproteinen an der Grenzfläche. Nach bisherigen Erkenntnissen adsorbieren alle künstlichen Oberflächen Proteine, allerdings in unterschiedlicher Menge und Zusammensetzung [3]. Ein Beispiel für das zeitliche Adsorptionsverhalten von Silikon zeigt Abb. 6. Der so entstandene Proteinfilm induziert wiederum die Adsorption von Blutkorpuskeln, insbesondere von Thrombozyten, Erythrozyten und Leukozyten mit ähnlichen Folgen wie bei der direkten Anlagerung. Jedoch ist Art und Stärke der nachfolgenden Reaktionen abhängig von der Zusammensetzung des adsorbierten Proteinfilms und diese wiederum vom Werkstoff [54, 59]. So scheint insbesondere das Gamma-Immunglobulin die Adhäsion von Thrombozyten zu fördern. Da bei der werkstoffspezifischen Proteinadsorption ein systematischer Zusammenhang mit den Werkstoffeigenschaften vermutet wird, ist dieses Gebiet auch heute noch Gegenstand ausgedehnter Forschungen [11, 29].

Eine andere Eingriffsmöglichkeit eines Werkstoffes in den natürlichen Gerinnungsprozeß bietet der direkte Übergang vom Fibrinogen zum Fibrin, der – wie bereits erwähnt – auch aus der Oberfläche der Biomaterialien induziert werden kann [7]. Beide Wege, also sowohl die direkte Fibrinproduktion als auch die erhöhte Adsorption von Blutzellen, führen zur Bildung eines Thrombus, dessen korpuskuläre Zusammensetzung jedoch von den Strömungsbedingungen abhängt. Unterschieden wird dabei zwischen einem „weißen" Thrombus, der vorwiegend aus Blutplättchen besteht und in Bereichen hoher Scherkräfte gebildet wird bzw. einem „roten", der in Gebieten niedriger Scherkräfte viele rote Blutkörperchen bindet.

Adsorbierte Proteine gehen aber auch wieder teilweise in Lösung. Haben sie aufgrund des Adsorptionsprozesses ihre Sekundär- oder Tertiärstruktur geändert, so können sie im Blut enzymatisch [53] oder unter Bildung von Neoantigenen immunologisch aktiv werden und beispielsweise zu Entzündungen führen [43]. Eine weitere Beeinträchtigung ist bei der Untersuchung von Dialysepatienten beobachtet worden. Dort stellte man eine Veränderung der Phagozytenfunktion fest, was in einer höheren Infektionsanfälligkeit resultierte [74]. Auch sind allergische Reaktionen auf Implantate bzw. deren Lösungsprodukte bekannt geworden, insbesondere dann, wenn sie mit Ethylenoxid sterilisiert wurden bzw. Kobalt, Nickel oder Chrom enthielten [74].

In der Aufzählung möglicher Blutveränderungen muß schließlich auch noch die Möglichkeit der Hämolyse genannt werden, die jedoch vor allem durch das Design des Implantats bestimmt wird [2, 55]. So verursachen beispielsweise Implantate mit geringen Durchmessern aber hohen Durchflußgeschwindigkeiten eine Schädigung der Blutzellen. Die oben diskutierten Werkstoffeigenschaften kommen dagegen vorwiegend in Totwasserzonen zum Tragen [2].

3.2 Bestimmung der Blutverträglichkeit

Nach der rein qualitativen Aufzählung möglicher Wechselwirkungsphänomene muß deren Quantifizierung folgen. Nur so ist es zur Zeit möglich, über die Einsatzfähigkeit eines Werkstoffes in der Medizintechnik zu entscheiden.

Die Beeinflussung des Werkstoffes durch den Blutkontakt kann vergleichsweise gut über elektrochemische Korrosionsmessungen und Langzeitbelastungstests gemessen werden. Besondere Möglichkeiten bietet dabei die Rasterelektronenmikroskopie, die Strukturveränderungen bis in den μm-Bereich sicher nachweist. Zur Analyse der teilweise

sehr dünnen Korrosionsschichten eignen sich daneben noch oberflächensensitive Verfahren wie SIMS [8], XPS [4] oder die Auger-Elektronen-Spektroskopie, aber auch die Infrarotspektroskopie und die ATR-Technik [42] liefern wertvolle Ergebnisse.

Schwierigkeiten bereitet dagegen die Bestimmung der Auswirkungen des Werkstoffes auf das Blut. Große Bedeutung kommt dabei der Messung der Einzeleffekte zu, z.B. der Proteinadsorption bzw. der Thrombozytenanlagerung an Testoberflächen. Durch Experimente mit Lösungen einzelner Proteine wird versucht, screening test Methoden zu finden, um in vitro eine Vorauswahl bei der Werkstoffsuche zu ermöglichen. Mögliche physikalische Meßverfahren für die Untersuchung der adsorbierten Proteinschicht sind die Ellipsometrie, Experimente mit radioaktiv markierten Proteinen, die Ramanspektroskopie [18] sowie Fluoreszenzmessungen (z.B. TIRIF) an intrinsisch fluoreszierenden Proteinen [37]. Daneben existieren auch eine Reihe von Methoden, die die Konzentrationsbestimmung einzelner Blut- und Zellenbestandteile in der Lösung ermöglichen [73]. Ein anderer Ansatz zur Vermeidung bzw. Verringerung von Tierversuchen sind die Zellkulturen [6]. Bei der Untersuchung der Blutverträglichkeit werden dazu insbesondere kultivierte Erythrozyten benutzt, um die direkte Hämolyse bestimmen zu können. Mit all diesen Methoden lassen sich jedoch grundsätzlich nicht die einander entgegenwirkenden Adsorptionsprozesse mehrerer Proteine bzw. die realistischen Auswirkungen auf die Blutzellen bestimmen. Außerdem fehlen eventuell fördernde oder hemmende Bestandteile des Hämostasesystems.

Aus diesem Grund wird in einer nächsten Stufe der in vitro Experimente Blut eines Spendertieres oder menschliches Blut in Kontakt mit dem Werkstoff gebracht. Bei der Verwendung von Vollblut sind die Meßzeiten in der Regel sehr kurz. Daher wird für diese Experimente meist antikoaguliertes Blut verwendet, was jedoch die Interpretation der Ergebnisse erschwert. Nach dem Werkstoffkontakt wird zum einen die Oberfläche der Probe auf Anlagerungen untersucht, indem beispielsweise die Zahl der adsorbierten Blutzellen [17] bestimmt oder ihre Morphologie begutachtet wird. Zum anderen werden aber auch die veränderten Eigenschaften des Blutes getestet. Dazu bestimmt man beispielsweise die Vollblutgerinnungszeit oder die partielle Thromboplastinzeit [58]. Sind zur Bildung eines Thrombus vergleichsweise lange Zeiten erforderlich, so wird von einer höheren Thromboresistenz geredet, entsprechend umgekehrt. Ebenfalls durchgesetzt hat sich der Blutkammertest nach Nosè [56]. Dabei wird Blut in einen Hohlraum zwischen zwei Folien des zu untersuchenden Materials eingebracht und nach festgelegten Zeiten das Trockengewicht des gebildeten Thrombus gemessen; je geringer das Gewicht, desto höher ist die Thromboresistenz. Schwierigkeiten bereitet bei all diesen Versuchen der Umgang mit dem Testblut, da die Einflüsse der zusätzlich beteiligten Werkstoffe und der umgebenden Gase ausgeschlossen werden müssen.

Den nächsten Schritt bilden daher sogenannte ex vivo-Versuche, bei denen das Blut des Versuchstieres direkt über ein Zuleitungssystem der Testkammer zugeführt wird. Dabei unterscheidet man Systeme mit Kreislauf, die also das Testblut wieder in den Körper einspeisen, und Verfahren, bei denen das Blut zur weiteren Untersuchung gesammelt wird. Hauptsächlich wird das erstere Verfahren als arteriovenöser Shunt benutzt [80].

Die immer noch zuverlässigsten Methoden stellen die in vivo-Experimente am Tier dar, bei denen Probekörper beispielsweise in Form eines Röhrchens in den Blutkreislauf eingebracht werden. Es sind eine Reihe solcher „Ring Tests" entwickelt worden [35, 45, 48, 76], von denen der Vena cava Ring Test nach V. L. Gott der bekannteste ist [30]. Doch auch hier sind der Implantationsort und die Spezies des Tieres von entscheidender Bedeutung [32]. Physiologisch unterscheiden sich die verschiedenen Tierarten vor allem in der Funktion ihrer Blutplättchen und ihrer körperlichen Größe, d.h. in der mechanischen Belastung ihres Blutkreislaufes. Die Auswahl des Tiermodells muß daher in erster Linie von dem geplanten Einsatzort des Werkstoffes abhängig gemacht werden, ist aber auch eine Frage der experimentellen Möglichkeiten. Große Tiere wie Kälber oder Schafe bieten einen Blutkreislauf mit menschenähnlichen mechanischen Belastungen, sind allerdings aufwendig in der Pflege. So werden in der Regel Materialuntersuchungen an kleineren Tieren wie Ratten, Mäusen oder Kaninchen vorgenommen, wohingegen die fertigen Implantate in größeren Tieren auf ihre Funktion hin überprüft werden. Das National Heart, Lung and Blood Institute (NIH) hat zum Zweck der besseren Vergleichbarkeit von experimentellen Ergebnissen eine Zusammenstellung der bisher etalierten Tiermodelle, die damit gesammelten Erfahrungen und die notwendigen Auswahlkriterien veröffentlicht [31].

Abschließend muß allerdings darauf hingewiesen werden, daß sowohl in vitro- als auch ex vivo-Versuche nicht das langzeitliche in vivo-Verhalten eines Werkstoffes voraussagen können, sondern allenfalls zu einer Vorauswahl der Werkstoffe dienen können. Aber selbst ein erfolgreich durchgeführtes Tierexperiment bietet noch keine endgültige Gewähr dafür, daß sich der untersuchte Werkstoff in der Form des Implantats auch im menschlichen Körper als blutverträglich herausstellt [31].

3.3 Mikroskopische Ursachen der Blutunverträglichkeit

Seit Anfang der achtziger Jahre sind Bemühungen im Gange, die vielfältigen Testverfahren zu standardisieren und vor allem einheitliche Vergleichsmaterialien zu etablieren, um die Ergebnisse der einzelnen Arbeitsgruppen besser miteinander vergleichen zu können [32]. Trotzdem ermöglichen die erwähnten Methoden lediglich, vorgegebene Materialien nach dem „trial and error" Verfahren zu testen. Sie vermitteln damit noch kein Verständnis für die mikroskopischen Ursachen der makroskopischen Befunde. Im Interesse einer gezielten Materialforschung bzw. Entwicklung wird daher versucht, die beobachteten Effekte wie Proteinadsorption und Aktivierung des Gerinnungssystems auf physikalische Parameter zurückzuführen. Die zur Zeit favorisierten Hypothesen beruhen auf dem Grad der Hydrophilie, der freien Oberflächenenergie oder der Oberflächenladung des Werkstoffes, um eine Aussage über seine Blutverträglichkeit machen zu können [5, 17]. Jedoch erwies sich bisher keines der Modelle als allgemeingültig.

Speziell die direkte Aktivierung des Fibrinogens durch den Kontakt mit künstlichen Oberflächen konnte allerdings auf physikalischer Basis verstanden werden. Durch Untersuchungen von Eley und Spivey [21] an verschiedenen Proteinen und theoretische Überlegungen von Szent-Györgi [70] konnte dem Fibrinogen eine dem physikalischen Bändermodell angepaßte Energietermverteilung der Elektronen zugeordnet werden. Demnach besitzt dieses Protein valenz- und leitungsbandartige Zustände mit einer Breite von einigen Elektronenvolt und einem gegenseitigen Abstand von 1.8 eV, entspricht also in der Struktur einem Halbleiter. Mit Hilfe elektrochemischer Experimente mit halbleitenden Elektroden konnte daher gezeigt werden, daß der Transfer von Elektronen aus besetzten, valenzbandartigen Zuständen des Proteins in freie Zustände des Festkörpers eine Spaltung verursacht. Fibrinogen zerfällt in das Fibrinmonomer und die Fibrinopeptide [7], wodurch die Thrombenbildung eingeleitet wird. Abb. 7 zeigt dazu schematisch die Energietermverteilung der Elektronen an der Phasengrenze zwischen einer Fibrinogenlösung und einem Festkörper [9].

Auf der rechten Seite ist die Zustandsdichte $N_{Fb}(E)$ des Fibrinogens dargestellt; deutlich ist die für halbleitende Stoffe typische Bandlücke ($E_g = 1.8$ eV) zu erkennen. Aufgrund der Fermiverteilung

Abb. 7. Schematische Energietermverteilung an der Phasengrenze zwischen einer Fibrinogenlösung und einem amorphen Halbleiter. E_g steht für die Bandlücke des Fibrinogens und E_v bezeichnet die Valenzbandoberkante. Das Niveau des Elektrodentransfers liegt bei dem mit e^- gekennzeichneten Pfeil

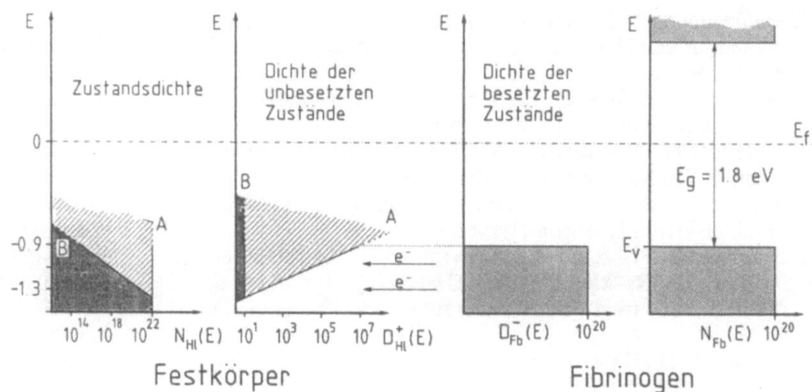

sind jedoch nur die Zustände des Valenzbandes $D_{Fb}^-(E)$ besetzt. Der für die Aktivierung der Blutgerinnung erforderliche Elektronentransfer setzt freie Zustände im Festkörper voraus, weshalb auf der linken Seite von Abb. 7 anhand zweier Beispiele die Dichte der unbesetzten Zustände $D_{HL}^+(E)$ und die dazugehörigen Zustandsdichten $N_{HL}(E)$ gegenübergestellt wurden. Im Falle eines Edelmetalls (A) sind beispielsweise viele freie Zustände in Höhe des Transferniveaus vorhanden; somit ist die Zahl der übertretenden Elektronen und damit die Thrombogenität des Werkstoffes hoch.

Gute Blutverträglichkeit setzt dagegen einen geringen Elektronenstrom voraus, der nur durch eine geringe Dichte unbesetzter Zustände im Festkörper erreicht werden kann. Dieser Fall (B) erfordert somit halbleitende Strukturen an der Oberfläche des Implantates, was z.B. die hohe Antithrombogenität von Titan mit seiner halbleitenden Oxidschicht erklärt. Interessanterweise besitzen sehr viele biologisch relevante Proteine eine ähnliche elektronische Struktur, so daß analoge Erklärungen z.B. für die Gewebeverträglichkeit von Implantaten zu vermuten sind.

4 Zusammenfassung und Ausblick

Die vorgestellten Überlegungen zur Frage der Verträglichkeit alloplastischer Werkstoffe zeigen deutlich, daß die vordringliche Aufgabe bei der weiteren Entwicklung von Biomaterialien in der Untersuchung der Phasengrenze zwischen Implantat und Körper besteht. Das Ziel aller Bemühungen muß die Aufklärung der grundlegenden physikalischen Phänomene sein, die die auftretenden Komplikationen mit organischen Substanzen des Körpers erklären können, um von der rein empirischen Wissenschaft zu einer gezielten Werkstoffentwicklung kommen zu können. Aus diesem Grund werden auch intensive Forschungsanstrengungen in der Grundlagenforschung unternommen, sei es bei der Untersuchung der Proteinadsorptions- und -reaktionskinetik oder der Potentialverteilung an der Phasengrenze.

Die bisher erarbeiteten Ansätze zeigen bereits, daß auch in der Implantattechnik Werkstoffkombinationen nötig sind, da einfache Systeme nicht alle gestellten Anforderungen erfüllen können. Egal welche Werkstoffgruppe betrachtet wird — seien es Metalle mit keramischen Überzügen oder Polymere mit organischen, aktiven Beschichtungen — stets bieten Beschichtungen eine wesentliche Verbesserungsmöglichkeit. Auch neuartige Werkstoffbehandlungen oder Verarbeitungsmethoden wie z.B. das Sintern erweitern die bestehenden Möglichkeiten. Damit wird deutlich, daß auch in der Implantattechnik das Beherrschen von Technologien die zentrale Voraussetzung für die weitere Entwicklung bildet.

Literatur

1. Albrektsson T, Brånemark P-I, Hansson H-A, Kasemo B, Larsson K, Lundström I, McQueen DH, Skalak R (1983) The interface zone of inorganic implants in vivo: Titanium implants in bone. Annals of Biomedical Engineering 11:1−27
2. Anderson GH, Hellums JD, Moake JL, Alfrey CP (1978) Platelet lysis and aggregation in shear fields. Blood Cells 4:499−507
3. Andrade JD (1985) Principles of protein adsorption. In: Andrade JD (Hrsg) Surface and interfacial aspects of biomedical polymers. Plenum Press Bd. 2, New York London, S 1−80
4. Andrade JD (1985) X-ray photoelectron spectroscopy. In: Andrade JD (Hrsg) Surface and interfacial aspects of biomedical polymers. Plenum Press Bd. 1, New York London, S 105−196
5. Andrade JD, Smith LM, Gregonis DE (1985) The contact angle and interface energetics. In: Andrade JD (Hrsg) Surface and interfacial aspects of biomedical polymers. Plenum Press Bd. 1, New York London, S 249−292
6. Augthun M, Brauner A, Kaden P, Mittermayer Ch (1988) Möglichkeiten und Grenzen der Zellkultur. Zeitschrift für Zahnärztl. Implantologie IV:228−231

7. Baurschmidt P, Schaldach M (1980) Alloplastische Materialien für den Herzklappenersatz. Biomedizinische Technik 25:89—95

8. Benninghofen, Werner, Riedenauer (1987) Secondary ion mass spectrometry. John Wiley, New York

9. Bolz A (1991) Physikalische Mechanismen der Festkörper-Protein-Wechselwirkung an der Phasengrenze a-SiC:H-Fibrinogen. Dissertation, Naturwissenschaftliche Fakultät der Universität Erlangen-Nürnberg

10. Brånemark PI, Adell R, Albrektsson T, Lekholm U, Ludkvist S, Rockler B (1983) Osseointegrated titanium fixutres in the treatment of endentulousness. Biomaterials 4:25

11. Brash JL (1981) Protein interactions with artificial surfaces. In: Salzman EW (Hrsg) Interaction of the blood with natural and artificial surfaces. Marcel Dekker, New York, S 37—60

12. Breme J (1988) Titanium and titanium alloys biomaterials of preference. Proc sixth world conference on titanium France 1988

13. Breme J, Heimke G (1984) Corrosion fatigue test of TiA15Fe2.5 hip implant under high stresses. Ti '84 Science and Technology. Lütjering G, Zwicker U, Bunk W (Hrsg) 1351

14. Brown SA (1988) Biomaterials corrosion and wear of corrosion. In: Webster JG (Hrsg) Encyclopedia of medical devices and instrumentation. John Wiley & Sons, New York Toronto, S 351—361

15. Callow AD (1982) Historical overview of experimental and clinical development of vascular grafts. In: Stanley IC et al. (Hrsg) Biological and synthetic vascular protheses. Grune & Stratton Inc., New York S. Francisco, London, S 11—26

16. Cazenave JP, Davies JA, Kazatchkine MD, van Aken WG (1986) Blood-surface interactions: Biological principles underlying hemocompatibility with artificial materials. Elsevier Science Publishing Co. Inc., Amsterdam Oxford New York

17. Coleman DL (1980) In vitro blood materials interactions: A multitest approach. Ph. D. Dissertation University of Utah

18. Cotton TM (1985) Surface enhanced raman spectroscopy of biological macromolecules. In: Andrade JD (Hrsg) Surface and interfacial aspects of biomedical polymers. Plenum Press Bd. 2, New York London, S 161—188

19. Dörre E (1989) Hydroxylapatitkeramik-Beschichtungen für Verankerungsteile von Hüftgelenkprothesen (Technische Aspekte). Biomedizinische Technik 34:46—52

20. Dunken H (1981) Physikalische Chemie der Glasoberfläche. Leipzig

21. Eley D, Spivey D (1960) The semiconductivity of organic substances part 6. Transactions of the faraday society 56:1432

22. Eulenberger J, Keller F, Schroeder A, Steinemann SG (1983) Haftung zwischen Knochen und Titan. 4. DVM-Vortragsreihe Implantate DVM (Hrsg) 131

23. Ferguson Jr. AB, Laing PG, Hodge ES (1960) The ionization of metal implants in living tissue. J Bone and Joint Surg 42A:77

24. Fletcher RD, Schneider G, Labant M, Albertson JN (1979) An in vitro technique for measuring cell adhesion to rigid materials. J Dent Res 58:1750

25. Fraker AC, Ruff AW, Sung P, van Orden AC, Speck KM (1980) Surface preparation and corrosion behaviour of titanium alloys for surgical implants. Ti '80 Science and Technology Plenum Press, 2447

26. Fraker AC, Griffin CD (1985) Corrosion and degradation of implant materials. Second Int. Symposium on corrosion and degradation of implant materials 1983. ASTM Bd. 859, Philadelphia, S 457

27. Frank E, Zitter M (1971) Metallische Implantate in der Knochenchirurgie. Springer-Verlag, Berlin Heidelberg

28. Gerlach E, Moser K, Deutsch E, Willmanns W (1973) Erythrocytes thrombocytes leukocytes. Recent advances in membrane and metabolic research. Thieme, Stuttgart

29. Gölander C-G, Kiss E (1988) Protein adsorption on functionalized and ESCA-characterized polymer films studied ellipsometry. Journal of colloid and interface science 121:240—253

30. Gott VL, Furuse A (1971) Antithrombogenic surfaces classification and in vivo evaluation. Fed Proc 30:1679

31. Guidelines for blood-material interactions (1985) Chap. 8: Species effects in testing materials and cardiovascular devices in experimental animals. Report of the national heart lung and blood institute working group. NIH Publication No. 85—2185 Revised Edition

32. Guidelines for blood-material interactions (1980) Report of the national heart lung and Blood Institute working group. NIH Publication No. 85—2185 First Edition

33. Hahn H, Palich J (1970) Preliminary evaluations of porous metals surfaced titanium for orthopaedic implants. J Biomed Mater Res 4:571

34. Hansson HA, Albrektsson M, Brånemark PI (1983) Structural aspects of the interface between tissue and titanium implants. J Prosthet Dent 50:108

35. Harbauer G, Brauner H, Schaldach M (1975) A simplified in vivo screening method of implant materials for blood compatibility. Proc of Europ Soc Artif Organs (ESAO) 2:163

36. Higham PA (1986) Ion implantation as a tool for improving the properties of orthopaedic alloys. Proc Conf Biomed Mat Boston Dec 1985, S 253

37. Hlady V, van Wagenen RA, Andrade JD (1985) Total internal reflection intrinsic fluorescence (TIRIF) Spectroscopy applied to protein adsorption. In: Andrade JD (Hrsg) Surface and interfacial aspects of biomedical polymers. Plenum Press Bd. 2, New York London, S 81—120

38. Hohmann D, Legal H (1984) Application of titanium alloys for orthopaedic surgery. Ti '84 Science and Technology

39. Hufnagel CA (1983) History of vascular graffing. In: Wright CB et al. (Hrsg) John Wright, Boston, S 1—12

40. Imai Y et al. (1979) Biodegradation of polymeric materials. Trans Soc Biomat 3:84

41. Kawahara H (1984) Cellular response to implant materials: Biological physical and chemical factors. Intern Dent J 33:350

42. Knutson K, Lyhman DJ (1985) Surface infrared spectroscopy. In: Andrade JD (Hrsg) Surface and interfacial aspects of biomedical polymers. Plenum Press Bd. 1, New York London, S 197—248

43. Kochwa S, Brownell M, Rosenfield RE, Wasserman LR (1967) Adsorption of proteins by polystyrene particles. I. Molecular unfolding and acquired immunogenicity of IgG. Journal of Immunology 99:981

44. Kubaschewski O, Evans ECl, Alcock CB (1967) Metallurgical thermochemistry. Pergamon Press, London

45. Kusserow B, Larrow R, Nichols J (1970) Observations concerning prosthesisinduced thromboembolic phenomena made with a vivo embolus system. Trans Amer Soc Artif Int Organs 16:58

46. Kydd WL, Daly CH (1976) Bone-titanium implant response to mechanical stress. J Prosthet Dent 35:567

47. Landolt-Börnstein (1962) Magnetische Eigenschaften. Hellwege KH, Hellwege AM (Hrsg) Springer-Verlag, Berlin

48. Lederman DM et al. (1976) The intravascular magnetic suspension of a test device for in vivo hemocompatibility evaluation of biomaterials. Trans Amer Soc Artif Int Organs 22:545
49. Lemm W et al. (1980) Biodegradation of some biomaterials in vitro. Proc Europ Soc Art Organs 7:86
50. Matloff JM (1985) Cardiac valve replacement − current status. Martinus Nijhoff Publishing. Boston Dordrecht Lancaster, S 310
51. Mears DC (1975) Dissimilar metals in orthopaedic surgery. J Biomed Mater Res 6:133
52. Mohtashemi M, Hines GL (1983) Tissue response to permanently implanted pacemaker generators and electrodes. In: Rubin LR (Hrsg) Biomaterials in reconstructive surgery. The C. V. Mosby Company, St. Louis Toronto London
53. Morrissey BW (1977) The adsorption and conformation of plasma proteins: A physical approach. Annals of the New York Academy of Science 283:50
54. Mosher DF (1981) Influence of proteins on platelett-surface interactions. In: Salzman EW (Hrsg) Interaction of the blood with natural and artificial surfaces. Marcel Dekker, New York, S 85−102
55. Nakahara T, Yoshida F (1986) Mechanical effects on rates of hemolysis. Journal of Biom Mat Res 20:363−374
56. Nosé Y et al. (1973) 1st Annual Report, November 15, 1972−December 15, 1973, of the Cleveland Clinic Foundation
57. Nossel HC (1981) Assessment of activation of coagulation and platelets in vivo. In: Salzman EW (Hrsg) Interaction of the blood with natural and artificial surfaces. Marcel Dekker, New York, S 171−184
58. Paar D, Maruhn D (1974) Präzision teilautomatisierter Bestimmungen der Thromboplastinzeit bei unterschiedlichen Fibrinogenkonzentrationen. Das Ärztliche Laboratorium 20:379−384
59. Park K, Gerndt SJ, Park H (1988) Patchwise adsorption of fibrinogen on glass surfaces and its implication in platelet adhesion. Journal of Colloid and Interface Science 125:702−711
60. Pilliar RM, Lee JM, Manatopoulos C (1986) Observations on the effects of movement on bone ingrowth into porous-surfaced implants. Clinical Orthopaed and Related Res 20B:108
61. Pourdeyhimi B, Wagner D (1986) On the correlation between the failure of vascular grafts and their structural and material properties: A critical analysis. Journal of Biomedical Materials Research 20:375−409
62. Ratner BD (1988) Surface characterization of biomaterials. Progress in biomedical engineering 6. Elsevier Science Publishers, Amsterdam Oxford New York
63. Rätzer-Scheibe HJ, Buhl H (1984) Repassivation of titanium and titanium alloys. Titanium Science and Technology AIME, S 2641
64. Rubin LR (1983) Biomaterials in Reconstructive Surgery. The C. V. Mosby Company, St. Louis Toronto London, S 1017
65. Schröder A, Stich H, Straumann F, Sutter F (1978) Über die Anlagerung von Osteozement an einen belasteten Implantatkörper. Schw Mschr f Zahnheilk 88:1051
66. Semlitsch M, Staub F, Weber H (1985) Development of a vital high strength wrought Ti-6Al-7Nb alloy for surgical implants. 5th Europ Conf on Biomaterials Paris
67. Semlitsch M, Willert HG (1988) Metallic materials for artificial hip joints. In: Webster JG (Hrsg) Encyclopedia of medical devices and instrumentation. John Wiley & Sons, New York Toronto, S 137−149
68. Stange J, Mittelmeier H (1989) Elastische Osteosynthese mit Autokompressionsplatten (ACP) aus kohlefaserverstärktem thermoplastischem Kunststoff. Biomedizinische Technik 34:143−148
69. Steinemann SG, Perren SM (1984) Titanium as metallic biomaterials. Ti '84 Science and Technology. Lütjering G, Zwicker U, Bunk W (Hrsg) S 1327
70. Szent-Györgi A (1941) The study of energy-levels in biochemistry. Nature 148:157
71. Szycher M (1983) Biocompatible polymers metals and composites. Technomic Publishing Co Inc, Lancaster, S 1071
72. Temple LJ, Wright JTM (1973) Implants in the cardiovascular and respiratory systems. In: Williams DF, Roaf R (Hrsg) Implants in surgery. Saunders WB Company Ltd., London, S 481−536
73. Test-Fibel Blutgerinnung (1974) Boehringer Mannheim GmbH
74. Vanholder, Ringoir (1989) Bioincompatibility: An overview. The International Journal of Artificial Organs 12:356−365
75. Weimer E, Schaldach M (1984) Biodegradation von Polyethylen und Polyäther-Polyurethan. Biomedizinische Technik 29:218−225
76. Whalen RL, Jeffrey DL, Norman JC (1973) A new method of in vivo screening of thromboresistant biomaterials utilizing flow measurement. Trans Amer Soc Int Organs 19:19
77. Willert HG, Semlitsch M (1981) Biomaterialien und orthopädische Implantate. In: Orthopädie in Praxis und Klinik II. Thieme, Stuttgart, S 22.1−22.53
78. Williams DF (1987) Definitions in biomaterials. Elsevier Science Publishers B.V., Amsterdam Oxford New York Tokyo, S 72
79. Williams JM, Buchanan RA (1985) Ion implantation of surgical Ti-6Al-4V Alloy Mater Sci Eng 69:237
80. Wilson RS, Lelah MD, Cooper SL (1984) Blood material interactions: Assessment of in vitro and in vivo test methods. In: Williams DF (Hrsg) Techniques of biocompatibility testing. CRC Press, Cleveland
81. Winter GD et al. (1980) Evaluation of biomaterials. John Wiley & Sons Bd. 1, Chichester New York Brisbane Toronto, S 553
82. Wranglen G (1985) Korrosion und Korrosionsschutz. Springer-Verlag, Berlin Heidelberg New York Tokyo
83. Zetner K, Plenk H, Strassl H (1980) Tissue and cell reactions in vivo and in vitro to different metals for dental implants. Dental Implants Heimke G (Hrsg) Hanser C, München 15
84. Zitter H (1976) The suitability of metals for surgical implants. In: Schaldach M, Hohmann D (Hrsg) Advances in artificial hip and knee joint technology. Engineering in medicine Bd. 2. Springer-Verlag, Berlin Heidelberg New York, S 227−241
85. Zitter H (1976) Schädigung des Gewebes durch metallische Implantate. Unfallheilkunde 79:91
86. Zitter H, Plenk Jr H (1987) The electromechanical behaviour of metallic implant materials as an indicator of their biocompatibility. J Biomed Mater Res 21:881
87. Zwicker U, Etzold U, Moser Th (1984) Abrasive properties of oxide layers on TiA15Fe2.5 in contact with high density polyethelene. Ti '84 Science and Technology. Lütjering G, Zwicker U, Bunk W (Hrsg), S 1343
88. Zwicker U, Bühler K, Müller R, Beck H, Schmid HJ, Ferstl J (1980) Mechanical properties and tissue reactions of a titanium alloy for implant material. Titanium '80 Science and Technology AIME, S 505

European Archives of   Suppl. 1992/I
Oto-Rhino-Laryngology
© Springer-Verlag 1992

Die Sozialpflicht zur Organspende.
Rechtliche Aspekte moderner Transplantationschirurgie

K. Hümmerich

Anwaltskanzlei Prof. Dr. K. Hümmerich und Partner, Pfarrer-Byns-Straße 1, W-5300 Bonn 1

Inhaltsverzeichnis

1	Bestandsaufnahme	41
1.1	Medizinische Entwicklung	41
1.2	Rechtliche Entwicklung	42
1.3	Gesetzliche Entwicklung	43
2	Bedarf einer gesetzlichen Regelung	44
2.1	Medizinische Standpunkte	44
2.2	Rechtswissenschaftliche Auffassungen	45
2.3	Stellungnahme der Legislativorgane	45
3	Sozialpflicht zur Organspende	46
3.1	Grundentscheidung für ein Transplantationsgesetz	46
3.2	Mögliche Regelungsmodelle	47
3.2.1	Organentnahme vom lebenden Spender	47
3.2.2	Organentnahme vom toten Spender	48
4	Zusammenfassung und Ausblick	49
Literatur		50

1 Bestandsaufnahme

Aufgrund einer Großen Anfrage [5] führte die Bundesregierung im Jahre 1990 aus [6], daß sie die Entwicklung der modernen Transplantationschirurgie bejahe und es begrüße, daß auch die Bevölkerung die Organübertragung inzwischen weitestgehend akzeptiert habe. So sei es im Gegensatz zu vielen anderen Ländern in der Bundesrepublik durch vielfältige und umfangreiche Aufklärungs- und Werbearbeit gelungen, von den Angehörigen Verstorbener die Zustimmung zur Organentnahme zu erhalten. Die Bundesregierung fördere auch weiterhin über die Bundeszentrale für gesundheitliche Aufklärung die Aufklärungs- und Werbearbeit des „Arbeitskreises Organspende", um diesen hohen Grad der Akzeptanz einer erfolgversprechenden Behandlungsmethode zu erhalten. Unter diesen Umständen halte es die Bundesregierung nach wie vor für fraglich, ob in einem Transplantationsgesetz verankerte Bestimmungen, die ohnehin hohe allgemeine Bereitschaft zur Organspende zusätzlich fördern würden. Sie sei vielmehr der Auffassung, daß sich insbesondere eine gesetzlich geregelte „Widerspruchslösung" im Ergebnis sogar nachteilig auf die Transplantationschirurgie auswirken könne.

Die medizinische, rechtliche und gesetzliche Entwicklung der Transplantationschirurgie stellt diese Aussagen der Bundesregierung in Frage.

1.1 Medizinische Entwicklung

Der Wunsch, Organe und Organteile zu verpflanzen, um Kranke zu heilen, ist alt. Bereits im Jahre 300 unternahmen die „heiligen" Zwillinge Kosmas und Damian einen solchen Versuch. Sie schnitten einem Farbigen ein Bein ab und nähten es einem weißen Adeligen an. Die Legende berichtet nicht, ob das Bein auch wirklich anwuchs und gebrauchsfähig wurde. Wissenschaftlich wäre es jedenfalls nicht möglich. Beine oder Arme zu transplantieren, gelingt den Chirurgen auch heute noch nicht. Wohl aber ist es möglich, einzelne Organe und Organteile einschließlich Zellen und Gewebe zu übertragen. Die Hornhaut des Auges wurde beispielsweise schon im Jahre 1886 erfolgreich transplantiert. Dieser Eingriff gelang damals bereits, weil das maßgebliche Augenteil praktisch nicht durchblutet ist und somit keine Abwehrstoffe zu ihm gelangen, die das Transplantat als Feind betrachten und vernichten würden.

In der modernen Transplantationschirurgie ist in den vergangenen Jahren insbesondere die Anzahl der Nierentransplantationen aufgrund der gewonnenen Erfahrungswerte und der weiterentwickelten Operationsmethoden erheblich gestiegen. Auch bei anderen Organtransplantationen liegen trotz der oft schwierigen Verhältnisse gute Erfolgs- und Rehabilitationsquoten vor. So sind im Jahre 1988 in der Bundesrepublik 1788 Nieren, 163 Lebern, 209 Herzen und 41 Bauchspeicheldrüsen transplantiert worden. 1989 konnten 1960 Nieren-, 263 Leber-, 244 Herz- und 44 Bauchspeicheldrüsentransplantationen durchgeführt werden. Die statistische Überlebensrate von verpflanzten Organen und auch die der so behandelten Patienten hängt sehr von der Erkrankungsart (z.B. Lebertransplantation wegen bösartiger Tumoren gegenüber der bei Leberzirrhose) und vom Stadium der Erkrankung, d.h. dem Gesamtzustand des Patienten ab. Aus ärztlicher Sicht kann es trotz der erheblich angestiegenen Organtransplantationen nicht sinnvoll sein, so viele Organtransplantationen wie möglich, sondern lediglich so viele wie nötig durchzuführen.

In der Kopf-Hals-Chirurgie kommen gegenwärtig Vitaltransplantationen von Patient zu Fremdpatient nicht in Frage. Dagegen nimmt die Transplantation konservierten autologen Gewebes eine bedeutsame Rolle insbesondere bei Rippenknorpeln, Gehörknöchelchen und Luftröhren ein. Rippenknorpel wird seit Jahrzehnten mit gutem Erfolg in der Kopf-Hals-Chirurgie verwendet. Der Knorpel stammt von Verstorbenen und wird nach bestimmten Kriterien für die Transplantation aufbereitet. Indikationen sind Gerüstkorrekturen am Schädel, so z.B. nach Impressionsfrakturen oder Verlust von Knochenanteilen durch Unfälle bzw. Tumorresektionen. Ferner findet Rippenknorpel Anwendung in der Nasenchirurgie und in der rekonstruktiven Chirurgie des äußeren und mittleren Ohres. Zum Wiederaufbau der Gehörknöchelchenkette benötigt die wiederherstellende Mittelohrchirurgie Ersatzmaterial. Gebräuchlich ist dabei die Verwendung von Gehörknöchelchen Verstorbener, wobei diese Knöchelchen chemisch konserviert werden. Da nicht genug solcher Gehörknöchelchen zur Verfügung stehen, werden parallel auch alloplastische Materialien verwandt. Derzeit kann man in der Bundesrepublik etwa von 50 bis 100 derartiger Transplantationen täglich ausgehen. Die Rekonstruktion geschädigter Luftröhren nach Unfällen oder Langzeitbeatmungen im Rahmen intensivmedizinischer Bemühungen nimmt an Häufigkeit zu. Nach vorangegangenen Tierversuchen konnte in diesem Zusammenhang ein Verfahren entwickelt werden, das die Verpflanzung autologer Tracheen beinhaltet und mit exellentem Erfolg die Rekonstruktion von Luftröhren ermöglicht. Die

Gewinnung dieser Materialien stößt jedoch auf erhebliche praktische und rechtliche Schwierigkeiten.

1.2 Rechtliche Entwicklung

Die gegenwärtige, spezialgesetzlich ungeregelte Rechtslage wird aus sehr allgemeinen Verfassungsbestimmungen hergeleitet, dem Allgemeinen Persönlichkeitsrecht, dem Recht auf Selbstbestimmung sowie dem daraus abgeleiteten Erfordernis der Einwilligung für den Körper betreffende Eingriffe. Die Wurzeln dieser Rechtsgrundsätze finden sich in Art. 1 und Art. 2 Abs. 1 GG. Nach der in den Altländern der Bundesrepublik im übrigen in vielen Einzelfragen umstrittenen Rechtslage ist die Entnahme von Organen (einschließlich Zellen und Gewebe) von Verstorbenen zu Transplantationszwecken unzulässig, wenn dieser zu Lebzeiten dem widersprochen hat; dabei kann ein Widerspruch auch nicht durch Zustimmung der Angehörigen nach dem Tode überwunden werden. Die Organtransplantation ist zulässig, wenn der Verstorbene zu Lebzeiten ausdrücklich zugestimmt hat (z.B. in einem Organspendeausweis) oder, falls ein bestimmter Wille des Verstorbenen nicht feststellbar ist, wenn die nächsten Angehörigen ausdrücklich ihr Einverständnis erklären [14, 15].

Die Entnahme von Organen eines lebenden Spenders ist nach herrschender Ansicht [9] zulässig, wenn dieser in Kenntnis aller Umstände eingewilligt hat, ihm durch den Eingriff nicht die Gefahr des Todes oder einer schweren Gesundheitsschädigung droht und keine kommerziellen Interessen die Einwilligung bestimmen.

Fehlt eine zu Lebzeiten abgegebene Einwilligungserklärung, erlauben auch die nächsten Angehörigen eine Organentnahme nicht und ist eine solche Organentnahme auch nicht wegen des Vorliegens eines rechtfertigenden Notstandes nach § 34 StGB gerechtfertigt, ist nach gefestigter rechtswissenschaftlicher Ansicht die Organentnahme unzulässig.

Bei der Organentnahme von Verstorbenen bildet das nach dem Tode fortwirkende Persönlichkeitsrecht den rechtlichen Ausgangspunkt. Das postmortale Persönlichkeitsrecht wird durch eine Entnahme ohne Einwilligung grundsätzlich verletzt. Rechtfertigen kann den Eingriff zur Organentnahme nur die Zustimmung des Verstorbenen zu Lebzeiten, die Zustimmung der Angehörigen als Sachwalter des den Tod überdauernden Persönlichkeitsrechtes und schließlich der rechtfertigende Notstand. Das fortwirkende Persönlichkeitsrecht umfaßt die Bestimmung des Umgangs mit einer Leiche. Das Totensorgerecht ist nach wohl überwiegender Ansicht [16] nicht ein eigenes Pietätsrecht, sondern wird nach dem Tode von den Angehörigen des Verstorbenen als nachwirkendes durch Stellvertretung ausgeübtes Persönlichkeitsrecht wahrgenommen. In der Praxis wird die Organentnahme auf dieser Grundlage durch Einwilligung gerechtfertigt, meist durch die Angehörigen, die dazu befragt werden. Daneben kommt auch der rechtfertigende Notstand in Betracht, der nach § 34 StGB das Vorliegen einer gegenwärtigen, nicht anders abwendbaren Gefahr für Leben oder Gesundheit voraussetzt. Ob die Voraussetzungen eines Notstands vorliegen, ist jedoch insbesondere bei Nierentransplantationen wegen der in aller Regel gegebenen Möglichkeiten der Dialyse zweifelhaft. Problematisch ist aber auch, ob die Voraussetzungen des § 34 Satz 2 StGB gegeben sind, ob nämlich der Eingriff ein angemessenes Mittel zur Abwendung der Gefahr darstellt. Entscheidend dafür ist, ob der Eingriff in das Recht der Selbstbestimmung auch bei überwiegendem Interesse zu fremden Zwecken zulässig erscheint. Eine nicht anders abwendbare gegenwärtige Gefahr wird in der Regel bei der Notwendigkeit einer Herz- oder Lebertransplantation vorliegen. Die Frage der Angemessenheit im Sinne von § 34 Satz 2 StGB bleibt jedoch zweifelhaft. Gegen den Notstand als Rechtsgrundlage für Transplantationen spricht weiter, daß damit praktisch für ein bedeutsames klinisches Gebiet der Notfall zur Regel würde. Der Notstand ist jedoch ein Rechtsinstitut, das für Ausnahmesituationen geschaffen worden ist. Er darf keineswegs zur Entscheidung von täglich auftretenden Regelfällen herangezogen werden.

Die Lebendorganspende ist auf dem Hintergrund von § 216 StGB [18] nur bei einem Weiterleben des Spenders möglich. Die Organentnahme vom Lebenden wurde daher nur bei mehrpaarigen Organen, insbesondere den Nieren durchgeführt. Inzwischen entwickeln sich auch Methoden zur Übertragung von Organteilen. Voraussetzung der Lebendspende ist die Einwilligung des Betroffenen nach umfassender Aufklärung bei völliger Freiwilligkeit. Die Freiwilligkeit der Einwilligung stellt die eigentlicher rechtliche Schwierigkeit der Lebendspende dar. Beim Spender wird eine bewußte, nicht unter Zwängen irgendwelcher Art erfolgende Entscheidung gefordert [11]. Notwendig ist dafür zunächst die Kenntnis der Risiken, die durch umfassende Aufklärung vermittelt werden muß.

Als eine weitere Gefahr der Lebendspende wird die drohende Kommerzialisierung angesehen. Es gibt bereits insbesondere im europäischen und außereuropäischen Ausland Versuche, Organe gegen Entgelt zu beziehen. Insbesondere im südamerikani-schen Raum ist die Kommerzialisierung der Lebendspende an der Tagesordnung. Nach allgemeiner Ansicht [9] sind Vereinbarungen über ein Entgelt im Zusammenhang mit einer Lebendspende sittenwidrig und daher gemäß § 138 BGB nichtig. Versuche, Organbeschaffungssysteme auf der Basis eines Entgeltes, also mittels sogenannten Organhandels zu entwickeln, sind in der Bundesrepublik wiederholt unternommen worden, glücklicherweise bislang gescheitert.

1.3 Gesetzliche Entwicklung

Im Gegensatz zu vielen europäischen und außereuropäischen Ländern kennt die Bundesrepublik ein Transplantationsgesetz nicht. Nach einer in der ersten Jahreshälfte 1990 durchgeführten Ermittlung des Bundesjustizministeriums gilt in zehn europäischen Ländern (Belgien, CSFR, Frankreich, Italien, Luxemburg, Österreich, Portugal, Spanien, Ungarn und Zypern) die gesetzlich geregelte Widerspruchslösung und in vier weiteren Ländern (Finnland, Großbritannien, Norwegen und Schweden) die gesetzlich geregelte Einwilligungslösung, während es in den übrigen europäischen Staaten keine gesetzliche Regelung gibt. In der Bundesrepublik hat es im Jahre 1979 einen Gesetzgebungsversuch der Bundesregierung gegeben, der jedoch an der ablehnenden Haltung des Bundesrates gescheitert ist [4]. In der entsprechenden Stellungnahme zum Regierungsentwurf wies der Bundesrat insbesondere darauf hin, daß eine gesetzliche Regelung der Transplantation in erster Linie die Menschenwürde des Verstorbenen, die über den Tod hinaus Achtung verdiene sowie das gewohnheitsrechtlich überkommene Totensorgerecht der nächsten Angehörigen berücksichtigen müsse [4]. Weil es insoweit um höchstpersönliche Anschauungen und Entscheidungen gehe, dürfe die Zulässigkeit eines Eingriffs in die Unversehrtheit des Leichnams nicht allein daraus hergeleitet werden, daß kein Widerspruch eingelegt worden sei. Auch auf der Grundlage einer Interessenabwägung könne dem Bürger nicht zugemutet werden, den einer Organentnahme entgegenstehenden Willen ausdrücklich zu erklären, wenn er vermeiden wolle, daß sein Körper nach dem Tode fremder Verfügungsgewalt unterliegt.

In der ehemaligen DDR wurde 1975 eine Kodifikation der Transplantation in Form einer Verordnung geschaffen [17]. Diese Verordnung gilt nach Art. 9 Abs. 1 des Einigungsvertrages in den fünf neuen Bundesländern als Landesrecht fort. In den neuen Bundesländern ist nach dieser Verordnung die

Organentnahme beim Verstorbenen zulässig, wenn er zu Lebzeiten keine anderweitige Feststellung getroffen hat. Es ist allein Sache des Verstorbenen, einen Widerspruch gegen die Organentnahme zu erklären und sicher zu stellen, daß dieser dem explantierenden Arzt, den wohl keine Nachforschungspflicht trifft, zur Kenntnis gelangt. Die Angehörigen haben kein Entscheidungsrecht, wenn der Verstorbene nicht widersprochen hat.

Die Entnahme vom lebenden Spender ist zulässig, wenn für ihn nach umfassender ärztlicher Untersuchung keine gesundheitlichen Beeinträchtigungen zu erwarten sind und mit hoher Wahrscheinlichkeit angenommen werden kann, daß die Transplantation des Organs zur Rettung des Lebens oder zur Wiederherstellung oder Besserung der Gesundheit eines Kranken führen wird. Voraussetzung ist außerdem die nichtersetzbare Zustimmung des umfassend aufgeklärten Spenders, der volljährig sein muß. Materielle Gegenleistungen sind unzulässig.

§ 4 Abs. 1 der Verordnung bestimmt: „Die Organentnahme von Verstorbenen zu Transplantationszwecken ist zulässig, falls der Verstorbene zu Lebzeiten keine anderweitigen Feststellungen getroffen hat."

Nach Auffassung des Bundesjustizministeriums [2] begegnet insbesondere § 4 Abs. 1 der Verordnung der ehemaligen DDR über die Durchführung von Organtransplantationen – an den Maßstäben des Grundgesetzes gemessen – verfassungsrechtlichen Bedenken. Auch sei es mit der Rechtsauffassung der Bundesrepublik nicht vereinbar, wenn es nach der Verordnung der ehemaligen DDR über die Durchführung von Organtransplantationen zulässig sei, Transplantate auch ohne Einwilligung der Hinterbliebenen zu entnehmen.

Ungeachtet dessen kann nicht darüber hinweggesehen werden, daß einfachgesetzlich eine gespaltene Rechtslage besteht; bei Bürgern der Altländer gilt die Einwilligungslösung, bei Bürgern der ehemaligen DDR gilt die Widerspruchslösung, der Wohnort des Spenders entscheidet über die Organentnahmebefugnisse des Arztes.

2 Bedarf einer gesetzlichen Regelung

Die Entwicklung der Transplantationschirurgie, insbesondere die mit der deutschen Wiedervereinigung am 3. 10. 1990 eingetretene gespaltene Rechts- und Gesetzeslage, hat vielerorts Anlaß dazu gegeben, erneut den medizinischen und rechtlichen Aspekten der Rechtsmaterie Organtransplantation nachzugehen.

2.1 Medizinische Standpunkte

Aus Sicht der Transplantationschirurgen und der Pathologen ist die Schaffung einer gesetzlichen Regelung der Organtransplantation insbesondere aus folgenden Gesichtspunkten [13] dringend erforderlich:

Die klinische Organtransplantation sei mittlerweile zu einem bedeutsamen medizinischen Fachgebiet geworden und bedürfe auch wegen einer zu erwartenden Indikationsausweitung einer juristischen Grundlage. Insbesondere die Weiterentwicklung der Organtransplantation im Bereich der Lebendspende erfordere für die wenigen Ärzte, die sich bisher mit der Organtransplantation befaßt haben, einer gesetzlichen Stütze, um auch die unter den Ärzten vorherrschende Rechtsunsicherheit zu beseitigen. Erforderlich sei eine gesetzliche Regelung auch deshalb, weil der Umfang der Eingriffe sich nicht mehr nur auf die Entnahme einzelner Organe, sondern auch auf sogenannte Multiorganspenden erstrecke. Insoweit würden in den USA bereits 70% der Organentnahmen und -transplantationen sogenannte Multiorganentnahmen darstellen. In der Bundesrepublik sei diese Quote leider bisher auf 30% beschränkt. Darüber hinaus beschäftige sich die Transplantationschirurgie nicht nur mit Organentnahmen, sondern vielmehr auch mit Gewebe-, Gehörknöchelchen- und Hornhautentnahmen und -transplantationen. Diese medizinische Fortentwicklung müsse ihren Niederschlag auch innerhalb einer gesetzlichen Regelung finden. Von großer Bedeutung sei eine gesetzliche Regelung der Transplantationschirurgie auch insoweit, daß hierdurch nicht nur bei den beteiligten Ärzten und Krankenhäusern, sondern insbesondere auch in der Öffentlichkeit Rechtssicherheit geschaffen werde. Im übrigen könne die vereinzelt anzutreffende Ansicht seitens der Mediziner nicht bestätigt werden, daß die betroffenen Ärzte sich vor einer gesetzlichen Regelung fürchten würden, da sie Einschränkungen auf ihrem Betätigungsfeld zu erwarten hätten. Inhaltlich müsse eine gesetzliche Regelung die prinzipielle Rechtfertigung einer Organentnahme zu Transplantationszwecken beinhalten. Im übrigen müßten klarstellende Aussagen darüber getroffen werden, wie der Hirntod zu definieren sei und wie Organentnahmen bei Lebenden, bei Minderjährigen und bei geistig Behinderten zu behandeln seien. Schließlich müsse eine gesetzliche Regelung festlegen, ob Knochenmarksspenden ausschließlich von nahen Verwandten oder auch von Fremden erlaubt seien. Selbstverständlich müsse ein Gesetz die Kommerzialisierung der Organspende verbieten und entsprechende Strafbestimmungen beinhalten. Nach Auffassung der Mediziner würde ein Transplantationsgesetz Rechtssicherheit für Ärzte, Patienten und Öffentlichkeit bedeuten. Ferner könnte ein Schutz vor Mißbräuchen insbesondere im Bereich der Kommerzialisierung erreicht werden, das Gebiet der Transplantationsmedizin könne eine Konsolidierung erfahren, die Behandlungszahlen und die Effizienz der Operationen könnte erhöht werden und schließlich sei mit einer gesetzlichen Grundlage eine bessere Kooperation innerhalb der Ärzteschaft zu erzielen.

Im Rahmen der Diskussion um die verschiedenen Regelungsmodelle sei nach Ansicht der Mediziner die Informationslösung, bei der die prinzipielle Zustimmung als vermutete Einstellung des Patienten unterstellt werde, zu bevorzugen. Dies würde bedeuten, daß Organentnahmen prinzipiell gerechtfertigt seien, die Betroffenen jedoch die Möglichkeit hätten, Widerspruch zu erheben. Demgegenüber bestünden gegen eine reine Widerspruchslösung Bedenken, da dadurch das Vertrauensverhältnis zwischen Arzt und Patient gestört werde, wenn über die Voraussetzungen und Auswirkungen der Widerspruchsmöglichkeit mit Angehörigen gesprochen werde.

2.2 Rechtswissenschaftliche Auffassungen

Nach der in der Rechtswissenschaft überwiegend vertretenen Ansicht [9, 14, 16] ist es sehr fraglich, ob die derzeitige Rechtslage ausreicht, um die bestehenden Rechtsunsicherheiten bei Ärzten und Patienten im Rahmen der Organtransplantationen zu beseitigen. Insbesondere müsse die theologische, medizinische und juristische Diskussion um die Frage des Hirntods als Grenze für Organentnahmen gesetzlich festgeschrieben werden [11]. Auch die meist unter sehr starkem moralischem Druck stehenden Angehörigen bedürften einer gesetzlichen Leitlinie, um die Frage nach der Einwilligung zu einer Organentnahme besser beantworten zu können. Abgesehen von der gespaltenen Rechtslage innerhalb der Bundesrepublik und der dadurch zusätzlich entstehenden Rechtsunsicherheit würde die Transplantationschirurgie durch eine gesetzliche Regelung aus der von vielen immer noch gesehenen rechtlichen Grauzone herausgebracht. Ein Gesetz würde zu einer größeren Rechtssicherheit und Verläßlichkeit für die Betroffenen, sowohl die Spender- als auch die Empfängerseite, und auch für Ärzte führen [16]. Ferner könnte das Vertrauen in die Rechtmäßigkeit der Transplantation und die Transplantationschirurgie gefestigt werden. Im übrigen sei zu vermuten, daß sich die Zahlen der Organspenden erhöhten. Hierfür sprächen jedenfalls Erfahrungen aus Nachbarländern [16].

Bei der Frage der Kommerzialisierung der Organspende sei unbestritten, daß eine gesetzliche Regelung geschaffen werden müsse.

Vom Inhalt her sei die Informationslösung als modifizierte Einwilligungslösung zu bevorzugen, die sich auch in dem Entwurf eines Transplantationsgesetzes der Arbeitsgemeinschaft der Deutschen Transplantationszentren e.V. vom 8. 12. 1990 [10] niedergeschlagen habe.
Demgegenüber wird von der Deutschen Gesellschaft für Medizinrecht [11] gemäß ihren Empfehlungen zu medizinrechtlichen Fragen der Organtransplantation derzeit kein Bedürfnis für eine gesetzliche Regelung der Organtransplantationen gesehen, abgesehen von einem Verbot der Kommerzialisierung.

2.3 Stellungnahme der Legislativorgane

Im Rahmen der eingangs angesprochenen Großen Anfrage [5] wiederholte die Bundesregierung die auch vom Bundesjustizministerium bisher vertretene Auffassung, daß sie nach wie vor eine gesetzliche Regelung der Transplantationschirurgie ablehnt. In erster Linie ist sowohl die Bundesregierung als auch das insoweit federführende Bundesjustizministerium der Auffassung, daß die Schaffung eines Transplantationsgesetzes nicht zur Beseitigung einer unklaren Rechtslage beitrage, da eine solche nicht bestehe [2]. Ferner sei insbesondere im Bereich der Nierentransplantation damit zu rechnen, daß im Jahre 1991 mit 2500 Nierentransplantationen die Kapazitätsgrenzen erreicht seien und es daher vielmehr erforderlich sei, die bestehenden Transplantationszentren auszubauen und die Öffentlichkeit besser über Möglichkeiten der Transplantationschirurgie aufzuklären. Demgegenüber habe eine gesetzliche Regelung keinen Einfluß auf den Anstieg von Transplantationszahlen und sei derzeit politisch und in der Öffentlichkeit nicht durchsetzbar [2]. Im übrigen würde sich insbesondere die u.a. diskutierte „Widerspruchslösung" im Ergebnis nachteilig auf die Transplantationschirurgie auswirken. Vorhandene Ängste und emotionale Vorbehalte des einzelnen, die im persönlichen Gespräch mit dem Arzt ausgeräumt werden könnten, würden nämlich u.U. ohne das aufklärende Gespräch zu einer Ablehnung der Organspende und damit im Falle einer „Widerspruchslösung" zu einem entsprechenden Widerspruch führen. Zu befürchten sei ferner, daß eine „Widerspruchslösung" die in der hohen Zustimmungsrate erkennbare positive Einstellung der Bevölkerung zur Organspende durchaus nachteilig beeinflussen können. Würden dem Verstorbenen aufgrund der „Widerspruchslösung" Organe ohne Einwilligung der Angehörigen entnommen, könnten sich diese u. U. in ihrem Pietätsempfinden verletzt fühlen. Die Bundesregierung vertritt danach die Auffassung [1], daß die Verpflichtung des Arztes, sich der Einwilligung des Organspenders und der Angehörigen im Einzelfall zu versichern, dazu beitrage, Konfrontationen zu vermeiden, die sich letztlich auch nachteilig auf die Akzeptanz der Transplantationschirurgie auswirken könnten.

Im Bereich des kommerziellen Organhandels teilt die Bundesregierung die Sorge der Befürworter eines Transplantationsgesetzes wegen verantwortungsloser Praktiken im Zusammenhang mit einem kommerziellen Organmarkt, insbesondere in der Dritten Welt. Zwar sei insoweit nach einer Stellungnahme der Arbeitsgemeinschaft der Deutschen Transplantationszentren e. V. vom 16. 12. 1988 wie auch schon aufgrund der Entschließung des 87. Deutschen Ärztetages vom 18. 5. 1985 [1] weiterhin davon auszugehen, daß in der Bundesrepublik kein Transplantationszentrum bereit sein werde, an einer Kommerzialisierung der Organspende mitzuwirken, mithin ein für den Verkauf bestimmtes Organ zu explantieren oder später auf den Käufer des Organs zu übertragen. Gleichwohl hat die Bundesregierung Vorarbeiten zur Einführung eines strafrechtlichen Verbots des kommerziellen Organhandels aufgenommen [3].

3 Sozialpflicht zur Organspende

Es ist sicherlich unbestritten, daß die Transplantationsmedizin ein wichtiger und unverzichtbarer Bestandteil der modernen Heilkunst ist. Sie vermag in vielen Fällen Leben zu retten oder zu verlängern, Krankheiten zu heilen und die Lebensqualität Kranker zu erhöhen. Ebenso eindeutig ist, daß jede Transplantation eine strenge medizinische Indikation voraussetzt, wobei insbesondere auch die Notwendigkeit einer dauernden und belastenden Nachsorge zu berücksichtigen ist. Der Arzt ist im übrigen zu einer umfassenden Aufklärung des Lebendspenders und des Empfängers sowie zur Information der Angehörigen eines verstorbenen Spenders verpflichtet. Legislative Vorarbeiten zum Verbot und der Strafbarkeit des kommerziellen Organhandels sind eingeleitet [3].

Die Argumente der Befürworter und Gegner eines Transplantationsgesetzes sind nicht neu. Bereits in der Diskussion um den Gesetzentwurf der Bundesregierung aus dem Jahre 1979 wurde auf eine Zunahme der Zahl von Organspenden und eine Beseitigung der bestehenden Rechtsunsicherheit bei Ärzten und Patienten hingewiesen [16]. Die Gegner eines Transplantationsgesetzes vertraten auch damals schon die Auffassung, daß die Schaffung eines Transplantationsgesetzes nicht zur Beseitigung einer unklaren Rechtslage beitrage [2].

Jedes der von den Befürwortern und Gegnern eines Transplantationsgesetzes vorgebrachte Argument ist sicherlich bedenkenswert, wird jedoch angesichts des bereits vor über 10 Jahren bestehenden und sich nicht wesentlich geänderten Diskussionsstandes nicht zu einer allseits befriedigenden Lösung der aktuellen Diskussion beitragen können. Im Hinblick darauf wird es sowohl für die Befürworter als auch für die Gegner eines Transplantationsgesetzes auf zusätzliche Argumente ankommen.

3.1 Grundentscheidung für ein Transplantationsgesetz

Eines dieser bisher nur verdeckt angesprochenen und nicht ausreichend gewichteten Argumente steht im Zusammenhang mit der Frage nach der Sozialpflichtigkeit des menschlichen Körpers.

Der nach dem Leitbild des Grundgesetzes vorausgesetzte Mensch entspricht keineswegs jenem klassischen liberalistischen Bild des 19. Jahrhunderts, wonach der Mensch als autonomes, in sich geschlossenes, jede Einwirkung von außen ablehnendes Individuum anzusehen sei. Mit Recht hat das Bundesverfassungsgericht bereits im Jahre 1954 festgestellt, daß das Menschbild des Grundgesetzes nicht das eines isolierten souveränen Individuums sei; das Grundgesetz habe vielmehr die Spannung Individuum-Gemeinschaft im Sinne der Gemeinschaftsbezogenheit und Gemeinschaftsgebundenheit der Person entschieden, ohne dabei deren Eigenwert anzutasten [7].

Die Sozialentscheidung des Grundgesetzes (vgl. Art. 20 GG), die den Staat verantwortlich und zuständig macht, die Sozialordnung zu gestalten und nicht nur streitschlichtend über sie zu wachen, zeigt, daß die Verfassung von einem sozialbereiten Menschen und einer sozialgebundenen Freiheit ausgeht. Dies bedeutet, daß sich rechtlich eine staatliche Verantwortung zur Lebensgestaltung auch als subjektive Verantwortlichkeit der diesen Staat bildenden Menschen manifestieren muß. Man kann eben nicht vom Staat sozialgestaltende Maßnahmen erwarten, ohne gleichzeitig bereit und verpflichtet zu sein, die möglichen Unbilligkeiten dieser Sozialgestaltung als rechtmäßig hinzunehmen. Eine Verfassung, die Ehe und Familie als Rechtsinstitute in den Grundrechtskatalog aufnimmt (Art. 6 GG), die Korporationsbildungen grundrechtlich schützt (Art. 9 GG), die juristische Personen zu möglichen Grundrechtsträgern erhebt (Art. 19 Abs. 3 GG), die politische Parteien in das Verfassungsrecht aufnimmt, die die Gemeindeautonomie gewährleistet (Art. 28 Abs. 2 GG), die die Gliederung des Gesamtstaates in Ländern verewigt (Art. 79 Abs. 3 GG) und die Grundrechte der Kirchen anerkennt (Art. 140 GG), setzt voraus, daß die Individuen nicht isoliert dem Staat gegenüberstehen und ihrerseits nicht beziehungslos nebeneinander herleben. Daraus folgt: Das Grundgesetz sieht den Menschen in seinem Gruppen- und Gemeinschaftsbezug und erteilt dem reinen Leitgedanken des klassischen Liberalismus eine Absage. Es sieht den einzelnen Menschen nicht als isoliertes Individuum, sondern stets als gemeinschaftsgebundene Persönlichkeit [12].

Die einem potentiellen Organspender aufgebürdete Sozialpflichtigkeit, eine Entscheidung zu suchen und diese gegebenenfalls zu erklären, gerät damit nicht in einer Art. 1 Abs. 1 GG tangierenden Weise in Konflikt mit der elementaren Selbstbestimmung, die dem Menschen kraft seiner Personenwürde zukommt; sie entspricht vielmehr gerade dem der Garantie des Art. 1 Abs. 1 GG zugrundeliegenden Bild des selbstbestimmenden Menschen. Von einer Objektivierung und Mißachtung des subjektiven Wertes kann keine Rede sein. Angesichts des anerkanntermaßen und unbestrittenen großen therapeutischen Nutzens von Transplantationen ist es dem Individuum durchaus zumutbar, sich mit der Frage der Organspendebereitschaft und der Behandlung seines Körpers nach dem Tode zu beschäftigen und eine persönliche Entscheidung zu treffen. Das Selbstbestimmungsrecht würde sicherlich überzogen, wollte man das Interesse, nicht mit der Frage des eigenen Todes konfrontiert zu werden und über die Behandlung des eigenen Leichnams entscheiden zu müssen, höher bewerten, als das Interesse der leidenden und sterbenden Patienten an der Rettung ihres Lebens oder der Wiederherstellung ihrer Gesundheit. Das Grundgesetz nämlich sieht den Menschen als eine dem Mitmenschen vielfältig verpflichtete Persönlichkeit. Es entspricht daher dem Leitbild des Grundgesetzes vom mündigen und gemeinschaftsgebundenen Bürger, wenn ihm selbst die Entscheidung über eine Organentnahme zugemutet wird.

Unter diesen Voraussetzungen darf der Gesetzgeber den Bürger bei seiner Entscheidung jedoch nicht allein lassen. Vielmehr benötigt der Betroffene für die Lösung seines Entscheidungskonflikts Leitlinien und Vorgaben des Gesetzgebers, anhand derer er seine Entscheidung ausrichten kann. Dabei ist die Wechselwirkung zwischen Sozialpflichtigkeit und negativer Selbstbestimmungsfreiheit sicherlich zu beachten; den Interessen der potentiellen Organspender auf Selbstbestimmung und Wahrung der Integri

tät ihres Körpers auch über den Tod hinaus steht aber auf der anderen Seite das durch Art. 2 Abs. 2 GG verfassungsrechtlich geschützte Interesse des Kranken an der Rettung seines Lebens oder der Minderung seines Leidens gegenüber. Art. 2 Abs. 2 GG verpflichtet in seinem objektiv-rechtlichen Gehalt den Staat umfassend, sich schützend und fördernd vor die genannten Rechtsgüter zu stellen [8].

Zur Erfüllung dieser staatlichen Verpflichtung reicht ein Rückgriff auf allgemeine, in der rechtlichen Grauzone liegende Grundsätze, nämlich das Allgemeine Persönlichkeitsrecht, das Recht auf Selbstbestimmung sowie das daraus abgeleitete Erfordernis der Einwilligung für den Körper betreffende Eingriffe (Art. 1 und Art. 2 Abs. 1 GG) nicht aus. Angesichts vieler offener Fragen, z.B. nach dem Eintritt des Hirntodes, nach den verschiedentlich diskutierten Regelungsmodellen (Widerspruchslösung, Einwilligungslösung, Informationslösung), nach der Kommerzialisierung, ist der Gesetzgeber aufgerufen, das Spannungsverhältnis zwischen Sozialpflichtigkeit und negativer Selbstbestimmungsfreiheit zum Zwecke der Entscheidungshilfe gesetzlich auszugleichen.

3.2 Mögliche Regelungsmodelle

Steht damit die Grundentscheidung zugunsten einer gesetzlichen Regelung fest, ist über mögliche Regelungsmodelle zu diskutieren.

3.2.1 Organentnahme vom lebenden Spender

Hinsichtlich der Lebendorganspende bzw. -entnahme kommt für eine gesetzliche Regelung nur das Modell in Betracht, das die Zulässigkeit der Explantation an die ausdrücklich erklärte Zustimmung des potentiellen Spenders selbst knüpft. Eine gesetzliche Regelung, die den zwangsweisen Eingriff in die körperliche Integrität des Menschen zu Zwecken der Transplantation erlauben würde, wäre Ausdruck der Mißachtung des spezifischen Eigenwertes, der dem Menschen zukommt, und daher mit Art. 1 Abs. 1 GG nicht vereinbar. Einwilligen kann dabei nur der nach seiner geistigen und sittlichen Reife einsichts- und willensfähige Spender selbst. Da die Entscheidung über die Verletzung der eigenen körperlichen Integrität zu altruistischen Zwecken, sei sie auch nur geringfügig, dem Kernbereich der Selbstbestimmung unterfällt, bedarf es stets der höchstpersönlichen Einwilligung des Spenders. Rechtspolitisch diskutabel ist in diesem Zusammenhang allerdings die Frage, ob der Gesetzgeber befugt ist, die

Zulässigkeit der Organspende vom lebenden Menschen an bestimmte Voraussetzungen zu knüpfen. Die Entscheidung über einen Eingriff in die eigene körperliche Integrität zum Zwecke sittlicher Hilfeleistung gehört nämlich gerade zu dem Bereich uneinschränkbarer Selbstbestimmung, die dem Menschen kraft seiner Personenwürde zukommt. Wenn danach die Entscheidung über eine altruistisch motivierte Transplantation als Akt der Hilfeleistung für einen nahestehenden Menschen auch bei einer erheblichen Gesundheits- oder Lebensgefährdung für den Spendewilligen grundsätzlich der elementaren Selbstbestimmung und persönlichen Würde zuzurechnen ist, so muß es dem Gesetzgeber dennoch erlaubt sein, einem Dritten zu verbieten, den Spender dieser Gefahr auszusetzen. Im Interesse der Funktionsfähigkeit der sozialen Gemeinschaft und des geordneten Zusammenlebens können gefährliche Eingriffe in die Körperintegrität daher untersagt werden. Die Gemeinschaftsgebundenheit, die auch den materiellen Gehalt der Menschenwürde prägt, gibt hierbei den Ausschlag. Unzweifelhaft kann der Gesetzgeber außerdem den kommerziellen Organhandel verbieten.

3.2.2 Organentnahme vom toten Spender

Im Hinblick auf die bei der Organentnahme vom toten Spender diskutierten Regelungsmodelle seien hier nur die Widerspruchslösung, die Einwilligungslösung und die Informationslösung angesprochen:

Bereits der Regierungsentwurf aus dem Jahre 1979 ging von einer Widerspruchslösung aus, die auch dem jetzt in den neuen Bundesländern geltenden Recht zugrunde liegt. Auch eine Resolution des Ministerkomitees des Europarats vom 11. 5. 1978 sowie eine Entschließung des Europäischen Parlaments vom 27. 4. 1979 [6] empfehlen ein Widerspruchsmodell. Soweit in Europa gesetzliche Regelungen bestehen, basieren sie ebenfalls überwiegend auf einer Widerspruchslösung. Grundsätzlich kann nach diesem Regelungsmodell eine Organentnahme immer dann stattfinden, wenn der potentielle Spender zu Lebzeiten keine anderweitigen Verfügungen getroffen, einer postmortalen Transplantation also nicht widersprochen hat. Angehörige müssen weder befragt noch informiert werden.

Neben den verschiedentlich gegen die Widerspruchslösung vorgebrachten Argumenten spricht auch eine verfassungsrechtlich abgeleitete Argumentation gegen dieses Regelungsmodell. Im Hinblick auf das Gebot der nachhaltigen Berücksichtigung der kollidierenden Rechtsgüter muß der Gesetzgeber bei der Entscheidung über eine Widerspruchslösung die verfassungsrechtliche Intention in seine Überlegun-

gen einbeziehen, ob die angestrebte Lösung für sein rechtspolitisches Ziel zwingend erforderlich ist oder ob andere Modelle, die den vielfältigen verfassungsrechtlichen Zielsetzungen insgesamt eher gerecht werden, möglich und ähnlich erfolgversprechend sind. Hierbei ergeben sich für die Widerspruchslösung insbesondere praktische Probleme der Manifestation und Dokumentation der Erklärung über den Widerspruch gegen eine Organentnahme. Zweifelhaft ist insbesondere eine entsprechende Dokumentation im Personalausweis oder in anderen zentralen Datensystemen, zu denen die in Betracht kommenden Transplantationskliniken, gegebenenfalls auch unter Einschaltung staatlicher Einrichtungen, Zugriff nehmen könnten, um einen etwa erklärten Widerspruch abfragen zu können.

Das Recht auf Selbstbestimmung würde auch dann unzumutbar eingeschränkt, wenn der potentielle Spender an einer einmal getroffenen Entscheidung unwiderruflich festgehalten würde. Angesichts der veränderten psychischen Situation, in die ein Mensch geraten kann, wenn er aktuell mit der Möglichkeit des eigenen Todes konfrontiert wird, muß die Möglichkeit bleiben, die getroffene Entscheidung zu revidieren und neu mitzuteilen. Die persönliche Selbstbestimmung wird nur dann hinreichend gewahrt, wenn die Erklärung in voller Kenntnis der Bedeutung und Tragweite und ohne jeden emotionalen Druck abgegeben werden kann. Erheblichen Bedenken muß daher eine Widerspruchslösung begegnen, die eine echte Selbstbestimmung gar nicht ermöglicht, weil dem Bürger sein Recht und die indirekt begründete Pflicht, die Behandlung seines Leichnams eigenverantwortlich zu bestimmen, insbesondere die Tragweite eines nicht erklärten Widerspruchs, nicht rechtzeitig und in zumutbarer Weise zur Kenntnis gebracht wird. Unter diesem Aspekt begegnet auch die Verordnung der ehemaligen DDR über die Durchführung von Organtransplantationen erheblichen Bedenken, da kein spezielles Verfahren vorgesehen ist, in dem der Bürger gezielt auf die Möglichkeit und Notwendigkeit eines Widerspruchs hingewiesen wird.

Insgesamt gesehen erscheint es daher im Rahmen einer Widerspruchslösung sehr fraglich, ob die Möglichkeit bleibt, ohne Bindung an die gegebenenfalls für die erstmalige Erklärung vorgesehene Form, jederzeit unbürokratisch einen Widerspruch nachzuholen. Das Risiko des Nichtbekanntwerdens eines Widerspruchs kann insbesondere angesichts einer möglicherweise veränderten psychischen Situation zumutbarerweise nicht dem Spender auferlegt werden.

Als Gegenvorschlag zu dem Regierungsentwurf aus dem Jahre 1979 unterbreitete der Bundesrat eine sogenannte Einwilligungslösung, nach der eine Organentnahme nur zulässig sein sollte, wenn der Verstorbene selbst zu Lebzeiten in die Entnahme ausdrücklich eingewilligt hat. Liegt eine ausdrückliche Einwilligung nicht vor, so soll die Entnahme zulässig sein, wenn die Angehörigen ausdrücklich in die Transplantation einwilligen (sogenannte erweiterte Einwilligungslösung) [4].

Eine solche Einwilligungslösung würde die Selbstbestimmung des einzelnen in vollem Umfang respektieren und die Verantwortung des Bürgers, mithin seine gemeinschaftsgebundene Sozialpflicht ansprechen. Die Einwilligungslösung kommt auch der in den alten Bundesländern geltenden Rechtslage am nächsten und berücksichtigt insbesondere das legislative Gebot bestmöglicher Konkordanz von Sozialpflichtigkeit und Selbstbestimmungsfreiheit.

Eine Variante der Einwilligungslösung stellt das sogenannte Informationsmodell dar, das an der prinzipiell erforderlichen ausdrücklichen Einwilligung des Verstorbenen festhält, für den Fall, daß eine solche ausdrückliche Einwilligung nicht erklärt wurde, auf die ausdrückliche Einwilligung der Angehörigen aber verzichtet und deren bloße Information genügen läßt. Nur wenn diese nach gezielter Information über eine Transplantationsabsicht und Belehrung über ihr Ablehnungsrecht ausdrücklich widersprechen, muß die Explantation unterbleiben. Die Informationslösung hat gegenüber dem Einwilligungsmodell den Vorteil, daß eine solche Regelung eine Entlastung der Angehörigen, die mit der Frage häufig nach einem plötzlichen und unerwarteten Tod eines nahestehenden Menschen konfrontiert werden, von einer schwierigen Entscheidung und den Wegfall einer auch für den Arzt sehr belastenden Befragung bedeuten würde.

Insgesamt gesehen stellt die Informationslösung als Variante des Einwilligungsmodells einen gangbaren Weg dar. Angesichts der plötzlich auftretenden veränderten psychischen Situation, in die der potentielle Organspender und die Angehörigen geraten, wenn sie aktuell mit der Möglichkeit des Todes konfrontiert werden und eine Entscheidung treffen müssen, appelliert die Informationslösung einerseits an die gemeinschaftsgebundene Sozialpflicht der Betroffenen, respektiert andererseits aber auch die Selbstbestimmung des einzelnen in vollem Umfang. Die gesetzlich geregelte Informationslösung vermag im übrigen eine bestmögliche Konkordanz der kollidierenden Verfassungsgüter zu erzielen und wird am ehesten der staatlichen Verpflichtung gerecht, sich schützend und fördernd vor die tangierten Interessen der potentiellen Organspender und der Kranken an der Rettung des Lebens oder der Minderung des Leidens zu stellen.

4 Zusammenfassung und Ausblick

Die Notwendigkeit einer gesetzlichen Regelung der Transplantation zeigt sich nicht nur an der Entwicklung der modernen Transplantationschirurgie mit einer immer größer werdenden Zahl von erfolgreich durchgeführten Organtransplantationen und mit der Notwendigkeit, insbesondere im Rahmen der Kopf-Hals-Chirurgie über Ersatzmaterialen zu verfügen. Die gespaltene innerdeutsche Rechtslage und die Tatsache, daß die in den neuen Ländern fortgeltende Verordnung über die Durchführung von Organtransplantationen verfassungsrechtlich bedenklich erscheint, sollten für sich gesehen bereits Anstoß genug für den gesamtdeutschen Gesetzgeber sein, den Mut zu finden zu einer eindeutigen positivrechtlichen Wertentscheidung und einer einheitlichen Regelung der sensiblen Materie, die den Bedürfnissen der modernen Transplantationsmedizin in erforderlichem Maße Rechnung trägt. Dabei wird der Gesetzgeber im Rahmen des ihm durch das Grundgesetz eingeräumten weiten Gestaltungsspielraums insbesondere bei der verfahrensrechtlichen Ausgestaltung das Spannungsverhältnis zwischen Sozialpflichtigkeit und Selbstbestimmungsfreiheit der Betroffenen zu berücksichtigen haben, um das Gebot bestmöglicher Konkordanz der kollidierenden Verfassungsgüter zu erfüllen.

Einigkeit besteht über ein gesetzliches Verbot des kommerziellen Organhandels. Dieser kommerzielle Organhandel und die gewinnorientierte Vermittlung von Transplantationen müssen verboten und unter Strafe gestellt werden. Der Bundesrat hat in einer auf einen Antrag Bremens zurückgehenden Entschließung die Bundesregierung aufgefordert, einen entsprechenden Gesetzentwurf vorzulegen [3].

Zur Begründung verweist der Bundesrat darauf, daß renommierte medizinische Fachgesellschaften zwischenzeitig ein gesetzliches Verbot des kommerziellen Handels mit Transplantaten anmahnten. Die Notwendigkeit hierfür habe sich in jüngster Zeit bestätigt. So sollen z.B. durch einen deutschen Vermittler Nierentransplantationen unter kommerziellen Gesichtspunkten im Ausland angeboten worden sein. Schon aus ethischen Gründen sei generell ein solches Handeln abzulehnen. Neuerdings zeichne sich auch in einzelnen europäischen Nachbarstaaten ein bereits weltweit bestehender Trend zur Kommerzialisierung von Organvermittlung und Organspenden ab. Dem Übergreifen dieser Entwicklung auch auf die Bundesrepublik müsse nach Ansicht des Bundesrates von staatlicher Seite rechtzeitig und wirksam, insbesondere durch gezielte Strafnormen, entgegengetreten werden. Gegenwärtig gebe es demgegenüber keine hinreichenden Eingriffsmöglichkeiten gegen derartige Praktiken.

Es bleibt zu hoffen, daß sich die Bundesregierung baldmöglichst auch zur Vorlage einer generellen gesetzlichen Regelung des Transplantationsrechts entschließt. Der Bundestag sollte dann nicht auf die parallelen Schwierigkeiten und das lange Gesetzgebungsverfahren des Embryonen- Schutzgesetzes verweisen, sondern im Interesse der Betroffenen eine rasche und ausgewogene Entscheidung treffen, die Mediziner, Patienten und Angehörige von ihm erwarten.

Literatur

1. Borchmann, Die Bundesgesetzgebung zum Gesundheitsrecht im Jahre 1990 (II) in: MedR 1991, 115
2. Bundesministerium der Justiz, Interne Dokumentation vom 19. 3. 1991 (unveröffentlicht)
3. Bundesrats-Drucksache 1991, 119/91 (Beschluß)
4. Bundestags-Drucksache 1979, 8/2681, S. 14 f.
5. Bundestags-Drucksache 1990, 11/5163; 11/5165−5168
6. Bundestags-Drucksache 1990, 11/7980
7. Bundesverfassungsgericht, BVerfGE 4, 7, 15 f.
8. Bundesverfassungsgericht, BVerfGE, 39, 1, 44 ff.
9. Dreher/Tröndle, Strafgesetzbuch, 45. Aufl. (1991), § 226a Rndr. 10
10. Entwurf eines Transplantationsgesetzes der Arbeitsgemeinschaft der Deutschen Transplantationszentren e.V. vom 8. 12. 1990 (unveröffentlicht)
11. Hiersche HD, Hirsch G (1990) „Rechtliche Fragen der Organtransplantation", 3. Einbecker Workshop der Deutschen Gesellschaft für Medizinrecht
12. Maunz/Dürig/Herzog, Kommentar zum Grundgesetz, Art. 1 Abs. 1 GG, Rdnr. 46 ff.
13. Pichelmayr in: Deutsches Ärzteblatt vom 29. 11. 1990
14. Schreiber HL (1988) In: Kaufmann, Moderne Medizin und Strafrecht, S. 73 ff.
15. Schreiber HL (1985) In: Dietrich, Organspende − Organtransplantation, S. 3 ff.
16. H. L. Schreiber, Vortrag vom 12. 4. 1991 anläßlich der Sitzung des Arbeitskreises Ärzte und Juristen in der AWMF in Bonn-Bad Godesberg
17. Verordnung über die Durchführung von Organtransplantationen vom 4. 7. 1975, DDR-GBl. I 1975, 597
18. § 216 StGB: Ist jemand durch das ausdrückliche und ernstliche Verlangen des Getöteten zur Tötung bestimmt worden, so ist auf Freiheitsstrafe von sechs Monaten bis zu fünf Jahren zu erkennen.

Alloplastische Materialien

European Archives of   Suppl. 1992/I
Oto-Rhino-Laryngology
© Springer-Verlag 1992

Alloplastische Implantate in der Kopf- und Halschirurgie

A. Berghaus

Hals-Nasen-Ohren-Klinik und Poliklinik (Direktor: Prof. Dr. H. Scherer)
Klinikum Steglitz der Freien Universität Berlin, Hindenburgdamm 30, 1000 Berlin 45

Inhaltsverzeichnis

1   Einführung 53
1.1   Erläuterungen zum Sprachgebrauch 53
1.2. Wechselwirkungen zwischen Implantat
      und Organismus 54
1.3. Korrosion und Degradation von Implantaten 55
1.4. Möglichkeiten der Materialprüfung 55
1.5. Das ideale Implantat 55
2   Implantatmaterialien 57
2.1   Polymere (Kunststoffe) 57
2.1.1 Silikon (Si, Silikongummi) 57
2.1.2. Polyethylen (PE) 59
2.1.3 Polyethylen-Terephthalat (PETP) 63
2.1.4 Polytetrafluorethylen (PTFE, „Teflon") 63
2.1.5 Expandiertes PTFE („Gore-Tex") 63
2.1.6 „Proplast" I, II und „HA-Proplast" 64
2.1.7 Polyamide (PA) 65
2.2   Chemisch und physikalisch behandelter Knorpel . . 65
2.2.1 Chondroplast 65
2.3   Zemente 66
2.3.1 Polymethylmethacrylat (PMMA) 66
2.3.2 Glasionomerzement 68
2.4   Keramiken 69
2.5   Injizierbare Materialien 71
2.5.1 Flüssiges Silikon 71

2.5.2 Teflonpaste 72
2.5.3 Kollagen 72
2.5.4 Fibrel 73
2.5.5 Bioplastique 74
2.6   Chirurgische Kleber 74
2.6.1 Cyanoacrylate 74
2.7   Metalle 75
2.7.1 Titan 75
2.7.2 Stahl 75
2.7.3 Gold 75
3   Implantate in der klinischen Praxis 76
3.1   Allgemeine Grundsätze der Implantation 76
3.2   Schädeldachplastik („Kranioplastik"; Kalotten- und
      Stirnrekonstruktion) 76
3.3   Mittelgesichtsaugmentation 79
3.4   Orbitabodenrekonstruktion 80
3.5   Rhinoplastik 81
3.6   Kinnaugmentation 82
3.7   Ohrmuschelrekonstruktion 83
3.8   Augmentation von Gesichtsweichteilen 84
3.9   Glottisverengende Eingriffe 85
3.10 Trachealersatz 85
4   Schlußbemerkung 88
Literatur 89

1 Einführung

1.1 Erläuterungen zum Sprachgebrauch

Ein „Implantat" bildet nach herkömmlichen Vorstellungen das Gegenstück zum „Transplantat". Damit wird die Bezeichnung für nicht lebende und im allgemeinen auch nicht dem lebenden Organismus entstammende Stoffe verwendet, die mit dem biologischen System, in das sie eingebracht werden, funktionieren sollen. Vor allem im angloamerikanischen Schrifttum wird hierfür häufig auch der Begriff „Alloplastik" gebraucht. Ein „Transplantat" unterscheidet sich davon durch seine Herkunft aus einem lebenden Organismus: das *autogene* Transplantat entstammt dem Körper, in den es wieder eingebracht wird; das *allogene* Transplantat einem anderen Körper der gleichen Spezies (z.B. einer menschlichen Leiche); das *xenogene* Transplantat dem Körper einer anderern Spezies (z.B. Rinderknochen, der beim Menschen eingepflanzt wird).

Meist ist die Zuordnung eines Stoffes nach den genannten Kriterien eindeutig möglich; sie kann in Einzelfällen aber auch Probleme bereiten: z.B. wird Rinderkollagen (als solches ein xenogenes Transplantat) bis zur Anwendung als injizierbares Kollagen mechanisch und chemisch so stark verändert, daß es gerechtfertigt scheint, dann von einem „Implantat" zu sprechen. Ähnlich verhält es sich mit intensiv behandeltem Rinderknorpel (Chondroplast) oder bestimmten Knochentransplantaten (Pyrost).

Fremdstoffe, die nicht vital sind und in den menschlichen Körper eingebracht werden, werden nach dem Beschluß einer Konsensus-Konferenz der Europäischen Gesellschaft für Biomaterialien im Jahre 1986 [290] heute jedoch bevorzugt als „Biomaterialien" bezeichnet. Danach kann ein Biomaterial Bestandteil eines Implantates sein, das seinerseits mehr als funktionstragendes medizinisches System definiert wurde (z.B. „Cochlear-Implant").

Im Sinne von „Biomaterialien" sind als Implantatmaterialien vor allem drei Werkstoffgruppen anzusprechen:
- *Polymere Kunststoffe,* die zu den organischen Materialien zählen;
- *Keramiken* und
- *Metalle,* beides mineralische Werkstoffe.

Der Begriff „Biokompatibilität" beschreibt die Wechselwirkungen zwischen Körpergewebe und Implantat, die sich auf vier Phänomene reduzieren lassen:
- den einleitenden Effekt am Grenzgebiet (Interface) zwischen Biomaterial und Gewebe als eine physikalisch-chemische Reaktion der ersten Sekunden und Minuten;
- die Folgen der Implantation, die sich nach Tagen und Jahren im Gewebe zeigen;
- Abbauerscheinungen und Korrosion am Implantat als umgebungsinduzierte Reaktion;
- Dauerfolgen der Interface-Reaktion im Bereich des Lagers und als Fernwirkung in Organen oder anderen Körperregionen (vgl. [291]).

Die Konsensus-Konferenz von 1986 definierte „Biokompatibilität" als die Fähigkeit eines Materials, für eine spezielle Anwendung bei geeigneter Antwort des Gewebes eine Aufgabe zu erfüllen [290].

Besonders im Zusammenhang mit der Verwendung von Titanimplantaten ist der etwas umstrittene Begriff der „Osseointegration" geprägt worden (siehe auch Kap. 2.7 „Metalle"). Unter dieser Bezeichnung werden Verfahren beschrieben, bei denen transkutane, knochenverankerte Halteapparate zur Fixierung von kranio-fazialen Epithesen, Hörgeräten und Zahnwurzeln verwendet werden [3, 272, 282]. Nach Albrektsson ist „Osseointegration ein direkter Kontakt zwischen einer belasteten Implantatoberfläche und Knochengewebe auf lichtmikroskopischem Niveau". Diese einfache Definition trägt vor allem praktischen Gesichtspunkten Rechnung. Darüber hinaus kann eine klinisch-funktionelle von einer biomechanischen und einer zellbiologisch-biochemischen Osseointegration unterschieden werden [272].

Im September 1991 hielt die Europäische Gesellschaft für Biomaterialien in Chester (GB) den zweiten Kongreß zur Festlegung der Definitionen in der Biomaterialforschung ab. Die Ergebnisse dieses Symposiums sind allerdings noch nicht veröffentlicht.

1.2 Wechselwirkungen zwischen Implantat und Organismus

Vereinfacht betrachtet ist vor allem die initiale Reaktion zwischen Implantat und Lager letztlich eine Interaktion von Biomaterial und Blut, wobei die Proteinabsorption an der Werkstoffoberfläche ein besonders wichtiger Vorgang ist, bei dem thermodynamische Effekte und die Polarität bzw. Oberflächenbenetzbarkeit eine besondere Rolle spielen. So wird z.B. eine negative Ladung der Oberfläche als vorteilhaft angesehen; auch die Hydrophilie des Implantates hat einen wichtigen Einfluß auf die Proteinadsorption. Besonders günstige bio- (bzw. blut-)kompatible Eigenschaften werden u.a. Siloxan (Si), Polytetrafluorethylen (PTFE), Polyethylen (PE), Kohlenstoff und Titan zugeschrieben.

Die Antwort des Körpergewebes auf Implantatmaterialien ist ein dynamischer Prozeß, der noch nicht durch eine universell anwendbare Theorie erfaßt werden konnte und bestimmt wird durch:

- die chemischen Eigenschaften des Implantates;
- physikalische Bedingungen wie Form und Größe, Oberflächenstruktur und das mechanische Verhalten des eingebrachten Fremdkörpers;
- biologische Faktoren wie Alter und Gesundheitszustand des Patienten.

Die Implantation stellt für das Gewebe immer einen Reiz dar, dessen Ausmaß allerdings je nach Material und Rahmenbedingungen stark variiert. Im günstigen Fall unterscheidet sich die Gewebereaktion kaum von normaler Wundheilung, das Implantat wird von zartem Bindegewebe eingeschlossen (bekannt u.a. für Siloxan, Polyethylen, Titan). Bei ungünstigem Verlauf kommt es zur Bildung einer derben, dicken Kapsel oder zur chronischen Entzündung mit Granulomen, großen Mengen an Makrophagen und Riesenzellen, klinisch auffällig unter anderem durch Schwellung, Rötung und Schmerz.

1.3 Korrosion und Degradation von Implantaten

Metalle werden u.a. von Salzen und Proteinlösungen der extrazellulären Flüssigkeit angegriffen und unterliegen der Korrosion. Polymere sind nicht auf diese Weise zerstörbar, können aber durch Einwirkungen von Energie oder durch Enzyme, die biochemische Reaktionen katalysieren, eine sog. „Degradation" erfahren. Außerhalb des Körpers kommt es bei Kunststoffen weiterhin durch hohe Temperaturen oder Gamma-Strahlen zur Degradation, wobei die kovalenten Bindungen der Kettenstrukturen aufbrechen. Im Organismus ist die Degradation durch Hydrolyse, wie sie bei Polyurethan (PUR), Polyester und Polyamid (PA) vorkommt, ein bekanntes Beispiel. PTFE, Polymethylmethacrylat (PMMA), Polypropylen (PP), Polyethylen und Silikon (Si) gelten in dieser Hinsicht als stabil; bei Silikon kann es allerdings durch Flüssigkeitsabsorption zur Schwellung und Minderung der Bruchfestigkeit kommen [291]. Degradation geht bei Kunststoffen immer mit der Bildung kurzkettiger Bruchstücke (bis hin zu Monomeren) und – wie die Korrosion – mit einer Verschlechterung der mechanischen Implantateigenschaften einher.

1.4 Möglichkeiten der Materialprüfung

Noch zu Beginn der 60er Jahre war es angesichts einer zunehmenden Flut von unkontrollierten Implantatanwendungen in der operativen Medizin erforderlich, daß Calnan mit Nachdruck forderte, Biomaterialien nicht mehr ungeprüft klinisch zu verwenden [53].

Inzwischen sind für viele chirurgische Implantate Standardwerte und Normen festgelegt worden (in Deutschland z.B. durch das Deutsche Institut für Normung (DIN)). So bestimmt eine DIN-Norm (Nr. 17443; [73]) für chirurgisch genutzte Stähle die Grenzen der Belastbarkeit, Elastizität, Bruchfestigkeit usw. Auch die zur Ermittlung dieser Daten erforderlichen Prüfmethoden sind durch DIN-Normen definiert. Die Aussagekraft mechanischer Belastungstests kann dadurch erhöht werden, daß sie in einem Medium erfolgen, welches Körperflüssigkeiten entspricht. Da es sich nicht um Medikamente handelt, ist allerdings hierzulande – anders als in USA – eine Prüfung der Zulassung durch das Bundesgesundheitsamt (BGA) derzeit noch nicht erforderlich.

Im Interesse möglichst komplikationsarmer Anwendung von Implantaten werden jedoch von den Herstellern, Forschungsinstituten und Kliniken vor allem neue Implantate nicht nur mechanischen Belastungsprüfungen, sondern auch Biokompatibilitätstest unterzogen.

Hierfür kommen – nach einer schon von Griffiths [103] vorgeschlagenen Reihenfolge – zunächst histochemische Techniken bzw. in-vitro-Tests in

pseudoextrazellulärer Flüssigkeit z.B. unter Einsatz der Infrarotspektrometrie in Betracht [121, 122]. Danach folgt die Prüfung der Wachstumshemmung in einer Zell- oder Gewebekultur [40, 142]. Bei günstigen Resultaten kann die aussagekräftigste Untersuchung folgen, nämlich der Tierversuch, der außer der klinischen Prüfung die wohl bedeutsamste Testmethode darstellt. Dabei kann neben zahlreichen makroskopischen und histologischen Bewertungsparametern z.B. auch die Messung der Dicke einer fibrösen Kapsel um ein Implantat in die Evaluierung einbezogen werden. Die Beobachtungszeit im Tierversuch soll mindestens zwei Jahre betragen. Patienten, denen im Rahmen klinischer Prüfungen neue Implantate eingepflanzt werden, sollen nach Griffiths lebenslang beobachtet werden.

1.5 Das ideale Implantat

Wenn für einen chirurgischen Zweck ein uneingeschränkt gebrauchsfähiges Implantat zur Verfügung steht, ergeben sich zahlreiche Vorteile:

- Die chirurgische Rekonstruktion wird verkürzt;
- das Trauma für den Patienten wird geringer (im Vergleich zum autogenen Transplantat);
- das Ersatzmaterial steht unbegrenzt zur Verfügung;
- die Eigenschaften des Biomaterials sind definierbar und denen von Transplantaten i.a. überlegen.

Sofern jedoch kein optimales Material verfügbar ist, muß mit Nachteilen gerechnet werden:

- Die auch nach Jahren noch mögliche Unverträglichkeit mit dem Gewebe;
- das Wandern des Implantates;
- das Nachlassen seiner mechanischen Eigenschaften.

Die immer wieder geäußerte Befürchtung, daß Implantatmaterialien Malignome induzieren könnten, hat sich für am Menschen anwendbare Werkstoffe bisher nicht beweisen lassen. Im Tierexperiment reproduzierbare Implantat-assoziierte Tumoren erwiesen sich als speziesspezifisch bei bestimmten Nagetieren (vgl. [25]).

Die Anforderungen an ein „ideales" Implantat hängen naturgemäß auch davon ab, wo und für welchen Zweck es implantiert werden soll. Unabhängig davon ergeben sich jedoch allgemeine Kriterien, die ein perfektes Biomaterial erfüllen sollte:

- Es soll das Gewebe, das es ersetzen soll, in Größe, Form und Konsistenz genau nachahmen.

Tabelle 1. Eigenschaften häufig benutzter Biomaterialien im Vergleich

Implantatmaterialien	Verarbeitung	Anpassung an den Defekt	Gewebeverträglichkeit	Röntgendurchlässigkeit	Verfügbarkeit	Sterilisierbarkeit	Memory-Effekt	Porosität der Oberfläche	Entfernbarkeit	Spezielle Nachteile
Silikon	+	+/−	+	+	+	+	−	−	+	Serombildung; relativ hohe Infektanfälligkeit; Dislokation möglich
Proplast I	+	+	+	+	+	+	+	+	−	Empfindlich gegen Quetschung; Fibrosierung, schwarze Farbe
Proplast II	+	+	+	−	+	+	−/+	+	−	
PMMA vorgeformt (Acryl)	−	−/+	+	+	+	+	−/+	−	+	
PMMA intraoperativ polymerisierend	−/+	+	+/−	+	+	+	−/+	−	+	Exotherme Reaktion
Poröses Polyethylen	+	+	+	+	+	+	−/+	+	+	
Hydroxylapatit porös	−	−	+	+	+	+	−/+	+	−	
dicht	−	−	+	+	+	+	−/+	−	+	

+ = diesbezüglich vorteilhaft
− = diesbezüglich nachteilig

- Es soll die Infektionsgefahr nicht erhöhen, sondern möglichst von sich aus in irgendeiner Weise antibakteriell wirksam sein [154].
- Es soll unendlich lange vom Gewebe toleriert werden.
- Es soll nicht immunologisch wirksam sein.
- Es soll durch Biegsamkeit oder die Möglichkeit des Zurechtschneidens oder der Ausformung intraoperativ anpassungsfähig sein.
- Besonders die Oberfläche soll stabil und i.a. reaktionslos sein.
- Nach heutigen Erkenntnissen ist − von Ausnahmen abgesehen − zumindest eine oberflächliche Porosität von Vorteil, eventuell mit kompaktem Implantatkern.
- Eine sichere und bei Bedarf auch wiederholte Sterilisation muß möglich sein.
- Das Implantat soll nicht über eine „Memory-Eigenschaft" verfügen, die es nach einer Biegebelastung immer wieder in die alte Form zurückbringt (es sei denn, der Memory-Effekt ist therapeutisch beabsichtigt).
- Das Material soll nicht zur Resorption von Knochen führen, der als Aufnahmelager dient.
- Es soll keine Farbe haben, die transkutan durchscheint und das kosmetische Resultat beeinträchtigt.

Bekanntlich sind die oben aufgeführten Wunschvorstellungen vielfach noch unerfüllt, denn anderenfalls wäre die Suche nach dem idealen Implantat wohl schon beendet. Unter dem Eindruck der bei fast allen gängigen Implantatmaterialien noch gegebenen Unzulänglichkeiten (vgl. Tabelle 1) sollte sich ein potentieller Anwender vor allem dann, wenn Neuentwicklungen angeboten werden, eine Reihe von Fragen beantworten lassen (vgl. auch [229]):

- Ist von dem ausgewählten Implantatmaterial irgendeine für lebendes Gewebe gefährliche Wirkung bekannt?
- Wird es häufig abgestoßen?
- Bewirkt es die Ausbildung einer Bindegewebskapsel, die seinen Nutzen mindert?
- Handelt es sich um ein permanentes oder ein abbaubares Material?
- Wie lange hat der Werkstoff Wert und Bestand, bevor er ggf. resorbiert ist?
- Erfolgt ein eventueller Abbau ohne Schaden für das Gewebe oder den Organismus?
- Können Resorption oder Degradation des Materials ausreichend zuverlässig kontrolliert werden?
- Ist der Herstellungsprozeß hinreichend präzise und kontinuierlich kontrolliert, so daß jede gelieferte Charge qualitative Höchstanforderungen erfüllt?

Da es sich Hersteller und Operateure – unterstützt durch behördliche Auflagen – in den vergangenen Jahren zunehmend zueigen gemacht haben, die oben aufgeführten Sicherheitsaspekte zum Schutz des Patienten zu beachten, kommen viele in der Industrie weit verbreitete Materialien für die Anwendung am Patienten nicht in Betracht. Die Implantation eines heute gängigen und industriell vertriebenen chirurgischen Materials bedeutet gemeinhin ein geringes Morbiditätsrisiko für den betroffenen Patienten. Die insgesamt positive Bilanz moderner Biomaterialien verschafft ihnen angesichts des durch das Risiko der HIV-Übertragung neuerdings wieder eingeschränkten Nutzens des konservierten Transplantats (vgl. [255]) nach einer Periode der Diskreditierung und Ablehnung wieder größere Bedeutung. Von den in jüngerer Zeit erschienenen Übersichtsarbeiten über Biomaterialien in der Kopf-Hals-Chirurgie sei hier die Darstellung von Kent und Misiek hervorgehoben [143], auf die im vorliegenden Text wiederholt Bezug genommen wird.

2 Implantatmaterialien

2.1 Polymere (Kunststoffe)

Im Gegensatz zu den mineralischen Metallen und Keramiken gehören Kunststoffe zu den organischen Werkstoffen. Sie bestehen aus makromolekularen Verbindungen, die synthetisch oder durch die Umwandlung aus vorhandenen Naturstoffen hergestellt werden. Sie sind bei der Verarbeitung oder wenigstens beim ersten Herstellungsschritt plastisch verformbar. Kunststoffmakromoleküle setzen sich aus einer großen Anzahl von Atomen zusammen, die chemisch miteinander verbunden sind. Sie sind aus sehr vielen Grundmolekülen aufgebaut, den „Monomeren". Bei der einfachsten Form der Aneinanderreihung solcher Monomere entstehen ketten- oder fadenförmige „Polymere". Derartige „lineare" Makromoleküle nehmen eine beliebige knäuelartige Gestalt an. Wenn es bei der Kettenbildung zu unregelmäßigen Verbindungen von zwei oder mehreren Kettenabschnitten kommt, können Verzweigungen entstehen. Von „Vernetzung" spricht man bei einer chemischen Verbindung von Makromolekülen untereinander, die bei oder nach der Bildungsreaktion entstehen.

Zur Abkürzung der oft komplizierten Kunststoffbezeichnungen können nach der Norm DIN 7724 Kurzzeichen verwendet werden. Neben dem Begriff „Kunststoff" sind auch die Bezeichnungen „Polymere", „Polymerwerkstoffe" oder „Hochpoly-

mere" geläufig. Im Angelsächsischen wird häufig von „Plastics" gesprochen.

2.1.1 Silikon (Si, Silikongummi)

Silikon, von dem englischen Chemiker F. S. Kipping aus Nottingham um die Jahrhundertwende eingeführt, wurde erstmals 1943 im Handel angeboten. In den späten 40er Jahren begann man mit der Implantation des Materials unter der Haut bei unterschiedlichen Indikationen. Seine weite Verbreitung verdankt Silikon in erster Linie ausgezeichneten physikalischen Eigenschaften, wobei besonders die thermische Stabilität, Resistenz gegen Oxydation, geringe Benetzbarkeit, weitgehende Inertheit und die Beibehaltung seiner Flexibilität über einen großen Temperaturbereich zu nennen sind.

Flüssiges Silikon in chirurgischer Reinheit ist eine klare, farb- und geruchlose Substanz von öliger Konsistenz.

Chemische Formel:

$$-O-\underset{\underset{CH_3}{|}}{\overset{\overset{CH_3}{|}}{Si}}-O-\underset{\underset{CH_3}{|}}{\overset{\overset{CH_3}{|}}{Si}}-O-$$

Herstellung. Silikon wird auf der Grundlage des Bausteins Dimethylsiloxan (der Begriff „Siloxan" ist eine Zusammensetzung aus Si*l*ikon, *Ox*ygen und Meth*an*) mit geringeren Zusätzen anderer organischer Seitenketten (z.B. Vinyl und Phenyl) hergestellt. Durch Kondensationspolymerisation entsteht ein Molekül von hohem Molekulargewicht (Polydimethylsiloxan), das ein ausgesprochen polares Si−O−Si-Gerüst enthält, welches zu seiner Flexibilität beiträgt. Diese Moleküle sind durch chemische Kettenverbindungen an weitgestreuten Punkten vernetzt (vulkanisiert), wodurch die Flexibilität der ursprünglichen Polymer-Kette erhalten bleibt. Der Prozeß wird dadurch in Gang gesetzt, daß der Katalysator Dichlorbenzoylperoxyd unter Hitzeeinwirkung in freie Radikale zerfällt, die die organischen Seitengruppen aktivieren können, wodurch Kreuzvernetzungen entstehen. Durch die Zugabe von ungefähr 15−20 Volumenprozent fein zerteilter aktiver Kieselsäure als Füllstoff erhält Silikongummi verbesserte mechanische Eigenschaften [47, 178].

Der besonders in den USA für Silikonimplantate häufig gebrauchte Begriff „Silastic" bezeichnet kein eigenständiges Material, sondern ist ein Handelsname für Silikonimplantate der Fa. Dow Corning.

Materialeigenschaften. Die physikalischen Eigenschaften hängen von der genauen Zusammensetzung des Silikongummis und von der Aushärtung (Vernetzung) ab. Die Zugfestigkeit reicht von 25 bis 100 N/mm², die Dehnbarkeit von 100 bis 600% [178].

Hitzestabilität ist ein besonderer Vorteil des Silikon, sie erlaubt das Autoklavieren und gewährleistet eine lange Haltbarkeit. Bei Raumtemperatur haben die meisten wasserlöslichen Materialien, wie auch schwache und starke Säuren und Basen, kaum oder keinen Einfluß auf Silikon. Der wesentliche Nachteil des Werkstoffes ist seine relativ geringe Reißfestigkeit bzw. Weiterreißfestigkeit.

Die Eigenschaften — auch des flüssigen Silikon — werden selbst durch extrem lange Lagerung bei Raumtemperatur oder durch Einfluß von Sonnenlicht und Mikroorganismen nicht beeinträchtigt. Seine thermische Stabilität über einen breiten Temperaturbereich erlaubt auch wiederholte Dampfsterilisation ohne nennenswerte Veränderungen, jedoch sollte das Material wegen seiner Absorptionsfähigkeit möglichst nicht gassterilisiert werden.

Verhalten im Organismus. Die Biokompatibilität der Silikongummis ist ausgezeichnet. Es gibt fast keine toxischen Effekte auf irgendein Gewebe im Organismus oder auf Körperflüssigkeiten. Bei histologischer Untersuchung findet man eine fibröse Einscheidung ohne Adhäsion an die Faserhülle. Silikon ist gering thrombogenetisch wirksam, wenngleich diese Eigenschaft in erster Linie dem Füllstoff (aktive Kieselsäure) zuzuschreiben ist. Schrittweiser Verfall von Silikongummi kann vorkommen, verursacht durch die Absorption von Lipiden aus dem Blut, wodurch die physikalischen Eigenschaften des Gummis nachlassen. Die Lipidabsorption wird durch Abrasionsverschleiß beschleunigt. Dabei entstehen Mikrorisse, die zu postoperativen Spätversagern vor allem bei belasteten, funktionstragenden Anwendungen führen können. Auch kalzifizierte Niederschläge können die Oberfläche des Implantates beeinträchtigen und die mechanischen Eigenschaften verschlechtern.

Aus der klinischen Anwendung z.B. bei der Augmentation von Gesichtsweichteilen und bei der Ohrmuschelrekonstruktion bekannte Risiken von Silikonimplantaten sind die Dislokation, Perforation der Haut (vor allem bei dünner Weichteildeckung) und besonders die hohe Infektionsrate [10, 250]. Ein besonders bei Brustimplantaten beobachtetes Problem ist die postoperative Kapselkontraktur [276]. Sie zwingt im allgemeinen zur Implantatentnahme. Um der unerwünschten Kapselbildung mit Kontraktion entgegenzuwirken, werden Silikonimplantate neuerdings mit mikrostrukturierten Oberflächen versehen, deren definierte Rauhigkeit sich günstiger auswirkt als eine glatte Oberfläche.

Um die mangels Verbindung mit dem Lager prinzipiell schlechte Implantatstabilität zu verbessern, wurden poröse Silikonimplantate [38] vorgeschlagen oder solche, an die Polyterephthalat-Gewebe („Dacron") mit Silikonkleber angeheftet ist [259]. Die poröse Form des Silikon kann vorteilhaft überall da verwendet werden, wo nur geringe oder gar keine funktionelle Belastung auf das Implantat einwirkt. In anderen, belasteten Lagern muß aufgrund der geringen Reißfestigkeit des Materials mit dem mechanischen Versagen derartiger Implantate gerechnet werden.

Eigenschaften und Anwendung des *flüssigen* Silikon werden im Kapitel 2.5 „Injizierbare Materialien" beschrieben.

Klinische Anwendung. Silikon hat im Kopf-Hals-Bereich vor allem für die Gesichtsschädelrekonstruktion Bedeutung erlangt [43, 105, 155, 167, 250, 260, 263, 277]. Für die Augmentation von Kinn, Jochbein und Nasenrücken wurde eine Vielzahl unterschiedlich geformter Silikonimplantate vorgeschlagen, zum Teil in Kombination mit anderen polymeren Geweben [12, 15, 46, 50, 54, 59, 63, 106, 169, 174, 182, 184, 234, 283, 289]. Im Handel ist vorgeformtes Silikon erhältlich; man kann auch nach Gesichtsabdrucken hergestellte Implantate verwenden [80].

Bei der Augmentation in der Rhinoplastik können vorgeformte oder individuell angepaßte Silikonimplantate für die Rekonstruktion des Rückens, der Nasenspitze und der Kolumella eingesetzt werden. Hier kommt es jedoch oft zu Wanderung, Infektion und Verlust des Implantats [70, 90]. Im Bereich von Stirn, Wange und Kinn ist Silikon hingegen erfolgreicher eingesetzt worden. Folien für die Rekonstruktion des Orbitabodens nach Blow-out-Frakturen wurden eine zeitlang recht häufig verwendet [224]. Jedoch kommt es relativ oft zur Dislokation oder Abstoßung. Für die Unterfütterung gelähmter Stimmlippen werden u.a. Silikonspäne durch ein Knorpelfenster eingeführt. Sie sind so zurechtgeschnitten, daß sie wie ein Riegel nicht durch das Fenster zurückrutschen können [152]. U.E. eignen sich für diese Indikationen Implantate aus porösem Polyethylen besser, weil sie besser im Gewebe fixiert werden [22]. In der Kieferchirurgie wird die Frage der Verwendbarkeit von Silikonscheiben als Interpositionsmaterial zur Verhinderung der Ankylose des Kiefergelenks kontrovers diskutiert [143].

Als besonders wertvoll hat sich Silikon bei der Erfüllung von (temporären) Platzhalterfunktionen erwiesen, wie etwa bei Paukenröhrchen, laryngo-trachealen Stents [78], Tracheal-T-Röhrchen [186, 187], Stimmprothesen [243], Platzhaltern für Kieferhöhlenfenster [18, 28], „Skin-Expandern", Schläuchen zum Offenhalten von Tränenwegen [89] etc. Bei diesen Anwendungen werden Implantate meist nur zeitlich begrenzt eingesetzt oder nach einer gewissen Verweildauer gegen neue ausgetauscht, so daß die sonst als Nachteil empfundene, mangelnde Verbindung der Materialoberfläche mit dem Lager dann als besonderer Vorteil anzusehen ist. Silikonscheiben, die als Obturatoren zum Verschluß von Septumperforationen eingesetzt werden, können in unerwünschter Weise den Defekt im Lauf der Zeit vergrößern [181].

2.1.2 Polyethylen (PE)

Polyethylen gehört mit anderen thermoplastischen Polymeren – z.B. dem Polypropylen – in die Gruppe der Polyolefine. Es handelt sich um flexible, kristallisierbare Kettenstrukturen. Je größer die Kettenlänge und der Kristallisationsgrad sind, desto höher liegt der Schmelzpunkt, die Stabilität nimmt zu, ebenso der Widerstand gegenüber Degradation, sowie die Zugfestigkeit und die „Einfriertemperatur", unterhalb derer sich der Stoff im „Glaszustand" befindet.

Chemische Formel:

$$\begin{array}{cccccc} H & H & H & H & H & H \\ | & | & | & | & | & | \\ -C- & C- & C- & C- & C- & C- \\ | & | & | & | & | & | \\ H & H & H & H & H & H \end{array}$$

Herstellung. Polyethylen kommt in der Chirurgie in kompakter und in poröser Form zur Anwendung. Erstmalig wurde die Polymerisation von Ethylengas 1939 von der Fa. ICI kommerziell betrieben, die damals ein Material herstellte, welches heute als „Low-density-Polyethylene" („LDPE") bekannt ist. Diese Reaktion verläuft in einem Autoklaven unter Drukken zwischen 1000 und 3000 bar ab („Hochdruck-PE"). Um die Polymerisation in Gang zu bringen, benutzt man Sauerstoff oder Peroxid. Unter diesen Bedingungen polymerisiert das Ethylengas in einer exothermen Kettenreaktion zum Polyethylen. In den Herstellungsprozeß sind freie Radikale eingebunden, die aus den Startmolekülen hervorgehen. Das so gebildete Polymer hat einen hohen Anteil von Seitenkettenverzweigungen. Das spezifische Gewicht dieses Werkstoffes reicht von 0,910 bis 0,935.

Anfang der 50er Jahre begann man „High-density-Polyethylene" („HDPE") herzustellen, welches durch Polymerisation bei niedrigem Druck (zwischen 1 und 50 bar) in Gegenwart heterogener Startsysteme entsteht (Ziegler-Verfahren). Bei diesem Polymer handelt es sich im wesentlichen um lineare Molekülketten mit sehr wenigen Verzweigungen; hier-

durch bekommt man eine höhere Dichte, das spezifische Gewicht bewegt sich in einer Größenordnung von 0,940 bis 0,970. LDPE ist ein hochgradig verzweigtes Polymer, während HDPE mehr kristalliner Art ist. Die Kettenverzweigungen bei LDPE führen zu einem höheren Anteil der amorphen Phase. Das Verhältnis von kristallinen zu amorphen Anteilen beeinflußt erheblich die Materialeigenschaften [42, 223]. So bedeutet ein hoher Prozentsatz an amorphem Material geringere Streckspannung, niedrigeren Erweichungspunkt, erhöhten Weiterreißwiderstand und geringere Schlagzähigkeit bei niedrigen Temperaturen.

Den bedeutendsten Einfluß in der Chirurgie bekam ein Polyethylen mit einem Molekulargewicht von ungefähr 4×10^6, das als „Ultra-high-molecular-weight-Polyethylene" („UHMWPE") bezeichnet wird. UHMWPE hat bei der Konstruktion von totalen Hüftgelenksprothesen in den letzten zwei Jahrzehnten eine dominierende Rolle gespielt. Diese Entwicklung wurde dadurch eingeleitet, daß sich Polytetrafluorethylen (Teflon) als Pfannenprothese wegen übermäßigen Abriebs und starker Gewebereizung als ungeeignet erwies.

Für die Herstellung von *porösem* Polyethylen werden Pulver aus hochmolekularen Niederdruckpolyethylentypen mit relativ breitem Schmelzbereich verwendet, also HDPE-Typen („PHDPE"). Die chemische Beständigkeit des Materials ist sowohl gegenüber sauren als auch basischen Medien sehr hoch, ebenso allen Salzlösungen gegenüber [37]. Allenfalls bei konzentrierter H_2SO_4 und konzentrierter HNO_3 – insbesondere bei höheren Temperaturen – müssen Einschränkunen gemacht werden, die aber nur im Industriebereich nennenswerte Bedeutung haben dürften.

In der Kopf-Hals-Chirurgie sind – anders als in der Orthopädie – z.Z. ausschließlich Implantate aus *porösem Polyethylen* von Interesse, weshalb diese Form des Kunststoffs hier bevorzugt dargestellt wird.

Die Herstellung poröser Fremdkörper durch Sintern wurde vor etwa 8000 Jahren entwickelt, als Ton zu poröser Keramik gebrannt wurde. Dabei werden feinkörnige Stoffe soweit erhitzt, daß sie an der Oberfläche erweichen, während die Gestalt der Körner erhalten bleibt. An den Berührungsflächen erfolgt ein oberflächliches Verschweißen, so daß ein zusammenhängender poröser Körper entsteht (Abb. 1). Dieses Verfahren ist in der Keramik, der Metallurgie und der Glasindustrie bekannt und läßt sich auch auf pulverförmige Kunststoffe wie Polyethylen übertragen. Die entstehenden Poren können gegeneinander abgeschlossen sein oder sich als offenes System durch den ganzen Formkörper ziehen, so daß Flüssigkeit oder ein Gas ihn durchströmen können.

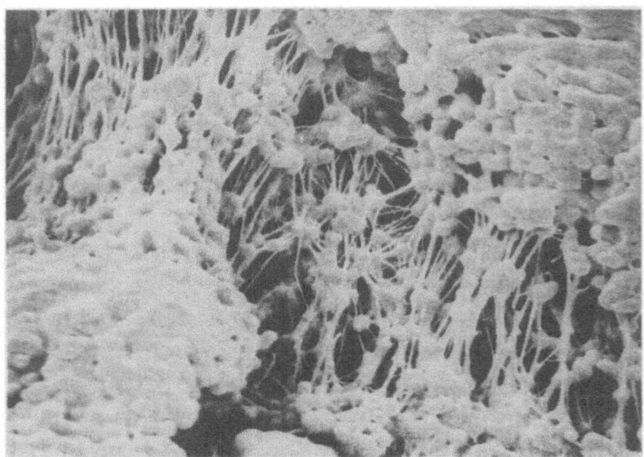

Abb. 1. Poröses Polyethylen. Rasterelektronenmikroskop. Vergrößerung ca. 2500fach

Im letzteren Fall spricht man von offenen Poren, wie sie auch bei porösem Polyethylen vorliegen. Das hochmolekulare Pulver wird für den Sinterprozeß in Formen gefüllt, verdichtet und auf 180 bis 220 °C erwärmt. Die physikalischen Eigenschaften des Materials − wie Porosität und Festigkeit − lassen sich durch Auswahl des Pulvers und Einstellung der Verfahrensbedingungen (Sinterzeit, Sintertemperatur und Vorpreßdruck) in gewissen Grenzen beeinflussen. So lassen sich aus porösem Polyethylen Platten-, Rohr- und Spezialprofile oder Formteile herstellen. Das in der Chirurgie verwendete PE ist ein hochreines Produkt, das Monomere oder Additive allenfalls in vernachlässigbaren Spuren enthält.

Materialeigenschaften. Das an sich bereits gut verträgliche UHMWPE wurde weiter verbessert. So konnten durch eine Gammastrahlenvernetzung einige mechanische Eigenschaften beeinflußt werden. Die Strahlenvernetzung erfolgt hauptsächlich an der bestrahlten Oberfläche, so daß insbesondere Reibung, Verschleiß und Härte verbessert werden konnten [236]. Eine andere Methode, die physikalischen Eigenschaften von UHMW-Polyethylen zu verbessern, ist die Verstärkung mit Kohlefasern [87]. Diese Möglichkeiten werden aber vor allem zur Verbesserung der Eignung des Materials in der Hüftgelenksprothetik eingesetzt.

Poröses Polyethylen zeichnet sich − anders als die spröde Keramik − vor allem durch Elastizität aus, im Gegensatz zu porösen Metallen durch chemische Resistenz. Beiden gegenüber liegt sein Vorzug in dem geringen Gewicht. Seine Dichte liegt bei etwa 0,6 g/cm^3. In Verbindung mit einem relativ niedrigen Preis haben diese Eigenschaften zu breitem Einsatz in der Industrie geführt. Der Porendurchmesser liegt im Mittel bei ca. 100 µm.

Poröses Polyethylen läßt sich mit den auch für die Holzbearbeitung dienenden Werkzeugen ohne Schwierigkeiten formen, z.B. durch Schneiden, Bohren, Stanzen, Sägen, Fräsen, Hobeln usw. Diese Eigenschaft führte auch zur Anwendung des Materials bei der computergesteuerten, dreidimensionalen Implantatfertigung für die Korrektur von Stirndefekten [160]. Beim Einsatz von schnell rotierenden Sägeblättern oder Trennscheiben etc. besteht die Gefahr der Hitzeentwicklung an der Schnittfläche, die zu einem Verschweißen der Poren an der Oberfläche führt. Nur bei niedriger Rotations- und Vorschubgeschwindigkeit und gleichzeitiger Kühlung ist die Bearbeitung mit Schneidmaschinen weniger riskant [49]. Im klinischen Bereich ist die Bearbeitung mit einer scharfen Klinge vorzuziehen [25]. Der Anfall größerer Mengen von Abriebpartikeln muß vermieden werden, gegebenenfalls müssen sie vom Implantat vollständig entfernt werden. Weiterhin muß man − wie bei jedem Implantat − die Entstehung von scharfen Kanten vermeiden, die z.B. eine Perforation der Haut begünstigen könnten. Für den Kliniker ist es von Vorteil, fertige Implantate zu verwenden, die unmittelbar in endgültiger Form gesintert wurden.

Eine weitere Bearbeitungsmöglichkeit liegt in der thermoplastischen Formung: Bei Temperaturen unterhalb des Verschmelzens (ca. 50−130 °C) kann unter minimalem Erweichen ohne Schädigung des Porensystems eine Formgebung erfolgen. So können Implantate von einigen Millimeter Dicke z.B. durch Anpressen oder Tiefziehen an einer Gipsmaske thermoplastisch geformt werden. Eine kaltgeformte und dadurch eigenspannungsbelastete PE-Platte drängt dagegen immer wieder in ihre ursprüngliche Form zurück („Memory-Effekt").

Profile aus porösem HDPE können ohne nennenswerte Schädigung der umgebenden Porosität geschweißt werden. Da Klebstoff gut eindringen kann, läßt sich poröses Polyethylen im Gegensatz zu vollständig durchplastifizierten Werkstoffen ausreichend gut kleben [209]. Dies gilt nicht nur für das Verkleben mit Metall oder Silikon usw., sondern auch für die chirurgische Gewebeklebung.

Zur Keimfreimachung empfiehlt sich die Gassterilisation. Bei der von uns bevorzugten Methode wird bei 56 °C über 2,5 min mit Ethylenoxid sterilisiert, nachdem zuvor dreimal evakuiert wurde. Da das Gas gewebstoxisch sein kann, muß nach der Sterilisation eine ausreichend lange Wartezeit von mindestens zwei Wochen eingehalten werden, damit sich die Gasreste verflüchtigen.

Verhalten im Organismus. Viele Veröffentlichungen haben belegen können, daß es nur sehr geringe Ge-

Abb. 2. In die Poren eines Ohrmuschelgerüstes aus porösem Polyethylen (Porecon) einwachsendes Bindegewebe, 5 Jahre nach Implantation (Giemsa-Färbung). Neben Fibroblasten, Histiozyten und Riesenzellen erkennt man Kapillaren, die das Gewebe versorgen *(K)*. Randbereich des Implantates *(PE)*, × 100

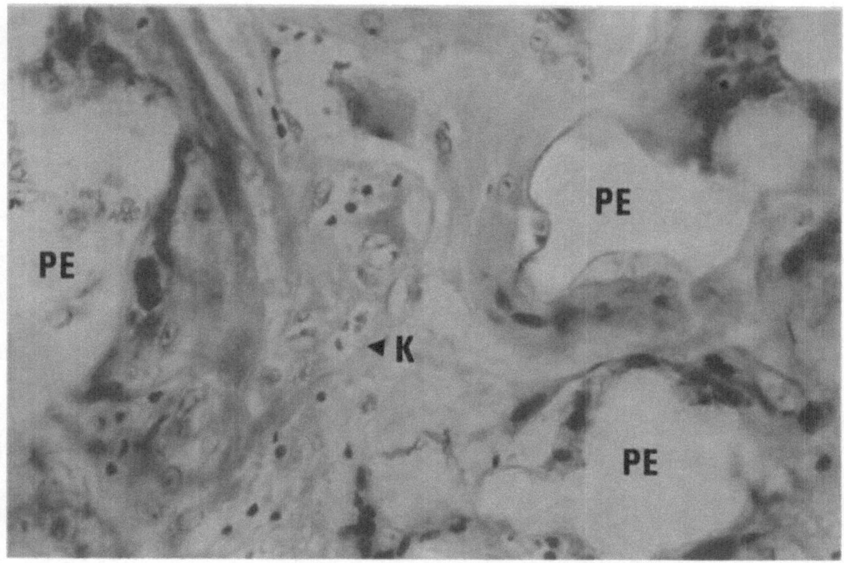

websreaktionen bei kompaktem oder porösem Polyethylen gibt [25, 83, 227, 235]. So sah man bei der Implantation von Polyethylen-Zylindern bei Kaninchen eine zarte, fibröse Pseudomembran mit mäßigem Zell- und Gefäßgehalt [157]. Kleine Partikel führten — wie so oft auch bei anderen Materialien — dagegen zu stärkeren Reaktionen [264] mit zahlreichen vielkernigen Riesenzellen und Entzündungszellen (Newman u. Scales 1951, zit. n. [290]). Die Bedeutung solcher Beobachtungen liegt darin, daß ein an sich gut verträgliches Material bei starkem Abrieb durch die damit verbundene Produktion kleiner Partikel Anlaß zu ungünstigen Verläufen geben kann.

Neel hat in seiner tierexperimentellen Untersuchung [194] poröses Polyethylen mit einer Porengröße von 175 µm zum Vergleich mit GORE-Tex und Proplast herangezogen. Auch hier gab es bei subkutaner Implantation keine Heilungsstörungen mit PHDPE, vor allem im Vergleich zu Proplast war die zelluläre Reaktion minimal. Bindegewebe, das die Poren vollständig ausfüllte, führte zu einer sehr guten Verankerung im Implantatlager, so daß Neel das Material als „biokompatibel" bezeichnete; die Struktur der Implantate blieb unverändert.

In eigenen Untersuchungen [34], die vor allem der Suche nach einen geeigneten Implantatmaterial als Stützgerüst für die Ohrmuschelrekonstruktion dienten, haben wir gefaltete Implantate aus porösem Polyethylen, Teflonfilz, Dacron-Velour und Proplast unter die Bauchhaut von Ratten verpflanzt. Die Proben aus porösem Polyethylen behielten nach Implantation ihre Form und Feinstruktur bei. Nach drei Monaten war das Porensystem vollständig bindegewebig durchbaut, was sich später bei der klinischen Anwendung bestätigte (Abb. 2). Die Haut adaptierte sich

gut an das Relief der Implantate, so daß die Anforderung, eine stabile Hautfalte zu bilden, von porösem Polyethylen erfüllt wurde. Die anderen Materialien erwiesen sich dagegen als zu weich; sie wurden nach spätestens drei Monaten oder dann, wenn eine Haltenaht entfernt worden war, durch die Hautspannung flachgedrückt.

Bezüglich der zellulären Reaktion auf poröses Polyethylen bestätigten unsere Untersuchungen die günstigen Ergebnisse von Brown et al. [49] und Neel [194]: es fanden sich nur wenige Histiozyten, Fremdkörperriesenzellen oder Rundzellen. Kein Implantat ging durch Infektion verloren. Kam es bei langer Verweildauer einer Matratzennaht durch Dochtwirkung zu einer lokalen Infektion, so breitete sich die eitrige Entzündung nicht im gesamten Porensystem aus, sondern blieb auf die unmittelbare Umgebung des liegenden Fadens beschränkt.

Die Tatsache, daß Knochen in die Poren von porösem Polyethylen relativ schnell und unter optimalen Bedingungen zu 100% einwächst, ist heute eine allgemein akzeptierte Erkenntnis [34, 56, 147, 175, 244, 246, 247, 248]. Cestero et al. [56] benutzten experimentell ein PHDPE mit einer Porengröße von 200 µm und fanden das Einwachsen von Knochen und Blutgefäßen bei subperiostaler, nicht aber supraperiostaler Implantation. Unterhalb 20 µm Porengröße war kein Knocheneinbau mehr feststellbar. Unerwünschte Begleiteffekte des Materials wurden nicht gesehen. Spector et al. [246] sowie Klawitter et al. [147] forderten für den Knocheneinbauch eine Porengröße über 40 µm. Systematische Untersuchungen von Klawitter und Weinstein [146] führten zur Aufstellung einer Tabelle, die die Abhängigkeit des Knocheneinbaus vom Porendurchmesser zeigt.

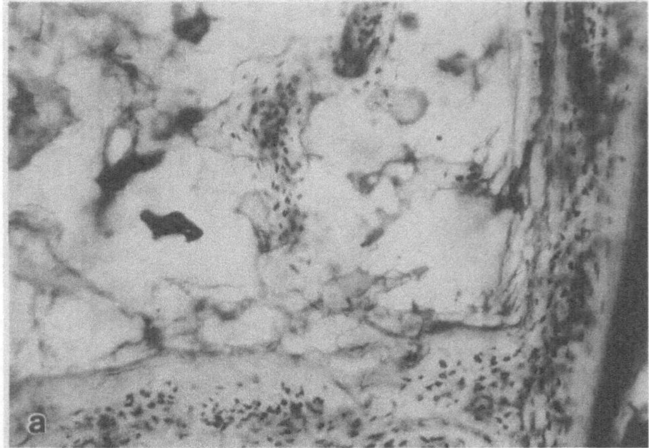

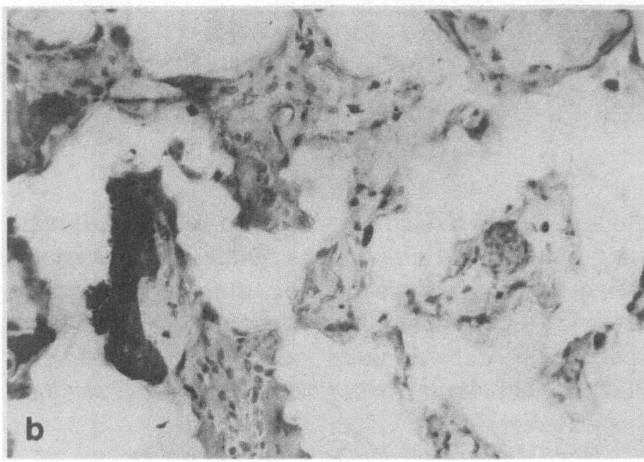

Abb. 3. a Poröses Polyethylen, 6 Monate nach Implantation in die Kalotte des Meerschweinchens. Einwachsen von Knochen in die Poren; enger Kontakt zwischen Implantat und Knochenlager; formstabile Implantatkante. **b** Vollständige Ossifikation auch im Zentrum des Implantates (gleiches Präparat wie 3a)

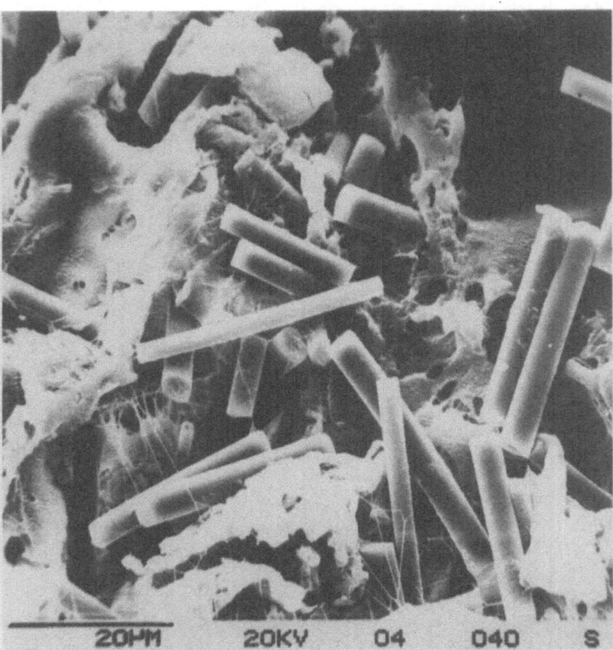

Abb. 4. Proplast II: Kunststoffmatrix und Aluminiumoxidfasern. Rasterelektronenmikroskop. Maßstab = 20 μm

Danach liegt der optimale Durchmesser etwas über 110 μm, Zunahme der Porengröße darüber hinaus führt nicht zu mehr Knocheneinbau.

Weiteren Einblick in den Ablauf der nach spätestens 14 Tagen einsetzenden Verknöcherung in den Poren von PHDPE gewannen Spector et al. [247, 248]. Im Vergleich zu Proplast fanden sich hier nur wenige Fremdkörperriesenzellen. Bei Proplast war im Gegensatz zu PE – in Übereinstimmung mit unseren Untersuchungen [34] – ein nennenswerter Knocheneinbauch nicht nachweisbar, was die Autoren mit zu kleinen Poren bzw. zu engen Kontaktöffnungen zwischen den Poren erklären.

Wie auch Sauer et al. [236] kamen Skinner et al. [244] zu dem Ergebnis, daß sich PHDPE bei der Implantation in Knochen für bestimmte Fragestellungen besser eignen könnte als poröse Metalle oder poröse Keramik. Die Haltekräfte der Grenzfläche waren bei dem Kunststoff nicht geringer als bei den anderen Materialien, das Polyethylen hatte aber den

Vorteil der besonders einfachen Handhabung und Bearbeitung. Mayer et al. [175] fanden, daß die vollständige Durchbauung eines PE-Implantates mit Knochen beim Hund je nach Durchmesser bis zu drei oder sechs Monate dauern kann (Porendurchmesser 153 μm).

Bezüglich der Formstabilität von PE-Implantaten im Knochen war das Ergebnis eigener tierexperimenteller Studien eindeutig, bei denen zum Vergleich „Proplast I" implantiert wurde [34]. Die Implantate aus PHDPE behielten makroskopisch und histologisch ihre vorgegebene Form nahezu ohne Veränderung (Abb. 3a+b). Kanten blieben erhalten, Resorption wurde nicht beobachtet. Dagegen waren Implantate aus Proplast schon nach drei Monaten von einem ausgeprägten Strukturverlust gekennzeichnet.

Bei unserer Studie erwiesen sich beide Materialien im übrigen als wenig infektgefährdet, mit geringfügig höherem Risiko bei Proplast.

Klinische Anwendung. LDPE-Typen haben weite Verbreitung in der ophthalmologischen, rekonstruktiven und kardiovaskulären Chirurgie gefunden, darüber hinaus in der Neurochirurgie, bei der Rekonstruktion von Sehnen und bei der Herstellung von Hilfsmitteln zur Kontrazeption. Mit kompakten, nicht porösen PE-Implantaten im Kopf-Hals-Bereich hat vor allem Rubin [228, 230] jahrzehntelang sehr umfangreiche Erfahrung gesammelt, seine Bewertung ist nahezu uneingeschränkt positiv. Die poröse Form des Materials stellt demgegenüber nochmals eine Verbesserung dar und hat neue Möglichkeiten für die Rekonstruktion in nicht mechanisch belasteten Bereichen eröffnet. Die größte Verbreitung haben poröse PE-Implantate in der Mittelohrchirurgie gefunden. Hier wird poröses Polyethylen ohne nennenswerte chronische oder akute Entzündungsreaktion in Bindegewebe eingehüllt. Besonders bekannt wurden Ossikulaprothesen als TORP bzw. PORP. Histologisch wurden dabei zwar vielkernige Riesenzellen gefunden, jedoch gelang kein sicherer Nachweis von Kunststoffpartikeln in diesen Zellen. Unsere eigenen Arbeiten mit einem PE-Material von 100–200 µm Porendurchmesser führten zu erfolgreichem Einsatz bei der Korrektur von Gesichts- und Schädeldefekten, bei der Ohrmuschelrekonstruktion, beim Trachealersatz und bei der Unterfütterung von Stimmlippen [19, 21, 22, 23, 24, 25].

2.1.3 Polyethylen-Terephthalat (PETP)

PETP ist ein linearer, gesättigter Polyester und thermoplastisch. Er wird schon seit längerer Zeit beim Gefäßprothesenersatz verwendet. In der Kopf-Hals-Chirurgie wurde PETP-Fasermaterial („Dacron") eingesetzt, um Silikonimplantate zu verstärken. Weitere Anwendung fand es in Netz- oder Gitterstruktur in Verbindung mit einem Polyurethan-Elastomer zur Augmentation im Gesichtsschädel. Solche gitterförmigen, vorgeformten Implantate wurden erfolgreich für konturverbessernde Eingriffe benutzt [161]. Ein Dacron-Urethan-Netz als Korb, der mit Spongiosa gefüllt wird, eignet sich offenbar für die Unterkieferrekonstruktion [2]. Diese Implantate können leicht während des Eingriffs an den Defekt angepaßt, mit Messer und Schere zurechtgeschnitten und mit Knochen- oder Knorpeltransplantaten kombiniert werden. Bei unseren Untersuchungen bezüglich eines Stützgerüstes für die Ohrmuschelrekonstruktion erwies sich allerdings gewebtes Dacron als zu weich [33].

2.1.4 Polytetrafluorethylen (PTFE, „Teflon")

Chemische Formel:

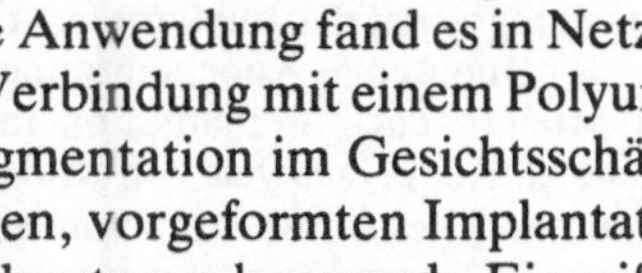

$$-\overset{\displaystyle |}{\underset{\displaystyle |}{C}}-\overset{\displaystyle |}{\underset{\displaystyle |}{C}}-\overset{\displaystyle |}{\underset{\displaystyle |}{C}}-\overset{\displaystyle |}{\underset{\displaystyle |}{C}}-\overset{\displaystyle |}{\underset{\displaystyle |}{C}}-\overset{\displaystyle |}{\underset{\displaystyle |}{C}}-$$

mit F an jeder oberen und unteren Bindung.

Herstellung. Polytetrafluorethylen – die zufällige Entdeckung eines Chemikers, der für die US- Atom-energiekommission tätig war [233] – ist ein langkettiges Fluorpolymer, das durch die Polymerisation von Tetrafluorethylengas bei hoher Temperatur und hohem Druck entsteht.

Materialeigenschaften. PTFE ist chemisch inert, Lösungsmittel sind nicht bekannt. Das Material ist widerstandsfähig gegen Korrosion und kann leicht sterilisiert werden.

Verhalten im Organismus. Nach der Implantation von Teflon kommt es anfangs zu einer Entzündungsreaktion mit einem Überwiegen von Histiozyten oder Riesenzellen. Wird das Material nicht belastet, werden im weiteren Verlauf die Riesenzellen seltener, fibröses Bindegewebe nimmt zu.

Klinische Anwendung. Unter den verschiedenen Formen, in denen Teflon angeboten wird, dominierten zunächst Scheiben unterschiedlicher Dicke für die individuelle Konturierung am Gesichtsschädel. Das Material wurde für Hypoplasien im Bereich der Wangen und des Infraorbitalrandes verwendet, auch zur Rekonturierung nach periorbitalen Frakturen oder sogar nach Unterkieferteilresektionen [9]. Aufgrund der Entwicklung besser geeigneter Materialien gibt es inzwischen – wenn man von Stapespistons in der Otologie absieht – jedoch kaum noch Indikationen für die Anwendung von reinen Teflonimplantaten. Gelegentlich wird die Rekonstruktion des Orbitabodens mit Teflonscheiben vorgeschlagen [141]. Hierfür wurden weiße, filzartige Scheiben von etwas mehr als einem Millimeter Stärke angeboten. Bei der Behandlung laryngealer Stenosen mit Platzhaltern tritt das Material in Konkurrenz mit Silikon [158].

Eine weitere Anwendung von Teflon im HNO-Bereich ist seine Injektion als Paste vor allem zur Unterfütterung gelähmter Stimmlippen, wie von Arnold 1962 [6] erstmals vorgeschlagen (siehe Kap. 2.5 „Injizierbare Materialien").

2.1.5 Expandiertes PTFE („Gore-Tex")

Herstellung und Materialeigenschaften. Gore-Tex ist ein gerecktes („expanded") Polytetrafluorethylen – „E-PTFE" – das in ca. 1 mm dicken Lagen („soft tissue patch"), als Faden oder als Band bzw. Schlinge zur Anwendung kommt. Die Porengröße beträgt ca. 10 bis 30 µm. Vergleichende Untersuchungen [194] zeigten gute Gewebeverträglichkeit des Materials, das zunächst vor allem für Gefäßprothesen eingesetzt wurde. Als besondere Vorteile gelten Porosität, reversible Verformbarkeit, chemische Inertheit und Festigkeit.

Klinische Anwendung. Im Kopf-Hals-Bereich wurde Gore-Tex für die Rhinoplastik [226], zur Korrektur von Gesichtsfalten [159] und als Zügelband für die Fazialisaufhängeplastik [69] vorgeschlagen. Experimentelle Ansätze der Verwendung von Gore-Tex-Gefäßprothesen für den Trachealersatz führten noch nicht zum klinischen Einsatz auf diesem Gebiet [139].

Gore-Tex-Material als Beschichtung von Silikonscheiben bildet ein Implantat, das außen das Einwachsen von Gewebe erlaubt, während die Kapselbildung um den kompakten Silikonkern verhindert werden soll („Gore-Tex-Sandwich-Graft", GSG; [36]).

2.1.6 „Proplast" I, II und „HA-Proplast"

„Proplast" ist ein poröses Implantatmaterial, das in mehreren Formen auf den Markt gebracht wurde.

Herstellung und Materialeigenschaften. Das Ausgangsmaterial, das die poröse Matrix des Proplast bildet, ist PTFE-Fluorokarbonpolymer. Es wird im Proplast als Kompositwerkstoff aus Harzmatrix und Verstärkungsfasern eingesetzt. Proplast ist unlöslich in allen Lösemitteln und widerstandsfähig gegen fast alle Chemikalien, mit Ausnahme von geschmolzenen oder gelösten Alkalimetallen.

Proplast I ist grau-schwarz und Karbonfaser-verstärkt. Proplast II ist weiß und Aluminiumoxidfaser-verstärkt. Eine dritte Generation, das „HA-Proplast", enthält synthetisches Hydroxylapatit und ist ebenfalls weiß.

Das schwarze Proplast I läßt sich leichter mit dem Messer in Form bringen als Proplast II und wird deshalb trotz seiner Farbe für tiefsitzende Implantatlager häufig bevorzugt [242]. Die Porengröße bei Proplast I, II oder HA-Proplast beträgt 50 bis 400 µm. Das Porenvolumen von Proplast stellt 70 bis 90% des gesamten Materialvolumens dar.

Bei mechanischer Belastung oder unsachgemäßer Behandlung mit Kompression des Materials verringert sich das Porenvolumen, das Einwachsen von Gewebe wird damit erschwert und verringert.

Proplast kann aufgrund seiner Hitzeresistenz bis zu dreimal dampfsterilisiert werden.

Verhalten im Organismus. Bei Implantaten im Knochenlager erscheinen weniger Histiozyten und Riesenzellen als bei solchen im Weichteillager. Innerhalb von etwa 12 Wochen kommt es zur Ausfüllung der Poren mit Kollagen nach Implantation im Knochen. Bei Proplast I und II wurde nur gelegentlich die Bildung von Osteoid innerhalb des Porensystems

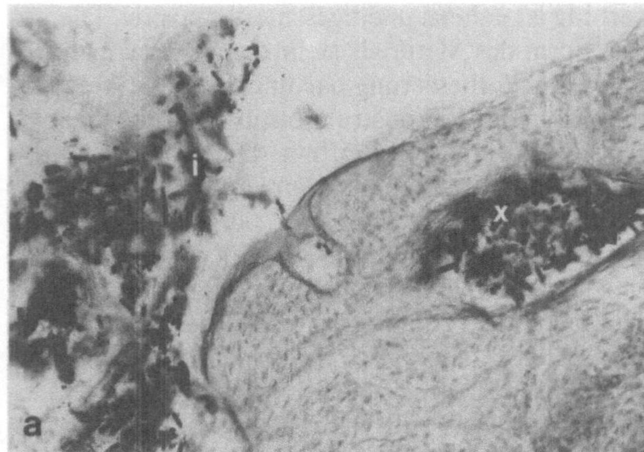

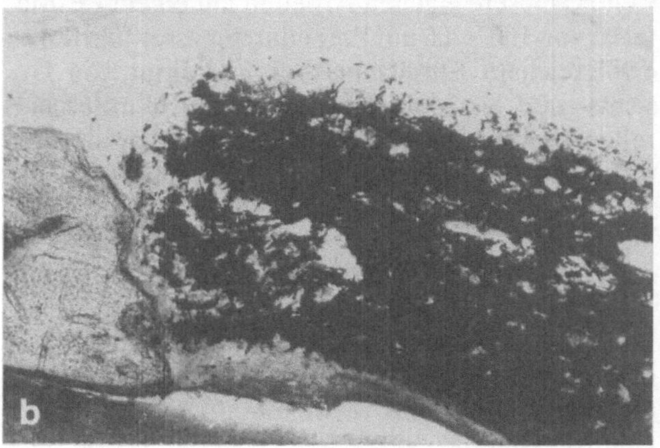

Abb. 5. a Proplast I, 4 Monate nach Implantation in die Kalotte des Meerschweinchens. Desintegration des Implantates *(i)* mit Aufnahme von abgelösten Fragmenten in Knochenräume *(x)*. Giemsa. **b** Proplast I, 4 Monate nach Implantation in die Kalotte des Meerschweinchens. Kein Nachweis von Knochenbau in das Porensystem, nur partielles Einwachsen von Bindegewebe

nachgewiesen, wenn das Implantat mit Knochenkontakt eingepflanzt wurde und keine Bewegung zwischen Implantat und Knochen auftrat. Jedoch besteht nahezu regelmäßig eine Zone fibrösen Gewebes zwischen der Implantatoberfläche und dem Lager.

Bei HA-PTFE-Kombinationen fand man dagegen sechs Monate nach experimenteller Implantation im mechanisch ruhigen Knochenlager lamellären Knochen in 25% der Porosität, in 50% Osteoid und in 25% fibröses Gewebe [123, 144].

In der Umgebung eines Proplastimplantates findet man häufig auch bei langer Implantationszeit eine größere Anzahl von Makrophagen und Riesenzellen. In eigenen Studien [34] sahen wir im Vergleich zu Polyethylenimplantaten bei Proplast kein Einwachsen von Knochen im knöchernen Lager, dagegen auffallende Desintegration und Dislokation sowie Verformung der Proplastimplantate. Die Karbonfasern fanden sich verstreut in der Umgebung der Implantate oder − zusammen mit Kunststoffmatrix − auch in umgebenden Knochenmarksräumen. Fast alle Implantate aus Proplast waren teilweise fragmentiert, die Kanten erschienen weitgehend ausgefranst (Abb. 5a+b). Diese Befunde wurden durch die tierexperimentellen Untersuchungen von Maas et al. [168] bestätigt, die Fragmentierung von Proplast-Implantaten bei Hunden fanden, während sich im Vergleich poröses PE als besonders stabil erwies.

Klinische Anwendung. Proplast bekommt man im Block oder vorgeformt als Implantat für Kinn, Praemaxilla, Jochbein, Orbitarand und Nasenrücken, neuerdings auch für die Konturierung der posterioren Mandibula [288].

In einigen Untersuchungen wurden hohe Erfolgsraten für Proplastimplantate angegeben [85, 242, 287, 288]. Die häufigste Ursache für einen Mißerfolg war eine Infektion. Besonders bei der Einbringung über intraorale Zugänge hat Proplast eine etwas höhere Infektanfälligkeit als z.B. Polyethylen. Dem soll durch Antibiotikatränkung der Implantate mit einer Vakuumtechnik entgegengewirkt werden können.

Vonseiten des Herstellers wird darauf hingewiesen, daß Proplast unter anderem dann *nicht* angewendet werden sollte,

- wenn eine mechanische Belastung auf das Implantat einwirkt;
- wenn eine Verbindung zu einer Nebenhöhle besteht;
- wenn keine hinreichend stabile Unterlage gegeben ist;
- wenn im Implantatlager früher bereits Infekte abgelaufen sind;
- wenn das Implantat gas- oder kaltsterilisiert wurde [143].

2.1.7 Polyamide (PA)

Vor allem in den USA ist ein Polyamidnetz („Supramid") umfangreich in der plastischen Gesichtschirurgie eingesetzt worden [265].
Chemische Formel:

$$-N\overset{\displaystyle H}{\underset{\displaystyle H}{\vert}}\left[\overset{\displaystyle H}{\underset{\displaystyle H}{C}}\right]_{6}-N\overset{\displaystyle H}{\vert}-\overset{\displaystyle O}{\underset{\displaystyle \|}{C}}-\left[\overset{\displaystyle H}{\underset{\displaystyle H}{C}}\right]_{4}\overset{\displaystyle O}{\underset{\displaystyle \|}{C}}-$$

Herstellung und Materialeigenschaften. Polyamide sind thermoplastische, organische Polymere, die auf der Basis von Phenol und einer Kette mehrerer Amidgruppen gefertigt werden. „Nylon" ist eine Sammelbezeichnung für die Polyamide. Hitzebeständigkeit und geringe Gewebeirritation machten vor allem das gewebte „Supramid"-Netz zu einem anerkannten Implantatmaterial.

Nach Implantation sieht man anfangs eine mäßige Fremdkörperreaktion, später folgt das Einwachsen von Bindegewebe in das Kunststoffnetzwerk. Die Gewebereaktion kann ein bis zwei Jahre lang anhalten. Hierdurch wird das Material verankert. Bei Langzeituntersuchungen hat man jedoch eine Degradation von Supramid festgestellt [13, 193], die wahrscheinlich durch Hydrolyse bedingt ist und zu einer Verringerung der Reißfestigkeit in einem Ausmaß von etwa 20% pro Jahr führt. Deshalb haben sich einige (z.B. Adams [1]) von dem Material abgewendet und statt dessen z.B. ein Polyester-Netz („Mersilene") bevorzugt.

Klinische Anwendung. Supramid wurde recht häufig als „onlay graft" für Kinn, Nasenrücken und Maxilla verwendet [86, 269], ist aber nicht ganz einfach zu handhaben. Für eine effektive Augmentation müssen oft 10 bis 30 Schichten des Netzmaterials aufgelegt werden [86]. Der Werkstoff wird nicht selten als „Autoallo-Transplantat" verwendet. Das bedeutet, daß gerollte Supramidstücke in einem sicheren Lager implantiert werden, bis sie − nach ca. sechs Wochen − von Bindegewebe durchwachsen und umgeben sind. Danach wird das kombinierte Material entnommen und in der endgültigen Position reimplantiert. Die Anwender dieser Methode heben hervor, daß das autoalloplastische Transplantat nicht etwa steif sei, sondern insgesamt die Eigenschaften von Weichteilgewebe aufweise [268]. Interessant ist die Mitteilung, daß dickere Supramid-Implantate („Pads") bei der Rhinoplastik an einem größeren Patientenkollektiv erfolgreich auch im Nasenspitzenbereich angewendet wurden [86].

Im deutschsprachigen Raum ist über die Anwendung von Polyamidnetz in der rekonstruktiven Kopf-Hals-Chirurgie wenig berichtet worden.

2.2 Chemisch und physikalisch behandelter Knorpel

2.2.1 Chondroplast

Unter der Bezeichnung „Chondroplast" wird chemisch behandelter und zusätzlich bestrahlter Rinderknorpel für die rekonstruktive Chirurgie vertrieben. Dabei handelt es sich im Grunde genommen um ein xenogenes Transplantat. Durch die aggressive Behandlung wird das Material jedoch so sehr verändert, daß es den Implantaten zugerechnet werden kann und deshalb hier erwähnt werden soll.

Herstellung. Das Knorpelmaterial wird von Scapula, Nase, Septum und Sternum junger Rinder aus staatlich überwachten Zuchten in USA gewonnen [82]. Nach einem geschützten Verfahren folgt eine Behandlung mit Glutaraldehyd (Konzentration <2,5%) und – nach Verpackung – die Bestrahlung mit energiereichen Beta-Strahlen (12 MEV). Die behandelten Knorpelstücke werden in verschiedenen Stärken und Größen doppelt verpackt geliefert.

Eigenschaften und Verhalten im Organismus. Nach Ersek et al. [82] unterscheidet sich Chondroplast von chemisch konserviertem, allogenem Knorpel und Merthiolat-konserviertem Rinderknorpel, die beide einer hohen Resorptionsrate unterliegen, dadurch, daß es nicht resorbiert wird. Dem Material werden keine antigenen Eigenschaften zugeschrieben. Nach Implantation soll es in eine zarte Kapsel eingescheidet werden.

Klinische Anwendung. Ersek hat konservierten und bestrahlten Rinderknorpel zur Korrektur von Defekten an Nase, Schädeldach, Unterkiefer, Orbita, Wange und Kinn verwendet. Nach zwei Jahren waren 36 von 40 Implantaten noch unverändert reizfrei eingeheilt. Vier Implantatverluste führt Ersek auf Infektionen zurück.

Persönliche Mitteilungen anderer Anwender bestätigen leider nicht uneingeschränkt die Einschätzung, daß Chondroplast in geringerem Maße abgebaut wird als herkömmlicher, konservierter Knorpel.

2.3 Zemente

2.3.1 Polymethylmethacrylat (PMMA)

Polymethylmethacrylat wurde in den 30er Jahren zunächst als externes Prothesenmaterial und in der Zahnheilkunde verwendet, bevor Zander [207] und Kleinschmidt [148] den Kunststoff als Implantat für die Korrektur von Schädeldefekten einsetzten. Chemische Formel:

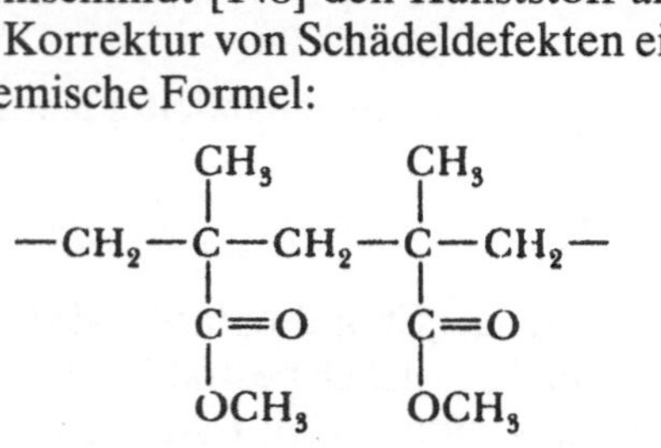

$$-CH_2-\underset{\underset{OCH_3}{\overset{|}{C}=O}}{\overset{\overset{CH_3}{|}}{\underset{|}{C}}}-CH_2-\underset{\underset{OCH_3}{\overset{|}{C}=O}}{\overset{\overset{CH_3}{|}}{\underset{|}{C}}}-CH_2-$$

Herstellung. Die Polymerisation von Methylmethacrylat (MMA) wird durch freie Radikale in Gang ge-

setzt. Hat die Kettenbildung einmal begonnen, läuft sie extrem schnell ab. Das heiß polymerisierte Acrylharz („Plexiglas") erhält man durch Erhitzen einer Mischung aus MMA mit Benzoylperoxyd. Die Hitze zersetzt das Benzoylperoxyd, welches ein Phenyl-Radikal bildet. Bei Raumtemperatur wird die Polymerisation des Acryl dagegen üblicherweise durch N,N,-dimethyl-p-Toluidin, Licht, Bestrahlung, Sauerstoff und Umgebungswärme katalysiert.

Das in der Medizin gebräuchliche Acrylharz wird meist als Zweikomponentensystem angeboten. Es besteht aus einem Pulver von kleinen PMMA-Kügelchen und Körnern und einem flüssigen Monomer. Das Monomer polymerisiert und verbindet das bereits vorliegende Polymer. Die Polymerisationsreaktion ist stark exotherm, wobei Temperaturen bis zu 120 °C auftreten können [143].

Materialeigenschaften. Polymethylmethacrylat wurde in der Chirurgie als heiß polymerisiertes Acryl – eine glasklare, harte Substanz – verwendet [110, 148], wird aber viel häufiger als Autopolymerisat aus zwei Komponenten verarbeitet (Palakos, Palavit und andere; [99, 188, 260, 261, 275, 278, 281]). Das Material kann präoperativ [42, 281] oder intraoperativ geformt werden [261]. Diese Entscheidung kann auch von der Art des Defektes abhängig gemacht werden [99]. Die meisten Autoren bevorzugen heute PMMA, dem ein Antibiotikum beigemischt wurde [261]. Hinsichtlich Bakterizidie, Spektrum, Hitzestabilität, Allergisierungspotenz sowie Höhe und Dauer der Freisetzung des Antibiotikums aus dem Polymer ergaben geeignete Studien die besten Ergebnisse mit Gentamicin [150]. Noch mindestens 10 Monate nach Implantation kann eine bakterizide Wirkung in der Nähe eines Gentamicin-haltigen Knochenzementes (z.B. Refobacin-Palacos) nachgewiesen werden.

Nachteile der soliden, gehärteten Polymethylmethacrylate sind: Schwierige Handhabung; Probleme mit der Leitung von Wärme und Elektrizität; die Notwendigkeit exakter präoperativer Vorbereitung. Das harte Acrylharz kann zwar poliert und durch Bohren und Fräsen etc. bearbeitet werden, die Formgebung mit Skalpell oder Schere ist jedoch nicht möglich. Dagegen läßt sich das aus zwei Komponenten zusammengesetzte, intraoperativ polymerisierte PMMA (Knochenzement) bis zum Aushärten noch an einen Defekt anpassen. In dieser kurzen Phase von sechs bis sieben Minuten [290] muß der Operateur dem Implantat die endgültige Form geben. Die exotherme Reaktion kann die manuelle Formung behindern.

Manche PMMA-Zubereitungen (z.B. Refobacin-Palacos) enthalten eine röntgendichte Beimischung aus Zirkondioxid, die die Beurteilung postoperativer Leeraufnahmen erleichtert, aber z.B. die Computertomographie nicht beeinträchtigt.

Verhalten im Organismus. Polymethylmethacrylat verbindet sich nicht mit angrenzendem Weichteil- oder Knochengewebe und muß deshalb unbedingt stabil verankert werden. Dies geschieht durch Bohrlöcher und Naht oder durch spezielle nahtfreie Fixierungstechniken mit Hinterschneidung der Schädelknochen [17].

Die Reaktionen des Empfängergewebes auf PMMA variieren und hängen auch von den verschiedenen Inhaltsstoffen ab (z.B. Restmonomere, Komonomere, Katalysatoren, Weichmacher etc.). Sie hängen weiterhin von den thermischen Nebeneffekten des Polymerisationsproduktes und den physikalischen Eigenschaften des Materials selbst ab. Toxizität und systemische Wirkungen gehen im allgemeinen mehr von den nicht reagiblen Einzelkomponenten aus, während die Polymerisationshitze und die physikalischen Eigenschaften des Materials vornehmlich die lokalen Gewebereaktionen hervorrufen.

Unpolymerisiertes Restmonomer, das weniger als 1% an der Gesamtmenge von heiß gehärtetem Polymer und bis zu 2−4% des kalt gehärteten Polymers ausmacht, kann systemische Toxizität auslösen. Beim Menschen scheint aber der maximale Monomer-Blutspiegel mit 1 mg/100 ml deutlich unter dem Niveau zu liegen, bei dem in Tierversuchen systemische Nebenwirkungen gefunden wurden [143]. Vorübergehende, mittel- bis hochgradige Blutdrucksenkung, Fieber und Herzstillstand wurden unmittelbar nach dem Einbringen von PMMA-Knochenzement mit ungebundenem Monomer in den Markraum des Femurs zur Fixierung einer Hüftprothese beobachtet. Ein Herzstillstand kann allerdings auch damit in Zusammenhang stehen, daß Fett oder Luft in den Blutstrom gebracht wurden, so daß es zu entsprechenden Embolien kam.

Während andere niedermolekulare Bestandteile von PMMA (Akzeleratoren, Stabilisatoren, Weichmacher etc.) vielfach als nicht toxisch angesehen werden [72], wurden Reste des Katalysators Benzoylperoxyd beschuldigt, die Gewebeverträglichkeit zu stören [61, 290, 298]. Die Häufigkeit von Infektionen nach PMMA-Implantation konnte durch Verwendung antibiotikahaltigen Materials, z.B. bei der Schädeldachplastik, von ca. 5% auf ca. 1% gesenkt werden [149].

Physikalische Effekte von Acrylharzen ergeben sich als Gewebereaktionen auf Abriebpartikel und als lokale Reaktion auf die Hitze von in situ polymerisierendem Material. Mechanischer Abrieb oder „Alterung" produzieren losgelöste Partikel, die man in benachbartem Gewebe wiederfindet. Sie sind Anlaß für eine granulomatöse Fremdkörperreaktion, der man den Namen „Acrylose" gegeben hat [58, 112], und die sehr ausgeprägt sein kann. Letztlich kommt es zur Knochenresorption und Lösung bzw. Mobilität des Implantates, die zum klinischen Mißerfolg führt. Diese Erscheinung spielt aber bei den üblichen Anwendungen des Materials in der Kopf- und Halschirurgie keine Rolle. Erstaunlicherweise führen die hohen Temperaturen bei der in-situ-Polymerisation nicht in einem so großen Umfang zu Schäden, daß sie die Vorteile des Knochenzementes von vornherein überwiegen würden. Bei in-vivo-Experimenten sind regelmäßig an der Knochen-Kunststoffgrenze Temperaturen zwischen 45 °C [156] und 70 °C [143] gemessen worden, die durchaus schädlich sein können (Proteine im Organismus koagulieren bei etwa 56 °C, Knochenkollagen bei 70−72 °C). Eine wichtige Rolle spielt sicher die Länge der Zeit, in der die Temperatur auf das Gewebe einwirkt. Bei Schädeldachplastiken laufen meist die Phasen höchster Hitzeentwicklung extrakorporal ab. Jedoch ist darauf hinzuweisen, daß eine Hitzeschädigung des Gehirns Anfallsleiden zur Folge haben kann [260].

Besonders ausführliche histologische Langzeituntersuchungen wurden in der Orthopädie unternommen. Nach mehreren Jahren hat ein Acrylimplantat im Femur eine Bindegewebskapsel mit Fremdkörperriesenzellen. Die meisten Autoren nehmen an, daß diese Kapsel eine Folge mechanischer Belastung und nicht ein Zeichen von Bioinkompatibilität des Acrylharzes ist [57]. Unterstützung erfährt diese Theorie durch klinische Berichte von Schädelplastiken, bei denen ohne mechanische Belastung stabile Implantate vorgefunden wurden, die nicht zur Resorption des umgebenden Knochens führten.

Nach längerer Implantationsdauer können spröde PMMA-Typen durch Narbenzug frakturieren und dann bei einer späteren Entfernung Probleme bereiten [100].

Werkstoffkombinationen mit PMMA. Auch bei Acrylaten hat man − wie bei anderen Materialien − versucht, eine bessere Verankerung durch Porosität zu erreichen und erhofft sich damit eine Verbindung der vorteilhaften Eigenschaften von Formbarkeit und Porosität. Um Porosität in einem in situ polymerisierenden Zement zu erzielen, wurde z.B. ein Hydrogel auf der Basis von Carboxymethyl-Zellulose unter die Masse des Knochenzementes gemischt. Das Gel verbindet sich zu einem interkonnektierend verbundenen Netzwerk, welches schließlich von der biologischen Umgebung aufgenommen wird, so daß Poren in einer Größenordnung von 300−1000 µm zurückbleiben. Das Hydrogel dient gleichzeitig als wirksamer Hitzeableiter, so daß auf diese Weise die unerwünscht hohen Temperaturspitzen bei der Polymerisation reduziert werden. Im Vergleich zu solidem Knochenzement aus PMMA hat die poröse Variante geringere Festigkeit und Steifigkeit. Für die klinische Anwendung bedeutet dies, daß das poröse Material nicht eingesetzt werden sollte, wenn hohe Zug- und Druckbelastungen erwartet werden.

Histologisch findet man bei porösen PMMA-Implantaten eine Einscheidung in fibröses Bindegewebe mit reichlich Blutgefäßen. Hierin unterscheidet sich das poröse Implantat von dem üblichen, soliden Zement, der durch fibröse Kapselbildung gekennzeichnet ist [191, 192].

HTR. Auch HTR (= *H*ard *T*issue *R*eplacement Polymer) ist ein solches Gemisch von Partikeln aus PMMA und dem Hydrogel Polyhydroxyethylmethacrylat (PHEMA), das als Granulat oder poröser Block Verwendung findet [65]. Die Partikelgröße beträgt 550 bis 800 μm, die Porengröße bei den Blöcken 150−300 μm. Cranin et al. [65] berichten über den erfolgreichen Einsatz dieses Materials in 17 Fällen von diversen Rekonstruktionen am Gesichtsschädel.

BOP. BOP (*B*iocompatible *O*steoconductive *P*olymer) wurde ab 1972 in der Sowjetunion als intramedulläres Implantatmaterial für die orthopädische Chirurgie entwickelt [238]. BOP besteht aus N-vinylpyrrolidon (N-VP; hydrophile Komponente) und Methylmethacrylat (MMA; hydrophobe Komponente) in Kombination mit Kalziumgluconat und Polyamid-6-Fasern (PA), die der Verstärkung dienen. Seit 1979 wurde BOP angeblich in der UdSSR vielfach eingesetzt.

Als vorteilhaft gilt die reversible Verformbarkeit bei gleichzeitiger Stabilität. Das Material ist in drei Formen erhältlich:
BOP-F sind Fasern mit 9 mm² Querschnitt und einer Länge von 100 oder 200 mm. BOP-B bezeichnet Blöcke oder Stäbe (Durchmesser 10−16 mm, Länge 5−50 cm), die mit Skalpell, Säge oder Bohrer bearbeitet werden können. BOP-SP ist ein Zwei-Komponenten-System, vergleichbar anderen PMMA-Zubereitungen. Allerdings härtet BOP-SP erst nach 8−10 Stunden aus, so daß die Phase, in der das Material geformt werden kann, länger ist. Beim Aushärten sollen keine für Gewebe bedrohlichen Temperaturerhöhungen auftreten. Nach Sertl et al. [238] soll es vor allem nach Implantation von BOP-B und BOP-F durch Hydrolyse zur partiellen Degradation mit nachfolgendem Knocheneinbau kommen.

BIOCEM. Eine weitere Neuentwicklung ist die Kombination von Epoxidmethacrylat (Bisphenol-a-glycidyl-methacrylat) mit Trikalziumphosphatgranulat, das dem Methacrylat in der Phase der Polymerisation beigemischt wird (BIOCEM; [279]). Die Trikalziumphosphatkeramik soll resorbiert und schrittweise durch Knochen ersetzt werden, so daß es zu einer besonders stabilen Verankerung des Implantates kommt.

Klinische Anwendung. Weit verbreitet ist die Anwendung von PMMA für die Korrektur von Schädeldefekten und konturverbessernde Eingriffe im Stirnbereich, wobei zwar auch heiß gehärtetes, auspolymerisiertes Material, überwiegend aber in situ polymerisierende Zwei-Komponenten-Zubereitungen zur Anwendung kommen. BOP-F und BOP-SP sollen in Belgien erfolgreich bei Schädelplastiken eingesetzt worden sein.

2.3.2 Glasionomerzement

Herstellung. Polymaleinat-Glasionomerzement entsteht durch die Neutralisationsreaktion eines alkalischen Glaspulvers mit einer Polyalkensäure (Produktinformation Fa. IONOS GmbH).

Das Basismaterial ist ein Kalzium-Aluminium-Fluorosilikatglas, die Säure ist ein Copolymer ungesättigter Karboxylsäuren [293]. Bei der Aushärtung des Zementes kommt es zum Transfer von Metallionen vom Glas in das Polymer. Während dieses Transfervorganges liegen die Metallionen in gelöster Form vor und können durch wässerige Flüssigkeiten angegriffen werden. Nach dem Aushärten ist aber der Zement nicht mehr empfindlich gegenüber Feuchtigkeit.

Materialeigenschaften. Das Glaspulver und die Polykarboxylsäure werden als Zweikomponentensystem getrennt geliefert. Die Flüssigkeit wird in eine mit dem Glas gefüllte Kapsel gespritzt, beide Komponenten werden vermischt. Der zunächst viskose Zement kann geknetet und ungefähr fünf Minuten verarbeitet werden. Nach Einbringung in das endgültige Lager härtet das Material aus und geht eine feste („wasserdichte") Verbindung mit Knochen ein [97]. Bei der Abbindereaktion entstehen keine unphysiologisch hohen Temperaturen.

Verhalten im Organismus. Der frisch aufbereitete Zement hat bei experimentellen Untersuchungen im Test die Zellproliferation gehemmt, zelluläre Toxizität wurde jedoch nicht nachgewiesen. Glasionomerzement, der im Knochenmark experimentell implantiert wurde, war nach 18 Monaten reaktionsfrei integriert, der Knochenanbau in der Umgebung des Implantates war nicht behindert. Nach anderen Untersuchungen fördert die Implantation eines Granulates aus diesem Material die Knochenanlagerung innerhalb von 12 Wochen [97].

Klinische Anwendung. Vielversprechende Untersuchungen über die Anwendungsmöglichkeiten dieses neuen Materials in der Kopf- und Halschirurgie beziehen sich vor allem auf den Einsatz in der Mittelohrchirurgie (Rekonstruktion der hinteren Gehörgangswand, Obliteration von Mastoidektomiehöhlen, partielle und totale Gehörknöchelchenersatzprothesen) sowie in der Traumatologie und Tumorchirurgie, insbesondere im Bereich der Schädelbasis und der Kalotte, wobei aber noch nicht viele Langzeitbeobachtungen vorliegen. Lehnhardt [164] benutzt Glasionomerzement zur Fixierung des Elektrodenträgers eines Cochlea-Implant in der Schnecke bei Kindern. (Vgl. Referat Geyer S. 187 ff.)

2.4 Keramiken

Im Vergleich mit den Polymeren liegen der Anwendung von Hydroxylapatit und anderen Kalziumphosphaten abweichende, neuartige Konzepte zugrunde. Hier wird das Ziel verfolgt, daß ein hartes, prothetisches Material mit dem lebenden Gewebe — insbesondere Knochen — in Interaktion tritt und eine lastübertragende Bindung mit dem Lagergewebe zustande kommt.

Herstellung. Die zur Zeit gebräuchlichen Biomaterialien aus Kalziumphosphat gehören in die Gruppe der polykristallinen Keramiken. Die Materialstruktur entsteht dadurch, daß viele Kristallkörnchen mit ihrer Oberfläche bei hohen Temperaturen (1100 bis 1300 °C) aneinandergeschweißt werden („Sintern"). Am besten bekannt sind Hydroxylapatit (HA) und Trikalziumphosphat (TCP).

Hydroxylapatit ist eine definierte chemische Verbindung ($Ca_{10}(PO_4)_6(OH)_2$, ohne Berücksichtigung des gebundenen Wassers).

Trikalziumphosphat ist dagegen ein Überbegriff für einige verwandte Stoffe [254]. In der Medizin wird Trikalziumphosphat in der Niedrigtemperaturform β-$Ca_3(PO_4)_2$ mit „Whitlockit"-Kristallstruktur verwendet, die derjenigen des menschlichen Knochens ähnlich ist.

Glaskeramik (Ceravital) und *Glas* (Bioglass) sind Werkstoffe, die einen Anteil von 40—50% Siliziumoxid und im übrigen Phosphate und weitere Oxide enthalten.

Aus Korallen mit Skeletten aus porösem Kalziumkarbonat lassen sich HA-Keramiken mit interkonnektierenden Porenstrukturen herstellen [143].

Materialeigenschaften. Die mechanischen Eigenschaften der Keramiken stellen den vielleicht wichtigsten Nachteil dieser Materialien dar. Sie sind ziemlich spröde, haben eine geringe Schlagzähigkeit und eine relativ niedrige Zugfestigkeit. Poröse Kalziumphosphate haben Eigenschaften, die denen kompakten Knochens ähnlich sind, während dichtes Kalziumphosphat erheblich härter ist als Kortikalis. Da jedoch dichte Kalziumphosphatkeramik wesentlich weniger nachgiebig ist als Knochen, kann das Kalziumphosphat den Belastungen eines Implantatlagers nicht standhalten, wenn es nennenswerter Biegung, Torsion oder Schlagbelastung ausgesetzt ist. Besonders die Glaskeramiken lassen sich wegen ihrer Brüchigkeit nicht leicht bearbeiten.

Verhalten im Organismus. Trikalziumphosphatkeramik (TCP) weist nach Implantation eine Tendenz zur Resorption nach einem weitgehend unvorhersehbaren Muster auf [71, 131]. Während β-Trikalziumphosphat im knöchernen Implantatlager nach Resorption durch Knochen ersetzt werden kann, wird Hydroxylapatit — auch als Granulat — nicht oder nur partiell resorbiert und vom Knochen inkorporiert [254]. Darin liegt ein wichtiger und entscheidender Unterschied zwischen TCP- und HA-Keramik.

Das schwer einschätzbare Ausmaß der Resorption bei TCP kann ein Hindernis für seine Anwendung sein, zumal poröse TCP-Implantate häufig auch radiographisch vom umgebenden Knochen nicht unterschieden werden können. Bleiben jedoch größere Mengen dieses Materials nicht oder nur teilweise resorbiert, dann kann dadurch langfristig eine biomechanische Schwächung der rekonstruierten Region erwachsen, wenn es sich um ein mechanisch belastetes Areal handelt.

Von TCP-Implantaten geht keine Induktion zu neuem Knochenwachstum aus, sie stellen jedoch eine Leitschiene hierfür dar [297]. Voraussetzung ist aber eine große Kontaktfläche zwischen Implantat und knöchernem Lager.

Hydroxylapatitkeramik in poröser oder dichter Form ist als permanentes Knochenimplantat geeignet. Im Vergleich zu anderen harten Implantatmaterialien bieten HA-Keramiken besonders ausgeprägte Biokompatibilität. Da sie fast nur Kalzium und Phosphat abgeben können, fehlt eine örtliche oder systemische Toxizität. Untersuchungen im Serum und Urin ergaben nach experimenteller Implantation keine erhöhten Werte für Kalzium oder Phosphat, ebenso wurden – z.B. bei hochauflösenden Röntgenuntersuchungen der Nieren– keine pathologischen Verkalkungen erfaßt. Ferner ist bekannt, daß kaum Entzündungs- oder Fremdkörperreaktionen auftreten und das Implantat in unmittelbaren Knochenkontakt tritt und nicht durch Bindegewebslagen vom Knochen getrennt ist. Mit Ausnahme von sehr wenigen Kunststoffen (z.B. poröses Polyethylen unter günstigen Bedingungen) ist diese direkte Bindung von Knochen eine Besonderheit der Keramiken, die damit den Mechanismus natürlicher Knochenzementierung imitieren. In experimentellen Studien wurde nachgewiesen, daß in einem Zeitraum von sechs Monaten nach der Implantation Mineralisation im Implantat auftrat, die mit der des umgebenden Knochens vergleichbar war [133]. Bemerkenswert ist, daß die direkte Bindung an Knochen auch dann zustande kommt, wenn das Implantat nicht porös ist. Diese feste Knochenbindung äußert sich vor allem darin, daß Hydroxylapatitimplantate vom umgebenden Knochen nicht ohne Bruch von Implantat oder Knochenlager entnommen werden können [41, 55, 88]. Studien der Verbindungszone („Interface" zwischen Knochen und HA-Keramiken) wiesen unter dem Elektronenmikroskop ein schmales Band (Breite 500 bis 2000 Å) nach, in dem sich weder Bindegewebe noch Kollagenfasern, sondern eine amorphe organische Grundsubstanz befindet. In dieser Substanz fand man Kristalle biologischen Apatits eingebettet [132]. Eine Degradation (Abbau) von HA-Implantaten wurde – wenn überhaupt – bei morphometrischen Messungen im Mittelohr der Ratte mit höchstens 15 µm/Jahr ermittelt [41].

Kalziumphosphatkeramiken, die die gleiche chemische Zusammensetzung wie mineralisierter Knochen haben, täuschen also einerseits den lebendenen Knochenzellen die Anwesenheit natürlichen autogenen Materials vor, sie täuschen aber auch die interzelluläre Matrix, die diese Materialien an lebenden Knochen bindet. Deshalb spielen die gleichen Faktoren, die bei der Einheilung konventioneller Knochentransplantate bedeutsam sind, auch bezüglich des Erfolgs oder Mißerfolgs eines Kalziumphosphatimplantates eine Rolle. So ist im Gesichtsschädel eine initiale Stabilisierung des Implantates unabdingbar. Andernfalls wandert es vom Knochenlager in das benachbarte Weichteilgewebe, woraufhin es zu einer Sequestrierung und bindegewebigen Einkapselung kommt.

Die Frage, ob Hydroxylapatitimplantate die Osteogenese stimulieren, wurde unterschiedlich beurteilt. Von einigen Untersuchern wurde eine echte Knocheninduktion angenommen [96, 104], diese wird aber von anderen abgelehnt [45, 143]. Da Knochen nach eigenen biomechanischen Anforderungen proliferiert und regeneriert, sind widersprüchliche Befunde nach Implantation von Hydroxylapatitkeramik in der Nähe von Knochen nicht ungewöhnlich. Knochen benötigt ein gewisses Maß an mechanischer Belastung, um vital zu bleiben. Deshalb ist es fraglich, ob Knochen, der sich in der Tiefe der Poren eines harten Keramikimplantates gebildet hat, auf Dauer dort bestehen bleibt, weil in diesem Bereich praktisch nicht mit mechanischen Belastungen gerechnet werden kann. So wurde auch bei tierexperimentellen Studien nachgewiesen, daß radioaktiv markiertes Kalzium in der Mitte von HA-Implantaten in wesentlich geringerem Umfang aufgenommen wurde, als an der Oberfläche [111]. In anderen Studien wurde dementsprechend auch beobachtet, daß poröse HA-Blockimplantate nach längerer Zeit mechanischen Belastungen nicht mehr standhielten und brachen [210].

Das ideale Kalziumphosphatimplantat sollte nach dem gegenwärtigen Kenntnisstand resorbierbar sein, wobei die Resorptionsrate möglichst der Rate des neuerlichen Knochenersatzes entspricht. Ein solches Material ist aber bisher nicht beschrieben worden.

Glaskeramiken (Ceravital, Bioglass) erfahren nach der Implantation einen Auflösungsprozeß an der Oberfläche, wobei Kalzium und Phosphat freigesetzt werden [292]. Es bildet sich ein Silicium-reiches Gel im Interface, das die Vorstufe für eine Schicht aus Hydroxylapatit darstellt, die – ähnlich wie bei Hydroxylapatit-Implantaten [41] – die Basis für die Bindung dieser Implantate an das Knochenlager darstellt. Bei Glaskeramiken ist allerdings im Rahmen von Auslaugung und Auflösung von Substanz vor allem im nicht mineralisierten Weichteillager mit langfristigem Verlust an Stabilität und mit Desintegration zu rechnen.

Reine *Aluminiumoxidkeramiken* hingegen sollen völlig unlöslich sein [128, 129, 130].

Klinische Anwendung. HA-Implantate bieten sich aufgrund ihrer Eigenschaften vor allem als Alternative zu Knochentransplantaten an, d.h. im Kopf-Halsbereich insbesondere bei der Chirurgie des Gesichtsschädels und der Schädelbasis [200], in der Mittelohrchirurgie, bei der Augmentation an Unter- und Oberkiefer [253] und der Verwendung als künstliche Zahnwurzeln, wo das Material vor allem in der Mund-, Kiefer- und Gesichtschirurgie eine bedeutende Rolle spielt [120, 225]. HA-Granulat wurde auch erfolgreich für die Schleimhautunterfütterung zur Therapie der Ozaena eingesetzt [218].

TCP-, Aluminiumoxid- und Glaskeramiken sowie – mit stark zunehmender Bedeutung – auch Hydroxylapatitimplantate werden in der Hals-Nasen-Ohrenheilkunde ganz überwiegend für die Mittelohrchirurgie eingesetzt [41, 84, 128, 129, 130, 217, 297]. Sie werden daher ausführlicher im Referat über die Mittelohrimplantate abgehandelt.

Seltener, aber mit Erfolg, kommen Keramiken in der Trachealchirurgie zur Anwendung [117, 285], auch für die Septumplastik [98] und die Rhinoplastik wurden sie vorgeschlagen [171].

2.5 Injizierbare Materialien

2.5.1 Flüssiges Silikon

Die Viskosität der großen Molekülketten der Dimethylsiloxanpolymere ist abhängig vom Ausmaß der Polymerisation, die in der chemischen Formel $(-(CH_3)_2 SiO-)_x$ durch das x ausgedrückt wird. Je nach Anzahl der Dimethylsiloxaneinheiten kann die Viskosität von $0,0065 \times 10^{-3}$ m^2/s (entspricht dem Wert von Wasser) bei x = 2 Einheiten bis weit über 100×10^{-3} m^2/s bei mehreren 100 Einheiten reichen, wobei das Material zunehmend zähflüssiger und fester wird. x beträgt bei injizierbarem Silikon für chirurgische Zwecke 130, entsprechend einer Viskosität von $3,5 \times 10^{-3}$ m^2/s [237].

Es hat einige Berichte über schwerwiegende Probleme bei der Verwendung von flüssigem Silikon gegeben, die sich aber nach der Auffassung einiger Autoren [143, 237] zumindest teilweise auch auf qualitative oder quantitative Fehler bzw. Injektionen an ungeeigneten Stellen bei der Applikation des Materials zurückführen lassen.

Verhalten im Organismus. Injiziertes Silikon wird erst durch fibrotische Einkapselung im Gewebe fixiert. Im Anfangsstadium werden einzelne Silikontröpfchen von Entzündungszellen des Implantatlagers umgeben, wonach es zu einer erhöhten lokalen Kollagenablagerung in der unmittelbaren Umgebung kommt. Später bildet sich ein dichteres, fibrotisches Netz. Die Fibroblastenreaktion trägt zusätzlich zum eingebrachten Implantat entscheidend zur Gewebeaugmentation bei. Deshalb darf mit flüssigem Silikon − anders als bei injiziertem Kollagen oder bei Gelatine − keine Überkorrektur vorgenommen werden [214]. Eine echte Fibrose tritt normalerweise nur in begrenztem Umfang auf [219].

Nach Einführung der injizierbaren Silikone in die kosmetische Chirurgie hat man (vor allem in Japan) dem Material gewebereizende Öle beigemischt (so auch Olivenöl; „Japanische Formel"), um damit eine stärkere Entzündungsreaktion zu stimulieren, die der fibrösen Einscheidung der Silikontröpfchen und

damit ihrer Fixierung förderlich sein sollte. Solche Mischungen, deren Inhalte dem Anwender meist im einzelnen nicht bekannt wurden, kamen fälschlich auch unter der Bezeichnung „Silikon" in Gebrauch und führten gelegentlich zu desaströsen Folgeschäden. Diese gilt besonders für Fälle von Mammaaugmentation, wo überdies oft unverantwortlich große Mengen injiziert wurden, die zur Gewebskompression und zum Verschluß von Lymphwegen führten. Nachdem hierdurch so tragische Folgen wie Brustamputationen provoziert worden waren, verlor das injizierbare Silikon in der Fachwelt stark an Reputation, obwohl in vielen Fällen mit schweren Komplikationen nachgewiesen werden konnte, daß das flüssige „Silikon" in Wahrheit nicht einen Bruchteil Silikon enthielt [214, 237].

Problematisch ist allerdings die Tatsache, daß wiederholt Silikontröpfchen nach Transport in Histiozyten und im retikuloendothelialen System [211] weit entfernt von der Injektionsstelle nachgewiesen wurden und Fibrosen, Ulzera und entzündliche Reaktionen hervorrufen können. Kommt es durch Granulome zu entstellenden Deformitäten, so schützt selbst die chirurgische Exzision des Materials aus den betroffenen Arealen nicht immer vor einem Wiederauftreten der Veränderungen noch nach Jahren (R. Meyer, pers. Mitteilung 1991; [211]).

Gelegentlich treten eher harmlose Unverträglichkeitsreaktionen erst Monate nach der Injektion auf, die sich durch kleine Papeln und leichte Rötung zeigen. Zur Behandlung wird die Injektion von Corticoiden empfohlen [214].

Die US-amerikanische „Food-and-Drug"-Behörde (FDA) hat bisher keine allgemeine Zulassung für injizierbares Silikon ausgesprochen.

Klinische Anwendungen. Flüssiges Silikon wird z.B. zur Anhebung eingesunkener Narben injiziert, sofern der Narbengrund nicht durch zu derbe Fibrose gebildet wird, die eine Niveauangleichung verhindert. Injiziertes Silikon weicht dann seitlich neben die fest adhärente Narbe aus und bewirkt eine wallartige Aufwerfung um den dann noch auffälligeren Narbenbereich („Doughnut-Effekt"). Ferner kann man mit dem Material vertikale und quere Falten an Stirn und Glabella oder z.B. die Nasolabialfalten anheben. Auch eingesunkene Wangen wurden damit aufgefüllt, jedoch werden dabei oft zu große Volumina injiziert [143]. Zur Anhebung von Narben und Gesichtsfalten genügen Mengen von weniger als 0,5 bis 3 ml. Die Verwendung einer Tuberkulinspritze mit feiner Nadel wird hierfür empfohlen. Andere Anwendungsbereiche − bei denen größte Zurückhaltung geboten ist − sind die Korrektur leichter Sattelnasen oder geringer Asymmetrien der Nase und besonders der Nasenspitze [8, 35], sowie die Augmentation des Kinns [219]. Seltener kam das Material für die Unterfütterung gelähmter Stimmlippen zum Einsatz [93].

Grundsätzlich muß in kleinen Einzelschritten vorgegangen werden, damit die Gefahr der Überkorrektur und des Einbringens zu großer Volumina von flüssigem Silikon vermieden wird. Das Wandern des implantierten Materials als gefürchtete Folge der Injektion tritt dann besonders häufig auf [8]. Bei mindestens einem Patienten ist es nach Injektion von Silikon zur Erblindung gekommen. Wahrscheinlich gelangte das Material in das Gefäßsystem [8]. Wegen der dünnen Haut der Lider wird hier die Implantation von Silikon nicht empfohlen [237].

2.5.2 Teflonpaste

In Teflonpaste ist der Kunststoff in Partikeln von 50 bis 100 μm Größe in einer 50%igen Glyzerinlösung suspendiert. Da 50% des injizierten Materials — nämlich der Glyzerinanteil — in den ersten Wochen resorbiert werden, kann die richtige Menge für die Injektion nicht leicht exakt bestimmt werden. Überinjektion in der Glottis kann zu Dyspnoe führen. Seit langem ist bekannt, daß es nach der Injektion von Teflonpaste zur Granulombildung kommen kann [161]. Injiziertes Teflon später wieder zu entfernen, ist schwierig. In den ersten sieben Wochen ist der Versuch, hierfür den Laser zu verwenden, riskant, weil sich das Teflon dabei entzünden kann. Später besteht diese Gefahr nicht mehr [67].

Teflonpaste wurde außer zur Stimmlippenunterfütterung auch — aber seltener — für die Gesichtsaugmentation verwendet, so zum Beispiel bei Nasen- und Kinndeformitäten. Die Viskosität der Suspension führt jedoch zu technischen Schwierigkeiten bei der Anwendung und erschwert das Erreichen einer ebenmäßigen, symmetrischen Kontur. Zumindest sind kleine, umschriebene Defektbildungen leichter auf diese Weise zu korrigieren als großflächige Einsenkungen. Insbesondere durch Muskelbewegungen in der Umgebung dieses Implantatmaterials kann es schon frühzeitig zur Dislokation kommen.

Über weitere klinische Erfahrungen mit Teflonpaste wird im Kapitel 3.9 „Glottisverengende Eingriffe" berichtet.

2.5.3 Kollagen

Das Ausgangsmaterial für Kollagen ist biologischer Natur, nämlich Rinderkollagen. Entwickelt in den 70er Jahren als „Zyderm Collagen Implant", wurde dieser Werkstoff vielfach dem inzwischen etwas in Verruf geratenen, injizierbaren Silikon vorgezogen, zumal Kollagen im Gegensatz zu Silikon die Zulassung der US-Behörden (FDA) erhielt.

Herstellung. Die Moleküle eines Kollagens aus Rinderhaut werden mechanisch verkleinert, ihre Vernetzungen werden gelöst. Danach folgt ein Reinigungsschritt, der erforderlich ist, um das Risiko allergischer Reaktionen zu minimieren. Dabei ist es entscheidend, daß die allergen wirksamen Telo- bzw. Endopeptide von der Tripelhelix des Kollagenmoleküls durch Pepsin abgespalten werden, ohne die Integrität des Moleküls zu verletzen. Nach einer zusätzlichen Sterilfiltration ist der Reinheitsgrad des injizierbaren Kollagens sehr hoch, so daß nur noch bei etwa 3% der behandelten Patienten mit einer Allergie gegenüber dem Implantat gerechnet werden muß [214]. Die gebrauchsfertige Kollagenlösung besteht schließlich aus dem hochgereinigten Rinderhautkollagen in einer Dispersion aus phosphatgepufferter Kochsalzlösung mit einem Gehalt von 0,4% Lidocain. Zyderm Collagen I und II enthalten 35 bzw. 65 mg/ml Kollagen.

Eine Modifikation des Herstellungsprozesses ist das „Crosslinking" (Kreuzvernetzung) der Kollagenfibrillen unter Verwendung niedrig konzentrierten Glutaraldehyds (z.B. bei „Zyplast" und „Gax Collagen"). Hierdurch soll die Rate der Unverträglichkeiten auf unter 1% gebracht und die Dauerhaftigkeit des Implantates deutlich verbessert werden [126, 197, 222].

Verhalten im Organismus. Nach der Injektion in die Haut kommt es bei Körpertemperatur spontan zu einer Aggregation der voneinander getrennten Kollagenmoleküle, so daß sich erneut ein dreidimensionales Kollagengerüst ausbildet, das sich von dem physiologischen Kollagengerüst der Haut kaum unterscheidet. Die strenge Einhaltung einer Kühlkette bis zur Injektion ist erforderlich, damit das Kollagen nicht bereits in der Einmalspritze aggregiert.

Wenige Tage nach der Injektion ist eine Besiedelung des Implantates mit körpereigenen Zellen festzustellen. Anschließend erfolgt die Einsprossung von Gefäßen. Nach und nach wird das implantierte Material abgebaut und durch körpereigenes Kollagen ersetzt. Da der Abbau schneller ablaufen kann als die Neusynthese, sind von Zeit zu Zeit Nachkorrekturen erforderlich.

Nach der Injektion der Kollagenlösung tritt an der Injektionsstelle eine leichte, quaddelförmige Schwellung auf, weil mit dem Kollagen auch Wasser injiziert wird. Dieses Wasser diffundiert innerhalb weniger Stunden in das umgebende Gewebe. Um den wäßrigen Anteil der Lösung auszugleichen, soll zunächst ein größeres Volumen injiziert werden. Das Ausmaß dieser Überkorrektur richtet sich nach der Kollagenkonzentration der verwendeten Injektionslösung.

Die bisherigen klinischen Langzeitdaten zeigen, daß bei ca. 30% der behandelten Patienten die Korrektur bis zu 30 Monate erhalten blieb. Bei den übrigen Patienten waren unterschiedliche Volumenverluste zu beobachten. Um ein gutes kosmetisches Ergebnis zu erhalten, werden nach 6 bis 24 Monaten Nachkorrekturen empfohlen [171]. Patienten, die sich z.B. einer Korrektur von Gesichtsfalten mit Kollagen unterziehen, müssen deshalb darauf hingewiesen werden, daß fortlaufend unterstützende Weiterbehandlung erforderlich sein wird [214].

Remacle u. Marbaix [221] fanden bei der histologischen Nachuntersuchung von Kollagen, das 14 Tage bzw. fünf Monate zuvor in Stimmlippen injiziert worden war, keine Entzündungsreaktionen oder Aktivität von Makrophagen. Die zentralen Bereiche der Implantate blieben zellfrei, obwohl die Oberflächen von Fibrozyten und Kapillaren besetzt waren.

Vor der Injektionsbehandlung muß eine Testimplantation mit Kollagen durchgeführt und die Reaktion während der nächsten vier Wochen sorgfältig beobachtet werden. Treten 24 Stunden nach der Testimplantation Rötungen, Verhärtungen, Schwellungen, Hautausschlag, Juckreiz oder Gelenk- bzw. Muskelschmerzen auf, so ist eine Behandlung mit injizierbarem Kollagen nicht angezeigt. Bis zu 3% der Patienten haben eine positive Überempfindlichkeitsreaktion auf Rinderkollagen. Ca. 1−2% all derjenigen Patienten, die im Test nicht auffallen, reagieren jedoch bei der therapeutischen Injektion [214]. Dies bedeutet, daß es im Einzelfall bei primär nicht allergischen Patienten zu einer Sensibilisierung durch den Test kommen kann. Deshalb sind viele Anwender des Materials dazu übergegangen, zwei Wochen nach dem ersten Test einen weiteren am anderen Arm durchzuführen. Erst wenn dann keine positive Reaktion auftritt, kann die therapeutische Injektion vorgenommen werden [90].

Die allergische Reaktion besteht meist in einer Rötung mit Induration und Juckreiz am Ort der Behandlung. Sie bleibt bestehen, bis der Organismus durch die Entzündungsreaktion das gesamte implantierte Material abgebaut hat. Dies dauert meist etwa sechs, gelegentlich bis zu 18 Monate und kann nicht beschleunigt werden. Bei ausgeprägten Beschwerden können Antihistaminika oder systemisch gegebene Steroide den Juckreiz mindern. Zu den Kontraindikationen der Injektion von Kollagen zählen neben der positiven Testreaktion auch bekannte Autoimmunerkrankungen, eine Herpes-simplex-Infektion, anaphylaktische Reaktionen in der Anamnese und eine bekannte Lidocain-Überempfindlichkeit.

Eine Komplikation auf nicht allergischer Basis, die bei Kollageninjektionen beobachtet wurde, ist die örtlich umschriebene Hautnekrose [214]. Sie tritt nicht selten an der Glabella auf, auch bei Patienten, die an anderen Stellen das Implantat problemlos vertragen haben. Die Behandlung besteht in adäquater Wundversorgung.

Klinische Anwendung. Injizierbares Kollagen wird vor allem für die kosmetische Korrektur von Gesichtsfalten und -narben eingesetzt. Außerdem wird es zunehmend bei der Unterfütterung von Stimmlippen [221], daneben auch − ergänzend zur Uvulopalatopharyngoplastik (UPPP) − bei der Behandlung der Rhonchopathie und zur Therapie der „Offenen Tube" verwendet [179]. Nach Remacle et al. [222] eignet sich Kollagen darüber hinaus zur Auffüllung des Passavant-Wulstes bei velopharyngealer Insuffizienz besser als Teflonpaste, die nach Injektion vor allem nach kaudal wandert und starke Fremdkörperreaktionen hervorruft.

Die Beherrschung der Injektionstechnik ist offenbar für das Behandlungsergebnis von großer Bedeutung. Bei zarten Gesichtsfalten und -narben soll die Einspritzung mit Zyderm streng intrakutan erfolgen [172]. Bei groben, tieferen Falten − wie der Nasolabialfalte − soll sich Zyplast besser bewähren, das dann etwas tiefer in die mittlere bis tiefe Dermis eingebracht werden kann [190]. Bei Glottisinsuffizienz soll Kollagen in die mittlere Schicht der Lamina propria und nicht in den M. vocalis injiziert werden. Bei der UPPP wurde Kollagen in die Schleimhaut des Gaumens injiziert, bei velopharyngealer Insuffizienz in die Submukosa der Rachenhinterwand.

2.5.4 Fibrel

In den 50er Jahren wurde von dem Dermatologen Spangler in Boston die Verwendung von „Fibrinschaum" für die Behandlung eingesunkener Narben vorgeschlagen. Dabei wurde Patientenplasma mit Gelatine gemischt und in eine Tasche eingebracht, die mit dem Messer unter Narben präpariert wurde. 1988 wurde „Fibrel Gelatine Matrix Implant" von der FDA für die Behandlung von Narben, 1990 auch von Gesichtsfalten zugelassen [214].

Herstellung und Eigenschaften. Dieses Implantat wird für jeden Patienten und für jede operative Sitzung individuell hergestellt. Patientenplasma wird in eine Spritze mit Gelatine (das ist hochgereinigtes, de-

naturiertes Schweinekollagen) und Epsilon-amino-
capronsäure gefüllt. Die Gelatine wirkt als temporäre Matrix, auf der sich Bestandteile des Blutplas-
mas einschließlich Fibrin absetzen. Epsilon-amino-
capronsäure behindert den Abbau von Fibrin durch
Hemmung der Produktion von Fibrinolysin. Die
Wirkungsweise von Fibril soll darauf beruhen, daß
Fibrin die Fibroblastenaktivität und Bildung von
Kollagen fördert.

Nach wenigen, bisher vorliegenden Ergebnisbe-
richten kann man z.B. bei behandelten Akne-Nar-
ben nach zwei Jahren mit einer Haltbarkeit des Er-
gebnisses bei ca. 60% der Patienten rechnen [214].
Bei Gesichtsfalten sind offenbar die Ergebnisse denen des Rinderkollagens vergleichbar.

Obwohl die verwendete Gelatine hochgereinigt
ist und deshalb bei Fibrel nur geringe Antigenität angenommen werden kann, wurden allergische Reaktionen berichtet. Deshalb wird ca. 30 Tage vor der Injektion auch dieses Materials ein Hauttest am Unterarm durchgeführt.

Die Injektion von Fibrel ist unangenehmer als die
von Zyderm (höhere Viskosität), so daß eine Lokal-
anästhesie angebracht ist, bei der aber kein Adrena-
lin verwendet werden soll, um den Einstrom von
Blutfaktoren in den Injektionsort nicht zu blockie-
ren, die für die weitere Gewebereaktion von Bedeutung sind. Das Implantat soll um 50% überkorrigie-
rend eingebracht werden. Postoperativ kann es vor-
übergehend zu leichten Rötungen und Schwellungen
kommen.

Klinische Anwendung. Für die Korrektur von Ge-
sichtsnarben und -falten werden ca. drei Sitzungen in
Abständen von 4−8 Wochen empfohlen. Je ober-
flächlicher das Material eingespritzt wird, um so halt-
barer ist das Ergebnis.

2.5.5 Bioplastique

Ersek u. Beisang [81] schlagen ein injizierbares Material vor, das sich aus zwei Komponenten zusammensetzt. Um sowohl die Resorption, als auch die
Wanderung des Implantates zu vermeiden, besteht
die stabile Komponente von Bioplastique nicht aus
Silikontröpfchen, sondern aus Silikonpartikeln mit
spezieller Oberflächentextur in einer Größe von
mehr als 100 μm Partikel, die kleiner als 60 μm sind,
können hingegen von Makrophagen aufgenommen
und transportiert werden, und sie können eine chronische Entzündung unterhalten [81]. Die zweite
Komponente besteht aus einem organischen Hydrogel aus der Familie der Plasdone mit einem Moleku-

largewicht von ca. 13 700, das über die Niere ausgeschieden wird.

Das Wirkungsprinzip von Bioplastique beruht −
ähnlich wie bei Teflonpaste − darauf, daß die abbaubare Komponente (in diesem Fall das Hydrogel) in
kurzer Zeit zunächst durch Fibrin und dann durch
Kollagen ersetzt wird. Anschließend kommt es zur
bindegewebigen Einbettung und Fixierung der stabilen Komponente (hier die Silikonpartikel). Ersek u.
Beisang berichten über tierexperimentelle Studien
mit Bioplastique, aber auch den erfolgreichen klinischen Einsatz zur Gewebsaugmentation bei Spaltlip-
pen, eingesunkenen Narben, Glabellafalten u.ä..

2.6 Chirurgische Kleber

2.6.1 Cyanoacrylate

In den 40er Jahren entwickelte Cyanoacrylat-Kleber
kamen besonders in den 60er Jahren in medizinischen Gebrauch. Jedoch stellte sich heraus, daß z.B.
Methyl-2-cyanoacrylat und Isobutyl-cyanoacrylat so
gewebetoxisch waren, daß sie wegen erheblicher
Fremdkörperreaktionen nicht für chirurgische Klebungen verwendbar sind. Dies gilt für alle kurzketti-
gen Cyanoacrylkleber, während bei langkettigen De-
rivaten die Toxizität abnimmt, weil sie im Gewebe
sehr viel langsamer zerfallen. Heute werden nur noch
N-butyl-2-cyanoacrylate (Histoacryl) für Wundver-
schlüsse benutzt, in USA allerdings ohne Zulassung
durch die FDA [1].

Cyanoacrylat-Kleber werden nach dem Auftragen in dünner Schicht zwischen zwei Gewebeflächen
vom flüssigen Monomer in ein solides Polymerisat
umgewandelt, wobei Gewebsflüssigkeit als schwache
Base diese Reaktion katalysiert [79]. Der Abbau erfolgt durch Hydrolyse der Polymerbindungen. Dabei
entsteht Formaldehyd und ein Alkyl-Cyanoacetat,
das über Darm und Niere ausgeschieden wird.

Die Haltekraft einer Wundklebung mit Cyano-
acrylat entspricht zumindest im frühen Stadium,
eventuell auch noch am siebenten Tag der einer Naht
und erreicht etwa 10% des Wertes für unberührte
Haut. Es gibt allerdings auch Untersuchungen, nach
denen die Haltekraft von genähten Wunden gegenüber geklebten nach 10−14 Tagen doppelt so hoch
war [291].

Klinische Anwendung. Histoacryl kann grundsätzlich
für jede Hautnaht verwendet werden. Besonders bei
plastischen Operationen hat man es eingesetzt, um
Nadeleinstiche vermeiden zu können [79].

Es ist sehr wichtig, daß zwischen den Wundrän-
dern keine Spannung besteht, zumal der Kleber

keine Subkutannaht ersetzt, die zusätzlich appliziert werden kann. Ein gängiges Vorgehen ist das punktuelle, serielle Aufbringen des Klebers in die Wunde bei gleichzeitiger Approximation der Ränder. Dabei dürfen Instrumente nicht mit dem Kleber in Kontakt kommen, weil sie sonst festkleben. Bei Klebungen an den Lidern ist ferner der Kontakt mit der Kornea unbedingt zu vermeiden und darauf zu achten, daß Wimpern nicht fixiert werden. Werden größere Mengen des Klebers aufgebracht, kann es zu Hitzeschäden am Gewebe kommen.

Bei einer vergleichenden Studie erzielten Ellis und Shaikh [79] mit Histoacryl bessere Ergebnisse als mit Fibrinkleber, bei dem zudem höhere Kosten entstanden. Im Vergleich zur Naht ergab sich vor allem ein deutlicher Zeitgewinn mit Histoacryl.

Fibrinkleber eignet sich aber zweifellos besser, wenn größere Wundflächen z.B. bei Hauttransplantationen geklebt werden sollen, ebenso bei venösen bzw. diffusen, flächigen Blutungen oder an schlecht erreichbaren Stellen, wie etwa im Mittelohr.

Bezüglich der Eigenschaften und Anwendungen des inzwischen besonders in Europa verbreitet verwendeten Fibrinklebers (Tissucol) sei hier auf die einschlägige Literatur verwiesen (vgl. z.B. [101, 220]).

2.7 Metalle

2.7.1 Titan

Titan wird einerseits für die Osteosynthese verwendet (vgl. Referat Siegert S. 97 ff.), hat sich im Kopf-Hals-Bereich aber allgemein für die sog. „Osseointegration" (Knochenverankerung von Epithesen, Hörgeräten u.a.m.) bewährt.

Die Einpflanzung der Haltevorrichtungen erfordert zwei Schritte. Zunächst wird das Schraubenimplantat (Fixtur) unter der Haut in den Knochen gepflanzt. Ist es eingeheilt, wird 3−4 Monate später ein transkutaner Aufsatz hinzugefügt, der der Fixierung für Epithesen bzw. Hörgerät dient (Einzelheiten bei Albrektsson et al. [3], Hamada et al. [109], Tjellström [272]).

Die klinische Erfolgsrate bei über 15 000 transkutan implantierten Titanschrauben liegt nach ca. 10 Jahren Anwendung bei über 90% [108]. Im vorbestrahlten Knochen ergeben sich aber auffallend häufig Schwierigkeiten mit Hautreaktionen, Infektionen und Verlust der Implantate [51, 203]. Implantate im Orbitarandbereich haben eine höhere Verlustrate als solche im Mastoid [272]. Osseointegrierte Zahnwurzelimplantate aus Titan können am zahnlosen, atrophierten Oberkiefer in die Kieferhöhle eindringen

und eine Sinusitis maxillaris hervorrufen [216]. Genaue Hinweise zur Fertigung der Epithesen für die Knochenverankerung finden sich bei Tjellström [273].

2.7.2 Stahl

Der Normenausschuß Eisen und Stahl im Deutschen Institut für Normung e.V. hat in der DIN-Norm 17443 [73] die technischen Lieferbedingungen von Walzwerks- und Schmiedeerzeugnissen aus nichtrostenden Stählen für chirurgische Implantate festgelegt. Obwohl im allgemeinen Stähle mit einem Masseanteil Chrom von mindestens 12% und einem Massenanteil Kohlenstoff von höchstens 1,2% als nichtrostende Stähle gelten, hat man die Analysengrenzen für solche nichtrostenden Stähle, aus denen Implantate hergestellt werden, wesentlich enger gesetzt. Die DIN-Norm 17443 gibt weiterhin Anweisungen über Maße und Bezeichnungen, bietet Hinweise zur Sortenauswahl und legt die Anforderungen fest bezüglich Herstellverfahren, Lieferzustand, chemischer Zusammensetzung, Beständigkeit gegenüber interkristalliner Korrosion, mechanischer Eigenschaften, Ausführungsart, Gefüge und mikroskopischem Reinheitsgrad. Ferner werden Angaben zur Prüfung gemacht.

Auch bei unserer Trachealprothese [21, 25, 26] werden Federn aus Edelstahl für chirurgische Zwecke verwendet, um die Prothesenwand elastisch zu versteifen.

2.7.3 Gold

Gold ist der Menschheit seit Jahrhunderten als inertes Material bekannt und dürfte eines der ältesten Implantate überhaupt sein.

Heute kommt Gold bei Paukenröhrchen zur Anwendung, als dauerhaftes Implantat aber nur noch zur Unterstützung des Lidschlusses bei Faszialisparesen [165, 245]. Dabei sollten keine Legierungen, sondern reines Gold verwendet werden, das der Krümmung des Oberlides angepaßt ist und dem Tarsus aufliegt.

Kartush et al. [138] geben aus umfangreicher Erfahrung Hinweise zur Wahl des individuell passenden Gewichtes solcher Implantate, das zwischen 0,6 und 1,6 g liegen soll.

Weitere Ausführungen über metallische Implantate, insbesondere unter Berücksichtigung der Osteosynthese, finden sich im Beitrag „Metallimplantate" dieses Bandes.

3 Implantate in der klinischen Praxis

3.1 Grundsätze

Ein Implantat darf nicht unter großer Spannung in ein Lager eingebracht werden, weil es sonst die Weichteile perforieren und abgestoßen werden kann. Deshalb muß auch eine genügende Haut- oder Schleimhautbedeckung zur Verfügung stehen. Ist dies nicht der Fall, muß man eventuell durch Lappenbildung oder Transplantation die erforderliche Hülle herbeischaffen. Wenn irgend möglich, sollte das Implantatlager postoperativ von stärkeren Belastungen und Traumen ferngehalten werden, die selbst das verträglichste Material gefährden können.

Je besser das Implantat in den Defekt paßt, um so erfolgreicher wird die Rekonstruktion ausfallen. Unter Umständen ist die präoperative Anfertigung von Gesichtsabdrücken oder Schablonen hilfreich.

Den Prinzipien der plastischen Chirurgie folgend, wird man Hautschnitte in Hautfalten legen und die Hautspannungslinien beachten. Wenn möglich, sollte die Inzision in einiger Entfernung vom Ort der Implantation angelegt werden. Dadurch wird bei einer kleinen Wundheilungsstörung nicht gleich auch das Implantat in Gefahr gebracht, und narbige Adhäsionen zwischen dem Fremdkörper und der Hautwunde werden vermieden.

Das Biomaterial sollte immer so tief wie möglich im gesunden Gewebe eingepflanzt werden, fernab von Narben oder Entzündungen. Im allgemeinen bleibt man extraperiostal, jedoch werden poröse oder osteophile bzw. osteokonduktive Materialien subperiostal eingebracht.

Wird das Implantat intraoperativ z.B. mit dem Skalpell zurechtgeschnitten, so dürfen keine scharfen Kanten entstehen, die tast- oder sichtbar sind und das kosmetische Ergebnis stören. Abriebpartikel oder Späne dürfen nicht im Operationsfeld verbleiben, weil sie eher als große Implantate Fremdkörperreaktionen provozieren.

Bei weichen, porösen Materialien (z.B. Proplast) muß man das Zusammendrücken und damit Schließen der Poren vermeiden. In infektgefährdeten Fällen kann eine perioperative Antibiotikaprophylaxe durch Beimischung eines Antibiotikums zum Implantat bzw. durch Vakuum-Imprägnierung unterstützt werden.

Um die Implantatlage für längere Zeit zu sichern, können Nähte, Draht oder Schrauben zum Einsatz kommen. Ein leichter Druckverband verhindert postoperativ die Bildung von Hämatomen oder Seromen.

Der Patient sollte über die möglichen Risiken und Komplikationen, die mit der Implantation auftreten können, umfassend informiert sein. Man sollte ihn auch nicht darüber im Unklaren lassen, daß das Implantat eventuell irgendwann wieder entfernt werden muß.

3.2 Schädeldachplastik („Kranioplastik"; Kalotten- und Stirnrekonstruktion)

Bei der Schließung von Kalotten- und Stirndefekten konkurrieren diverse Transplantate und Implantatmaterialien, wobei aber der Anteil der Biomaterialien zugenommen hat. Eine Übersicht unter Berücksichtigung historischer Aspekte haben wir früher bereits vorgestellt [23, 25, 183]. Zugunsten moderner Werkstoffe wurde letztlich auf die lange Zeit noch benutzten Metalle verzichtet, die aufgrund ihrer Wärmeleitfähigkeit und Röntgendichte zuviele Nachteile mit sich brachten und überdies beschuldigt werden, Epilepsien auszulösen.

Kleinere Defekte unter behaarter Kopfhaut oder unter dem M. temporalis sind oft kosmetisch nicht so störend, daß sich deswegen die Notwendigkeit einer Rekonstruktion ergäbe. Bei Kindern behält das Periost der Kalotte (periostale Schicht der Dura) mindestens bis zum fünften Lebensjahr sein knochenbildendes Potential, so daß solange mit spontanen Regenerationen am Schädel gerechnet werden kann. Beim Erwachsenen wartet man mit der Rekonstruktion sechs, besser noch 12 Monate nach Abklingen einer lokalen Infektion.

Die für den Defektverschluß am meisten verwendeten Transplantate sind Rippen, Beckenkammknochen und Tabula externa. Außer den klassischen Nachteilen der autogenen Transplantate − Risiken und Komplikationen des Zweiteingriffs für die Materialgewinnung, ungenügende Verfügbarkeit, schlechte Formbarkeit, Gefahr der Frühinfektion − muß bei der Kranioplastik auf eine bekannt hohe Resorptionsquote bei Autotransplantaten hingewiesen werden. Sie liegt bei 50% und mehr, wobei Tabula externa die geringste Resorption haben soll. Interessanterweise konnte darüber hinaus bei einer Nachuntersuchung von Manson et al. [173] im Hinblick auf die Infektanfälligkeit im Vergleich zwischen Knochentransplantation und PMMA eine Überlegenheit des biologischen Materials nicht nachgewiesen werden.

Da die Kalottenrekonstruktion auch zum Schutz des Gehirns erfolgt, sind schon deshalb weiche Materialien, wie Proplast oder zartes Silikon, weniger geeignet. Im übrigen kommt für diese Indikation heute hauptsächlich PMMA zur Anwendung. Klinische Erfahrung in geringem Umfang liegt auch mit Hydroxylapatit-, Aluminiumoxid- und Trikalziumphos-

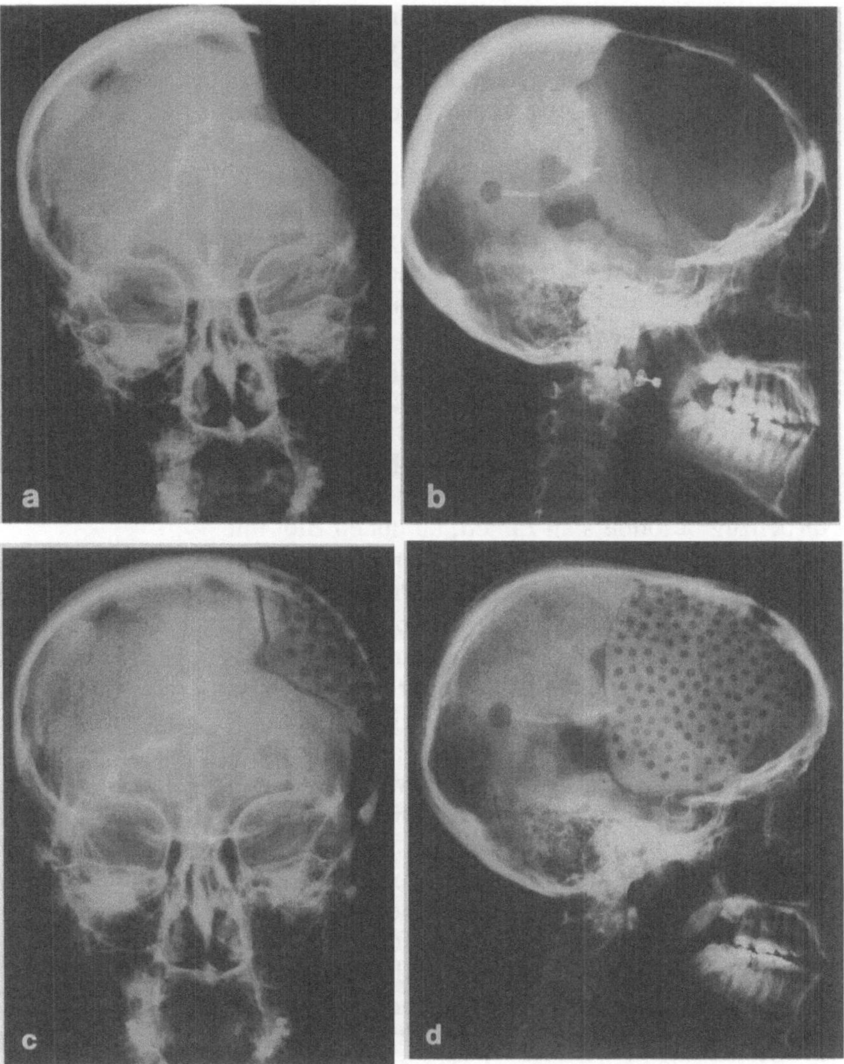

Abb. 6a—d. Ausgedehnter Kalottendefekt links frontotemporal bei Zustand nach Knochendeckelinfektion im Gefolge der operativen Versorgung eines Traumas. **a** A.-p. Röntgenaufnahme. **b** Seitliche Röntgenaufnahme des Schädels präoperativ. **c** Kalottenrekonstruktion der gleichen Patientin mit PMMA (Refobacin-Palacos) (Fall von Dr. Rudolph, Neurochirurgische Klinik (Leiter: Prof. Dr. M. Brock) am Klinikum Steglitz der FU Berlin). A.-p. Röntgenaufnahme. **d** Seitliche Röntgenaufnahme

phatkeramik vor [130, 171]. Wegen ihrer Stabilität bei guter Handhabung und Gewebeverträglichkeit bieten sich auch poröse Polyethylenimplantate (Porecon) an [25, 27].

Allgemein gesehen liegen Vorteile der Alloplastiken in der problemlosen Verfügbarkeit des Materials auch bei großen Defekten, der grundsätzlich guten Formbarkeit, der fehlenden Resorption und den guten kosmetischen Resultaten. Hauptnachteile sind mögliche Fremdkörperreaktionen, ein größeres Infektionspotential, Gefahr der Fistelbildung und Abstoßung.

Steht der Kalottendefekt mit einer Nebenhöhle — meist der Stirnhöhle — in offener Verbindung, so ist die Infektionsgefahr deutlich erhöht. Es ist dann sicherer, auf die Fremdkörperanwendung zu verzichten, es sei denn, man verschließt die Stirnhöhle nach vollständiger Ausräumung der Schleimhaut z.B. durch Obliteration mit Bauchfett.

Vorteile von *PMMA* liegen darin, daß es eine ähnliche Dichte wie Knochen und geringe Wärmeleitfähigkeit hat. Die Röntgendichtigkeit ist durch Zusätze steuerbar.

Der Einsatz Computer-gesteuerter 3-D-Rekonstruktionsmodelle erleichtert die präoperative Implantatfertigung [201]. Meist wird PMMA jedoch noch intraoperativ zubereitet. Die Zeit für das Mischen und Anpassen an den Defekt beträgt etwa sieben Minuten, die Aushärtung nochmals sieben Minuten. Das Material erreicht seine maximale Festigkeit nach ca. einer Woche.

Spätere Implantatlockerungen können dadurch zustande kommen, daß die Knochenränder des Defektes eine Hitzeschädigung bei der Polymerisation in situ erleiden und später der Nekrose anheimfallen. Dadurch wird der Knochendefekt größer, das Implantat wird zu klein. Läßt man das Implantat außerhalb des Körpers abbinden, so besteht diese Gefahr nicht.

Viele Operateure versehen PMMA-Implantate mit Bohrlöchern, um die Verankerung im Lager zu verbessern (Abb. 6a—d).

Die Dura sollte unbedingt bei der Implantation intakt sein. PMMA, das bei der Polymerisation in Verbindung mit dem Hirn steht, kann schwere Schäden bis hin zur Apoplexie hervorrufen [143]. Zum Schutz vor thermischer Schädigung deckten z.B. Staindl u. Kollar [261] den Wundbereich mit menschlichem Amnion ab und benutzten zur Erleichterung der schnellen Anpassung eine vorgeformte Bleifolie. Andere kühlen das Material während des Aushärtens durch Kochsalzberieselung [150]. Das Abdekken des eingefallenen Hirnanteiles mit reichlich feuchter Watte empfiehlt sich im übrigen schon deshalb, weil andernfalls die Einsenkung im Defektbereich mit PMMA ausgefüllt würde.

Nach längerer Verweildauer kann sprödes PMMA-Material brechen, und zwar aufgrund von Narbenzug besonders an Linien, an denen Blut mit dem Polymerisat in Verbindung kam. Die Entfernung frakturierter Fragmente kann Probleme bereiten [100]. Die Häufigkeit von Komplikationen mit PMMA wurde mit 2 bis 12% in einem Zwei-Jahres-Zeitraum ermittelt [52, 113]. Bei einer Infektion muß das gesamte Material entfernt werden [261]. Die Diagnostik von Implantatinfektionen kann selbst mit Hilfe der Computertomographie schwierig sein und muß sich u.U. allein auf das klinische Bild stützen [16].

Hydroxylapatit konnte sowohl klinisch [296], als auch tierexperimentell [77, 258] ohne Abstoßungs- oder Entzündungsreaktion für Kranioplastiken eingesetzt werden. HA-Granulat wurde dabei allerdings als Gemisch mit autogenem Knochen verwendet. Das körnige Granulat erlaubt nicht die Applikation einer Redon-Drainage, die das Material absaugen könnte. Deshalb ist die Gefahr der Hämatombildung größer als bei Blöcken aus HA, bei denen wiederum die exakte Anpassung an den Defekt Schwierigkeiten bereitet.

HA-Körnchen bilden nach drei bis vier Wochen einen festen Verbund [77], erleiden aber durch narbiges Einschrumpfen einen gewissen Verlust an Höhe. HA-Blöcke halten die Kontur, zeigten aber bei El Deep u. Rozkowsky [77] zu 25% Beweglichkeit. In dieser Untersuchung – wie auch in anderen Studien [191] – konnte nur wenig fester Knochenverbund zwischen HA und Lager nachgewiesen werden.

Auch *Silikon* hat für die Stirnrekonstruktion Bedeutung erlangt [43, 105, 155, 167, 250, 260, 263]. Aus Silikonblöcken geschnittene Implantate gelten als gut gewebeverträglich, sie gehen mit dem Lager keine Verbindung ein und werden von einer zarten Kapsel umgeben. Bekannte Risiken sind die Dislokation, Perforation der Haut – vor allem bei dünner Weichteildeckung – und besonders die hohe Infektionsrate [10, 250]. Die gelegentlich auch verwende-

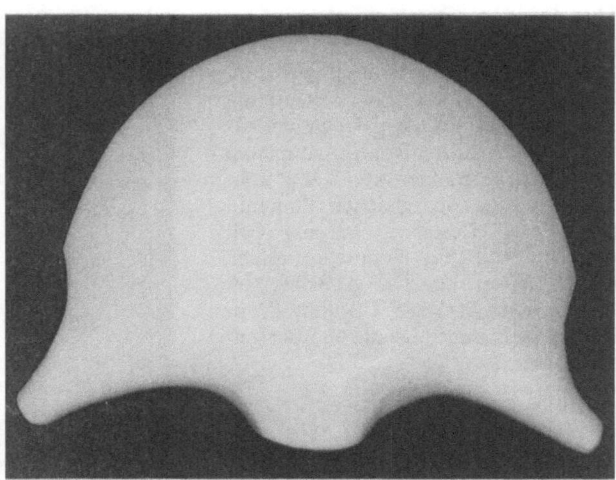

Abb. 7. Stirnimplantat aus porösem Polyethylen

ten kalthärtenden Silikone, die bestimmte Härter als Additive enthalten [250], haben eine höhere Gewebetoxizität [298].

Kompaktes Polyethylen wurde für die Schädelrekonstruktion erstmals experimentell von Ingraham et al. [125] untersucht. Klinische Anwendung fand Polyethylen durch Alexander u. Dillard [4] und besonders durch Rubin [228, 230, 231, 232]. Aber auch bei diesem nicht porösen Polyethylen findet – wie bei Silikon – eine feste Fixierung im Implantatlager nicht statt, so daß für das Einwachsen von Bindegewebe immer mehrere Bohrlöcher angebracht wurden.

Poröses Polyethylen bedeutet gegenüber der kompakten Form eine erhebliche Verbesserung für unbelastete Regionen: trotz ausreichender Stabilität wird die Verankerung im Lager ermöglicht.

Bei der Einführung dieses Materials in die rekonstruktive Gesichtschirurgie wurden zunächst Blöcke benutzt, die die Defekthöhle füllen und die zur Bildung einer glatten Oberfläche mit einer geformten Platte aus porösem PE abgedeckt wurden [19, 20, 23, 25]. Die Ergebnisse sind kosmetisch ausgezeichnet und bleiben bei einer maximalen Beobachtungszeit von nunmehr 10 Jahren stabil. Seit 1985 werden Implantate aus porösem PE vorgefertigt in mehreren Größen für diverse Defektrekonstruktionen an Kalotte, Stirn, Nasenwurzel, Ohrmuschel und Kinn angeboten (Porecon) (Abb. 7). Im Gegensatz zu Proplast ist das Material nicht zu schwach für die Kalottenrekonstruktion. Jedoch ist allenfalls randlich mit Knocheneinbau zu rechnen, während im übrigen fibröses Gewebe in die Poren eindringt.

Bei 11 Stirn- und Kalottenimplantaten haben wir bisher bei einer Nachbeobachtung von drei bis zehn Jahren keine Komplikation und keinen Implantatverlust beobachtet (Abb. 8a+b).

Abb. 8. a Stirndefekt nach frontalem Trauma präoperativ. Die Haut war mit der Dura verwachsen. **b** Resultat 2,5 Jahre nach Korrektur durch Porecon[R]-Implantat aus porösem Polyethylen

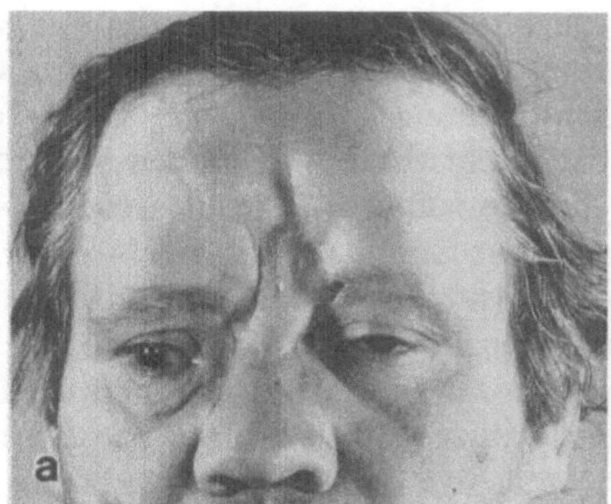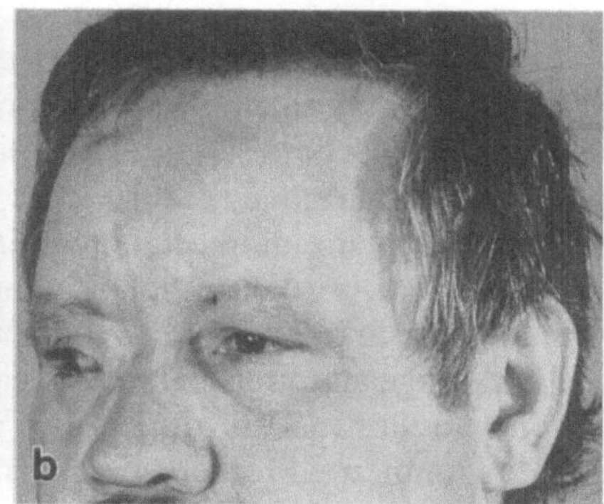

Die wesentlichen Vorteile von porösem PE für diese Indikation sind die Konsistenz, die eine Festigkeit von der Art von Knochen und Knorpel bietet, und die guten Möglichkeiten der Bearbeitung mit Skalpell und Schere.

Das von Leake u. Habal [162] sowie Habal et al. [107] vorgeschlagene Gittergerüst aus *Polyether-Urethan,* das mit Dacron ummantelt ist, hat den Nachteil, daß für tiefere Defekteinsenkungen zusätzlich autogenes Material transplantiert werden muß.

Eine Optimierung der Fertigung von Schädeldachplastiken wird durch computergestütztes Fräsen der Implantate nach Vorlagen aus dreidimensionalen Computertomogrammen angestrebt. Schmitz u. Mitarb. [257] berichten über klinische Erfahrungen in 16 Fällen, bei denen zunächst Polystyrene- bzw. Polyurethanmodelle und dann über Wachs- bzw. Gipszwischenstufen die definitiven Implantate aus PMMA bzw. Glasionomerzement paßgenau gefertigt wurden. Laubert (pers. Mitteilung 1990) experimentierte bei dem Versuch, die Implantate direkt − ohne den Umweg über ein Umkehrmodell − fräsen zu lassen, zunächst mit Keramiken [160], die sich aber als zu spröde erwiesen und bei der mechanischen Bearbeitung zerbarsten. Dagegen zeigte sich poröses PE, auf dessen klinische Eignung wir bereits hingewiesen hatten [19, 20, 25], auch der Belastung durch die rechnergestützte 3-D-Fräsung gewachsen.

Angesichts der guten Erfahrungen mit *Glasionomerzement* − soweit sie bislang vorliegen − dürfte dieses Material in Zukunft bei der Korrektur von Schädeldefekten eine zunehmend größere Rolle spielen. Es kann individuell angeformt und nachgebessert werden und geht eine feste Verbindung mit Knochen ein, ohne − wie PMMA − hohe Polymerisationstemperaturen zu entwickeln (Geyer, G., pers. Mitteilung 1991).

Die Schnittführung für den Zugang zum Stirnbereich wird unterschiedlich angegeben. Häufig wird der Schnitt in einer alten Narbe über der Stirn gewählt [10], wobei aber der Wundverschluß immer un-mittelbar über dem Implantat oder doch in enger Nachbarschaft dazu erfolgt. Wegen der geringen Gefahr einer Infektion oder Implantatabstoßung kann die Inzision hinter der Haargrenze oder besser noch der bitemporale Bügelschnitt als günstiger angesehen werden [43, 140].

3.3 Mittelgesichtsaugmentation

Bei Asymmetrien oder Hypoplasien der Wangenpartien, die meist auf ein Defizit von Jochbein oder Jochbogen unterschiedlicher Ursache zurückzuführen sind, können Implantate der besseren Konturierung des Mittelgesichts dienlich sein. Obwohl für die Augmentation kleinerer Volumina grundsätzlich auch Knorpel (Cavum conchae) geeignet ist, ist die Mittelgesichtsaugmentation eine Domäne für Biomaterialien geworden. Knochentransplantate, in den 50er Jahren noch von Dingman und Converse [62] für die Onlay-Technik empfohlen, unterliegen zu starker Resorption. Dagegen bieten Alloplastiken eine Beschleunigung des Eingriffs und Vermeidung der autogenen Materialentnahme.

Von besonderer Bedeutung ist es, eine genügende Projektion des Jochbeins zu erzielen. Bildet man eine Linie vom äußeren Kanthus zum lateralen Mundwinkel und eine weitere von der Basis des Nasenflügels zum Tragus der gleichen Seite, so entsteht ein Kreuz, in dessen hinterem oberen Quadranten die Jochbeinerhebung liegt. Weitere Hilfslinien für das Auffinden der richtigen Position des Implantates gibt Mladick an [185].

Da für die Profilierung von Wange und Kinn im Prinzip immer wieder ähnlich geformte Implantate benötigt werden, sind einige Materialien (Silikon, Proplast, poröses PE, Polyurethan, zunehmend auch Hydroxylapatit) in vorgefertigter Form erhältlich.

Silikonimplantate können aus Blöcken zurechtgeschnitten oder nach einer Gesichtsmaske aus RTV-Silikon individuell geformt werden. Kanten müssen vermieden, gegebenenfalls geglättet bzw. mit einem Hautschleifgerät abgetragen werden [199]. Der Hauptnachteil von Silikonimplantaten ist, daß sie der knöchernen Unterlage nicht genau angepaßt werden können, sofern man die Anpassung nicht an einem dreidimensionalen Modell des Defektes vornimmt. Wird das Implantat unter Ausnutzung seiner Biegsamkeit durch die Hautspannung allein an die Unterlage adaptiert, so wird es sich aufgrund von Eigenspannungen, die durch die Verformung zustande kommen („Memory-Effekt") in die alte Form zurückbiegen wollen, dabei Druck auf die Haut ausüben und eine Perforation und Abstoßung fördern.

Silikonimplantate müssen zum Schutz vor Wanderung und Dislokation mit Naht, Drahtung oder Schrauben auf der Unterlage befestigt werden. Hierfür haben manche Implantate schon vorgefertigte Löcher. Schnitte oder Stanzungen, die nachträglich in Silikonimplantaten angebracht werden, können weiterreißen und das Implantat zerstören. Manche Autoren [39, 199] empfehlen die Implantatfixierung mit einer transkutanen Matratzennaht über Gazetupfer für zwei bis drei Tage, wobei es allerdings zu kleinen Narbenbildungen auf der Haut kommen kann. Eine Nachuntersuchung von 400 Wangenimplantaten aus Silikon hat über 19 Jahre eine Komplikationsrate von nur 3% ergeben [199]. Zu den Komplikationen zählten Dislokation, Verkantung, Hämatom, Infektion, temporäre Taubheit bzw. Parese der Oberlippe.

Proplast ist weich und flexibel, läßt sich leicht schneiden und der Unterlage anpassen. Da ein „Memory-Effekt" fast völlig fehlt, bleiben Proplast-Implantate in der intraoperativ gewählten Form. Porosität und einwachsendes Gewebe erleichtern die Stabilisierung. Allerdings haben experimentelle Studien [34] im Vergleich zu PE nur oberflächliches Einwachsen von Bindegewebe und in keinem Fall Knochen nachweisen können. Zur Vermeidung von Infektionen bei intraoralem Zugang wird eine Desinfektion der Mundhöhle und perioperative Antibiotikagabe empfohlen [145, 287].

Porosität, einwachsendes Gewebe, gute Gewebeverträglichkeit und leichte Formbarkeit sprechen für das *poröse Polyethylen,* das in seiner Konsistenz zwischen Proplast und Keramik eine gute Zwischenstellung einnimmt. Klinische Erfahrungen bei der Wangenaugmentation mit vorgefertigten Teilen liegen aber noch nicht in genügender Zahl vor.

Die bisher veröffentlichten Erfahrungsberichte über *Hydroxylapatit* für die Wangenaugmentation äußern sich positiv. Eine Kombination aus HA-Partikeln mit Kollagen und Blut zeigte nach 6 bis 22 Monaten bei 11 Patienten stabile und zufriedenstellende Ergebnisse [280]. Es dürfte jedoch nicht ganz einfach

sein, ein solches Gemisch kontrolliert in die gewünschte Position zu bringen.

Auch mit den spröden, schwer formbaren HA-Blöcken konnten offenbar erfolgreich Wangenaugmentationen vorgenommen werden (Wolford et al., zit. n. [143]). Die Blöcke wurden mit Schrauben befestigt, eigneten sich aber schlecht für die seitliche Jochbeinregion. Bei einem Vergleich zwischen HA- und Proplast-I-Implantaten im Tierversuch (Rhesusaffen) wurden mit Hydroxylapatit die deutlich besseren Ergebnisse erzielt [76]. Proplast I wurde eingekapselt, HA wies den für dieses Material typischen knöchernen Verbund mit der Unterlage auf.

Wangenimplantate können über einen extra- oder häufiger den intraoralen Weg eingebracht werden. Alle Inzisionen über dem Jochbogen haben ein gewisses, wenn auch geringes Risiko der Läsion von Rami zygomatici des N. facialis. Sie sind ausgewählten Fällen vorbehalten. Ferner kommen als Zugang der subziliare Schnitt (= „Blepharoplastik-Schnitt") oder der präaurikuläre Schnitt (= „Face-lift-Schnitt") in Betracht. Bei der letztgenannten Inzision erfolgt die Implantation anläßlich einer Gesichtshautraffung. Der Operateur muß sich unter Schonung der Fazialisäste einen Weg durch die Wangenweichteile zum Knochen präparieren.

Meist wird der transorale Weg durch einen Schnitt in der gingivobukkalen Umschlagsfalte bevorzugt, der die beste Übersicht auch über die Lage des N. infraorbitalis bietet [39].

3.4 Orbitabodenrekonstruktion

Für den abgesunkenen Orbitaboden − entweder akut nach Trauma oder verzögert nach unvollständiger Frakturreposition − wurden neben autogenen Transplantaten Silikon, PMMA, Teflon, Hydroxylapatit, Polyglactin und lyophilisierte oder lösungsmittelkonservierte Dura vorgeschlagen. Während Transplantate resorbiert werden können, liegt die Gefahr bei der Alloplastik im Wandern des Implantates. Konservierte Duratransplantate werden innerhalb eines Zeitraumes von ca. 12 Monaten resorbiert bzw. narbig umgebaut [200]. Die Tatsache, daß mehrfach berichtet wurde, lyophilisierte Rinderdura könne die Creutzfeld-Jakob-Erkrankung − eine Slow-virus-Infektion − übertragen [255], hat einige Operateure veranlaßt, dieses Material nicht mehr zu verwenden.

Nach Langzeituntersuchungen [7, 215] haben Teflonscheiben (Stärke: 1,25 mm) eine sehr geringe Komplikationsrate von 0,4% mit Dislokation, Infektion und Abstoßung. Die Rate von späten Komplikationen wie Diplopie und Enophthalmus wird etwas

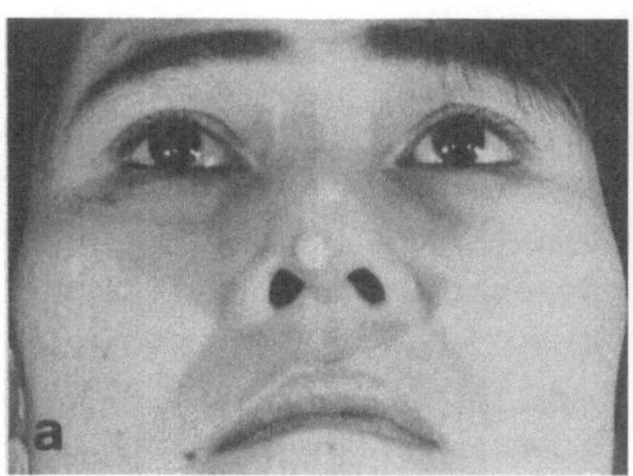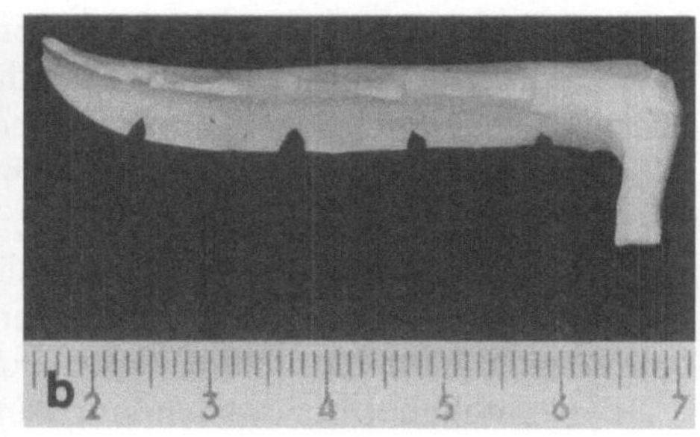

Abb. 9. a Hautperforation eines L-förmigen Nasenspans aus weißem Silikon, 8 Monate nach Implantation (in einer asiatischen Klinik). **b** Der entnommene Silikonspan

höher angegeben. Tamponade der Kieferhöhle erhöhte die Infektionsrate und wird deshalb nicht empfohlen [7].

Höltje [118] hat erfolgreich 1,5 mm starke Plättchen aus resorbierbarem Polyglactin (Vicryl) experimentell und klinisch eingesetzt. Nach drei bis vier Monaten waren die Implantate durch Bindegewebe ersetzt. Zunehmend werden auch die ebenfalls resorbierbaren PDS-Schalen für die Habilisierung des Orbitabodens eingesetzt.

Die Wahl des Rekonstruktionsverfahrens muß auch vom Ausmaß der Destruktion abhängig gemacht werden. Kleinere Frakturen mit intaktem Periost bedürfen in der Regel keines Ersatzmaterials. Größere Defekte mit Periostdefekten können Indikationen für lyophilisierte Dura oder alloplastische Materialien sein, während bei ausgedehnten Defektbildungen, wenn nahezu der gesamte Orbitaboden zu ersetzen ist, Knochen das geeignetere Material ist.

Als operative Zugangswege zum Orbitaboden konkurrieren der direkte Schnitt über dem Orbitarand, dem jedoch die etwas höhere Inzision in einer Lidfalte vorzuziehen ist, sowie der in den frühen 70er Jahren aufgekommene subziliare Schnitt und der verborgene transkonjunktivale Zugang, der durch die Ergänzung der lateralen Kanthotomie und inferioren Kantholyse die beste Übersicht bieten kann [177].

3.5 Rhinoplastik

Der Aufbau des Nasengerüstes bietet für die Anwendung von Ersatzmaterialien einige Besonderheiten. Die prominente Position der Nase macht sie anfällig für Mikrotraumen und läßt auch geringfügige Deformitäten schnell augenfällig werden. Man kann an der Nase eine obere und eine untere Region unterscheiden. Die obere besteht aus der knöchernen Pyramide des Nasenbeins und ist fest, die untere ist gut beweglich. Beide Regionen haben eine dünne Weichteil- und Hautbedeckung. Die Mobilität und hohe Belastung durch Mikrotraumen besonders an der Nasenspitze fördert Dislokation und Abstoßung von Im-

plantaten. Die Anforderungen an ein Nasenimplantat reichen von hoher Festigkeit zur Erfüllung von Stützfunktionen bis zu großer Flexibilität, Weichheit und Formbarkeit zur Erzielung optimaler Konturen.

Knorpel ist im Prinzip für rekonstruktive Aufgaben an der Nase am besten geeignet. Mit Septumknorpel oder Cavum conchae [135, 136] können weitreichende Rekonstruktionen erfolgen, erst bei ausgedehnten Defekten wird Rippenknorpel erforderlich.

In der *oberen* Nasenhälfte kommen als Implantate vor allem vorgefertigte Teile z.B. aus Silikon zur Korrektor von Sattelnasen zum Einsatz. Bei allen solchen Werkstoffen muß man nach kleineren Traumen oder bei Fistelbildung in das Naseninnere mit Infektion und Abstoßung rechnen. Besonders bei Silikonimplantaten, die auch als L-förmige Späne für den Ersatz des gesamten Septumrahmens zur Anwendung kommen, erlebt man häufig Wanderungen, Hautperforation und Verlust der Alloplastik (Abb. 9a+b). Neu entwickelte Implantate aus porösem PE (Porecon; [25, 27]) sind nur für die obere, stabile Nasenhäfte gedacht, sofern aus irgendwelchen Gründen kein Knorpel zur Verfügung steht. Der größte Nachteil von Proplast-Implantaten ist ihre Infektionsempfindlichkeit, die höher ist als bei anderen Materialien [1]. Für die obere Nasenhälfte wurden ferner Gore-Tex [226] und Aluminiumoxid-Implantate [171] vorgeschlagen. Langzeitresultate bei größeren Fallzahlen liegen noch nicht vor.

Für die *untere* Nasenhäfte wurde Supramid-Netz häufig empfohlen [143], das aber nicht leicht zu handhaben ist. Fanous u. Webster [86] berichten anläßlich einer Nachuntersuchung von 98 Fällen, bei denen Supramid-Netzimplantate in der Nasenspitze verwendet wurden, über eine Rate von nur 2,5% kleinerer Komplikationen, räumen aber ein, daß einmal eingewachsene Implantate bei Bedarf schwer zu revidieren sind und mit einer postoperativen Schrumpfung um 15−25% gerechnet werden muß. Wenn immer möglich, sollte hier Knorpel zum Einsatz kommen.

Nach einer Umfrage von Stucker u. Gage-White [267] verwenden die meisten Operateure in USA autogenen Knorpel, mit großem Abstand gefolgt von

Supramid-Netz und bestrahltem Rinderknorpel. Bei 2149 Implantaten dieser Umfrage lag die Komplikationsrate in einem 5-Jahres-Zeitraum bei 8,7%. Von 38 innerhalb eines Jahres abgestoßenen Implantaten bestanden über die Hälfte aus Silikon. Diese Daten stützen die klinische Erkenntnis, daß die Komplikationsrate von Silikon-Nasenimplantaten so hoch ist, daß sie nicht mehr empfohlen werden können [1].

Die Geschichte der Anwendung von Biomaterialien in der Nase ist schillernd und abwechslungsreich. So altertümliche und längst verlassene Implantate wie Elfenbein [134] waren in der Lage, über 60 Jahre anhaltend stabile Resultate zu liefern [262]. Aus Einzelerfolgen darf aber nicht die Berechtigung zur breiten Anwendung irgendwelcher Werkstoffe abgeleitet werden, wie das Beispiel der langzeitig oft enttäuschenden Operationsversuche mit Silikon zeigt.

Die operativen Zugangswege zum Einbringen von Stützmaterialien in die Nase unterscheiden sich nicht von den üblichen Inzisionen der Rhinoplastik, also kann z.B. ein Transfixions- und interkartilaginärer Schnitt gewählt werden. Für die Implantation größerer Teile wurden auch sublabiale Wege bis hin zum „Midfacial degloving" oder die sogenannte „offene Rhinoplastik" vorgeschlagen, bei der die Übersicht über das Operationsgebiet besser ist.

Cook et al. [64] haben über einen intranasalen Zugang Proplast zur Augmentation der Prämaxilla implantiert. Bei 23 Fällen ergab sich in vier Jahren eine Komplikationsrate von 5%. Hinderer [115] gibt aus seiner großen Erfahrung Hinweise auf die breiten Variationsmöglichkeiten des Einsatzes von Implantaten im Bereich von Nase, Maxilla und Orbita.

3.6 Kinnaugmentation

Eine zu schwach ausgebildete Kinnkontur kann den ästhetischen Gesamteindruck des Profils stören und nach einer Augmentation verlangen.

Für diesen Zweck wurden zum Teil vorgeformte Implantate aus Acryl, Silikon, Proplast, porösem Polyethylen [239] und Silikongel-gefüllte Taschen (teilweise mit Dacronbeschichtung) entwickelt. Gute Ergebnisse mit sehr geringer Komplikationsrate wurden auch bei Verwendung von gerolltem Supramid-Netz mitgeteilt [266]. Resultate mit HA-Implantaten in Verbindung mit Kieferosteotomien zur Kinnplastik waren ebenfalls günstig [225, 295]. Hydroxylapatit kann auch als Granulatbrei für die Kinnprofilierung benutzt werden [190].

Acryl ist hart, schlecht formbar und erleidet häufig eine Dislokation, selbst wenn die Implantate perforiert werden. Silikonimplantate sind leichter anformbar, haben aber auch eine Tendenz zur Dislokation, es sei denn, die Oberfläche ist mit Dacron beschichtet.

Der Hauptvorteil poröser Implantate (Proplast, Supramid, poröses Polyethylen) liegt in der besseren Fixierung im Lager. Proplast hat allerdings bei Einführung über einen intraoralen Zugang die höchsten Infektionsraten, Supramid ist schwer wieder zu entfernen [143]. Viele Chirurgen bevorzugen Silikongelgefüllte Taschenprothesen mit oder ohne Dacronnetz. Ähnlich wie bei Gel-gefüllten Brustimplantaten kann es zum Austreten des Gels in das Gewebe kommen.

Ein unerwünschter Nebeneffekt nahezu aller Kinnimplantate kann das Einwandern in die Symphyse des Unterkiefers bei gleichzeitiger Knochenresorption sein. Als Ursache hierfür wurde die Muskel- und Gewebespannung über dem Implantat angenommen; auch wurde vermutet, daß die sub- bzw. supraperiostale Lage eines solchen Implantates eine Rolle spielt. Silikonimplantate, die zur Korrektur der Veränderungen des DOWN-Syndroms bei Kindern eingesetzt worden waren, bewirkten in neun von 12 Fällen so ausgeprägte Resorption am Kinn, daß sich Peled et al. [206] entschlossen, alle Implantate wieder zu entfernen. Die Resorptionserscheinungen waren sämtlich reversibel. Die bei denselben Kindern verwendeten Wangen- und Nasenimplantate führten nicht zur Resorption.

Heute gilt es als wahrscheinlich, daß das Ausmaß der Resorption von der Größe und Härte des Implantates und von seiner Lage abhängt. Ein hochsitzendes Implantat über dem Alveolarknochen ist in dieser Hinsicht gefährlicher, weshalb Peled [205] Silikonimplantate mit zwei Schrauben weit kaudal fixiert und gegen das Verschieben nach oben sichert. Sitzen Kinnimplantate zu hoch, so können sie auch Zahnwurzelresorptionen hervorrufen. Mehrere Untersucher haben festgestellt, daß der Prozeß der Knochenresorption nach ca. 12 Monaten zum Stillstand kommt [15, 143, 249].

Abstoßung hängt meist mit Hämatombildung und Infektion zusammen und ist insgesamt selten. Dementsprechend ist sorgfältige Blutstillung, Asepsis und evtl. perioperative Antibiotikagabe angebracht.

Als Zugang kann der extra- oder der intraorale Weg gewählt werden. Bei intraoralem Schnitt sind Infektionen und Abstoßungen etwas häufiger beschrieben. Der extraorale Weg ist einfacher und komplikationsärmer. Da man diesen sichtbaren Schnitt jedoch so klein wie möglich halten will, ist die Übersicht etwas schlechter. Detaillierte operationstechnische Empfehlungen für die Implantation am Kinn finden sich bei Flowers [90].

Nach einer von Stucker u. Gage-White [267] durchgeführten Umfrage wählten weitaus die meisten befragten Chirurgen die Implantation über einen extraoralen Zugang und plazierten das Implantat extraperiostal. Die Erfolgsrate der Operation lag insgesamt über 96%. Unter den in fünf Jahren mitgeteilten 3577 Kinnimplantaten waren solche auf Silikonbasis führend, gefolgt von Supramid, Acryl und anderen. Die Komplikationsrate betrug über fünf Jahre 2,8%. Ein eindeutiger Vorteil für eines der benutzten Materialien ließ sich statistisch nicht ermitteln.

Eine von McCollough et al. [176] wiedergegebene Literaturübersicht weist aus, daß Mersilene-Netz ohne antibiotische Befeuchtung eine ungewöhnlich hohe Infektionsrate von 10% hatte, mit Antibiotikum aber nur noch 2,5% (gegenüber 1% bei Supramid). Die Gesamtkomplikationsrate lag bei Supramid, Acryl und Mersilene mit Antibiotikum mit 3,2 bis 3,7% etwa gleich hoch.

Cohen et al. [60] weisen auf die schwer beherrschbare Situation mit bizarren Kinndeformitäten hin, die auftreten können, wenn ein Kinnimplantat abgestoßen oder entfernt wird. Die Kinnspitze wird ptotisch und runzelig. Ob die bei der Implantation erfolgte Ablösung des M. mentalis Ursache der Veränderung ist, ist strittig (Diskussion bei [60]).

3.7 Ohrmuschelrekonstruktion

Eine totale Ohrmuschelrekonstruktion wird am häufigsten bei der Mikrotie durchgeführt (Vorkommen bei 1 : 7000 bis 1 : 8000 Geburten), viel seltener nach Trauma oder Tumorchirurgie. Obwohl eine epithetische Versorgung möglich ist, ziehen viele Patienten ein Ohr „aus Fleisch und Blut" vor. Eine Übersicht über Historie und gebräuchliche Verfahren für den Ohrmuschelaufbau findet sich bei Berghaus u. Toplak [30, 31]. Die beiden schwierigsten Aufgaben, die sich bei der Operation stellen, sind die Bereitstellung eines geeigneten Stützgerüstes und die Schaffung einer dünnen Hautbedeckung.

Als Stützgerüst wird überwiegend autogener Rippenknorpel verwendet [271, 284]. Eine ausführliche Analyse der Ergebnisse [274] läßt aber erkennen, daß es dabei im nicht geringen Ausmaß zu Resorption und Schrumpfung kommen kann, ferner kann die umfangreiche Entnahme des Materials am Rippenbogen zu Pleurarissen, Wachstumsstörungen und Thoraxdeformitäten führen.

Unter den vielen alloplastischen Materialien, die ersatzweise vorgeschlagen wurden [31], konnte sich zunächst das 1966 von Cronin [66] erstmals benutzte Ohrmuschelgerüst aus Silikon behaupten. Die hohe Zahl der Implantatabstoßungen, Hautperforationen und Infektionen bei Verwendung von Silikon erscheint jedoch unakzeptabel [274].

Grundsätzlich ist aber ein Eingriff wie die Ohrmuschelrekonstruktion eine besonders geeignete Indikation für den Einsatz von Implantaten, weil sie es vermeiden, die kosmetische Verbesserung in der Ohrregion mit einer möglichen Entstellung an der Entnahmestelle autogenen Materials zu erkaufen. Auf der Suche nach einem besseren Implantat als Silikon wurden deshalb nach experimenteller Überprüfung der Eignung mehrerer Kunststoffe [33] feine Gerüste aus porösem Polyethylen gefertigt [19, 25]. Um der rekonstruierten Ohrmuschel ein besseres Relief zu geben, haben wir die früher verwendete Implantatform modifiziert (Abb. 10).

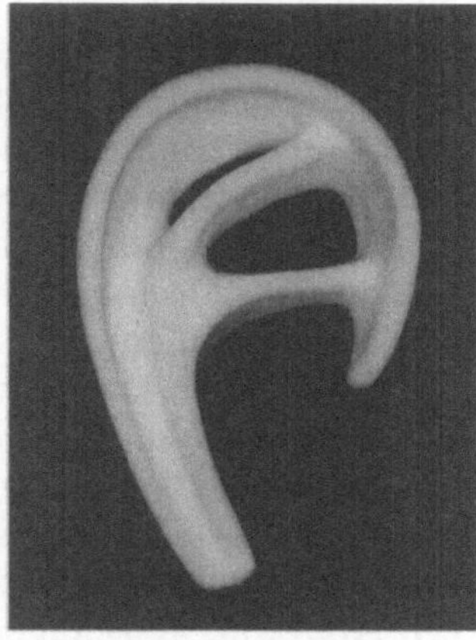

Abb. 10. Ohrmuschelgerüst aus porösem Polyethylen (Porecon). Neuer Prototyp mit verbessertem Implantatdesign, wodurch die Reliefbildung des rekonstruierten Ohres deutlicher wird

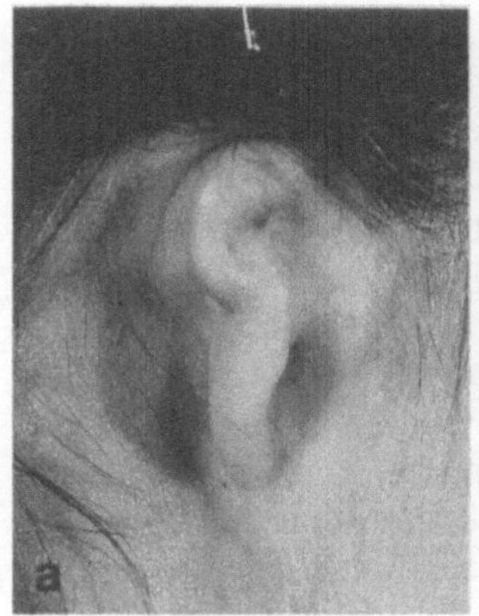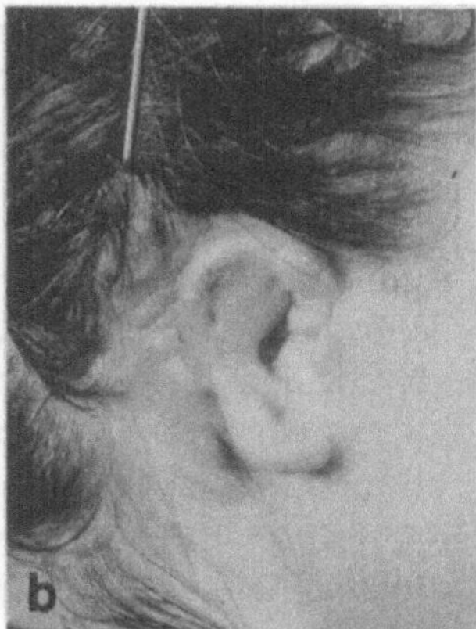

Abb. 11. a Mikrotie rechts. **b** Die gleiche Patientin 1,5 Jahre nach Ohrmuschelrekonstruktion mit Porecon-Implantat und „Fan-flap". Ein zunächst verwendetes, nur mit der Aponeurose der Temporalfaszie umhülltes Polyethylen-Implantat war nach Hautperforation entfernt und durch ein mit Faszie gedecktes Gerüst ersetzt worden

Für die Weichteilbedeckung nutzen wir die Umhüllung des Implantates mit der Faszie des M. temporalis („Fan Flap"; [92]) und anschließende Bedeckung mit einem freien Hauttransplantat [25]. Obwohl die gut durchblutete Faszie in Einzelfällen kräftig ausgebildet ist und sich deshalb die feinen Konturen des Ohres erst bei späterer Atrophie des Lappens ausbilden, hat es sich uns nicht bewährt, nur die dünne Aponeurose der Faszie zu verwenden. Von 14 Porecon-Gerüsten mußten zwei, die nur mit der Aponeurose umhüllt waren, entnommen und durch faszienbedeckte Implantate ersetzt werden (Abb. 11a+b). Zwei weitere Gerüste, bei denen gar kein Fan-Flap zum Einsatz kam, mußten ebenfalls entfernt werden, davon eines wegen einer winzigen Fistel, die sich immer wieder entzündete, erst neun Jahre nach der Ohrmuschelrekonstruktion. In dem anderen Fall handelte es sich um eine stark narbige Veränderung des Skalps nach wiederholten Voroperationen andernorts, so daß kein Fan-Flap mehr gebildet werden konnte. Dennoch blieb das PE-Gerüst zunächst fünf Jahre reizfrei in situ und führte erst nach einem weiteren Eingriff, der der Bildung eines besseren Abstehwinkels für das Ohr dienen sollte, zur Hautperforation.

Histologische Untersuchungen des nach Jahren entnommenen Materials, das sich operativ ähnlich wie Knorpel aus dem Lager präparieren läßt, zeigen, daß in die Poren des PE Bindegewebe mit Fibroblasten und wenigen Rundzellen eingewachsen sind (vgl. Abb. 2). Die Befunde bestätigen die klinische Erfahrung, daß bei einer umschriebenen Infektion nicht das ganze Gerüst, sondern nur das betroffene Segment reseziert werden muß. Wie auch andere Untersucher, fanden wir nie Zeichen der Resorption. Überschreitet die Implantatdicke 4 mm, so kann es jedoch vorkommen, daß im Zentrum dieser Stellen nicht Fibroblasten, sondern nur Exsudat die Poren füllt.

Die deutliche Überlegenheit von porösem PE gegenüber Silikon bei der Ohrmuschelrekonstruktion belegt eine tierexperimentelle Studie von Shanbag et al. [240] vom Institut für Biomaterialforschung in Clemson, South Carolina. Komplette Implantatabstoßung kam nur bei Silikon vor; PE-Implantate waren nur von minimaler Entzündungsreaktion begleitet und konnten selbst dann im Lager belassen werden, wenn sie an umschriebener Stelle freilagen. Die Untersuchung zeigte ferner, daß es für den Erfolg der Operation ausschlaggebend sein kann, daß man ein möglichst dünnes, zartes Gerüst verwendet, während sich großvolumige Implantate ungünstig auswirken. In dieser Hinsicht sind bei einem PE-Gerüst noch Verbesserungen denkbar, indem man z.B. einen stabilen, kompakten Gerüstkern mit Polyethylen im Sinterverfahren ummantelt.

Die diffizile Chirurgie der Ohrmuschelrekonstruktion wird angesichts zahlreicher, das Ergebnis beeinflussender Faktoren immer ein gewisses Maß an Mißerfolgen mit sich bringen, unabhängigig vom verwendeten Gerüstmaterial. Dies gilt auch für den Rippenknorpel, dessen Entnahme jedoch im Falle eines Scheiterns ein unschönes Stigma am Thorax zurückläßt [294]. Deshalb ist es geboten, die Weiterentwicklung möglichst komplikationsarmer Biomaterialien für solche Zwecke weiter zu verfolgen. Die zunehmend häufiger empfohlenen osseointegrierten Epithesen [3] sind eine interessante Alternative, stellen aber nicht jeden Patienten zufrieden und bedeuten einen hohen finanziellen Aufwand.

3.8 Augmentation von Gesichtsweichteilen

Von den Materialien, die für Ersatz- und Aufbauplastiken am Gesichtsschädel Verwendung finden, muß man solche unterscheiden, die in die Weichteile eingebracht werden, um sie voller erscheinen zu lassen oder Falten bzw. Narbeneinsenkungen auszugleichen. Periorale und periorbitale Falten („Krähenfüße"), die senkrechten Glabellafalten und tiefe Nasolabialfalten, Aknenarben und vergleichbare Veränderungen kommen für derartige Behandlungen in Betracht.

Diese Indikationen stellten sehr bald ein attraktives Arbeitsfeld für die injizierbaren Stoffe dar, wobei *flüssiges Silikon* ungleich häufiger zum Einsatz kam als Teflonpaste, sich dann aber als gefährlich erwies [211]. Heute haben in USA nur einige ausgewählte Operateure die behördliche Erlaubnis der Anwendung von flüssigem Silikon für die chirurgische Injektion, während um die allgemeine Zulassung seit vielen Jahren gerungen wird. Nur in den Händen eines Erfahrenen scheint ein chemisch einwandfreies Mittel dieser Art − in Spuren verwendet − effizient und von geringer Nebenwirkungsrate zu sein [116, 211]. Jedoch mehren sich die Stimmen von Fachkollegen, die die Verwendung von injizierbarem Silikon grundsätzlich ablehnen [190, 211].

Ob durch die Neuentwicklung von „Bioplastique" mit feinen Silikonpartikeln anstelle des flüssigen Materials eine bessere Sicherung gegen schwerwiegende Risiken erzielt wird, bleibt abzuwarten. Die Tatsache, daß Bioplastique einen Anteil von ca. 60% resorbierbarer Masse hat, wirft allerdings die Frage der quantitativen Steuerbarkeit des Implantates auf.

Bei den resorbierbaren injizierbaren Implantaten hat das vorbehandelte *Rinderkollagen* eine dominierende Rolle eingenommen. Obwohl die Erkenntnis, daß das Material oft recht schnell aufgebraucht und eine Wiederholungsbehandlung erforderlich ist, manche Erwartungen deutlich gedämpft hat, hat die Behandlung besonders mit neueren, langsamer resorbierbaren Kollagenen mit reduzierter Allergisierungspotenz weite Verbreitung gefunden. Viele Patienten haben offenbar gegen die Notwendigkeit der Auffrischungstherapie keine grundsätzlichen Einwände. Injizierbare Implantate haben aber ihre Beschränkungen bei der Behandlung von Gesichtsfalten, wenn z.B. die Haut insgesamt zu schlaff geworden ist oder dünnes Narbenepithel einem derben, fibrotischen Grund aufliegt. Arzt und Patient sollten dann zu der Einsicht fähig sein, daß andere chirurgische Maßnahmen größeren Erfolg versprechen [190, 207].

Manche Operateure ziehen bei der Auffüllung z.B. von Falten an der Glabella und der Nasolabialregion die Implantation von textilen Materialien vor. Außer Dacron [282] kommen Streifen von Gore-Tex [159] zum Einsatz. Die Ergebnisse der Korrektur sehr feiner Falten durch subkutanes Einziehen von Gore-Tex-Nahtmaterial („Threading", 1975 von Conley erstmals mit Nurolon-Fäden durchgeführt) sind allerdings nicht voll befriedigend. Es gilt allgemein zu bedenken, daß textile Implantatstreifen durch Gewebeeinbau und Vernarbung verhärten, Entzündungsreaktionen hervorrufen und die Haut perforieren können. Nicht zuletzt aus diesen Gründen bevorzugen einige Autoren autogenes, biologisches Material in Form von Dermistransplantaten o.ä. für die genannten Indikationen, ein zweifellos risikoärmeres Vorgehen [116, 180]. Plättchen, Scheiben und Polster aus Kollagen als Implantat zeigten bei 16 Patienten die enttäuschend hohe Resorptionsrate von ca. 21% als Mittelwert nach sechs Monaten [202].

Eine weitere Anwendung von Fremdmaterialien in den Gesichtsweichteilen ist der Einsatz z.B. von Gore-Tex-Streifen als Alternative zu Faszie bei der Fazialiszügelplastik. Daigeler u. Bohmert [69] berichten über derartige Erfahrungen bei fünf Patienten, bei denen einmal eine Infektion auftrat, die durch partielle Implantatentfernung ohne Einbuße am Gesamtergebnis beherrschbar war.

3.9 Glottisverengende Eingriffe

Die Verbesserung des Glottisschlusses kann bei Rekurrensparesen und nach Tumorresektionen indiziert sein und wird überwiegend durch Unterfütterung einer Stimmlippe erzielt. Eine ausführlichere

Darstellung der seinerzeit gängigen Verfahren findet sich bei Berghaus [22].

Die Medianverlagerung einer Stimmlippe durch Spannung am Aryknorpel [189] ist technisch schwieriger als das Einspritzen von Füllstoffen unter die Stimmlippe, weshalb die Injektionstechniken breitere Anhängerschaft gefunden haben. Arnold setzte 1962 hierfür Teflonpaste ein [6], die lange das dominierende Material für diese Zwecke darstellte, obwohl daneben u.a. auch flüssiges Silikon [93, 252] und Polyvinylalkoholgel [208] vorgeschlagen wurden. Anhänger der Tefloninjektion verweisen auf hohe Erfolgsquoten bei geringerem Operationsrisiko [233]. Von anderen wird jedoch außer der Überkorrektur und der übermäßigen Gewebereaktion (Granulombildung) mit Dyspnoe die Dislokation gefürchtet [5], so daß in jüngerer Zeit für diese Indikation zum Teil andere Operationstechniken [22, 67, 213] und andere Materialien bevorzugt werden, wie etwa das injizierbare Kollagen [91]. Pohris u. Kleinsasser [213] berichteten über einen Fall von bedrohlicher Larynxstenose zwei Jahre nach Tefloninjektion, wobei das Material chirurgisch wieder entfernt werden mußte. Sadek et al. [233] beschrieben bei einer Betrachtung von 262 Fällen einen postoperativen Halsabszeß und sechs Fälle von Stridor als operative Frühkomplikation, bei denen drei eine temporäre Tracheotomie erforderten.

Unter den alloplastischen Spanmaterialien, die für die Glottisverengung zum Einsatz kamen, finden sich neben Silikon [189] und porösem Polyethylen [22] auch ein „Hydron" genanntes Hydrogel [153], das nach dem Einpflanzen Wasser aufnimmt und quillt.

Demgegenüber werden Knorpeltransplantate vom Septum oder vom Schildknorpel aufgrund der Risiken, die Fremdmaterialien im Larynx mit sich bringen können, zunehmend wieder bevorzugt [213]. Nach eigener Erfahrung lassen sich ausgezeichnete Ergebnisse mit der schon 1915 von Payr [204] angegebenen Schildknorpelimpression erzielen, die durch Arbeiten von Beck u. Richstein [11] und besonders Isshiki et al. [127] wieder mehr in den Vordergrund gerückt ist und zunehmend die Injektionsverfahren verdrängt [152]. Während für die Verriegelung des imprimierten Schildknorpels oft kleine Silikonblöcke benutzt werden [67, 152], bevorzugen wir allerdings Riegel aus porösem PE, die stabiler und aufgrund der Verankerung durch eingewachsenes Gewebe langzeitig sicherer am Ort bleiben.

3.10 Trachealersatz

Der langstreckige Trachealersatz, der überwiegend bei Stenosen nach Langzeitintubation erforderlich

wird, gehört nach wie vor zu den besonders schwierigen Aufgaben der Kopf- und Halschirurgie, während
für kurze und mittellange Stenosen bis ca. 4 cm
Länge wirksame Operationsmethoden wie die End-
zu-End-Naht nach Segmentresektion, die Variationen der RETHI-Plastik, Rotationslappenplastiken,
Laser- und Stentbehandlungen etabliert sind.

Endoskopisch zu applizierende, selbstentfal-
tende Draht- oder Kunststoffgitter [75, 170] sind eher
für die Aufweitung von Bronchialstenosen geeignet
und beeinhalten in der Luftröhre das Risiko der Ausbildung von Wandperforationen und ösophago-tra-
chealen Fisteln. Über die Möglichkeiten, die sich bei
Verwendung von Trachealtransplantaten ergeben
[14, 114], wird an anderer Stelle in diesem Band berichtet. (Vgl. Referat Herberhold S. 247 ff.)

Das Prinzip, ein beschädigtes Trachealsegment
einfach durch ein alloplastisches Rohr zu ersetzen,
erscheint verlockend. Gelingt der Eingriff, so kann

- auf das Tracheostoma verzichtet werden,
- ein altersgemäßer Luftweg geschaffen werden,
- der Patient normal phonieren und schlucken.

Jedoch werden an den alloplastischen Trachealersatz
weitere sehr hohe Ansprüche gestellt, die es nicht erlauben, irgendein rohrförmiges Interponat als
„künstliche Luftröhre" einzusetzen. Die großen
Schwierigkeiten, die sich einer erfolgreichen Neuentwicklung in den Weg stellen, sind der Grund dafür,
daß es seit Jahrzehnten eine Vielzahl von tierexperimentellen Forschungsarbeiten auf diesem Gebiet
gibt, jedoch bisher aus dem Experiment die regelmäßige klinische Anwendung einer neuen Trachealprothese mit Langzeitergebnissen nicht hervorgeht [20,
21, 25, 26].

Die Schwerpunkte des zu lösenden Problems liegen darin,

- die mechanischen Eigenschaften des Trachealersatzes dem menschlichen Vorbild weitestgehend
  anzugleichen,
- die Morphologie der humanen Luftröhre hinreichend zu imitieren,
- die Enden der Prothese so zu konstruieren, daß
  sie eine Anastomose ermöglichen, die keine Strik-
  tur ausbildet,
- die Anhaftung von Schleim auf der Innenseite zu
  verhindern [20].

Um auf experimentellem Weg zu einer klinisch an-
wendbaren Trachealprothese zu kommen, mußten
demnach zunächst die mechanischen Eigenschaften
der menschlichen Luftröhre ermittelt werden [29, 32,
95] (Abb. 12). Gelingt die Übertragung der gewonnenen Daten auf eine Prothese, und ist die Biokompatibilität der verwendeten Materialien zu erwarten,

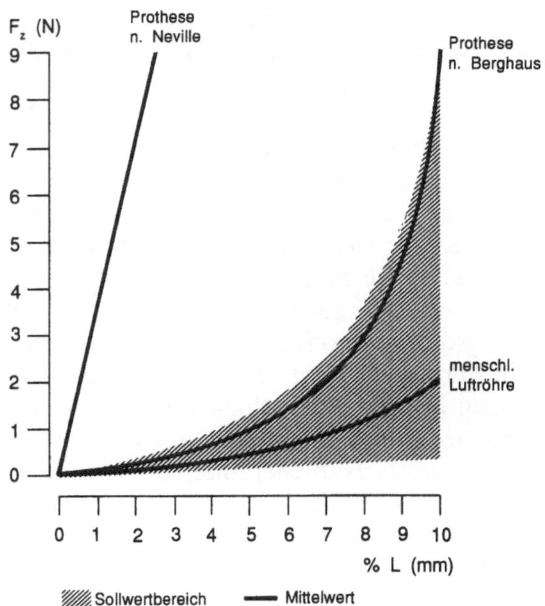

Abb. 12. Kraft-Verformungsverhalten unserer Trachealprothese im Vergleich zur Prothese nach NEVILLE und zur
menschlichen Luftröhre bei Zug in Längsrichtung (nach Messungen von Gerlach 1988)

so kann als nächster Schritt nur der Tierversuch klären, ob der Luftröhrenersatz mit Aussicht auf Erfolg
beim Menschen eingesetzt werden kann. Dabei ist zu
beachten, daß der tierexperimentelle Versuchsaufbau – soweit möglich – eine Übertragung der Resultate auf die klinische Situation beim Menschen zu-
läßt. Eine Prothese, die beim Menschen eine Defekt-
länge von 5 cm und mehr überbrücken soll, beweist
ihre Eignung nicht dadurch, daß man mit ihr 1 cm
einer defekten Rattentrachea oder gar nur 5 mm
einer Kaninchentrachea [44] überbrücken kann.
Ebenso wenig ist es zulässig, aus einem Versuchsaufbau, bei dem ein Material nur als „Patch" erfolgreich
einen kleinen Wanddefekt schließt, das Resumée zu
ziehen, es eigne sich für den totalen Ersatz der gesamten Trachealzirkumferenz. Patchrekonstruktio-
nen sind – zumindest im Tierversuch – mit erstaun-
lich vielen Materialien möglich, die sich als ungeeignet für den kompletten Trachealersatz erwiesen haben (z.B. PTFE und Gore-Tex [44, 68, 151, 166], re-
sorbierbares Polyglactin 910 (Vicryl; [102]) u.a.m.).
Wie bei Gore-Tex wurde auch mit Dacron die Erwar-
tung enttäuscht, daß das als Implantat für den Gefäß-
ersatz bewährte Material sich auch für die Trachea
eignen könnte [137, 163], obwohl die Ergebnisse von
Tierversuchen teilweise optimistisch bewertet wurden. Wenngleich als Bestandteil von Trachealpro-
thesen überwiegend weiche und elastische Werkstoffe gewählt werden, kam experimentell auch Hydroxylapatit zum Einsatz [198, 270]. In Form von

Spangen zur Stabilisierung malazischer Luftröhren hatte früher schon Aluminiumoxidkeramik Eingang in die klinische Praxis gefunden [285].

Die meisten Experimentatoren verfolgen das Ziel, die künstliche Luftröhre lumenseitig mit Schleimhaut auszukleiden. Um diese schwierige Aufgabe zu lösen, hat man experimentell z.B. Schleimhauttransplantate zu einer Zyste mit großer Oberfläche herangebildet und auf der Innenseite von Proplast-Implantaten anwachsen lassen [166] oder in der Kultur gezüchtete Schleimhaut auf Gore-Tex bzw. porösem Polyurethan aufgebracht [94, 212, 256]. Bisher ist jedoch trotz intensiver Forschung noch keine Trachealprothese klinisch zum Einsatz gekommen, die eine Schleimhautauskleidung aufgewiesen hätte, was als Zeichen der beträchtlichen Hindernisse anzusehen ist, die sich diesem Bestreben entgegenstellen. Versuche, Luftröhrenprothesen als Ersatz oder Leitstruktur für Schleimhaut innen mit Kollagen zu beschichten, verliefen bisher ebenfalls nicht erfolgreich [124, 270].

Studien mit Röntgenkontrastmitteln im Atemstrom der Trachea beim Landschwein hingegen zeigen, daß selbst bei flacher Atmung ein ausreichender, passiver Sekrettransport über die Distanz einer 5 cm langen Trachealprothese auch ohne Schleimhautauskleidung möglich ist, sofern das Sekret nicht an der Prothesenwand haften bleibt und dort antrocknet [20]. Das Antrocknen von Bronchialsekret im Prothesenlumen läßt sich jedoch durch eine Beschichtung der Innenseite mit einem dauerhaften Hydrogel z.B. aus der Gruppe der Plasdone („künstliche Schleimhaut") auch langzeitig zuverlässig verhindern, wie neuere tierexperimentelle Studien gezeigt haben (Berghaus 1991, unveröffentlicht). Das heißt, daß es für das Funktionieren einer Trachealprothese genügen könnte, sie innen hydrophil zu beschichten und auf die aufwendige Schleimhautauskleidung zu verzichten. Bezüglich der Außenseite des Trachealersatzes sind sich die verschiedenen Arbeitsgruppen heute darin einig, daß sie eine Porosität aufweisen sollte, die durch Einwachsen von Gewebe gute Verankerung im Lager ermöglicht. Die hohe Komplikationsrate der einzigen bislang im Handel erhältlichen Prothese nach Neville [195, 196, 286] ist z.T. auf die mangelhafte Fixierung des glatten Silikonrohres, z.T. auch auf seine unphysiologische Rigidität zurückzuführen [29, 32, 95, 209].

Als Resultat ausführlicher Forschungs- und Entwicklungsarbeiten weist die von uns vorgeschlagene Trachealprothese folgende Merkmale auf (Abb. 13a–d):
– Der Querschnitt ist U-förmig, mit einer weichen dorsalen Membran, der der Ösophagus anliegt, und einer ventralen Stabilisierung durch Spangen.
– Die Spangen bestehen aus porösem Polyethylen verstärkt durch Edelmetallfedern.
– Der rohrförmige Hohlkörper, den die Spangen stabilisieren, ist im wesentlichen ein zarter Silikonschlauch.
– Innen ist die Prothese mit einer hydrophilen Beschichtung molekular verbunden, die in feuchtem Milieu ständig feucht bleibt (Hydrogel).
– Die Enden der Prothese sind mit Metallfedern verstärkt und werden in die Trachealstümpfe eingeschoben.

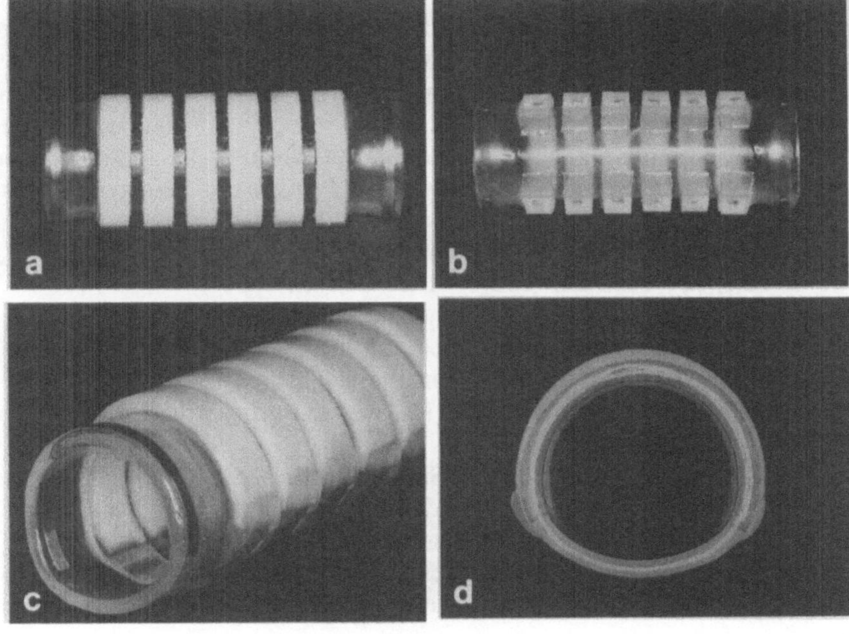

Abb. 13. a Trachealprothese, Ansicht von latero-ventral: U-förmige Spangen stabilisieren den Silikonschlauch. **b** Ansicht von dorsal: Membranöse Hinterwand. Die Spangen aus PE sind durch Edelmetallbänder verstärkt. Isolierung der Spangenenden mit Silikonkappen. **c** Prothesenende: Die Edelmetallfeder wirkt einer Anastomomosenstriktur entgegen. Die Prothese wird bis zur ersten Spange in den Trachealstumpf eingeschoben. Hydrophile Innenschicht. **d** Aufsicht auf den Querschnitt: U-förmige Spangen und dorsale Membran imitieren den Querschnitt der menschlichen Trachea

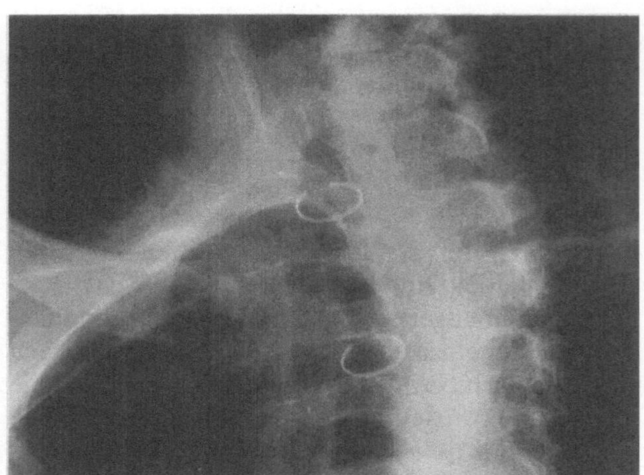

Abb. 14. Röntgenaufnahme des Pat. E.S., 1,5 Jahre nach Implantation der von uns entworfenen Trachealprothese in Höhe der oberen Thoraxpertur. Der in diesem Fall noch verwendete Prothesentyp wies nur an den Enden Metallfedern auf

Tierexperimentelle Implantationen von Prothesen dieser Art in der auch für den Menschen geeigneten Größe bei Landschweinen haben wiederholt Überlebenszeiten von über einem Jahr ermöglicht. Schleimhautverlegungen des Lumens werden mit der hydrophilen Innenbeschichtung nicht mehr beobachtet. Gegenstand weiterer Optimierung ist z.Z. noch die Eingrenzung der Materialstärke für die Spangen aus PE und Metall.

Die im Tierexperiment wiederholt bestätigte Beobachtung, daß es im Laufe von einigen Monaten zu einer Annäherung der Trachealstümpfe über der als Führungsschiene dienenden Prothese kommt [21, 26, 48], ist allerdings nicht sicher auf den Menschen übertragbar. Gegebenenfalls würde dieses Phänomen der Wundheilung bedeuten, daß der Trachealersatz nach einer genügenden Verweildauer wieder entfernt werden kann, wie es im Tierversuch möglich war.

Die als kompletter, zirkumferenter Luftröhrenersatz über mindestens 5 cm entworfene Prothese kann im übrigen auch als endotracheales Schienungsrohr für lange Verweilzeiten eingesetzt werden, wenn Teile der Trachealwand erhalten bleiben. Im Gegensatz zu den endoskopisch zu plazierenden Endothesen [74] erfordert unser Implantat zwar eine chirurgische Darstellung und Eröffnung der Trachea von außen, bietet dann aber einen Luftweg mit größerem Innendurchmesser.

In zwei Fällen wurden die PE-Silikon-Prothesen erfolgreich klinisch eingesetzt. Beide Male handelte es sich um langstreckige Trachealstenosen nach supraglottischer Larynxteilresektionen, bei denen die Resektion und End-zu-End-Naht ein hohes Risiko des Überschluckens bedeutet hätte. In einem Fall wurde das Implantat nach einem halben Jahr entfernt (der Patient klagte über Druckschmerz im Hals, den er auf die Prothese zurückführte, war aber im übrigen beschwerdefrei); danach bleibt der Luftweg mit ausreichender Weite stabil (Beobachtungszeit: 1 Jahr nach Explantation).

Bei dem anderen Patienten blieb die Prothese über eineinhalb Jahre komplikationsfrei in situ [26] (Abb. 14). In beiden Fällen wurde das Tracheostoma zum Zeitpunkt der Implantation verschlossen, seither kam es nicht mehr zu Dyspnoe, Dysphonie oder Dysphagie.

4 Schlußbemerkung

Bei der Beurteilung des Stellenwertes von Biomaterialien in der Medizin kann es eine allgemeine, grundsätzliche Ablehnung ebenso wenig geben, wie eine kritiklose Befürwortung. Keine chirurgische Disziplin kommt gänzlich ohne Implantatmaterialien aus. Es hieße, den technischen Fortschritt zu leugnen, wollte man sich nicht prüfend geeigneten Neuentwicklungen zuwenden. Wer als Ersatzmaterial nur Transplantate akzeptiert, läuft Gefahr, deren Nachteile und Risiken zu verkennen.

Biomaterialien dürfen andererseits erst nach sorgfältigster Prüfung beim Patienten eingesetzt werden. Die in nächster Zukunft in Kraft tretende europäische Gesetzgebung sieht vor, Implantate wie Medikamente zu behandeln, so daß sie dann auch einem Zulassungsverfahren unterworfen werden. Man darf erwarten, daß − wie bei den Pharmaka − im Sinne einer Nutzen-Risiko-Abwägung den Biomaterialien auch vertretbare unerwünschte Wirkungen zugestanden werden, wie sie sämtlichen Mitteln, die in der Medizin zum Nutzen des Patienten verwendet werden, zueigen sind.

Dieser Umstand kann treffend mit folgenden Worten umschrieben werden:

„Man kann die Erkenntnisse der Medizin kurz zusammenfassen: Wasser, in Maßen genossen, ist unschädlich"
(Mark Twain)

Danksagung Der Autor dankt Herrn Prof. Dr. U. Groß, Institut für Pathologie am Klinikum Steglitz der Freien Universität Berlin, für die freundliche Unterstützung bei der Anfertigung und Beurteilung histologischer Präparate.

Literatur

1. Adams JS (1987) Grafts and implants in nasal and chin augmentation. Otolaryngol Clin North Amer 20,4:913–930
2. Albert TW, Smith JD, Everts EC (1986) Dacron mesh tray and cancellous bone in reconstruction of mandibular defects. Arch Otolaryngol 112:53–59
3. Albrektsson T, Branemark PI, Jacobsson M, Tjellström A (1987) Present clinical applications of osseointegrated percutanous implants. Plast Reconstr Surg 79,5:721–730
4. Alexander E, Dillard PH (1950) The use of pure Polyethylene for cranial plasty. J Neurosurg 7:492–498
5. Altermatt HJ, Gebbers JO, Sommerhalder A, Vrticka K (1985) Histopathologische Befunde an der Rachenhinterwand acht Jahre nach Behandlung einer Veluminsuffizienz mit Tefloninjektion. Laryng Rhinol Otol 64:582–585
6. Arnold GE (1962) Vocal rehabilitation in paralytic dysphonia. Technique of intracordal injection. Arch Otolaryngol 76:82–92
7. Aronowitz JA, Freeman BS, Spira M (1986) Longterm stability of Teflon orbital implants. Plast Reconstr Surg 78:166–171
8. Ashley FL, Braley S, Rees TD, Goulian D, Ballantyne DL (1967) The present status of silicon fluid in soft tissue augmentation. Plast Reconstr Surg 39:411–420
9. Barron JN, Borchgrevink H, El Bayadi N (1966) A report on Teflon. Br J Plast Surg 19:113–116
10. Bauer M, Hussl H, Anderl H, Wilflingseder P (1974) Grundsätze, Methoden und Resultate der Versorgung von Stirnbeindefekten. Chirurg 45, 11:514–518
11. Beck C, Richstein A (1982) Medianverlagerung einer paretischen Stimmlippe durch partielle Schildknorpelimpression. Laryngol Rhinol Otol 61:251–253
12. Beekhuis GJ (1986) Augmentation mentoplasty with polyamide mesh. Arch Otolaryngol 110:364–372
13. Beekhuis GJ (1986) Mersilene mesh to augment the nasal bridge. Am J Cosmet Surg 3:49–51
14. Beigel A, Steffens-Knutzen R, Tillmann B, Müller-Ruchholz W (1984) Trachealtransplantation. Vergleich von Reaktionen gegen vitale und unterschiedlich konservierte Trachealtransplantate bei Rratteninzuchtstämmen. Arch Otorhinolaryngol Suppl II:244–245
15. Bell WH (1969) Correction of contour deficient chin. J Oral Surg 27:110–112
16. Benzel EC, Thammavaram K, Kesterson L (1990) The diagnosis of infection associated with acrylic cranioplasties. Neuradiology 32:151–153
17. Benzel EC, Thammavaram K, Kesterson L, Nachbar JM (1991) A new method of methyl methacrylate fixation in skull reconstruction. Plast Reconstr Surg 87,1:153–156
18. Berghaus A (1985 a) Ein neuer Platzhalter für Kieferhöhlenfenster. Arch Otorhinolaryngol Suppl II 84–85
19. Berghaus A (1985 b) Porous polyethylene in reconstructive head and neck surgery. Arch Otolaryngol Head Neck Surg 111:154–160
20. Berghaus A (1986) Grundlagen, Möglichkeiten und Grenzen der Anwendung von porösem Polyethylen in der rekonstruktiven Kopf-Hals-Chirurgie unter besonderer Berücksichtigung des alloplastischen Trachealersatzes. Habilitationsschrift Berlin
21. Berghaus A (1987a) Alloplastischer Trachealersatz. Z Herz Thorax Gefäßchir 1:20–27
22. Berghaus A (1987b) Verfahren zur Unterfütterung von Stimmlippen. HNO 35:227–233
23. Berghaus A (1987c) Korrektur von Gesichtsschädeldefekten: Transplantat oder Implantat? In: Kastenbauer E (Hrsg) Das Transplantat in der Plastischen Chirurgie. K Sasse, Rothenburg 372–376
24. Berghaus A (1988a) Porecon-Implant and Fan Flap: A concept for reconstruction of the auricle. Facial Plastic Surgery 5,5:451–457
25. Berghaus A (1988b) Poröses Polyethylen in der rekonstruktiven Kopf-Hals-Chirurgie. Hippokrates Stuttgart
26. Berghaus A (1990) Die künstliche Luftröhre: Experimentelle Studie und erster klinischer Einsatz. Videofilm
27. Berghaus A (1991a) A porous implant system for facial reconstruction and augmentation. Chap 52 In: FJ Stucker (Hrsg) Plastic and reconstructive surgery of the head and neck. BC Decker, Philadelphia 267–269
28. Berghaus A (1991b) Platzhalter für Kieferhöhlenfenster. Videofilm, Videothek der Deutschen Gesellschaft für Hals-Nasen-Ohren-Heilkunde, Kopf- und Halschirurgie
29. Berghaus A, Krüger O (1984) Eigenschaften der menschlichen Luftröhre im Vergleich mit alloplastischen Prothesen. Arch Otolaryngol Suppl II:244
30. Berghaus A, Toplak F (1985) Chirurgische Konzepte für die Wiederherstellung der fehlenden Ohrmuschel. Historische Übersicht und Versuch einer Bestandsaufnahme. In: Pfeifer G (Hrsg) Die Ästhetik von Form und Funktion in der Plastischen und Wiederherstellungschirurgie. Springer Berlin:157–165
31. Berghaus A, Toplak F (1986) Surgical concepts for reconstruction of the auricle. History and current state of the art. Arch Otolaryngol Head Neck Surg 112:388–397
32. Berghaus A, Krüger O (1986) Mechanische Eigenschaften der menschlichen Luftröhre im Vergleich mit Luftröhren-Prothesen aus Kunststoffen. In: Deutscher Verband für Materialprüfung e.V. (Hrsg): Bioaktive Werkstoffe – chemische und physikalische Reaktionen Berlin:203–217
33. Berghaus A, Axhausen M, Handrock M (1983) Poröse Kunststoffe für die Ohrmuschelplastik. Laryng Rhinol Otol 62:320–327
34. Berghaus A, Mulch G, Handrock M (1984) Porous Polyethylene and Proplast; their behavior in an bony implant bed. Arch Otorhinolaryngol 240:115–123
35. Berman WE (1964) Synthetic materials in facial contours. Trans Am Acad Opthalmol Otolaryngol 68:876–879
36. Berman M, Pearce WJ, Tinnin M (1986) The use of Gore-Tex E-PTFE bonded to Silicone rubber as an alloplastic implant material. Laryngoscope 96,5:480
37. Berzen J, Braun G, Spengler H (1976) Poröses Polyethylen. Chem Techn 5:351–353
38. Bessette RW, Cooper T, Natiella J (1981) Histologic evualation of pore size and shape in silicone implants in rhesus monkeys. Ann Plast Surg 7:447–453
39. Binder WJ (1990) Submalar augmentation: A procedure to enhance rhytidectomy. Ann Plast Surg 24,3:200–212
40. Blais P (1983) Industrial polymers as implants: their value and their limitations, Kap 76 in: Rubin LR (Hrsg) Biomaterials in reconstructive surgery. Mosby St Louis:62–71
41. Blitterswijk van CA, Grote JJ (1990) Biocompatibility of clinically applied hydroxylapatite ceramic. Ann Otol Rhinol Laryngol Suppl 144:3–11
42. Bloch B, Hastings GW (1972) Plastic materials in surgery. 2nd Ed. Charles C Thomas, Springfield IL
43. Boenninghaus HG (1974) Traumatologie der Rhinobasis und endocranielle Komplikationen: Defektplastik im Stirnbereich. In: Naumann HH (Hrsg) Kopf- und Halschirurgie Bd 2, 2. Teil Gesicht und Gesichtsschädel. Thieme Stuttgart:561–563

44. Bottema JR, Wildevuur RH (1986) Incorporation of microporous Teflon tracheal prostheses in rabbits. Evaluation of surgical aspects. J Surg Res 41:16−23

45. Boyne PJ, Fremming BD, Walsh R (1978) Evaluation of a ceramic hydroxylapatite in femoral defects. J Dent Res 57(A):108−113

46. Braley S (1968) The silicones in maxillofacial surgery. Laryngoscope 78:549−553

47. Braley S (1979) The chemistry and properties of the medical grade silicone rubber. J Macromol Sci Chem 4:529−538

48. Breimeier I, Berghaus A (1989) Langzeitergebnisse nach tierexperimentellem Trachealersatz. Arch Oto Rhino Laryngol Suppl II:241

49. Brown BL, Neel III HB, Kern B (1979) Implants of Supramid, Proplast, Plasti-Pore and Silastic. Arch Otolaryngol 105:605−609

50. Brown J (1960) Study and use of synthetic materials as subcutaneous prostheses. Plast Reconstr Surg 26:264−273

51. Browning GG (1990) Bone conduction implants. Laryngoscope 100:1018−1019

52. Cabanela ME, Coventry MD, MacCarty CS (1972) The fate of patients with methyl methacrylate cranioplasty. J Bone Joint Surg 54:278−282

53. Calnan JS (1970) Assessment of biological properties of implants before their clinical use. Proc Royal Soc Med 63:1115−1118

54. Carlin G (1973) Personally fabricated chin implants. Plast Reconstr Surg 51:121−132

55. Cameron HU, MacNab I, Pilliar RM (1977) Evaluation of a biodegradable ceramic. J Biomed Mater Res 11:179−186

56. Cestero H, Salyer KE, Toranto IR (1975) Bone growth into porous Carbon, Polyethylene and Polypropylene prostheses. J Biomed Mater Res Symposium 6:1−7

57. Charnley J (1979) Acrylic cement in orthopedic surgery. E & F Livingstone, London

58. Charvsky CB, Bullough PG, Wilson PD (1973) Total hip replacement failure: A histologic evaluation. J Bone Joint Surg 55:49−56

59. Cipcic J (1968) Silicone implant correction of facial deformities. Laryngoscope 78:565−573

60. Cohen SR, Mardach OL, Kawamoto HK (1991) Chin disfigurement following removal of alloplastic chin implants. Plast Reconstr Surg 88,1:62−70

61. Contzen H, gemeinsam mit Straumann F, Paschke R (1967) Grundlagen der Alloplastik mit Metallen und Kunststoffen, Thieme Stuttgart

62. Converse JM (1950) Restoration of facial contour by bone grafts introduced through the oral cavity. Plast Reconstr Surg 6:295−311

63. Converse JM, Kawamoto HK, Wood-Smith D (1977) Deformities of the jaws. In: Converse JM (Hrsg) Reconstructive plastic surgery. WB Saunders Philadelphia

64. Cook TA, Wang TD, Brownrigg PJ, Quatela VC (1990) Significant premaxillary augmentation. Arch Otolaryngol Head Neck Surg 116:1197−1201

65. Cranin AN, Dibling J, Simsons A (1987) A polymeric bone replacement material in human oral and maxillofacial surgery. Compend Contin Educ Dent Suppl 10:321−327

66. Cronin TD (1966) Use of a silastic frame for total and subtotal reconstruction of the external ear; preliminary report. Plast Reconstr Surg 37:399−405

67. Crumley RL (1990) Teflon versus thyroplasty versus nerve transfer: A comparison. Ann Otol Rhinol Laryngol 99:759−763

68. Cull DL, Lally KP, Mair EA, Daidone M, Parsons DS (1990) Tracheal reconstruction with Polytetrafluorethylene graft in dogs. Ann Thorac Surg 50:899−901

69. Daigeler R, Bohmert H (1986) Masseterplastik bei Fazialisparese. Fortschr Med 104,15:304−306

70. Davis PKB, Jones SM (1971) The complications of silastic implants. Experience with 137 consecutive cases. Br J Plast Surg 24:405−413

71. DeGroot K (1980) Bioceramics consisting of calcium phosphate salts. Biomaterials 1:47−52

72. DeWijn JR, Mullem van PJ (1981) Biocompatibility of clinical and acrylic implants. In: Williams DF (Hrsg) Biocompatibility of clinical implant materials, Vol. 2. FL CRC Press, Boca Raton

73. DIN 17443 (1986) Walzwerks- und Schmiedeerzeugnisse aus nichtrostenden Stählen für chirurgische Implantate. Normenausschuß Eisen und Stahl im DIN e.V., Beuth, Berlin

74. Dumon JF (1990) Une endoprothèse trachéobronchique spécifique. Rev Mal Resp 7:223−229

75. Ehrenberger K (1986) Expandierende endotracheale Prothesen zur Behandlung von Trachealstenosen. Vortrag 57. Jahrestagung der Deutschen Gesellschaft für Hals-, Nasen-, Ohrenheilkunde, Kopf- und Halschirurgie Würzburg

76. El Deeb M, Holmes RE (1989) Zygomatic and mandibular augmentation with Proplast and porous HA in Rhesus monkeys. J Oral Maxillofac Surg 40:237−244

77. El Deeb M, Roszkowski M (1988) Hydroxylapatite granules and blocks as an extracranial augmenting material in rhesus monkeys. J Oral Maxillofac Surg 46:33−38

78. Eliachar I, Nguyen D (1990) Laryngotracheal stent for internal support and control of aspiration without loss of phonation. Otolaryngol Head Neck Surg 103,5:837−840

79. Ellis DAF, Shaikh A (1990) The ideal tissue adhesive in facial plastic and reconstructive surgery. J Otolaryngol 19,1:68−72

80. Epker BN, Stella JP (1989) Reconstruction of frontal and frontal-nasal deformities with prefabricated custom implants. J Oral Maxillofac Surg 47:1272−1276

81. Ersek RA, Beisang AA (1991) Bioplastique: A new textured copolymer microparticle promises permanence in soft tissue augmentation. Plast Reconstr Surg 81,4:693−702

82. Ersek RA, Rothenberg PB, Denton DR (1984) Clinical use of an improved processed bovine cartilage for contour defects. Ann Plast Surg 13,1:44−56

83. Evarts CM, Stoffe AD, McCormack L (1970) Investigation of canine tissue reaction to TPE fluorocarbon resin, to high density polyethylene and to Vitallium. J Surg Res 10:91−99

84. Fa Richards Medical, Technical Publication No. 62-7279, Hydroxylapatite Implant Material for Middle Ear Reconstruction, Memphis, TN, USA

85. Fa Vitek Inc. (1981) Datenblatt 81001; Houston, TX, USA

86. Fanous N, Webster R (1987) Supramid tip implants in rhinoplasty. Arch Otorhinolaryngol Head Neck Surg 113:728−737

87. Farling G, Bardos D (1978) An improved bearing material for joint replacement prostheses: Carbon fibre reinforced UHMW polyethylene. In: Mechanical Properties of Biomaterials. Conference of the Biological Engineering Society, Keele

88. Ferraro JW (1979) Experimental evaluation of ceramic calcium phosphate as a substitute for bone grafts. Plast Reconstr Surg 63:634−641

89. Fisher EW, Clarke PM, Cheesman AD (1991) Prophylaxis of nasolacrimal duct obstruction after major sinus surgery using a silicone stent. J Laryngol Otol 105:299–300

90. Flowers RS (1991) Alloplastic augmentation of the anterior mandible. Clin Plast Surg 18,1:107–138

91. Ford CN, Martin DW, Warner TF (1984) Injectable collagen in laryngeal rehabilitation. Laryngoscope 94,4:513–518

92. Fox JW, Edgerton MT (1976) The fan flap: An adjunct to ear reconstruction. Plast Reconstr Surg 58:663–667

93. Fukuda H (1973) Vocal rehabilitation using injectable silicone. J Otolaryngol 70:1506–1526

94. Gerhardt HJ, Haake K, Kaschke O, Böhm F (1988) Unser Konzept zur Entwicklung eines alloplastischen Trachealersatzes. HNO-Prax 13:237–241

95. Gerlach J (1988) Untersuchungen zur Biomechanik der Trachea. Inaug Diss FU Berlin

96. Getter L, Bhaskar SN, Cutright DE (1972) Three biodegradable calcium phosphate slurry implants in bone. J Oral Surg 30:263–274

97. Geyer G, Helms J (1990) Reconstructive measures in the middle ear and mastoid using a biocompatible cement. Biomaterials 9:529–335

98. Godbersen GS (1985) Septumstütze aus Aluminiumoxydkeramik. Laryngol Rhinol Otol 64,6:290–291

99. Gonzalez-Ulloa M, Stevens E (1964) Implants in the face – A review of our experience in the subcutaneous use of Methylmethacrylate. Plast Reconstr Surg 33,6:532–542

100. Gool van A (1985) Preformed PMMA Cranioplastic. Report of 45 cases. J Maxillofac Surg 13:2–8

101. Gosepath J (Hrsg) (1989) Aktuelle Methoden der Gewebeklebung im Kopf-Halsbereich. Urban & Schwarzenberg, München Wien Baltimore

102. Greve H (1988) Substitution of the wall of the trachea by absorbable synthetic material. Thorac Cardiovasc Surg 36:20–26

103. Griffiths MV (1979) Biomaterials in reconstructive head and neck surgery. Clin Otolaryngol 4:363–376

104. Grower MF, Horan M, Miller R (1973) Bone inductive potential of biodegradable ceramic in millipore filter chambers. J Dent Res 52:160–164

105. Haas E (1971) Erfahrungen mit Silastic in der plastischen Gesichtschirurgie. Z Laryng Rhinol Otol 50:751–754

106. Habal MB (1975) Prefabricated silastic subdermal implants for facial reconstruction. J Fla Med Soc 62:36–41

107. Habal MB, Leake DC, Maniscalco JE (1978) Repair of major cranio-orbital defects with an Elastomer coated mesh and autogenous bone paste. Plast Reconstr Surg 61:394–404

108. Hakansson B, Liden G, Tjellström A, Ringdahl A, Jacobsson M, Carlsson P, Erlandson BE (1990) Ten years of experience with the swedish bone-anchored hearing system. Ann Otol Rhinol Laryngol Suppl 151:1–16

109. Hamada MO, Lee R, Moy PK, Lewis S (1989) Craniofacial implants in maxillofacial rehabilitation. CDA J 17,3:25–28

110. Harmon PH (1942) Methacrylate resins in surgery. Modern Plastics 20:56–59

111. Hassler CR, McCoy LG, Rotaru JH (1974) Long term implants in solid tricalcium phosphate. Proc 27th Ann Conf Eng Med Bio 16:488–489

112. Henrichsen E, Jansen K, Krogh-Poulsen W (1951) Experimental investigation of the tissue reaction to acrylic plastics. Acta Orthop Scand 21:141–149

113. Henry HM, Guerrero C, Mooda RA (1976) Cerebrospinal fluid fistula from fractured acrylic cranioplasty plate. J Neurosurg 45:227–228

114. Herberhold C, Franz B, Breipohl W (1980) Chemisch konservierte menschliche Trachea als Prothesenmaterial zur Deckung trachealer Defekte. Laryng Rhinol 59:453–457

115. Hinderer UT (1991) Nasal base, maxillary and infraorbital implants-Alloplastic. Clin Plast Surg 18,1:87–105

116. Hinderer UT, Escalona J (1990) Dermal and subdermal tissue filling with fetal connective tissue and cartilage, Collagen and Silicone: Experimental study in the pig compared with clinical results. A new technique of dermis mini-autograft injections. Aesth Plast Surg 14:239–248

117. Hirano M, Yoshida T, Sakaguchi S (1989) Hydroxylapatite for laryngotracheal framework reconstruction. Ann Otol Rhinol Laryngol 98,9:713–717

118. Höltje WJ (1984) Wiederherstellung von Orbitabodendefekten mit Polyglactin. Fortschr Kief Ges Chir Bd XXVIII, 35–37

119. Holmes RE, Hagler HK (1988) Porous hydroxylapatite as a bone graft substitute in cranial reconstruction: A histometric study. Plast Reconstr Surg 81:662–668

120. Holmes RE, Wardrop RW, Wolford LM (1988) Hydroxylapatite as a bone graft substitute in orthognatic surgery: Histologic and histometric findings. J Oral Maxillofac Surg 35:661–671

121. Homsy, CA (1970) Bio-compatiblity in selection of materials for implantation. J Biomed Mater Res 4:341–356

122. Homsy CA (1983) Proplast: Chemical and biological considerations. In: Rubin LR (Hrsg) Biomaterials in reconstructive Surgery. Mosby St Louis 91–101

123. Homsy CA, Kent JN, Block MS (1988) Effect of synthetic hydroxylapatite on tissue ingrowth into a soft, porous matrix. In: Proceedings of Third World Biomaterials Congress, Kyoto, Japan, 72–79

124. Ike O, Shimizu Y, Okada T, Ikada Y, Hitomi S (1991) Experimental studies on an artificial trachea of Collagen-coated Poly(L-Lactic Acid) mesh or unwoven cloth combined with a periosteal graft. Trans Am Soc Artif Intern Organs Vol XXXVII:24–26

125. Ingraham FD, Alexander E, Matson DD (1947) Polyethylene, a new synthetic plastic for use in surgery. JAMA 135:82–87

126. Ishikawa T, Ohura T, Ogura T, Hoshi M, Honda K, Iida K (1985) Clinical study of injectable atelocollagen from bovine calf skin. Plast Reconstr Surg 47,2:1–7

127. Isshiki N, Okamura H, Ishikawa T (1975) Thyroplasty type I (lateral compression) for dysphonia due to vocal cord paralysis or atrophy. Acta Otolaryngol (Stockh) 80:465–472

128. Jahnke K (1982) Alloplastische Materialien bei hörverbessernden Operationen. Deutsches Ärzteblatt – Ärztliche Mitteilungen 79,14:29–39

129. Jahnke K (1985) Tympanoplasty with bio-inert and bioactive ceramics. Rev Laryngol 106,5:339–342

130. Jahnke K, Plester D, Heimke G (1983) Experience with AL_2O_3-ceramic middle ear implants. Biomaterials 4:137–138

131. Jarcho M (1981) Calcium phosphate ceramics as hard tissue prosthesis. Clin Orthop 157:259–264

132. Jarcho M, Jasty V, Gumaer KL (1978) Electron microscopic study of a bone-hydroxylapatite implant interface. In: Transactions of the 4th Annual Meeting of the Society for Biomaterials, 10th International Biomaterials Symposium, San Antonio:112

133. Jarcho M, Kay JF, Gumaer KL (1977) Tissue, cellular and subcellular events at a bone-ceramic hydroxylapatite interface. J Bioengin 1:79–86

134. Joseph J (1931) Nasenplastik und sonstige Gesichtsplastik nebst einem Anhang über Mammaplastik und einige wei-

tere Operationen aus dem Gebiet der äußeren Körperplastik. Ein Atlas und Lehrbuch. Kabitzsch Leipzig

135. Jovanovic S, Berghaus A (1989) Erfahrungen mit dem Konchaknorpeltransplantat für die korrektive Rhinoplastik. Arch Otorhinolaryngol Suppl II:105−106

136. Jovanovic S, Berghaus A (1991) Autogenous auricular concha cartilage transplant in corrective rhinoplasty. Rhinology (im Druck)

137. Kaiser D (1985) Alloplastic replacement of canine trachea with Dacron. Thorac Cardiovasc Surg 33,4:239−243

138. Kartush JM, Linstrom CJ, McCann PM (1990) Early gold weight eyelid implantation for facial paralysis. Otolaryngol Head Neck Surg 103,6:1016−1023

139. Kaschke O, Wenzel M, Gerhard HJ (1988) Perforation von expandierten PTFE-Gefäßprothesen mit Excimerlaserstrahlung. HNO-Prax 13:243−247

140. Kastenbauer ER (1977) Spezielle Rekonstruktionsverfahren im Gesichtsbereich. Arch Otorhinolaryngol 216:123−250

141. Keen RR (1973) Orbital fractures treated with Teflon implants. In: Transactions of the IVth International Conference on Oral Surgery. Copenhagen, Munksgaard:311

142. Kellner G (1973) Die Verwendung von Kunststoffen im HNO-Bereich. Mschr Ohrenheilk 107:189−201

143. Kent JN, Misiek DJ (1991) Biomaterials for cranial, facial, mandibular, and TMJ reconstruction. Chap. 29. In: Fonseca RT, Walker RV (Hrsg) Oral and maxillofacial trauma, Vol. 2. Saunders, Philadelphia London Toronto Montreal Sidney Tokyo

144. Kent JN, Block MS, Prewitt JM (1987) Femur defect healing of hydroxylapatite PTFE composites. American Association of Oral and Maxillofacial Surgeons Annual Meeting. Case reports and outlines, Anaheim, CA:41

145. Kent JN, Westfall RL, Carlton DM (1981) Chin and cygomaticomaxillary augmentation with Proplast: Long term following-up. J Oral Surg 39:912

146. Klawitter JJ, Weinstein AM (1974) The status of porous materials to obtain direct skeletal attachment by tissue ingrowth. Acta Orthop Belg 40/5−6:755−765

147. Klawitter JJ, Bagwell JG, Weinstein SM, Sauer BW, Pruitt JR (1976) An evaluation of bone growth into porous high density Polyethylene. J Biomed Mater Res 10:311−323

148. Kleinschmidt O (1941) Plexiglas zur Deckung von Schädellücken. Chirurg 13:273−276

149. Knöringer P (1979) Langzeitergebnisse der Schädelplastik mit Acrylharz. Zbl Neurochir Bd 40,3:197−202

150. Knöringer P (1986) Behandlung der Knocheninfektion im Bereich des Schädels. Unfallchir 12:81−92

151. Kosoy J, Greenberg SD, Homsy CA, Prewitt JM (1977) Proplast tracheal prosthesis. Ann Otol 86:392−395

152. Koufman JA (1986) Laryngoplasty for vocal cord medialization: An alternative to Teflon. Laryngoscope 96,7:726−731

153. Kresa Z, Rems J, Wichterle O (1973) Hydron gel implants in vocal cords. Acta Otolaryngol 76:360−365

154. Krizek ThD (1983) The normal body defenses against foreign implants. Kap 1 in: Rubin LR (Hrsg) Biomaterials in Reconstructive surgery. Mosby St Louis

155. Krüger E (1977) Konturverbessernde Korrekturen des Orbitarandes bei Fehlbildungen der periorbitalen Region. Fortschr Kief Ges Chir 22:87−89

156. Labitzke R, Paulus M (1974) Intraoperative Temperaturmessungen in der Hüftchirurgie während der Polymerisation des Knochenzementes Palacos. Arch Orthop Unfallchir 79:341−346

157. Laling PG (1973) Compatibility of biomaterials. Orthop Clin North Am 4:249

158. Langman WA, Lee KC, Dedo HH (1989) The endoscopic Teflon keel for posterior and total glottic stenosis. Laryngoscope 99,6:571−577

159. Lassus C (1989) Utilisation d'un tissu de renforcement pour le traitement des rides faciales. Rev Chir Esthétique Franc 54,14:29−32

160. Laubert A, Reumann K, Becker H (1990) Rechnergestützte präoperative Konstruktion und Herstellung individueller alloplastischer Implantate. Arch Oto Rhino Laryngol Suppl II:143

161. Laustriat S, Geiss S, Becmeur F (1990) Medical History of Teflon. Eur Urol 17:301−303

162. Leake D, Habal M (1977) Reconstitution of craniofacial osseous contour deformity sequelae of trauma and post resection of tumors, with an alloplastic-autogenous graft. J Trauma 17:299−303

163. Leake D, Habal M, Pizzoferrato A, Vespucci A (1985) Prosthetic replacement of large defects of the cervical trachea in dogs. Biomaterials 6:17−22

164. Lehnhardt E (1990) Cochlear-Implant-Mini-System 22 zur Versorgung ertaubter Kleinkinder. HNO 38:161−165

165. Liu D (1990) Gold weight lid load as a secondary procedure. Plast Reconstr Surg 87,5:859−860

166. Löfgren LA, Lindholm C-E, Jansson B (1985) Reconstruction of the airway with a composite alloplastic and autogenous graft. Acta Otolaryngol (Stockh) 100:140−150

167. Luhr HG (1977) Indikationen zur Verwendung alloplastischer und autologer Materialien zur Sekundärkorrektur von Bulbusverlagerungen nach Orbitafrakturen. Fortschr Kief Ges Chir 22:79−82

168. Maas CS, Merwin GE, Wilson J, Frey MD, Maves MD (1990) Comparison of biomaterials for facial bone augmentation. Arch Otolaryngol Head Neck Surg 116:551−556

169. Mahler D (1982) Chin augmentation, a retrospective study. Ann Plast Surg 8:468−476

170. Mair EA, Parsons DS, Lally KP (1990) Treatment of severe bronchomalacia with expanding endobronchial stents. Arch Otolaryngol Head Neck Surg Vol 116:1087−1090

171. Mang WL (1987) Aktuelle Bemerkungen zur funktionellästhetischen Rhinochirurgie. HNO 35:274−278

172. Mang WL (1991) Injizierbares Kollagen. Videofilm; Videothek der Deutschen Gesellschaft für Hals-Nasen-Ohren-Heilkunde, Kopf- und Hals-Chirurgie

173. Manson PN, Hoopes JE, Crawley WA (1986) Frontal cranioplasty: Risk factors and choice of cranial vault reconstructive material. Plast Reconstr Surg 77:888

174. Marble HB Jr, Alexander JM (1972) A precise technique for restoration of bony facial contour deficiencies with silicone rubber implants: Report of cases. J Oral Surg 30:737−741

175. Mayer RD, Moyle DD, Sauer BW (1983) Fracture of porous Polyethylene-bone composite. J Biomed Mater Res 17:59−70

176. McCollough EG, Hom DB, Weigel MT, Anderson JR (1990) Augmentation mentoplasty using Mersilene mesh. Arch Otolaryngol Head Neck Surg 116:1154−1158

177. McCord CD (1981) Orbital decompression for Graves disease-exposure through lateral canthal and inferior fornix incision. Ophthalmology 88:533

178. Meals RN, Lewis FM (1959) Silicones. Reinhold Plastics Application Series, New York

179. Mees K, Beimert U (1988) Korrektur des klaffenden Tubenostiums mit injizierbarem Kollagen. Laryng Rhinol Otol 67:87

180. Meyer R (1987) Rhytidectomy and ancillary procedures. In: Ulloa G, Meyer R, Smith JW, Zaoli G (Hrsg) Aesthetic Plastic Surgery; Piccin Padova

181. Meyer R, Berghaus A (1983) Closure of perforations of the septum including a single-session method for large defects. Head Neck Surg 5:390−400

182. Meyer RA, Gehring JD, Funk EC (1967) Restoring facial contour with implanted silicone rubber. Oral Surg 24:598−605

183. Michel O, Berghaus A (1985) Implantate und Transplantate bei der Korrektur von Stirndefekten. Arch Otorhinolaryngol Suppl 2:82

184. Millard R (1965) Adjuncts in augmentation mentoplasty and correction rhinoplasty. Plast Reconstr Surg 36:48

185. Mladick RA (1991) Alloplastic Cheek Augmentation. Clinics in Plast Surg 18,1:29−38

186. Montgomery WW, Montgomery SK (1986) Manual for use of Montgomery laryngeal, tracheal and esophageal prostheses. Ann Otol Rhinol Laryngol, Suppl 125:1−16

187. Montgomery WW, Montgomery SK (1990) Manual for use of Montgomery laryngeal, tracheal and esophageal prosthesis: Update 1990. Ann Otol Rhinol Laryngol 99 Suppl 150:2−28

188. Moritsch E, Mitschke H (1979) Spätergebnisse von Paladon-Stirnbeinplastiken. Laryng Rhinol Otol 58:660−664

189. Mündnich K (1972) Verletzungen des Kehlkopfes, der Luftröhre und der Bronchien In: Naumann HH (Hrsg) Kopf- und Halschirurgie Bd 1 Thieme Stuttgart 141:150

190. Münker R (1991) Schönheitschirurgie. Thieme Stuttgart

191. Mullem van PJ, DeWijn JR (1988) Bone and soft connective tissue response to porous acrylic implants. J Cranio-Max-Fac Surg 16:99

192. Mullem van PJ, De Wijn JR, Vaadrager JM (1988) Porous acrylic cement: Evaluation of a novel implant material. Ann Plast Surg 21:576

193. Nackemson A, Nordwall A (1975) Wound strength in a clinical material. Scand J Plast Reconstr Surg 9:93−103

194. Neel HB (1983) Implants of Gore-Tex. Comparisons with Teflon-coated Polytetrafluorethylene carbon and porous Polyethylene implants. Arch Otolaryngol 109:427−433

195. Neville WE, Bolanowski PJP, Zoltanzadeh H (1976) Prosthetic reconstruction of the trachea and carina. J Thorac Cardiovasc Surg 72,4:525−538

196. Neville WE, Hamouda F, Andersen J, Dwan FM (1971) Replacement of the intrathoracic trachea and both stem bronchi with a molded Silastic prosthesis. J Thorac Cardiovasc Surg 63,4:569−576

197. Ohmori S (1985) Clinical study of depressed skin or modification of the skin surface by injection of KOKEN atelocollagen implant. Nishinihon Hifuka Showa 60;47,2:1−5

198. Onishi K, Takahama T, Kanai F, Hiraishi M, Idezuki Y, Asano K, Nakabayashi N, Ichizuka K (1985) Porous hydroxylapatite (HAP) for tracheal interface. Trans Am Soc Artif Intern Organs XXXI:411−415

199. O'Quinn B, Thomas JR (1986) The role of Silastic in malar augmentation. Fac Plast Surg 3,2:99−105

200. Osborn JF, Böker DK, Schultheiss R (1986) Indikation und Technik der Rekonstruktion frontaler und fazialer Knochendefekte durch Festkörperimplantate aus Hydroxylapatitkeramik. In: Neubauer H (Hrsg) Plastische und Wiederherstellungschirurgie des Alters. Springer Berlin Heidelberg, 196−199

201. Ousterhout DK, Zlotolow IM (1990) Aesthetic improvement of the forehead utilizing Methylmethacrylate onlay implants. Aesth Plast Surg 14:281−286

202. Panje WR, Dobleman TJ (1990) Collagen sheeting implants in cosmetic and reconstructive surgery. J Dermatol Surg Oncol 16,9:861−865

203. Parel SM, Tjellström A (1991) The United States and Swedish Experience with osseointegration and facial prostheses. Int J Oral Maxillofac Implants 6,1:75−79

204. Payr (1915) Plastik am Schildknorpel zur Behebung der Folgen einseitiger Stimmbandlähmung. Dtsch Med Wschr 41,43:1265−1270

205. Peled IJ, Wexler MR (1987) Screw fixation of Silicone implants. Ann Plast Surg 19,2:195−196

206. Peled IJ, Wexler MR, Ticher S, Lax EE (1986) Mandibular resorption from Silicone chin implants in children. J Oral Maxillofac Surg 44:346−348

207. Penhale KW (1945) Acrylic resin as implant for correction for facial deformities. Arch Surg 50:233

208. Peppas NA, Benner RE (1980) Proposed method of intracordal injection and gelation of polyvinylalcohol solution in vocal cords: polymer considerations. Biomaterials 1,3:158−162

209. Petrasch U (1991) Weiterentwicklung einer Trachealprothese. Dipl-Ing-Arbeit, Inst f Nichtmetallische Werkstoffe, Fachgebiet Polymerphysik; TU Berlin

210. Piecuch JF, Topazian RG, Wolfe S (1983) Experimental ridge augmentation with porous hydroxylapatite implants. J Dent Res 62:148−1541

211. Pitanguy J, Mayer B, Maritz S, Salgado F (1988) Überlegungen zur Anwendung von flüssigem Dimethylpolysiloxan in der plastischen Kopf- und Halschirurgie. Laryng Rhinol Otol 67:72−75

212. Planck H, Schmeykal Th, Hillegardt Th, Schauwecker HH (1985) Development of a microporous double-layered nonwoven tracheal prosthesis. Life Supp Syst 3,1:495−499

213. Pohris E, Kleinsasser O (1987) Stenosis of the larynx following Teflon injection. Arch Otorhinolaryngol 244:44−48

214. Pollack v S (1990) Silicone, Fibrel and Collagen implantation for facial lines and wrinkles. J Dermatol Surg Oncol 16,10:957−961

215. Polley JW, Ringer SL (1987) The use of Teflon in orbital floor reconstruction following blunt facial trauma: A 20 year experience. Plast Reconstr Surg 79:39

216. Quiney RE (1990) Maxillary sinusitis from dental osseointegrated implants. J Laryngol Otol 104:333−334

217. Reck R (1984) Bioactive Glass-Ceramics in ear surgery: Animal studies and clinical results. Laryngoscope 94/2,2:1−54

218. Reck R, Aurbach G (1991) Zur Therapie der Ozaena. Laryngo Rhino Otol 70:21−23

219. Rees RD (1973) Silicone injection therapy. In: Rees TD, Wood-Smith D (Hrsg) Cosmetic facial surgery. WB Saunders Company, Philadelphia

220. Reifferscheid M (Hrsg) (1986) Neue Techniken in der operativen Medizin. Springer, Berlin Heidelberg New York Tokio

221. Remacle M, Marbaix E (1988) Collagen implants in the human larynx. Arch Otorhinolaryngol 245:203−209

222. Remacle M, Bertrand B, Eloy P, Marbaix E (1990) The use of injectable Collagen to correct velopharyngeal insufficiency. Laryngoscope 100:269−274

223. Richards RB (1951) Polyethylene-structure, crystallinity, and properties. J Appl Chem 1:370−381

224. Rose GE, Surgidsson H, Collin R (1990) The volume-deficient orbit: clinical characteristics, surgical management, and results after extraperiorbital implantation of Silastic block. Br J Ophthalmol 74:545−550

225. Rosen HM, McFarland MM (1990) The biologic behavior of hydroxylapatite implanted into the maxillofacial skeleton. Plast Reconstr Surg 85,5:718−723

226. Rothstein SG, Jacobs JB (1989) The use of Gore-Tex implants in nasal augmentation operations. Ear Nose Throat J 31:18—21

227. Roydhouse RH (1972) Implant resting of polymerizing materials. J Biomed Mater Res 2:265—272

228. Rubin LR (1951) Polyethylene — a three year study. Plast Reconstr Surg 7:2—6

229. Rubin LR (Hrsg) (1983a) Biomaterials in reconstructive surgery. Mosby St Louis

230. Rubin LR (1983b) Polyethylene as a bone and cartilage substitute: a 32 year retrospective. Kap 30 in: Rubin LR (Hrsg): Biomaterials in reconstructive surgery. Mosby St Louis

231. Rubin LR, Walden RH (1955) A seven year evaluation of Polyethylene in facial reconstructive surgery. Third Annual Meeting of the Society of Former Residents in Plastic Surgery, Kings County Hospital:392—407

232. Rubin LR, Robertson GW, Shapiro RN (1948) Polyethylene in reconstructive surgery. Plast Reconstr Surg 3:586—593

233. Sadek SA, Nassar WY, Tobias A (1987) Teflon injection of the vocal cord under general anaesthesia. J Laryngol Otol 101,7:695—705

234. Safian J (1966) Progress in nasal and chin augmentation. Plast ReconstrSurg 37:446—452

235. Salthouse TN, Willigan D (1972) An enzyme histochemical approach to the evaluation of polymers for tissue compatibility. J Biomed Mater Res 6:105

236. Sauer BW, Weinstein AM, Klawitter JJ, Hulbert SF, Leonard RB, Bagwell JG (1974) The role of porous polymeric materials in prosthesis attachment. J Biomed Mater Res Symposium 5,I:145—153

237. Selmanowitz VJ, Orentreich N (1977) Medical grade fluid silicone: A monographic review. J Dermatol Surg Oncol 3:597—611

238. Sertl GO, Skondia V, Schmitt Fournier J, Lozes G, Fawaz A, Brotchi J, Jensen D, DeWaele L, Colle H (1990) Biocompatible orthopedic polymer: Use in orthopedics and neurosurgery. Hospimedica, VI:41—52

239. Shaber EP (1987) Vertical interpositional augmentation genioplasty with porous polyethylene. Int J Oral Maxillofac Surg 16,6:678—681

240. Shanbhag A, Friedman HI, Augustine J, Recum v AF (1990) Evaluation of porous polyethylene for external ear reconstruction. Ann Plast Surg 24,1:32—39

241. Shen C, Dumbleton JH (1974) The friction and wear behavior of irradiated very high molecular weight polyethylene. Wear 30:349—355

242. Silver WE (1986) The use of alloplast materials in contouring the face. Fac Plast Surg 3,2:81—98

243. Singer MI, Blom ED, Hamaker RC, Yoshida GY (1989) Applications of the voice prosthesis during laryngectomy. Ann Otol Rhinol Laryngol 98:921—925

244. Skinner HB, Shackelford JF, Lin JH, Cutler AD (1979) Tensile strength of bone (bone/porous Polyethylene) interface. Biomater Med Devices Artif Organs 7,1:133—139

245. Sobol SM, Alward PD (1990) Early gold weight lid implant for rehabilitation of faulty eyelid closure with facial paralysis: An alternative to tarsorrhaphy. Head and Neck 12:149—153

246. Spector M, Flemming WR, Kreutner A (1976) Bone growth into porous high-density Polyethylene. J Biomed Mater Res 7:595—603

247. Spector M, Flemming WR, Sauer BW (1975) Early tissue infiltrate in porous Polyethylene implants into bone: A scanning microscope study. J Biomed Mater Res 9:537—542

248. Spector M, Harmon SL, Kreutner A (1979) Characteristics of tissue growth into Proplast and porous Polyethylene implants in bone. J Biomed Mater Res 13:677—692

249. Spira M (1973) Editorial to Jobe: Bone deformation beneath alloplastic implants. Plast Reconstr Surg 51:174—177

250. Spitalny HH, Lemperle G (1982) Langzeiterfahrungen mit Silikonimplantaten im Gesicht. Handchir Mikrochir Plast Chir 14:29—35

251. Spitzer WJ, Dumbach J, Steinhäuser EW (1988) Langzeiterfahrungen mit allogenen Duratransplantaten zur Defektplastik über pneumatisierten Höhlen. In: Mittelmeier H, Heisel J (Hrsg) Kongreßbericht 26. Jahrestagung der Deutschen Gesellschaft für Plastische und Wiederherstellungschirurgie. Sasse Rotenburg, 258—261

252. Suzuki Y, Saito S, Ogino K, Utsumi T (1969) Vocal rehabilitation by injection of silicone fluid. J Comp Physiol Psychol 69:512—513

253. Szabo G, Barabas J, Matrai J (1990) Application of compact aluminium oxide ceramic implants in maxillofacial surgery. J Oral Maxillofac Surg 48:354—361

254. Schadel A, Ganzer U (1989) Experimentelle Untersuchungen zur Obliteration ausgedehnter Ohrradikalhöhlen mit einem neuartigen Keramikgranulat. Laryngo Rhino Otol 68:571—575

255. Schadel A, Löwer J, Seifert E (1991) Über die Problematik einer Knorpel-Knochenbank angesichts des HIV-Infektionsrisikos. HNO 39:177—181

256. Schauwecker HH, Gerlach J, Planck H, Bücherl ES (1989) Isoelastic polyurethane prosthesis for segmental trachea replacement in beagle dogs. Artific Org 13,3:216—218

257. Schmitz HJ, Tolksdorff T, Honsbrok J, Harders A, LaBorde G, Gilsbach J (1990) Computer-assisted 3-D reconstruction and interactive manufacturing of alloplastic cranial and maxillofacial implants. In: SCAR 90 Computer applications to assist radiology 43—47

258. Schultz RC (1979) Restoration of frontal contour with methyl methacrylate. Ann Plast Surg 3:295—306

259. Schultz RC (1980) Facial reconstruction with alloplastic materials. Surg Ann 12:351—362

260. Schultz RC (1981) Reconstruction of facial deformities with alloplastic Material. Ann Plast Surg 7,6:434—446

261. Staindl O, Kollar WAF (1978) Zur Kranioplastik posttraumatischer frontaler Schädellücken. Wien Med Wschr 13:391—393

262. Staindl O, Hellmich S, Berghaus A (1989) Elfenbein als Nasenimplantat bei Jacques Joseph — Spätergebnisse nach über 40 Jahren. Laryngo Rhino Otol 68:576—580

263. Stellmach R (1967) Aufbau der Gesichtskonturen mit Silastik. Fortschr Kief Ges Chir 12:141—144

264. Stinson NE (1965) Tissue reaction induced in guinea pigs by particulate polymethylmethacrylate, polyethylene and nylon of the same size range. Br J Exp Path 46:135

265. Stucker FJ (1982) Autoalloplast: An experimental and clinical study. Arch Otolaryngol 108:130—132

266. Stucker FJ (1986) Mentoplasty using rolled polyamid mesh. Fac Plast Surg 3,2:107—111

267. Stucker FJ, Gage-White L (1986) Survey of surgical implants. Fac Plast Surg 3,2:141—144

268. Stucker FJ, Hirokawa Rh, Bryarly RC (1982) Technical aspects of facial contouring using polyamide mesh. Otolaryngol Clin North Am 15:123—128

269. Stucker FJ, Hirokawa RH, Pruet CW (1982) The autoalloplast — an alternative in facial implantation. Otolaryngol Clin North Am 15:161—165

270. Takahama T, Onishi K, Kanai F, Hiraishi M, Yamazaki Z, Furuse A, Yoshitake T (1989) A new improved biode-

gradable tracheal prosthesis using hydroxy apatite and carbon fiber. Trans Am Soc Artif Intern Organs XXXV:291−293

271. Tanzer RC (1974) Correction of the microtia with autogenous costal cartilage. In Tanzer R, Edgerton MT (Hrsg): Symposium on Reconstruction of the Auricle. St Louis: CV Mosby:46−57

272. Tjellström A (1989) Titanimplantate in der Hals-Nasen-Ohren-Heilkunde. HNO 37:309−314

273. Tjellström A (1990) Osseointegrated implants for replacement of absent or defective ears. Clin Plast Surg 17,2:355−366

274. Toplak F (1986) Die Totalrekonstruktion der Ohrmuschel. Geschichte und operative Problematik. Inaug Diss Berlin

275. Trauner R (1961) Die Implantation von autoplastischem, homöoplastischem und alloplastischem Material am Gesichtsschädel zu ästethischen und funktionellen Zwekken. Fortschr Kief Ges Chir VII:40−47

276. Vistnes LM, Ksander GA (1983) Tissue response to soft Silicone prostheses: capsula formation and other sequelae. Kap 33 In: Rubin LR (Hrsg) Biomaterials in reconstructive surgery. Mosby St Louis:516−528

277. Vistnes LM, Paris GL (1977) Uses of RTV silicone in orbital reconstruction. Am J Ophthalmol 83:577−582

278. Vogt LG (1952) Plastische Deckung knöcherner Schädeldefekte mit Paladon. Zbl Chir 77:2175−2179

279. Vuillemin T, Raveh J, Stich H, Cottier H (1987) Fixation of bone fragments with Biocem. Arch Otolaryngol Head Neck Surg 113:836−839

280. Waite D, Matukas VJ (1986) Zygomatic augmentation with hydroxylapatite: A preliminary report. J Oral Maxillofac Surg 44:349

281. Walser E (1961) Lid- und Orbitalplastik. Fortschr Kief Ges Chir VII:89−95

282. Walter C (1987) Die Verwendung von osseointegrierten Implantaten in Kombination mit plastisch-rekonstruktiven Eingriffen im Gesichtsbereich. Laryng Rhinol Otol 66,7:358−361

283. Webster RC, White MF, Smith RC (1977) Chin augmentation: Subperiosteal and supraperiosteal implants. Aesthetic Plast Surg 1:149

284. Weerda H (1982) Unsere Erfahrungen mit der Chirurgie der Ohrmuschelmißbildungen. III. Das „Miniohr" und das stark deformierte „Tassenohr". IV. Die Mikrotie. Laryngol Rhinol Otol (Stuttg) 61:493−500

285. Weerda H, Zöllner Chr, Reutter KH (1984) Die Tracheopexie mit Stützgerüsten. Eine experimentelle und klinische Studie. Laryngol Rhinol Otol 63,11:545−600

286. Weidauer H, Vogt-Moykopf I, Toomes H (1981) Der prothetische Tracheaersatz mit Kunststoff. Laryng Rhinol Otol 60:29−32

287. Whitaker LA (1987) Aesthetic augmentation of the malar midface structures. Plast Reconstr Surg 80:337−344

288. Whitaker LA (1991) Aesthetic augmentation of the posterior mandible. Plast Reconstr Surg 87,2:268−275

289. Wilkinson TS, Iglesias J (1975) Room temperature vulcanizing Silastic in facial contour reconstruction. J Trauma 15:479−485

290. Williams DF (Hrsg) (1987) Definitions in Biomaterials. Proceedings of a Consensus Conference of the European Society for Biomaterials, Chester, England, March 3−5, 1986. Progress in Biomedical Engineering, 4. Elsevier Amsterdam Oxford New York Tokyo:65−71

291. Williams DF, Roaf R (Hrsg) (1973) Implants in surgery. Saunders London

292. Williams KR, Blayney AW, Frootko NJ, Ashton BA (1985) A scanning electron microscopy study of the interface between ceramics and bone. Biomaterials 6:269−272

293. Wilson AD, McLean JW (1988) Glasionomerzement. Quintessenz, Berlin Chicago London Sao Paulo Tokio

294. Yanai A, Fukuda O, Jamada A (1985) Problems encountered in contouring a reconstructred ear of autogenous cartilage. Plast Reconstr Surg 75:185−191

295. Zeller SD, Hiatt WR, Moore DL, Fain DW (1986) Use of preformed hydroxylapatite blocks for grafting in genioplasty procedures. Int J Oral Maxillofac Surg 15:665−668

296. Zide MF, Kent JN, Machado L (1987) Hydroxylapatite cranioplasty directly over dura. J Oral Maxillofac Surg 45:481−485

297. Zöllner Ch, Büsing CM, Strutz J (1984) TCP-Implantate in der Mittelohrchirurgie. Laryng Rhinol Otol 63:220−225

298. Zühlke D (1970) Weiche und elastische Kunststoffe in der Hals-Nasen-Ohrenheilkunde. Barth Leipzig

European Archives of   Suppl. 1992/I
Oto-Rhino-Laryngology
© Springer-Verlag 1992

Metallimplantate in der Kopf- und Halschirurgie

R. Siegert

Medizinische Universität zu Lübeck, Klinik für Hals-, Nasen- und Ohrenheilkunde
(Direktor: Prof. Dr. Dr. H. Weerda), Ratzeburger Allee 160, W-2400 Lübeck

Inhaltsverzeichnis

1   Einleitung 97
2   Die Metalle 97
2.1   (Fast) Bioinerte Metalle 97
2.1.1 Allgemeine Vorbemerkungen 97
2.1.2 Eisenbasislegierung 98
2.1.3 Kobalt-Chrom-Molybdän-Legierung 99
2.1.4 Titan 99
2.1.5 Sonstige Metalle und Metallegierungen
      für Implantate 99
2.2   Bioaktive Metalle 100

2.2.1 Magnesium 100
2.2.2 Radioaktive Metalle 100
3   Die Anwendungen 100
3.1   Metallimplantate zur Stabilisierung 100
3.1.1 Mit Haut oder Schleimhaut bedeckte Implantate:
      Die Osteosynthesesysteme 100
3.1.2 Offene Implantate 103
3.2   Metallimplantate zur Fibrosierung 105
3.3   Metallimplantate zur Bestrahlung 105
Literatur 105

1 Einleitung

Seit dem 18. Jh. dienen Metalle in der Knochenchirurgie des Kopfes zur Stabilisierung von Frakturen [73]. Bis 1988 wurden weltweit insgesamt über 120 Mill. Metallimplantate eingesetzt [25].

Neben den verfeinerten Anwendungen in der Traumatologie haben sich in den letzten Jahrzehnten eine Vielzahl von Indikationen für Metallimplantate im Kopf- und Halsbereich entwickelt. Metalle werden in erster Linie dort eingesetzt, wo vorübergehende oder dauerhafte Stabilisierungen erforderlich sind. Hier sollen sie als biologisch möglichst *inerte Materialien* ihre mechanischen Aufgaben erfüllen.

Nur bei vergleichsweise seltenen Indikationen wie der Magnesiumimplantation in Hämangiome oder der interstitiellen Tumorbestrahlung wird die spezielle *biochemische oder radiologische Wirkung* des Metalls ausgenutzt [74, 75].

2 Die Metalle

2.1 (Fast) Bioinerte Metalle

2.1.1 Allgemeine Vorbemerkungen

Nach Wagner ist eine Vielzahl von Forderungen an ein dauerhaftes Metallimplantat zu stellen (Tabelle 1) [87], denen bis heute — und wohl auch in Zukunft — kein Material vollständig genügt [59].

Dementsprechend gibt es auch nicht *das* optimale Implantatmaterial, sondern je nach mechanischer Aufgabe und biologischer Situation ist das günstigste Metall zu wählen. Dabei sind insbesondere folgende Kriterien zu berücksichtigen:

— offenes versus geschlossenes Implantatlager
— Dauer der mechanischen Aufgabe
— erforderliche Verformbarkeit
— implantierte Materialmenge

Grundsätzlich gilt für alle implantierten Metalle, daß sie im Körper gewissen Veränderungen ihrer Oberflächenstruktur unterliegen, die als *Korrosion* be-

Tabelle 1. Allgemeine Forderungen an ein Implantatmaterial. (Nach Wagner [88])

1. Unschädlichkeit
- akarzinogen
- atoxisch
- antigenfrei

2. biologische Kompatibilität
- keine Fremdkörperreaktion
- Einbeziehung in den Lagerstoffwechsel
- biologische Stabilität (Resorptionsstop)

3. mechanische Kompatibilität
- ausreichende mechanische Festigkeit
- elektrochemische Stabilität (Korrosionsfestigkeit)
- isoelastische Beziehung zum Lagergewerbe

4. Funktionalität
- ästhetisch tolerabel
- Reinigungsmöglichkeit (bei offenen Implantaten)
- röntgenologische Sichtbarkeit

5. Handhabung
- Sterilisierbarkeit
- Entfernbarkeit
- Bearbeitbarkeit

6. Finanzierbarkeit

zeichnet werden [9, 18, 19, 29, 30, 43, 47, 85, 90]. Die Korrosion ist Folge mechanischer Belastungen oder elektrochemischer Reaktionen des Metalls mit der Umgebung [9]. Der Umfang dieser Oberflächenveränderungen ist damit abhängig von dem eingesetzten Material und von den biomechanischen Bedingungen des Implantatlagers. Ein geschlossenes, ruhiges und mechanisch nur gering belastetes Implantatlager führt kaum zur Korrosion, während beispielsweise unzureichend fixierte Implantate vergleichsweise umfangreichen Oberflächenveränderungen unterliegen. (Vgl. Referat Schaldach S. 27 ff.)

Die Materialveränderungen aufgrund der Korrosion sind für die Implantate unter klinischen Gesichtspunkten im Kopfbereich praktisch bedeutungslos [55, 79]. Implantatbrüche sind selbst nach ausgedehnten Unterkieferrekonstruktionen eine große Ausnahme.

Dagegen kann die Freisetzung von Metallionen zu *lokalen Gewebsreaktionen* führen, die als *Metallose* bezeichnet werden [13, 18, 80, 92]. Unter diesem Begriff fallen alle mittelbaren und unmittelbaren Gewebsreaktionen aufgrund des Implantates. Unter klinischen Gesichtspunkten ist die Metallose bei temporären Implantationen moderner Osteosynthesesysteme weitgehend bedeutungslos, wie bereits chirurgische Erfahrungen der Osteosynthese im Kopfbereich seit zwanzig Jahren belegen [50, 51, 52, 53, 87, 89]. Bei Implantaten mit permanenten mechanischen Aufgaben kann eine Metallose jedoch zur Bildung einer, wenn auch dünnen Bindegewebsschicht zwi-

schen Implantat und Knochen führen, die wiederum eine Implantatlockerung verursachen kann [2].

Nach einer Metallimplantation tritt eine geringe, aber serologisch nachweisbare Erhöhung der entsprechenden Metallionen auf [27, 77]. Die Bedeutung dieser *systemischen Veränderungen* wird unterschiedlich beurteilt. Auf der einen Seite werden vereinzelt metallallergische Faktoren bei Knocheninfektionen nach umfangreichen unfallchirurgischen Osteosynthesen diskutiert [40, 41, 42]. Auf der anderen Seite stehen weltweite klinische Erfahrungen von über 120 Millionen Osteosynthesen, die bisher trotz umfangreicher Dokumentation keine Hinweise für pathophysiologisch bedeutende systemische Nebenwirkungen erbracht haben [25].

Die heutzutage als weitgehend bioinerte Materialien verbreiteten Implantatwerkstoffe auf Metallbasis lassen sich in drei Gruppen einteilen [86]:

- Implantate auf Eisenbasis,
- Legierungen auf Kobaltbasis und
- Titan.

Ihre werkstoffkundlichen und biologischen Eigenschaften sollen im folgenden kurz skizziert werden.

2.1.2 Eisenbasislegierung

Zusammensetzung: Eine Eisenbasislegierung, üblicherweise auch als Edelstahl bezeichnet, ist eine rostfreie Eisenlegierung mit einem Kohlenstoffgehalt bei Implantaten von unter 0,03 %. Neben seinem Hauptbestandteil Eisen mit 65−75 % enthält es Chrom (ca. 18 %) und Nickel (ca. 10 %) sowie Molybdän.

Eigenschaft: Bei Eisenbasislegierungen lassen sich hohe Festigkeiten bei relativ guter Verformbarkeit realisieren. Seine Korrosionsbeständigkeit ist im biologischen Gewebe jedoch vergleichsweise gering, so daß sich seine Oberflächenbeschaffenheit im Laufe der Zeit ändern und eine lokale Metallose auftreten kann.

Anwendung: Eisenbasislegierungen werden für die Drahtosteosynthesen und kraniofazialen Mittelgesichtsaufhängungen angewandt. Bei diesen Indikationen werden entweder nur geringe Materialmengen benötigt oder die Drähte nur temporär implantiert, so daß die etwas ungünstigeren biologischen Eigenschaften der Eisenbasislegierungen klinisch nur geringe Bedeutung haben. Insgesamt werden die Drahtosteosynthesen jedoch zunehmend von Plattenosteosynthesen abgelöst [22]. Soweit bekannt, wird noch ein Osteosynthesesystem für die Kopfchirurgie aus Edelstahl hergestellt (Fa. Osteo); die Umstellung auf ein anderes Implantatmaterial wurde von dieser Firma jedoch angekündigt.

2.1.3 Kobalt-Chrom-Molybdän-Legierung

Zusammensetzung: Diese Legierungen bestehen zu etwa 64% aus Kobalt, 25% aus Chrom und zu 5 bis 10% aus Molybdän.

Eigenschaft: CoCrMo-Legierungen weisen eine hohe Zugfestigkeit und Härte bei guter Verformbarkeit auf. Sie lassen sich deshalb gut konturieren und sind im biologischen Milieu weitgehend korrosionsbeständig [11, 12, 35, 39, 45, 86].

Anwendung: CoCrMo-Legierungen sind im medizinischen Bereich unter dem Handelsnamen Vitallium bekannt. Aus diesem Material werden seit 50 Jahren orthopädische und traumatologische Implantate für die gesamte Knochenchirurgie gefertigt [12, 17]. Für die Kopf-Halschirurgie stehen verschiedene Osteosynthesesysteme, von 0,5 mm zarten Mikroplatten bis zu großen 1,5 mm dicken, stabilen Unterkieferrekonstruktionsplatten zur Verfügung (Fa. Howmedica).

2.1.4 Titan

Zusammensetzung: Bei dem in der Implantologie verwendeten Titan handelt es sich um technisch reines Metall mit einem hohen Titananteil von annähernd 100% mit geringen Zusätzen von Sauerstoff und Stickstoff. Von einigen Autoren wird empfohlen für Dauerimplantate, bei denen ein inniger Kontakt zwischen dem Knochen und dem Implantat erforderlich ist (sogenannte *Osseointegration* nach Branemark [2, 14], die Oberfläche „anzurauhen" [76]. Dies geschieht mit Hilfe der Plasmaflammenspritzbeschichtung. Dabei wird dem sehr heißen Gasstrahl, dem Plasma, das Beschichtungsmaterial in Form von Titanhydrid zugegeben. Die dabei entstehenden, nur wenige Mikrometer großen, flüssigen Titantröpfchen prallen auf das Implantat und führen zu der etwa 20 µm starken, rauhen Oberflächenschicht. Während der Plasmaflammenspritzbeschichtung wird das Material mit Luft verwirbelt, so daß in der Oberflächenschicht neben Titandioxid eine Legierung mit etwa 9% Sauerstoff und 3% Stickstoff gefunden wird [76].

Eigenschaft: Während die mechanischen Eigenschaften von reinem Titan für die Implantologie an sich

ungenügend sind [29], steigern bereits die geringen Zusätze von Sauerstoff und Stickstoff seine Festigkeit erheblich [47]. Die nachträgliche Verformung von Titanimplantaten wie beispielsweise bei der Konturierung von Osteosyntheseplatten ist durch die wesentlich größere Elastizität des Materials jedoch schwieriger als bei Stahl oder CoCrMo-Legierungen.

Hervorzuheben ist beim Titan dagegen seine ausgezeichnete Biokompatibilität, die zu einer Kontaktosteogenese bzw. der sogenannten Osseointegration führen kann [2, 4, 14, 23, 44, 59, 76, 82, 83]. Dabei läßt sich lichtmikroskopisch keine Bindegewebsschicht zwischen Implantat und Knochen nachweisen [4]. Voraussetzung für diese Kontaktosteogenese ist aber, daß die strengen Verarbeitungsvorschriften eingehalten werden, in der Einheilungsphase auf das Implantat keine mechanischen Belastungen einwirken und die Metalloberfläche vor jeglicher Verunreinigung geschützt wird.

Anwendung: Aufgrund der hohen Biokompatibilität bieten diese Materialien optimale Voraussetzung für dauerhafte offene Implantation, wie sie für die Epithesen- und Hörgeräteaufhängung sowie für zahnärztliche Implantate erforderlich sind [3, 14, 57]. Daneben werden eine Reihe von Osteosynthesesystemen verschiedener Firmen aus Titan angeboten (Fa. Hall, Fa. Leibinger, Fa. Medicon, Fa. Synthes) [54].

2.1.5 Sonstige Metalle und Metallegierungen für Implantate

Für metallische Mittelohrimplantate kommen neben Edelstahl auch Tantal, Platin und Gold meist in Legierungsform in kleineren Mengen zur Anwendung. Sie weisen — abhängig von der Legierungszusammensetzung — eine gute bis sehr gute Biokompatibilität aus. Allein aus wirtschaftlichen Gesichtspunkten haben sie sich jedoch für größere Implantate nicht durchsetzen können.

Nur am Rande soll an dieser Stelle erwähnt werden, daß im zahnärztlichen Bereich eine Reihe weiterer Metalle angewandt werden, die der Zahnerhaltung sowie dem Zahnersatz dienen. Zu ihnen zählt das seit Jahren in der öffentlichen Diskussion stehende Amalgam, einer Silber-Zinn-Kupfer-Quecksilber-Legierung sowie verschiedene Silber-, Gold- und Platinlegierungen, die ihre biologische Verträglichkeit unter den speziellen Bedingungen des Zahnersatzes durch unzählige Anwendungen seit Jahrzehnten unter Beweis gestellt haben. Bezüglich ihrer mechanischen Eigenschaften und Differentialindikationen sei auf die einschlägige zahnärztliche Literatur verwiesen.

2.2 Bioaktive Metalle

2.2.1 Magnesium

Zusammensetzung: Zur Anwendung kommt hochreines (>99,9%iges) Magnesium in Form kurzer Drähte, der sogenannten „Seeds" (Fa. Goodfellow).

Eigenschaft: Reines Magnesium besitzt eine hohe Affinität zum Sauerstoff und eine ausgeprägte chemische Reaktionsfähigkeit, die trotz der schützenden Oxidschicht zu einer erheblichen Korrosion im Gewebe mit vollständiger Auflösung des Metalls innerhalb von Wochen bis Monaten führt. Dieser elektromechanische Prozeß führt zu einer lokalen Fibrosierung [74, 75].

Anwendung: Die Magnesiumimplantation dient der langsamen Thrombosierung und Fibrosierung kleiner Gefäße von Häm- und Lymphangiomen (s. 3.2).

2.2.2 Radioaktive Metalle

Zusammensetzung: Radioaktive Metalle können zur interstitiellen Bestrahlung direkt in das Tumorareal implantiert werden. Zu diesem Zweck wurden und werden verschiedene Materialien wie Radium-226, Gold-198, Tantal-182, Iridium-192, Yttrium-89, Kobalt-60 und Jod-125 angewandt. Da ihre radiologische Wirkung im Vordergrund steht, spielt die genaue Zusammensetzung der Metalle praktisch keine Rolle. Von Bedeutung für die Behandlungsplanung ist dagegen die Halbwertszeit der Isotope.

Eigenschaft: Durch die Implantation radioaktiver Isotope lassen sich hohe lokale Bestrahlungsdosen am Tumor unter idealer Schonung der Umgebung erzielen [69].

Anwendung: Die interstitielle Radiotherapie wird in erster Linie bei Rezidivtumoren der Mundhöhle und des Oropharynx angewandt, kann aber auch zur lokalen Aufsättigung insbesondere von Nasopharynxtumoren im Rahmen der Primärtherapie eingesetzt werden. Sie dient der lokalen, räumlich eng begrenzten Dosiserhöhung (s. 3.3).

3 Die Anwendungen

3.1 Metallimplantate zur Stabilisierung

Metallimplantate werden je nach Zielsetzung unter die Haut bzw. Schleimhaut oder penetrierend zur Befestigung von Hilfsmitteln wie Prothesen, Epithesen und Hörgeräten implantiert. An offene Implantate sind wesentlich höhere Anforderungen bezüglich ihrer Biokompatibilität zu stellen, da bei ihnen stets die Gefahr chronischer Umgebungsentzündungen durch mikrobielle Eintrittspforten mit konsekutivem Implantat- und Gewebeverlust besteht.

3.1.1 Mit Haut oder Schleimhaut bedeckte Implantate: Die Osteosynthesesysteme

Die häufigste Indikation zur Implantation von Metallen im Kopf-Halsbereich stellt die stabile Versorgung von Gesichtsschädelfrakturen dar (Abb. 1 und 2) [10, 70, 88, 89]. In ähnlicher Form werden heute auch Umstellungsosteotomien im Rahmen der kieferorthopädischen und kraniofazialen Chirurgie (Abb. 3) sowie temporäre Unterkieferspaltungen (Abb. 4) und Defekte nach Tumorresektionen (Abb. 5) versorgt.

Bereits Mitte des vorigen Jahrhunderts wurde die erste offene Unterkieferfraktur mit einer *Drahtnaht* versorgt [15, 31]. Ihr Prinzip besteht darin, in zwei benachbarte Knochenfragmente jeweils ein oder zwei Löcher zu bohren, durch die ein 0,3 bis 0,5 mm dicker, weicher Stahldraht gezogen und durch Verzwirbelung seiner Enden unter Spannung gesetzt wird (Abb. 6). Die Vorteile der Drahtosteosynthese liegen neben ihren geringen Kosten in der geringen Metallmenge, die implantiert wird, so daß Drahtnähte in der Regel nicht entfernt werden müssen [22].

Stabile Osteosynthesen lassen sich dagegen nur mit *Platten- und Schraubensystemen* erzielen. 1943 beschrieb Bigelow die ersten Schrauben und Stangen

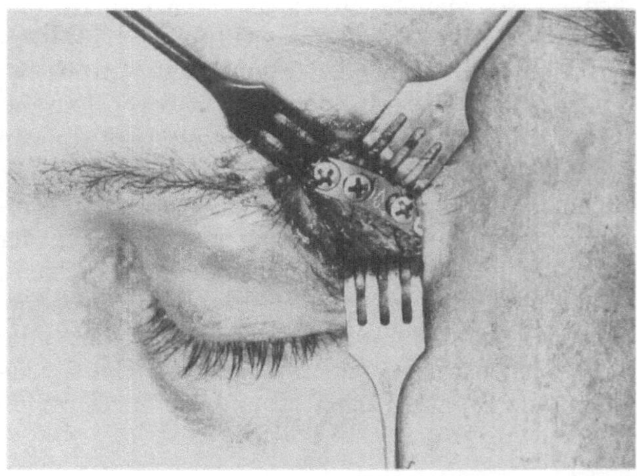

Abb. 1. Stabile Versorgung einer Jochbeinfraktur mit einer Minikompressionsplatte

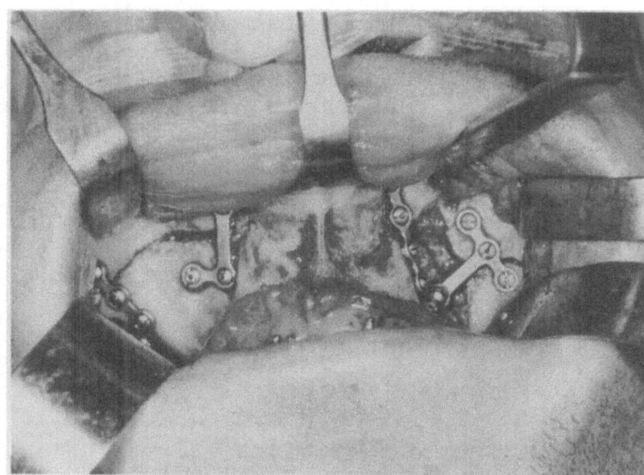

Abb. 2. Stabile Versorgung einer Le-Fort I Fraktur mit Minifixationsplatten

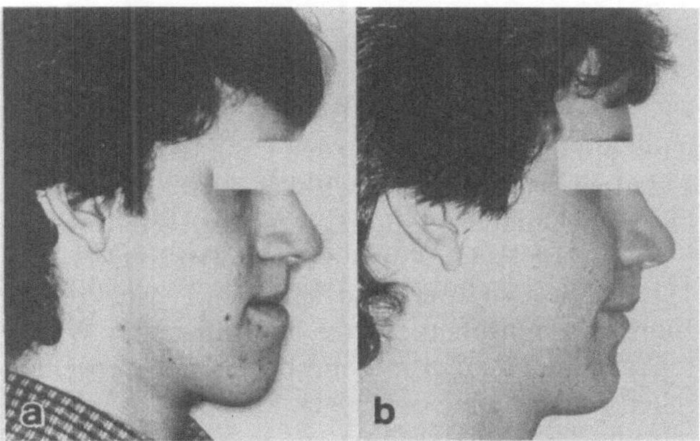

Abb. 3a, b. Patient mit ausgeprägter Progenie vor (**a**) und zwei Wochen nach (**b**) bimaxillärer Osteotomie

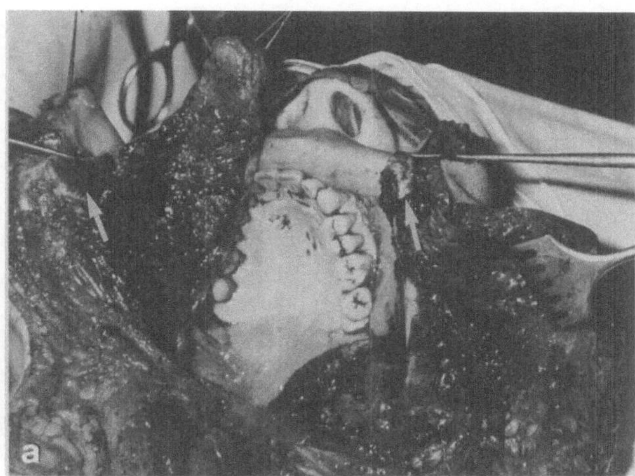

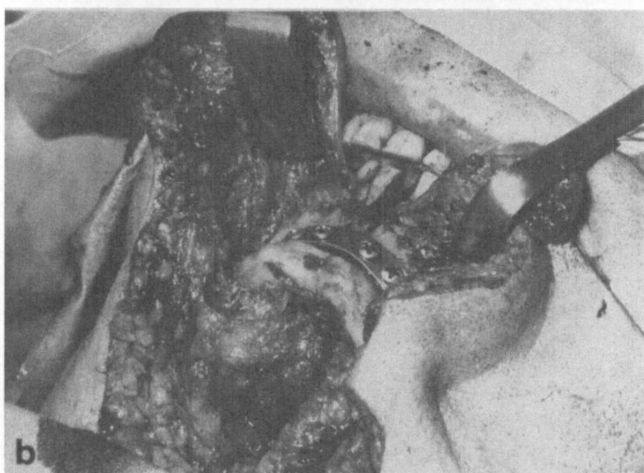

Abb. 4. a Temporär gespaltener Unterkiefer zur Resektion eines Oropharynxkarzinoms (*Pfeile:* Unterkieferstümpfe). **b** Osteosynthetisch rekonstruierter Unterkiefer

aus Vitallium zur Therapie von Unterkieferfrakturen [12]. Bagby und Janes entwickelten 1958 das Kompressionsloch, ein längliches Plattenloch, in dem die Schraube beim Eindrehen auf der schiefen Ebene der Schraubenkopfunterseite in Richtung Fraktur geleitet und dadurch eine Bewegung bzw. Kompression auf die Fraktur ausübt, so daß eine funktionsstabile Osteosynthese mit primärer Knochenbruchheilung ermöglicht wird (Abb. 7) [5]. Bei ihrer technischen Ausführung wiesen die Unterseite des Schraubenkopfes und das Kompressionsloch jedoch noch keine absolut kongruenten Formen auf und außerdem waren ihre Platten – soweit bekannt – nicht kommerziell erhältlich. Diese „Kleinigkeiten" waren es denn wohl auch, die eine breite Anwendung der Kompressionsplatten zunächst verhinderten.

Erst als 1968 Luhr [50] und 1969 Perren et al. [65, 66] Platten mit kegelförmigen bzw. sphärischen Schraubenköpfen und dazu kongruenten Kompressionslöchern entwickelten und industriell fertigen lie-

ßen, wurde der Weg für eine breite Anwendung der Osteosynthese auch im Gesichtsschädelbereich geebnet (Abb. 8) [16, 24, 48, 50, 51, 54, 70, 88, 89]. Die ersten Modelle waren noch relativ „klobig" und ausschließlich für die Osteosynthese von Unterkieferfrakturen konzipiert. Inzwischen stehen zahlreiche Systeme – von kräftigen 3 mm dicken Unterkieferrekonstruktionsplatten mit Kompressionslöchern bis hin zu grazilen 0,5 mm dünnen Fixationsplatten für das Mittelgesicht und die Stirn – zur Verfügung (Abb. 9) [24, 32, 33, 37, 38, 52, 53, 56, 68, 88, 89].

Kompressionsplatten sind nur für vergleichsweise dicken Knochen sinnvoll und werden deshalb im Schädelbereich hauptsächlich für Unterkiefer- und Jochbeinosteosynthesen angeboten, wobei jedes Kompressionsloch durch frakturnahes Anbringen des Bohrloches prinzipiell auch als Fixationsplatte eingesetzt werden kann.

Für die übungsstabilen Unterkieferrekonstruktionen stehen spezielle stabile *Überbrückungsplatten*

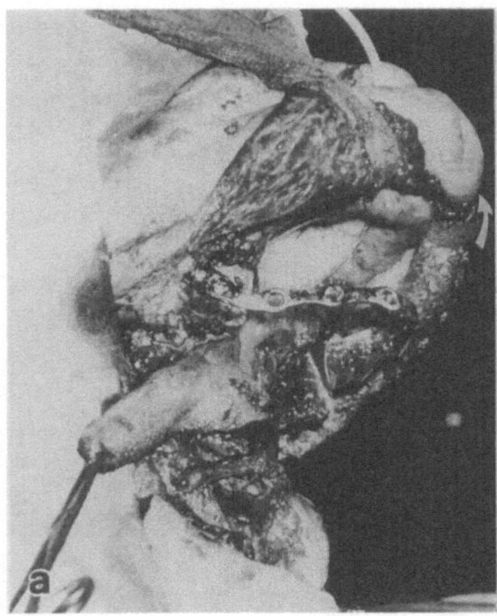
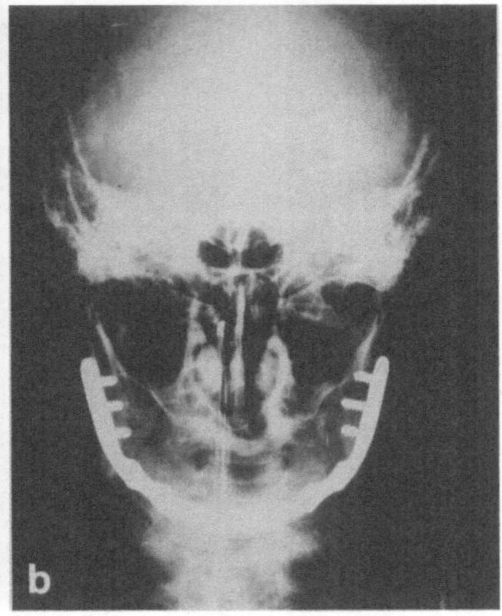

Abb. 5. a Intraoperativer Situs nach aus-gedehnter Unterkieferteilresektion und Implantation einer Unterkieferrekon-struktionsplatte (*Pfeil:* Hochgezogene Kinnweichteile). **b** Postoperatives Röntgenbild

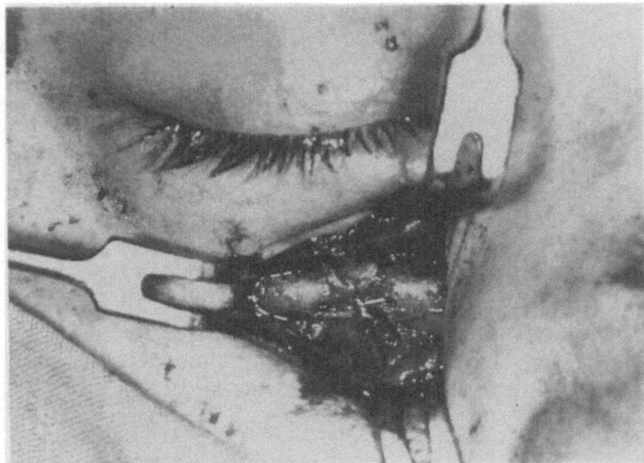

Abb. 6. Drahtnaht zur Versorgung einer Infraorbitalrandfraktur

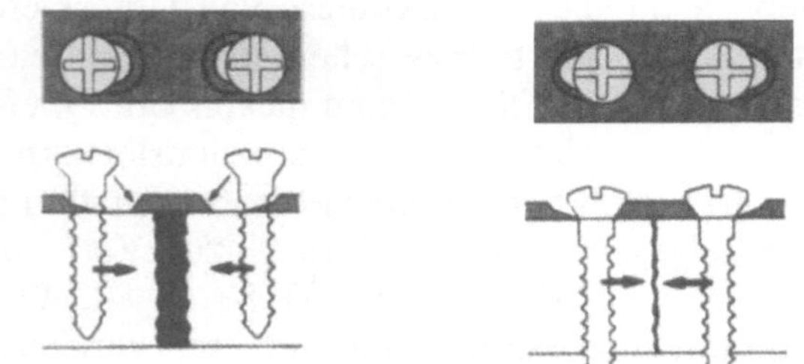

Abb. 7. Prinzip des Kompressionsloches

zur Verfügung, an die bei Bedarf ein künstlicher Gelenkkopf angeschraubt werden kann (Abb. 10) [49]. Einen anderen Weg der Unterkieferrekonstruktion beschritt Dumbach [20, 21], der den Defekt mit einem biegbaren, U-förmigen *Gitter* überbrückt (Abb. 11). In dieses Gitter wird autologe Beckenkammspongiosa transplantiert, die bei suffizienter Weichteilbedeckung aufgrund ihrer hohen osteogenetischen Potenz zu einer zügigen knöchernen Konsolidierung des Defektes führt.

Nachdem es bei vielen der frühen Osteosynthesesysteme erforderlich war, das Gewinde nach der Bohrung mit einem speziellen Instrument vorzuschneiden, haben verschiedene Untersuchungen [6, 7, 8, 67] gezeigt, daß *selbstschneidende Schrauben* zumindest im dünneren Mittelgesichtsknochen eine höhere Festigkeit bieten. Entsprechend stellen fast alle Hersteller inzwischen ausschließlich oder zusätzlich selbstschneidende Schrauben her.

Grundsätzlich ist an alle Osteosynthesesysteme die Forderung zu stellen, daß sich die Implantate gut verarbeiten lassen müssen und eine hohe Biokompatibilität aufweisen. Da sie jedoch nur eine temporäre stabilisierende Funktion haben, ist eine Osseointegration wie bei den permanenten Implantaten (s. 2.1.3 und 3.1.2.2) nicht erforderlich.

Nach den bisherigen, umfangreichen klinischen Erfahrungen liegen keine konkreten Hinweise vor, die eine Explantation der eingebrachten Osteosynthesematerialien unbedingt erfordern. Da sich die Korrosion durch Materialverbesserungen zwar reduzieren, aber prinzipiell nicht vollständig vermeiden läßt [27, 77], empfehlen wir, bis etwa zum 60. Lebensjahr das Material nach etwa drei bis sechs Monaten zu entfernen [23, 30].

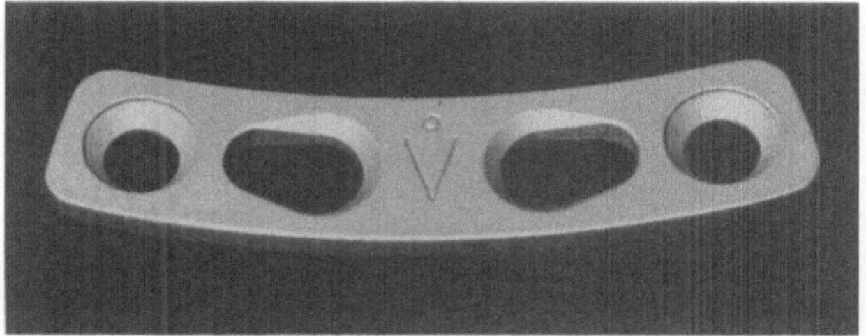

Abb. 8. 4-Loch-Osteosyntheseplatte mit 2 Fixationslöchern außen und 2 Kompressionslöchern innen (Fa. Howmedica)

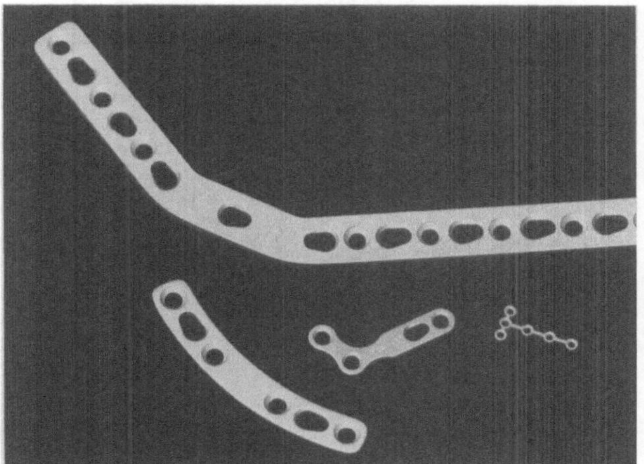

Abb. 9. Unterkieferrekonstruktions-, Unterkieferkompressions-, Mini- und Mikroplatte im Größenvergleich (Fa. Howmedica)

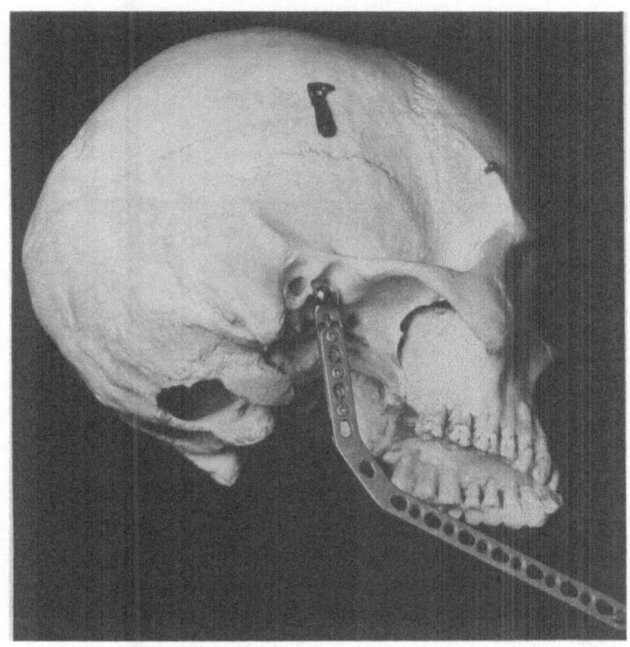

Abb. 10. Unterkieferrekonstruktionsplatte mit Gelenkkopfersatz (Fa. Howmedica)

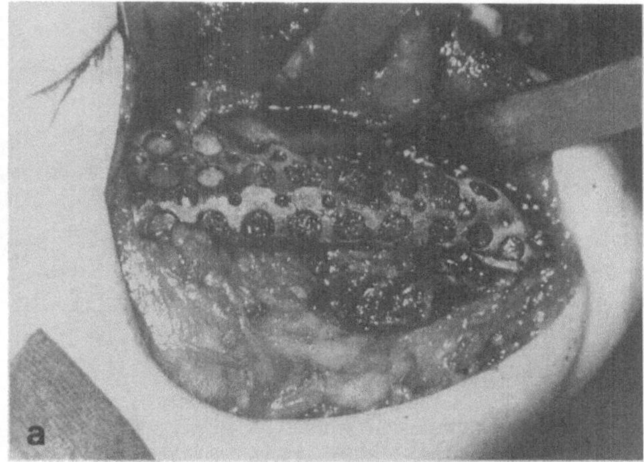

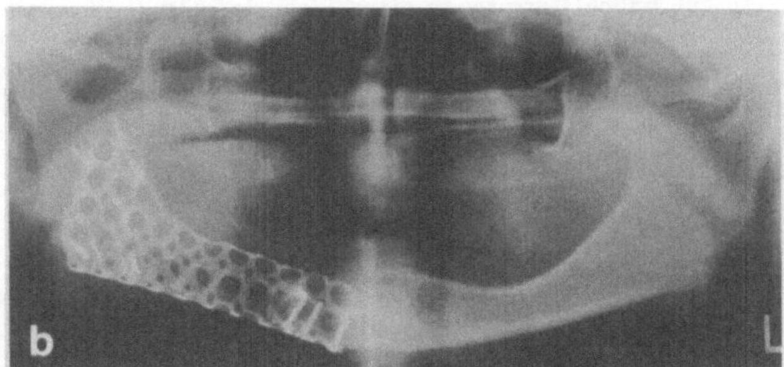

Abb. 11a, b. Titangitter zur Unterkieferrekonstruktion klinisch (**a**) und röntgenologisch (**b**) (Die Abbildungen wurden freundlicherweise von Herrn Priv.-Doz. Dr. Dr. Dumbach zur Verfügung gestellt)

3.1.2 Offene Implantate

Temporäre Implantate

Drahtnaht. Mit der o.g. Drahtnaht können nicht nur benachbarte Knochen adaptiert werden, sondern auch eine Unterkieferprothese durch eine perimandibuläre Drahtnaht zur Unterkieferruhigstellung eingebunden oder ein mobiles Mittelgesicht über eine Distanz am stabilen Schädelknochen mit langen Drähten kraniofazial aufgehängt werden (Abb. 12) [1]. Die Fixierung erfolgt dabei einerseits um den Jochbogen oder durch Bohrlöcher im Stirn- bzw. Jochbein und andererseits an einer dentalen Schiene. Die Drähte bleiben bis zur knöchernen Frakturheilung für etwa vier bis sechs Wochen in situ und werden anschließend von oral gezogen.

Paukenröhrchen. Paukenröhrchen werden unter anderem auch aus Edelstahl oder Edelmetallen hergestellt. Sie haben gegenüber denen aus Kunststoff den Vorteil, daß bei gleicher mechanischer Stabilität das Material dünner und damit bei gleichem Außendurchmesser die Belüftungsöffnung der Metallröhrchen größer gestaltet werden kann.

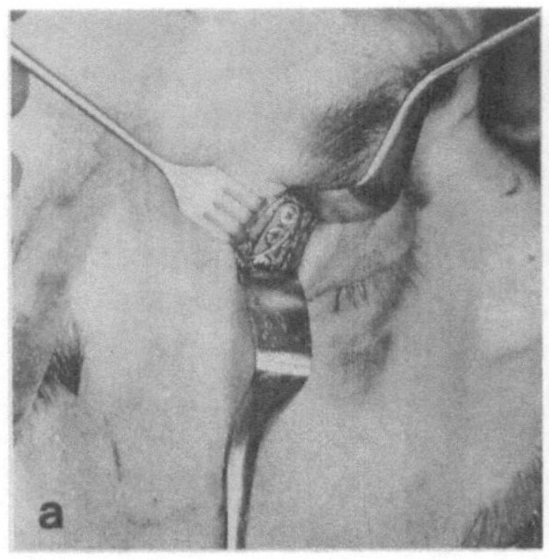
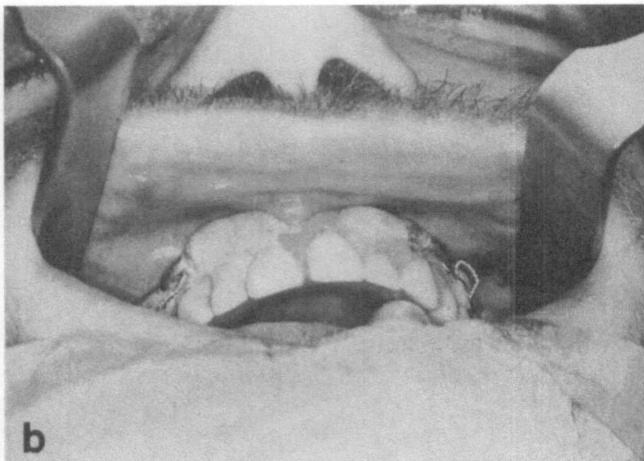
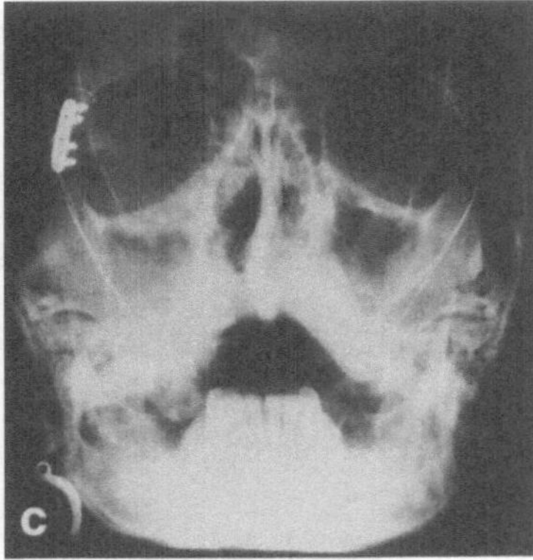

Abb. 12a–c. Kraniofaziale Aufhängung eines mobilen Mittelgesichts bei Le Fort II Fraktur. **a** Drahtaufhängung am Stirnbein, zusätzlich Versorgung einer Jochbeinfraktur mit Kompressionsosteosynthese. **b** Mit Ösen versehene und kranial „aufgehängte" Oberkieferprothese. **c** Röntgenübersicht nach Frakturversorgung

Permanente Implantate

Drahtbindegewebsprothese. Ein kleines, bereits sehr lange bekanntes Metallimplantat geht auf Schuknecht zurück, der die *Drahtbindegewebsprothese* für die Stapesplastik einführte [73]. Als Materialien für die dünnen und kurzen Drähte wurden Platin, Tantal und Stahl verwendet [28, 73]. Einzelheiten zur Technik und Anwendung dieser Prothesen werden in diesem Band von Geyer dargestellt.

Befestigung von Epithesen und von Knochenleitungshörgeräten. Die Entwicklung dauerhafter, offener Implantate wurde entscheidend von den *zahnmedizinischen* Forderungen nach festsitzendem Zahnersatz im teil- oder unbezahnten Kiefer gefördert [71, 79]. Hier wurden inzwischen eine Vielzahl von Keramik- und *Metallimplantaten* getestet, wobei sich neben den Keramiken vorwiegend spezielle Stifte aus reinem Titan, z.T. mit Plasmaflammen-spritzbeschichteter Oberfläche, durchgesetzt haben [76]. Für diesen Indikationsbereich spielt die Verformbarkeit des Materials keine Rolle, da die Implantatschrauben nicht mehr verändert werden. Andererseits ist die hohe Biokompatibilität und der enge Knochen-Implantatkontakt eine Voraussetzung für den langfristigen Erfolg, so daß hier Titan das Material der Wahl ist.

Diese zahnmedizinischen Erkenntnisse konnten die Implantologie des übrigen Kopfbereichs erheblich bereichern. So wurden von den zunächst nur zahnärztlich implantologisch tätigen Arbeitsgruppen inzwischen spezielle Schrauben zur *Befestigung von Epithesen* (Abb. 13) *und von Knochenleitungshörgeräten* (Abb. 14) entwickelt [3, 14, 26, 36, 60, 81, 84]. Dazu werden Bohrlöcher nach Mobilisation eines

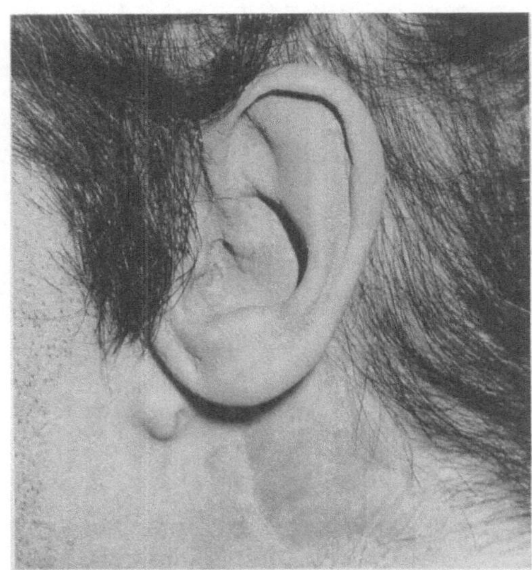

Abb. 13. Patient mit Ohrmuschelepithese

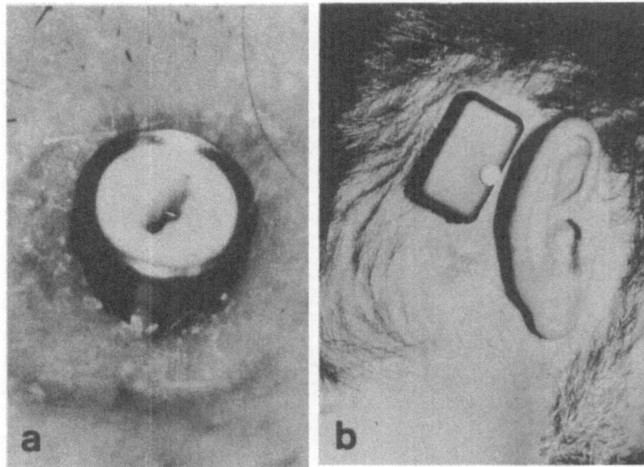

Abb. 14a, b. Patient mit knochenverankertem Hörgerät. **a** Implantatschraube. **b** Hörgerät in situ (Abb. der Fa. Nobelpharma)

Haut-Periostlappens angelegt und die Schrauben unter strenger Vermeidung von Verschmutzungen oder mechanischer Oberflächenveränderungen implantiert. Die Schrauben werden zunächst mit dem mobilisierten Lappen wieder bedeckt, so daß sie in Ruhe einheilen können. Erst nach wenigen Monaten werden sie in einem zweiten Eingriff freigelegt und die Epithese bzw. das Knochenleitungshörgerät angepaßt [3].

3.2 Metallimplantate zur Fibrosierung

Die Gewebsreaktion in Form einer Fibrosierung kleiner Gefäße wird bei der Magnesiumspickung von Hämangiomen ausgenutzt. Diese Verfahren wurden erstmals 1893 angewandt und in der jüngsten Vergangenheit von Staindl modifiziert [34, 46, 61, 62, 64, 74, 75, 91, 93]. Dabei werden 0,5 oder 1,0 mm dicke, bis 2 cm lange Drähte durch einen gekürzten Venenkatheter in das Häm- oder Lymphangiom appliziert (Abb. 15). Je nach Größe des Angioms werden insgesamt etwa 10 bis 30 cm des Magnesiumdrahtes implantiert. Im Laufe von Wochen tritt eine allmähliche Fibrosierung und Induration des Gewebes ein. Je nach Befund können diese Angiomspickungen, die bei Erwachsenen in örtlicher Betäubung durchgeführt werden können, in Abständen von einigen Monaten mehrfach wiederholt werden. Nebenwirkungen und Komplikationen wurden trotz umfangreicher experimenteller und klinischer Untersuchungen bisher nicht bekannt [74, 75].

3.3 Metallimplantate zur Bestrahlung

Bei der interstitiellen Radiatio werden die Gammastrahler in das Gewebe in Form kleiner Drähte implantiert. Isotope mit kurzer Halbwertszeit wie beispielsweise Gold-198 können im Tumor belassen werden. Längerlebige Nuklide müßten in einem zweiten Eingriff explantiert werden [69].

Diese Verfahren werden wegen der hohen Dosisbelastung für das Personal und Schwierigkeiten mit der exakten Therapiesteuerung inzwischen zunehmend durch die *Afterloading-Methode* ersetzt [69]. Dabei werden in das zu bestrahlende Areal zunächst nicht-radioaktive Hohlnadeln − ohne die beim Umgang mit radioaktiven Stoffen gebotene Eile − plaziert. Anschließend werden die Strahlenquellen in diese Nadeln maschinell hineingefahren und von einem Nebenraum aus gesteuert. Je nach Material und erforderlicher Dosis verbleiben die Strahlungsquellen in dem Tumorareal für einige Sekunden bis Minuten.

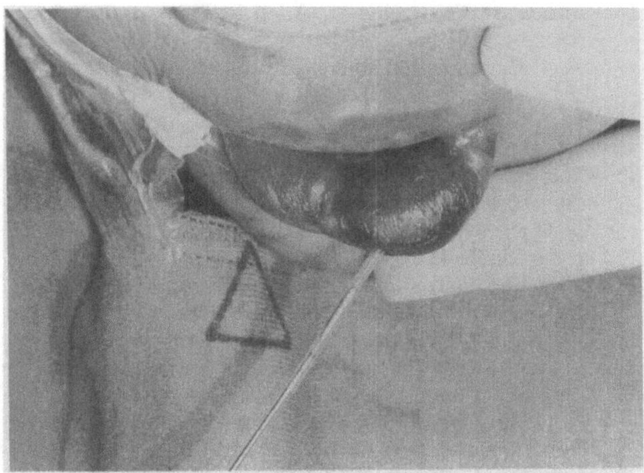

Abb. 15. Magnesiumspickung eines Unterlippenhämangioms durch einen gekürzten Venenkatheter mit einer abgestumpften Kanüle als Stößel

Literatur

1. Adams WM (1942) Internal wiring fixation of facial fractures. Surg Gynecol Obstet 12:523−540
2. Albrektsson T, Branemark PI, Hansson B, Karemo K, Larsson K (1983) The interface zone of inorganic implants in vivo: Titanium implants in bone. Ann Biomed Eng 11:1−27
3. Albrektsson T, Branemark P-I, Jacobsson M, Tjellström A (1987) Present clinical applications of osseointegrated percutaneous implants. Plast Reconstr Surg 79:721−730
4. Albrektsson T, Sennerby L (1990) Direkte Knochenverankerung von oralen Implantaten: Klinische und experimentelle Betrachtungen des Konzepts der Osseointegration. Parodontol 1:307−320
5. Bagby GW, Janes M (1958) The effect of compression on the rate of fracture healing using a special plate. Am J Surg 98:761−771
6. Bähr W (1989) Morphologie des Knochengewindes nach Implantation von 2 mm AO-Minischrauben im Mittelgesicht. Unfallchirurg 92:54−58
7. Bähr W (1989) The effects of pre-tapping on the miniscrew-bone interface in the midface. J Maxillofac Surg 17:337−339
8. Bähr W (1990) Pretapped and self-tapping screws in the human midface. Torque measurements and bone screw interface. Int J Oral Maxillofac Surg 19:51−53
9. Bargel HJ, Schulze G (1988) Werkstoffkunde. VDI-Verlag Düsseldorf
10. Becker R, Broxtermann D, Esser E, Meiners H, Topp P (1976) Indikationsstellung für verschiedene Osteosyntheseverfahren auf der Grundlage klinischer und experimenteller Untersuchungen. Fortschr Kiefer Gesichtschir 21:296−299
11. Bernier JL, Canby CP (1943) Histologic studies on the reaction of alveolar bone to Vitallium implants. J Am Dent Ass 30:188−197
12. Bigelow HM (1943) Vitallium bone screws and appliances for treatment of fracture of mandible. J Oral Surg 1:131
13. Black J, Sherk H, Bonini J, Rostoker WR, Schajowicz F (1990) Metallosis associated with a stable titanium-alloy femoral component in total hip replacement. A case report. J Bone Joint Surg [Am] 72:126−130

14. Branemark PI, Breine U, Adell R, Hansson BO, Lindström J (1969) Intra-osseous anchorage of dental prostheses. I. Experimental studies. Scand J Plast Reconstr Surg 3:81–100

15. Buck G (1847) New York Journal of Medicine, zit. n. Fuchs (1962) 211

16. Champy M, Lodde JP, Kahn JL, Kielwasser P (1986) Attempt at systematization in the treatment of isolated fractures of the zygomatic bone: technique and results. J Otolaryng 15:39–43

17. Cobb JR (1960) Subperiosteal vitallium implants in dogs. Oral Surg Oral Med Oral Pathol 13:1153–1162

18. Contzen H (1967) Grundlagen der Alloplastik mit Metallen und Kunststoffen. Georg Thieme Verlag, Stuttgart

19. Cook SD, Renz EA, Barrack RL, Thomas KA, Harding AF (1985) Clinical and metallurgical analysis of retrieved internal fixation devices. Clin Orthop 194:236–247

20. Dumbach J, Spitzer W, Pesch HJ (1983) Klinische und histologische Befunde nach Unterkieferrekonstruktion mit Beckenkammspongiosa und Titangitter. Dtsch Zahnärztl Z 38:152–154

21. Dumbach J (1987) Unterkieferrekonstruktion mit Titangitter, autogener Spongiosa und Hydroxylapatit. Biomechanische, tierexperimentell-histologische und klinische Untersuchungen. Carl Hanser Verlag, München

22. Esser E, Tetsch P (1975) Vergleichende Untersuchungen von Draht- und Plattenosteosynthesen im Unterkiefer. Fortschr Kiefer Gesichtschir 19:91

23. Eulenberger J, Steinemann SG (1990) Lösemomente an Kleinschrauben aus Stahl und Titan mit unterschiedlichen Oberflächen. Unfallchirurg 93:96–99

24. Ewers R, Schilli W (1977) Die Knochenstrukturen der Maxilla und ihre Bedeutung für die Methoden der Osteosynthese. Dtsch Z Mund Kiefer Gesichtschir 1:148–150

25. Fa. Howmedica (1987) A discussion of relevant issues concerning materials used in maxillofacial plating systems: Biocompatibility, mechanical properties

26. Farmand M, Gehl A (1990) Ein neues Verfahren für die Befestigung von Epithesen im Gesicht. Vortrag 20. Jahrestagung Vereinigung Deutschen Plastischen Chirurg

27. Ferguson AB, Akahoshi Y, Laing PG, Hodge ES (1962) Characteristics of trace ions released from embedded metal implants in the rabbit. J Bone Joint Surg [Am] 44:323–336

28. Fisch U (1978) Möglichkeiten und Grenzen der operativen Therapie der Schalleitungsschwerhörigkeit. Ther Umsch 35:557–565

29. Frank E, Zitter H (1971) Metallische Implantate in der Knochenchirurgie. Springer Verlag, Wien New York

30. French HG, Cook SD, Haddad RJ Jr (1984) Correlation of tissue reaction to corrosion in osteosynthetic devices. J Biomed Mater Res 18:817–828

31. Fuchs R (1962) Ursprung, Indikation und Technik der Knochendrahtnaht in der Kieferbruchbehandlung. Dissertation (Medizinische), Frankfurt

32. Ganz H (1989) Verletzungen des seitlichen Mittelgesichts. HNO-Praxis 9:19–40

33. Gerlach KL, Khouri M, Pape H-D, Champy M (1983) Ergebnisse der Miniplattenosteosynthese bei 1000 Unterkieferfrakturen aus der Kölner und Straßburger Klinik. Dtsch Zahnärztl Z 38:363–366

34. Glas E (1926) Klinische und experimentelle Untersuchungen über die Payr'sche Magnesiumbehandlung. Dtsch Z Chir 194:354–359

35. Gross PP, Gold L (1957) The compatibility of Vitallium and Austanium in completely buried implants in dogs. Oral Surg Oral Med Oral Pathol 10:769–780

36. Hakansson BO, Liden G, Tjellström A, Ringdahl A, Jacobsson M (1990) Ten years of experience with the swedish bone-anchored system. Ann Otol Rhinol Laryngol 99:Supp 151

37. Härle F, Düker J (1975) Druckplattenosteosynthese bei Jochbeinfrakturen. Dtsch Zahnärztl Z 30:71

38. Härle F, Düker J (1976) Miniplattenosteosynthese am Jochbein. Dtsch Zahnärztl Z 31:97

39. Herschfus L (1954) Histopathologic findings on vitallium implants in dogs. J Prosth Dent 4:413–419

40. Hierholzer S, Hierholzer G (1982) Untersuchungen zur Metallallergie nach Osteosynthesen. Unfallchirurg 8:347–352

41. Hierholzer S, Hierholzer G (1984) Metallallergie als pathogenetischer Faktor für die Knocheninfektion nach Osteosynthesen. Unfallheilk 87:1–6

42. Hierholzer S, Hierholzer G, Sauer KH, Paterson RS (1984) Increased corrosion of stainless steel implants in infected plated fractures. Arch Orthop Trauma Surg 102:198–200

43. Hoar TP, Mears DC (1966) Corrosion-resistant alloys in chloride solutions: Materials for surgical implants. Proc Royal Soc Med:486–510

44. Holgers KM, Tjellström A, Bjursten LM, Erlandsson BE (1987) Soft tissue reactions around percutaneous implants: A clinical study on skin-penetrating titanium implants used for bone-anchored auricular prostheses. Internat J Oral Maxillofac Implant 2:35–39

45. Howmedica RD (1988) Histological analysis of autopsy samples from four clinically successful P.C.A. Knee arthroplasties. Howmedica intern:1–13

46. Hussl H, Papp CH, Höpfel-Kreiner I, Rumpl E, Wilfingseder P (1981) Resorption time and tissue reaction with magnesium rods in rats and rabbits. Chir Plast 6:117–126

47. Jacobs HG (1976) Implantologie und Zahnersatz. Carl Hanser Verlag, München Wien

48. Klotch DW, Bilger JR (1985) Plate fixation for open mandibular fractures. Laryngoscope 95:1374–1377

49. Lentrodt J, Fritzemeier CU, Bethmann I (1985) Beitrag zur osteoplastischen Rekonstruktion des Unterkiefers. Dtsch Z Mund Kiefer Gesichtschir 9:5–19

50. Luhr HG (1968) Zur stabilen Osteosynthese bei Unterkieferfrakturen. Dtsch Zahnärztl Z 23:754

51. Luhr HG (1972) Die Kompressionsosteosynthese bei Unterkieferfrakturen. Carl Hanser Verlag, München

52. Luhr HG (1979) Stabile Fixation von Oberkiefer-Mittelgesichtsfrakturen durch Mini-Kompressionsplatten. Dtsch Zahnärztl Z 34:851

53. Luhr HG (1988) A micro-system for cranio-maxillofacial skeletal fixation. Preliminary report. J Cranio-Max-Fac Surg 16:312–314

54. Matter P, Burch HB (1990) Clinical experience with titanium implants, especially with the limited contact dynamic compression plate system. Arch Orthop Trauma Surg 109:311–313

55. McAuley JP, Gow KV, Covert A, McDermott AG, Yabsley RH (1987) Analysis of a lane-plate internal fixation device after 64 years in vivo. Can J Surg 30:424–427

56. Michelet FX, Deymes J, Dessus B (1973) Osteosynthesis with miniaturized screwed plates in maxillofacial surgery. J maxillo-fac Surg 1:79

57. Nasser S, Campbell PA, Kilgus D, Kossovsky N, Amstutz HC (1990) Cementless total joint arthroplasty prostheses with titanium-alloy articular surfaces. A human retrieval analysis. Clin Orthop 8:171–185

58. Osborn JF (1979) Biowerkstoffe und ihre Anwendung bei Implantaten. Schweiz Monatsschr Zahnmed 89:1138–1139

59. Osborn JF, Gabriel E (1982) Untersuchung periimplantaren Knochengewebes auf Titan mittels Laser-Mikrosonden-Massen-Analysator (LAMMA) (Vorläufige Mitteilung). Dtsch Zahnärztl Z 37:699–700
60. Parel SM, Tjellström A (1991) The united states and swedish experience with osseointegration and facial prostheses. Internat J Oral & Maxillofac Implant 6:75–79
61. Payr E (1902) Über die Verwendung von Magnesium zur Behandlung von Blutgefäßerkrankungen. Dtsch Z Chir 63:903–906
62. Payr E (1903) Zur Technik der Behandlung kavernöser Tumoren. Zentralbl Chir 47:233–237
63. Payr E (1905) Weitere Erfahrungen über die Behandlung von Blutgefäßgeschwülsten mit Magnesiumpfeilen. Zentralbl Chir 49:1335–1340
64. Payr E (1990) Beiträge zur Technik der Blutgefäß- und Nervennaht nebst Mitteilungen über die Verwendung des resorbierbaren Metalls in der Chirurgie. Arch Klin Chir 62:67–72
65. Perren SM, Runnenberger M, Steinemann S, Mueller ME, Allgöwer M (1969) A dynamic compression plate. Acta Orthopaedica Scand Supp 125:29
66. Perren SM (1975) Naht- und Implantatmaterialien in der Extremitätenchirurgie. Chirurg 46:447–453
67. Phillips JH, Rahn BA (1989) Comparison of compression and torque measurements of self-tapping and pretapped screws. Plast Reconstr Surg 83:447–456
68. Prein J, Hammer B (1988) Stable internal fixation of midfacial fractures. Facial Plast Surg 5:221–230
69. Scherer E (1987) Strahlentherapie. Springer-Verlag Berlin Heidelberg
70. Schmitz R, Luhr HG, Schubert H (1975) Indikation, Technik und klinische Ergebnisse der Kompressionsosteosynthese bei Unterkieferfrakturen. Fortschr Kiefer Gesichtschir 19:74–79
71. Schröder A, Sutter F, Krekeler G (1988) Orale Implantologie. Thieme Verlag, Stuttgart
72. Schuknecht HF, Oleksiuk S (1960) The metal prosthesis for stapes ankylosis. Arch Otolaryng 71:1594
73. Siegert R, Weerda H (1990) History of immobilization of facial trauma. Facial Plast Surg: im Druck
74. Staindl O (1989) Behandlung von Gesichtshämangiomen durch Magnesiumspickung. Arch Otorhinolaryngol 246:213–217
75. Staindl O (1990) Hemangiomas of the lip: Treatment with magnesium seeds. Facial Plast Surg 7:114–118
76. Steinemann S (1988) Werkstoff Titan. In: Schroeder A et al.: Orale Implantologie. Thieme-Verlag:37–58
77. Sunderman FW, Hopfer SM, Swift T, Rezuke WN, Ziebka L (1989) Cobalt, chromium, and nickel concentrations in body fluids of patients with porous-coated knee or hip prostheses. J Orthop Res 7:307–315
78. Tarr RR, Jorge R, Latta LL, Ghandur Mnaymneh L (1983) Histopathology and metallurgical analysis of a removed lane plate at 53 years postimplantation: a case report. J Biomed Mater Res 17:785–792
79. Tetsch P (1984) Enossale Implantation in der Zahnheilkunde. Hanser Verlag, München
80. Thomas KA, Cook SD, Harding AF, Haddad RJ Jr (1988) Tissue reaction to implant corrosion in 38 internal fixation devices. Orthopedics 11:441–451
81. Tjellström A, Jacobsson M, Albrektsson T, Jansson K (1988) Use of tissue integrated implants in congenital aural malformations. Adv Oto-Rhino-Laryngol 40:24–32
82. Tjellström A (1989) Titanimplantate in der Hals-Nasen-Ohrenheilkunde. HNO 37:309–314
83. Tjellström A (1989) Osseointegrated system and their applications in the head and neck. Adv Otolaryngology Head Neck Surg 3:39–70
84. Tjellström A (1990) Osseointegrated implants for replacement of absent or defective ears. Clin Plast Surg 17:355–365
85. Uchida S (1985) A histopathologic comparison of the reaction to prosthetic materials in the knee joints of rats. Ortopedics 8:1276–1280
86. Ungethüm M, Winkler-Gniewek W (1984) Toxikologie der Metalle und Biokompatibilität metallischer Implantatwerkstoffe. Z Orthop 122:99–105
87. Wagner W (1984) Implantatmaterialien. In: Tetsch P: Enossale Implantationen in der Zahnheilkunde:26–54
88. Weerda H, Niederdellmann H, Ewers R (1979) Erfahrungen mit der stabilen Plattenosteosynthese im Gesichtsschädelbereich. HNO 27:318–321
89. Weerda H, Joos U (1987) Die Osteosynthese im Gesichtsbereich. Arch Otorhinolaryngol Supp:121–134
90. Weinstein A, Amstutz H, Pavon G, Franceschini V (1973) Orthopedic implants. J Biomed Material Symposium 4:297–325
91. Wilfingseder P, Martin R, Rapp CH (1981) Magnesium seeds in the treatment of lymph- and haemangioma. Chir Plast 6:105–116
92. Williams DF (1981) Biocompatibility of clinical implant material. Boca Raton, Florida CRC Press
93. Wunderer S, Strassl H (1975) Metallchirurgische Untersuchungen von Magnesium zur Spickungstherapie von Hämangiomen. Acta Chir Austriaca 7:80–82

European Archives of   Suppl. 1992/I
Oto-Rhino-Laryngology
© Springer-Verlag 1992

Pharmakapassage durch Kunststoffmembranen*

H. D. Dahl

Chirurgische Abteilung (Chefarzt: Priv.-Doz. Dr. H. D. Dahl), Krankenhaus St. Josef,
Akademisches Lehrkrankenhaus der Universität Düsseldorf, Bergstr. 6–12, W-5600 Wuppertal 1

Inhaltsverzeichnis

1   Einleitung 109
2   Klinische Beispiele – Kunststoffimplantate 109
2.1 Mammaprothese 109
2.2 Vollständig implantierbare Katheter 110
2.3 Therapeutische Signifikanz
     der Membrandurchlässigkeit 111
3   Rasterelektronenmikroskopische Untersuchungen
     zur Interaktion zwischen Kunststoffen und
     Zytostatika 111
3.1 Versuchsaufbau 111
3.2 Ergebnisse der pH-Messungen 113
3.3 Ergebnisse der
     rasterelektronenmikroskopischen Untersuchungen 113
4   Laborversuche zur Durchlässigkeit
     von Kunststoffmembranen 115
4.1 Begründung der im folgenden geschilderten
     Versuchsanordnung 115
4.2 Versuchsanordnung 116
4.3 Ergebnisse 117
5   Diskussion 118
Literatur 119

1 Einleitung

Die Implantation von Prothesen im weitesten Sinne, aus den unterschiedlichsten Materialien hergestellt, ist heute zur Selbstverständlichkeit geworden. Aspekte der Fremdmaterialimplantation betreffen einmal die kurz- und langfristige Reaktion des Organismus auf den Fremdkörper und andererseits die Haltbarkeit des Materials unter dem ständigen Einfluß der Körpersäfte. Einige Metallimplantate werden im Tierversuch bereits nach wenigen Wochen angegriffen [22]. Aus der Augenheilkunde ist bekannt, daß sich Metallsplitter im Auge im Laufe der Zeit auflösen können (Lit. in [12]). Wenig Beachtung fand in der Literatur bisher der Gesichtspunkt des Zusammenwirkens von Implantatstoffen und damit in Berührung kommenden Medikamenten und Chemikalien. Vorstellbar sind sowohl unerwünschte nachteilige Reaktionen, als auch die Nutzung von

Kenntnissen über ein solches Zusammenwirken für zukünftige therapeutische Anwendungen. Die folgenden Ausführungen sollen beide Aspekte beleuchten, wobei lediglich Kunststoffimplantate Berücksichtigung finden sollen.

2 Klinische Beispiele – Kunststoffimplantate

2.1 Mammaprothese

Silikonmammaprothesen führen zu Kapselkontrakturen unterschiedlichen Ausmaßes und unterschiedlicher Stärke. Sie wird in 7–78% der Fälle beobachtet und tritt in über der Hälfte aller Kontrakturen innerhalb des ersten Jahres nach der Operation auf. Jedoch ist auch nach mehreren Jahren die Kapselschrumpfung noch möglich [26, 27, 32].

Im eigenen Krankengut fanden sich nach 1–9 Jahren in 16% Kapselkontrakturen im Stadium IV nach Baker. Mögliche Ursachen, die für die Kapselkontraktur nach Mammaprothesenimplantation diskutiert werden, sind unter anderem:

Schwankungen in der Silikonqualität mit ggf. Lösen von Silikonpartikeln, Diffusion von Prothesenin-

---

* Das Manuskript enthält Auszüge aus der Habilitationsschrift: Chemikalien und Kunststoffe im Umfeld chirurgischer Erkrankungen und Behandlung. Untersuchungen zu schädigender Wirkung und Einsatzmöglichkeiten am Beispiel ausgesuchter Substanzen und Materialien. Bonn 1990 [11]

halt in das Gewebe und Prothesendefekte mit Silikonaustritt in die Weichteile.

Die Permeabilität der Silikonmembran für unterschiedliche Stoffe könnte ebenfalls ein Grund für eine übermäßige Narbenbildung sein. Es wird daher heute nur noch die Implantation von sog. „lowbleeding" Implantaten, bei denen der Silikonkern von einer Wasserhülle umgeben ist, empfohlen [2].

Die Durchlässigkeit der Silikonmembran wird heute auch therapeutisch genutzt. Im Tierexperiment und im klinischen Einsatz konnte gezeigt werden, daß in der Prothese enthaltene Steroide und Antibiotika mit einer berechenbaren Rate in das umgebende Gewebe diffundieren. Die Kortisongaben bewirken eine verminderte Kapselbildung. Ob es sich dabei um die primäre Verhinderung der Kapselbildung oder die sekundäre Auflösung einer Kapsel handelt, ist für das Ergebnis nicht von Bedeutung. Im Tierexperiment wurde bei Kortisondiffusion aus den Implantaten eine Veränderung des Aminosäuremusters im Gewebe nahe den Prothesen gefunden. Dieser Effekt wurde auch auf der kontralateralen Seite mit Implantaten ohne Kortisonzusatz beobachtet, so daß mit einer geringen systemischen Kortisonwirkung gerechnet werden muß [20]. In klinischen Untersuchungen zur Anwendung von Steroiden bei Implantation von Mammaprothesen traten entsprechend bei hoher Kortisondosierung zwar in nur 4% Kapselbildungen auf, jedoch in 62% steroidbedingte Komplikationen. Die Dosierung von Steroiden in Mamma-Implantaten ist vorsichtig und unter langfristiger Beobachtung vorzunehmen [10]. Auch Cyclosporin A kann zumindest tierexperimentell für diesen Zweck eingesetzt werden [17, 28].

Nach Auftreten einer höhergradigen Kapselbildung bei der Patientin kann je nach Ausmaß das ursprüngliche Implantat gegen eine Doppellumen-Prothese mit Kortisonzusatz oder Kochsalzlösung im äußeren Lumen ausgetauscht werden.

2.2 Vollständig implantierbare Katheter

Die Einführung vollständig implantierbarer Kathetersysteme hat insbesondere Patienten mit onkologischen Erkrankungen wesentliche Erleichterungen und Vorteile gebracht. Seit 1982 überblicke ich über 300 Implantationen des „Port-a-Cath-Systems" für die lokoregionäre Chemotherapie der Leber und für die langdauernde Nutzung einer zentralen Vene. Im ersten Fall wird der Silikonkatheter über die A. gastroduodenalis mit der Spitze in die A. hepatica eingelegt. Die Injektionskammer (Port) wird über dem unteren rechten Rippenbogen in einer subkutanen Tasche fixiert.

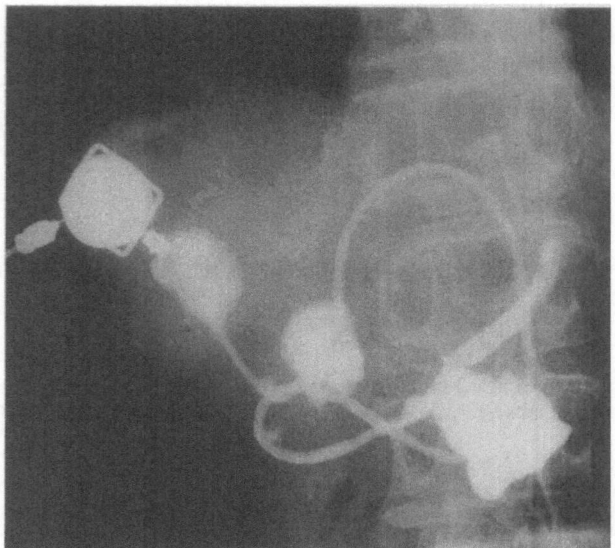

Abb. 1. Multiple Kontrastmittelaustritte aus einem in die A. hepatica eingelegten implantierbaren Silikon-Katheter

Die venösen Systeme haben wir über die V. jugularis int. oder ext. implantiert. Dabei wird die Infusionskammer subkutan oder bei Säuglingen und auch bei zu dünner, subkutaner Gewebeschicht submuskulär auf der Thoraxwand fixiert. Die Indikation zur Implantation derartiger Systeme ist in ca. 90% der Fälle eine Behandlung mit Zytostatika gewesen.

Wir haben zeigen können, daß die Nutzungsdauer implantierter Systeme deutlich über der perkutaner Katheter liegt. Die Infektionsrate liegt niedriger, die Akzeptanz durch die Patienten ist hoch [13, 14].

Auf der Suche nach möglichst indifferenten Materialien für Implantationszwecke hat sich Silikon als sehr gewebeverträglich herausgestellt. Silikon besitzt eine sehr glatte Oberflächenstruktur, die eine frühzeitige Besiedlung mit Keimen oder Einsprossen von Narbengewebe in Materialunebenheiten im Vergleich zu anderen Kunststoffen verzögert. Entsprechend hat sich bei der Anwendung von implantierbaren Silikon-Kathetern gezeigt, daß die Rate an Katheterokklusionen durch Thromben gering ist.

Vereinzelt finden sich in der Literatur über den Einsatz implantierbarer Katheter Fälle mit Spontanrupturen des Silikonkatheters. Fuchs fand an der Rupturstelle eine Katheterverlegung durch auskristallisierte Medikamente [16]. Katheterrupturen nach längerer Liegedauer konnten wir ebenfalls beobachten (Abb. 1). Auch wurden selten im Katheterverlauf Entzündungsreaktionen gesehen, die in zeitlichem Zusammenhang mit der Gabe bestimmter Zytostatika standen.

2.3 Therapeutische Signifikanz der Membrandurchlässigkeit

In den folgenden Zeilen sollen nur kurz und ohne Anspruch auf Vollständigkeit experimentelle und klinische Studien vorgestellt werden.

Bei der Verwendung von Silikon-Kugeln in künstlichen Herzklappen und in Silikon-Gelenkimplantaten fand man, daß Silikon Lipide aufnimmt, welche durch Quellung kleine Silikonpartikel sprengen. Dieser Vorgang ist für die Funktion der Ventile nicht von Bedeutung [8, 9, 29], zeigt aber die Interaktion zwischen Implantat und Gewebe sehr deutlich auf.

Die Erhöhung des Cuffdruckes beim Endotrachealtubus durch Diffusion von Lachgas ist jedem Anaesthesisten bekannt und bedarf insbesondere bei längeren Narkosen besonderer Beachtung. Veränderungen der Kunststoffmembran des Pilotballons können eine vermehrte Diffusion von Lachgas in die Raumluft über den Pilotballon ermöglichen und so gefährliche Cuff-Druck-Anstiege verhindern [6].

Die Industrie bietet eine osmotische Retardierung eines β_2-Sympathomimetikums an. Eine semipermeable Membran aus Zellulose-Estern läßt Wasser in die Kapsel eindringen, das die Wirksubstanz löst und durch eine mit Lasertechnik hergestellte Mikroöffnung in stetiger Dosierung in den Darm entläßt. Das Wirkstoffmolekül kann aufgrund seiner Größe die Membran nicht durchdringen [23].

Ein Reizschwellenanstieg durch Narbenbildung nach Schrittmacherimplantation kann in Grenzen gehalten werden durch die Implantation steroidabgebender Schrittmacherelektroden [24].

Insbesondere in Entwicklungsländern werden Kontrazeptiva über subkutan implantierte Silikonkapseln über längere Zeit zuverlässig appliziert [30]. Das Medikament kann die Silikonmembran in vorhersehbarer Menge durchdringen.

3 Rasterelektronenmikroskopische Untersuchungen zur Interaktion zwischen Kunststoffen und Zytostatika

3.1 Versuchsaufbau

In eigenen rasterelektronenmikroskopischen Untersuchungen hatten wir nach längerer Einwirkung von 5-FU auf Silikonkatheter deutlich sichtbare Oberflächenveränderungen gefunden [15]. In einer Fortführung dieser Untersuchung wurden weitere Medikamente und Katheter-Materialien, die in der Krebsbehandlung zur Anwendung kommen, in einem analogen Versuchsaufbau überprüft.

Tabelle 1. Liste der Medikamente, die für die Inkubation von Katheterabschnitten benutzt wurden. Die Konzentration der Versuchslösung orientierte sich an klinischen Dosierungen

Handelsname (Generic)	Ch.-Nr.:	Herstellung der Versuchs-Lösungen
Bleomycin (Bleomycin)	1330389	15 mg + 20 ml 0,9% NaCl
Platinex (Cisplatin)	SC-903	10 mg = 20 ml + 60 ml 0,9% NaCl
Endoxan (Cyclophosphamid)	49777	1 g / 59 ml aqua dest.
Adriblastin (Doxorubicin)	9101	50 mg in 25 ml 0,9% NaCl
Vepesid J (Etoposid)	09968	(1 : 20) 1 ml + 19 ml 0,9% NaCl = 25 mg / 20 ml
Fluorouracil R.P. (Fluorouracil)	718771	1 g / 20 ml
Holoxan (Ifosfamid)	039080	1 g + 25 ml + 500 ml Ringer
Methotrexat (Methotrexat)	C957	500 mg / 20 ml
Novantron (Mitroxantron)	E587	10 mg / 5 ml
0,9% NaCl		0,9%

Tabelle 2. Katheter, die in den Versuchsreihen verwendet wurden. Das Kürzel wird in den folgenden Tabellen mit pH-Meßwerten zur Identifizierung der Katheter benutzt

Katheter/ Hersteller	Kürzel	Material	Technische Daten
Alpha Pur J 17 Fa. Sterimed 6600 Saarbrücken 3 Charge: 111/091986	„A"	Polyurethan	Innen: 1,0 mm Außen: 1,7 mm
Port-a-Cath Pharmacia NU Tech. Inc. Walpole, MA 02081 USA Ser.-Nr.: 5328	„P"	Silikon	Innen: 1,0 mm Außen: 2,8 mm Länge: 76 cm
Secalon Universalkath. (Vascuport-System) Fa. Pfrimmer-Viggo 8520 Erlangen Charge: B 88 Sept. 2722 E	„S"	Polyurethan	Größe: 16 G/ 1,8 mm Länge: 65 cm

Für die Untersuchung wurden häufiger aus der Klinikapotheke angeforderte Medikamente und auch weniger häufig angeforderte Medikamente berücksichtigt, wenn in der Literatur Hinweise auf Instabilitäten oder Inkompatibilitäten gegenüber Kunststoffen zu finden waren. Die für die Versuchsreihe ausgewählten Medikamente sind in Tabelle 1 aufgeführt. Die Katheter aus Tabelle 2 wurden für die Versuchsreihe benutzt. Alle Katheter wurden auf

Tabelle 3. pH-Meßwerte der Probenlösungen direkt nach dem Ansetzen der Lösungen, nach ¼ Jahr und neun Monaten

Medikament (Ch.-Nr.)	Proben-Kürzel	pH Ausgangswert	pH-Werte nach ¼ Jahr Mittelwert (Werte 1–5, S, A, P)	Standabw.	Mittelwert (5 Meßwerte)	Standabw.	pH-Werte nach ¾ Jahr Mittelwert (Werte 1–3, S, A, P)	Standabw.	Mittelwert (3 Meßwerte)	Standabw.
Bleomycin (1330389)	S1	5,2	5,40	0,11	5,25	0,01	5,53	0,38	5,25	0,02
	A1				5,45	0,01			5,32	0,02
	P1				5,50	0,01			6,03	0,04
Methotrexat (C957)	S2	8,68	8,55	0,06	8,46	0,01	8,39	0,07	8,30	0,02
	A2				8,58	0,02			8,42	0,01
	P2				8,60	0,01			8,46	0,05
FU (718771)	S3	9,25	9,12	0,02	9,12	0,01	8,98	0,11	8,87	0,02
	A3				9,10	0,01			8,95	0,01
	P3				9,14	0,03			9,11	0,04
					*					
Novantron (E587)	S4	3,75	3,77	0,61	4,61	0,01	3,19	0,06	3,26	0,01
	A4				3,39	0,01			3,18	0,02
	P4				3,32	0,01			3,13	0,01
Platinex (SC-903)	S5	3,31	2,92	0,01	2,92	0,01	3,08	0,03	3,06	0,02
	A5				2,91	0,01			3,06	0,01
	P5				2,93	0,00			3,11	0,01
			**				**			
Endoxan (49777)	S6	4,16	1,85	0,03	1,86	0,01	1,76	0,03	1,77	0,02
	A6				1,88	0,01			1,78	0,01
	P6				1,81	0,01			1,73	0,03
			**				**			
Holoxan (039080)	S7	6,25	4,57	0,20	4,33	0,01	3,53	0,20	3,36	0,02
	A7				4,58	0,01			3,43	0,02
	P7				4,80	0,01			3,80	0,01
			**				**			
Adriblastin (9101)	S8	6,3	2,96	0,02	2,98	0,01	2,72	0,05	2,70	0,01
	A8				2,94	0,01			2,79	0,02
	P8				2,96	0,01			2,68	0,03
Vepesid (09968)	S9	3,68	3,21	0,01	3,20	0,01	3,14	0,07	3,19	0,03
	A9				3,20	0,01			3,05	0,01
	P9				3,23	0,01			3,18	0,02
			**		*		**		*	
NaCl 0,9%	S10	7,21	5,33	0,49	4,78	0,02	4,67	0,55	4,10	0,01
	A10				5,31	0,01			4,56	0,02
	P10				5,91	0,23			5,36	0,01

*, ** Erläuterungen s. Text

Anforderung von den jeweiligen Firmen kostenlos zur Verfügung gestellt.

Für die Aufbewahrung von Katheteranteilen wurden sterile Teflon-Gefäße (PTFE Flaschen „Plastibrand", Fa. Brand, Nr.: 130 520) gewählt, da diese die geringste chemische Einflußnahme auf die Versuchsergebnisse erwarten lassen. Die Zytostatika-Lösungen wurden alle frisch angesetzt und entsprechend in Mengen von 18–25 ml auf die Behälter verteilt. Die Konzentration der jeweiligen Lösungen wurde in Anlehnung an klinische Höchstdosierungen gewählt. In jedem Behältnis befanden sich jeweils 3 ca. 1 cm lange Katheterabschnitte der gleichen Katheterart. Die Probengefäße wurden anschließend im Wärmeschrank für die Dauer von 3 und 9 Monaten bei 37 °C aufbewahrt.

Um einen möglichen Einfluß des pH-Wertes der Lösungen auf das Kunststoffmaterial beurteilen zu können, wurden in allen Versuchsreihen jeweils nach Ansetzen der Lösungen und zum Zeitpunkt der Entnahme für die rasterelektronenmikroskopische Untersuchung die pH-Werte gemessen.

Die Entnahme der Katheter erfolgte unter sterilen Bedingungen. Sie wurden jeweils kurz mit aqua dest. abgespült, anschließend luftgetrocknet, auf Probenträger aufgeklebt und mit Gold bedampft. Zusätzlich wurden nicht behandelte Kathetersegmente als Referenzstücke untersucht.

3.2 Ergebnisse der pH-Messungen

Die Messungen erfolgten mit dem pH-Meter WTW PH91. Aus den Probenbehältnissen wurden jeweils 5 ml entnommen und anschließend verworfen.

Vergleicht man die initial gemessenen pH-Werte mit den Mittelwerten der nach ¼ Jahr und 9 Monaten gemessenen Werte, dann findet man in den Behältnissen mit Endoxan, Holoxan, Adriblastin und NaCl eine Verschiebung in den sauren Bereich (in der Tabelle 3 mit „**" gekennzeichnet). Betrachtet man die Probenlösungen einzeln, findet man in der NaCl- und der Novantron-Lösung einen pH-Unterschied von >1 zwischen den Lösungen, die einen Polyurethan-Katheter und einen Silikon-Katheter enthalten (in der Tabelle 3 mit „*" gekennzeichnet). Diese Werte scheinen darauf hinzudeuten, daß im Laufe der Zeit chemische Reaktionen in den Proben abgelaufen sind, die zu einer Verschiebung des pH-Wertes geführt haben.

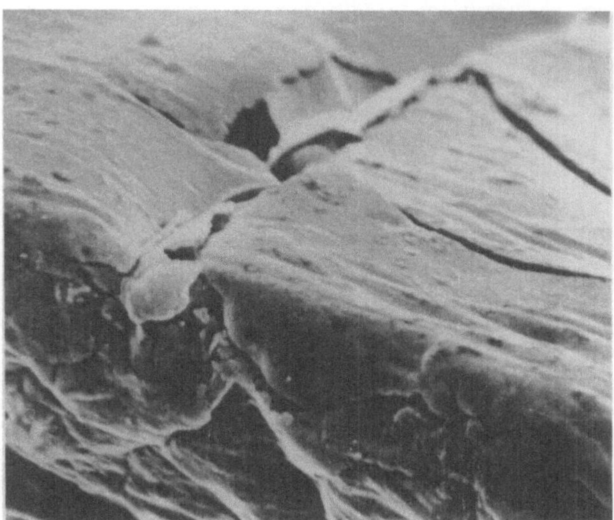

Abb. 3. 4500fache Vergrößerung. Katheteroberfläche aus einer Lösung, die 10 mg 5 FU/ml enthielt. Dargestellt ist die Schnittkante des Katheterendes

3.3 Ergebnisse der rasterelektronenmikroskopischen Untersuchungen

Die unbehandelte Silikonkatheteroberfläche ist gleichmäßig wellenförmig strukturiert. Es finden sich weder Risse noch Vertiefungen in dem untersuchten Katheter. Dieses Bild ist aus anderen Publikationen über Silikonmaterialien bekannt [31]. Auf einem weiteren unbehandelten Katheter finden sich regelmäßige Vertiefungen mit einer Größe von 200 × 100 μ und im Abstand von 200 bis 500 μ (Abb. 2).

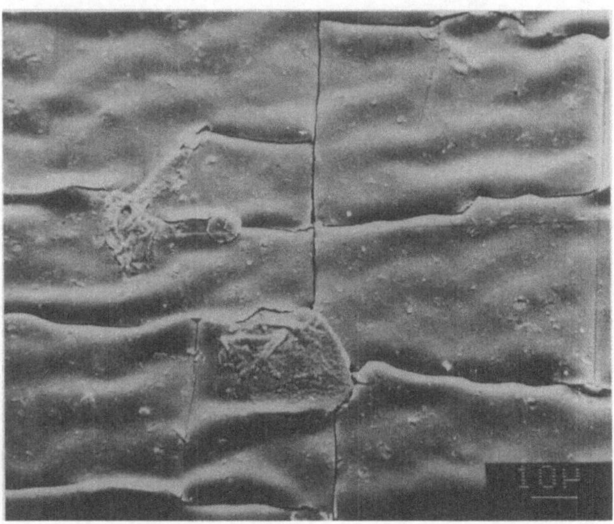

Abb. 4. 1080fache Vergrößerung. Katheteroberfläche nach einjähriger Einwirkung von 10 mg/ml 5 FU in Kochsalzlösung

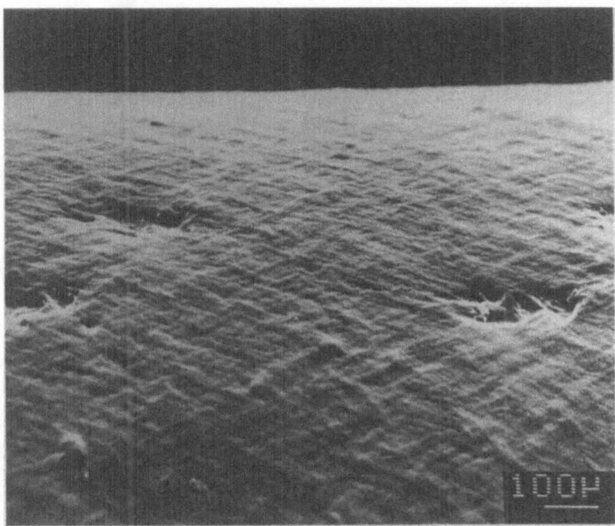

Abb. 2. 126fache Vergrößerung. Unbehandelte Silikonkatheteroberfläche. Die Vertiefungen finden sich in regelmäßigen Abständen von 200 und 500 μ

Nach Einwirkung verschiedener Probenlösungen weisen die Katheteroberflächen unterschiedlich starke Veränderungen auf. Diese imponieren als Risse, die zwischen 1–2 μ breit sind und in ihrer stärksten Ausprägung zu einer schollenartigen Zersetzung des Materials geführt haben. Die folgenden Abbildungen wurden bereits in [15] veröffentlicht (Abb. 3, 4, 5).

Diese Ergebnisse wurden durch die oben angegebene Versuchsanordnung im Wesentlichen bestätigt.

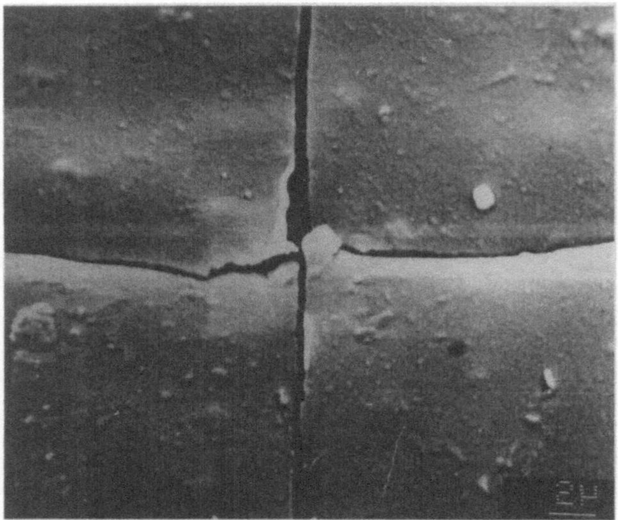

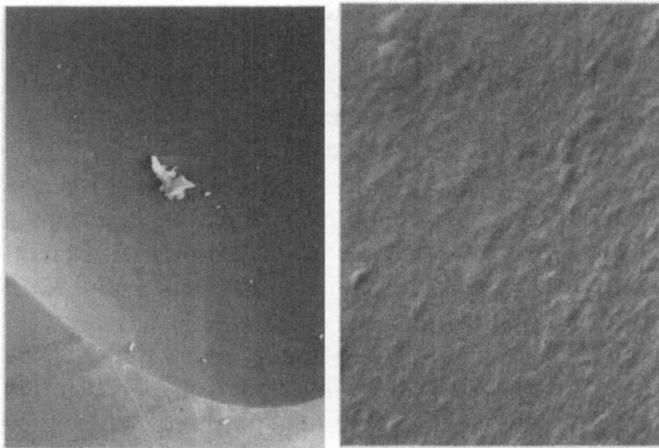

Abb. 7. Secalon Katheter aus Polyurethan in 100facher und 3500facher Vergrößerung (links Schnittkante)

Abb. 5. 5400fache Vergrößerung. Katheter wie in der vorigen Abbildung

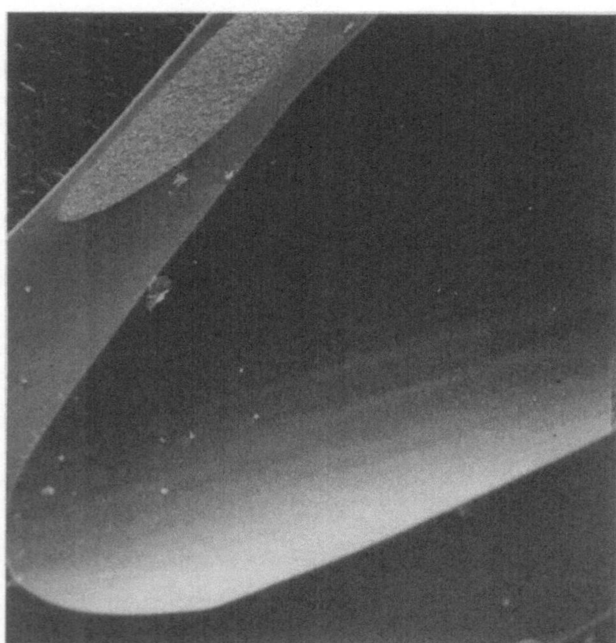

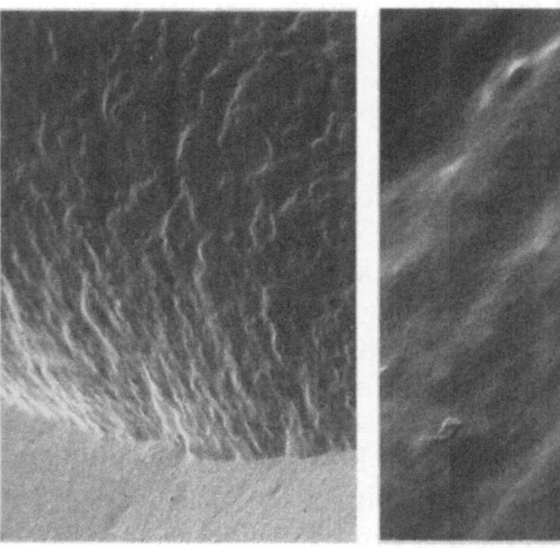

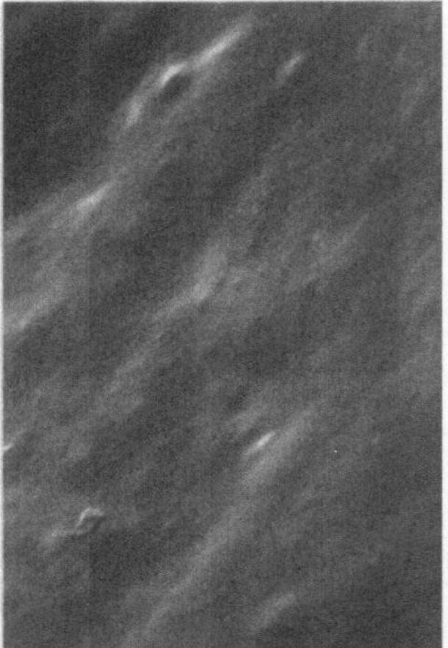

Abb. 8. Silikon-Katheter in 100facher und 3000facher Vergrößerung (links Schnittkante)

Abb. 6. Polyurethan-Katheter Alpha J 17 in 100facher Vergrößerung. Abgebildet ist das schräg angeschnittene Katheterende mit dem deutlich sichtbaren eingearbeiteten Kontraststreifen

Die Oberflächen der unbehandelten Katheter sind auf den folgenden Abbildungen zu sehen: Abb. 6, 7 und 8.

Die unbehandelten Katheter aus Polyurethan zeigen eine absolut glatte Oberfläche. In den Silikonkathetern konnten auch bei dieser zweiten Untersuchung Vertiefungen im frisch der Packung entnom-

menen Material gefunden werden, wie sie bereits bei der Voruntersuchung dargestellt wurden. Die rasterelektronenmikroskopischen Bilder nach ¼ Jahr und 9 Monaten in den in Tab. 1 genannten Zytostatika-Lösungen bewirkten keinerlei Veränderungen der Oberflächen bei Polyurethan-Kathetern (Abb. 9). Auf die Präsentation der übrigen Polyurethan-Proben wird an dieser Stelle verzichtet, da sie alle das gleiche Bild bieten.

Im Gegensatz dazu fanden sich bei den Silikon-Kathetern rasterelektronenmikroskopische Veränderungen, die multiple Perforationen des Materials erkennen lassen. Eine eindeutige Zuordnung zu bestimmten pH-Werten ist nicht möglich. Daher muß angenommen werden, daß Silikon mit den umgebenden Substanzen bzw. dessen Abbauprodukten chemisch reagiert hat (Abb. 10).

4 Laborversuche zur Durchlässigkeit von Kunststoffmembranen

4.1 Begründung der im folgenden geschilderten Versuchsanordnung

Für das Verständnis der nachfolgenden Versuchsanordnung sind einige Vorbemerkungen erforderlich, die trotz der Komplexität der dahinterstehenden Thematik in dieser Abhandlung auf das Notwendigste beschränkt werden müssen.

Der Einsatz von proteinokoagulativen Substanzen zur Blutstillung ist aus der Urologie und der Proktologie bekannt und als ultima ratio anerkannt.

Im Rahmen der dieser Abhandlung zugrunde liegenden Habilitationsschrift [11] wurden tierexperimentelle Untersuchungen durchgeführt, die u.a. den Einsatz von Chemikalien zur Blutstillung in Hohlorganen zum Thema hatten. Folgende Überlegungen stellen den klinischen Bezug her und waren mitbestimmend für die Auswahl der Versuchsanordnung.

Die Sterblichkeit bei akuten und schweren Blutungen aus Speiseröhre und Magen wird mit 8–14% angegeben [18].

Nicht allen Patienten kann durch die bekannten Operations- und Behandlungsmethoden geholfen werden. Bei persistierender Blutung oder Blutungen aus Fundusvarizen stirbt ein Teil der Patienten. Die schwere diffuse Blutung bei haemorrhagischer Gastritis kann zum Tode führen. Operationen im Akutstadium der Blutung sind mit einer Letalität von 70–90% behaftet [33]. Neben der akuten Gefahr der Blutung sind zusätzlich die akuten Risiken der Behandlung durch Operation und Narkose sowie die chronischen Risiken der Massenbluttransfusion zu

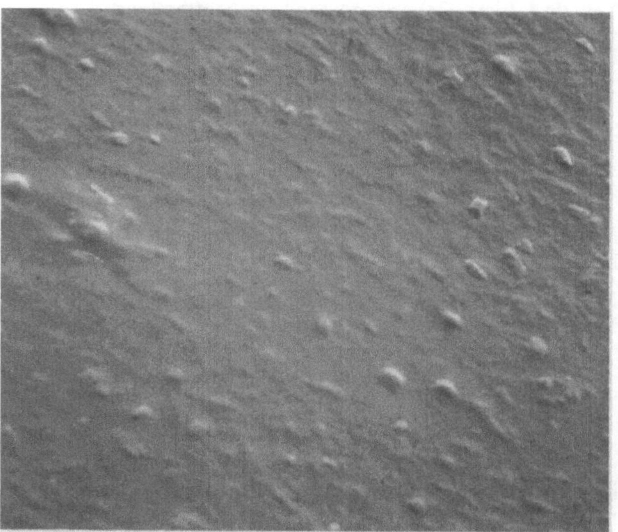

Abb. 9. Secalon-Katheter aus Polyurethan bei 3000facher Vergrößerung ¼ Jahr nach Entnahme aus der Lösung mit Novantron. Das Bild nach neun Monaten unterscheidet sich davon nicht

berücksichtigen. Es wäre wünschenswert, wenn daher eine Behandlungsmethode zur Verfügung stünde, die eine sichere Blutstillung ermöglicht und gleichzeitig eine geringe Letalität hat. Zumindest für die kurzfristige Blutstillung bis zur Stabilisierung des Patienten und der endgültigen Therapie fehlen uns geeignete sichere Maßnahmen. Analog der erfolgreichen Behandlung lebensbedrohlicher Harnblasen-Blutungen und zur Behandlung der Strahlenproktitis mit Formalin konnte im Experiment eine gezielte und berechenbare oberflächliche Schleimhautkoagulation erzeugt werden. Da die Substanz wegen ihrer

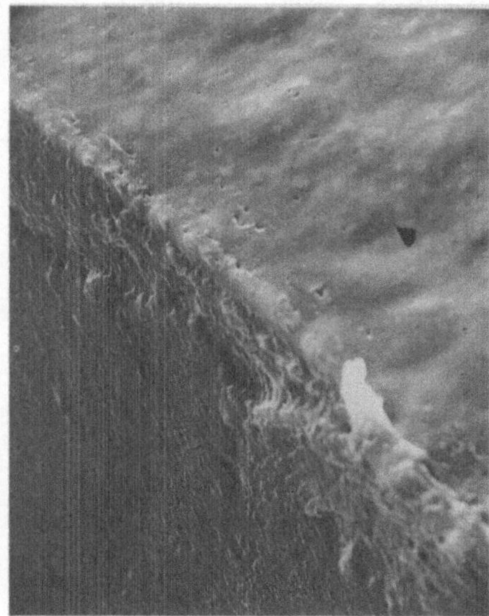
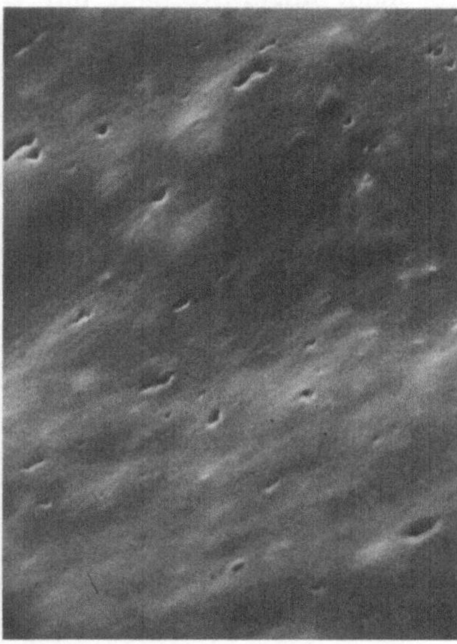

Abb. 10. Beispiel eines Silikonkatheters mit deutlichen Substanzveränderungen in 600facher und 2500facher Vergrößerung. Der abgebildete Katheter befand sich 3 Monate lang in einer Lösung von Bleomycin. Nach neun Monaten bestätigt sich dieses Bild

Tabelle 4. Liste der verwendeten Kunststoffballons

Hersteller	Artikel-Nr.	Größe	Ballon Material	Membrandicke	Ballonvolumen
Argyle Sherwood Medical	Urin-Katheter 8887-605247	24 Ch	Silikongummi	0,838 mm	5 ml
Rüsch AG	Urin-Katheter 180605	18 Ch	Silkolatex	0,45–0,55 mm	5–15 ml
Eschmann Folatex	Urin-Katheter 41-517-39	26 Ch	silikonisiert	k.A.	5–10 ml
Mallinckrodt Medical Products	Endotracheal Tubus 109-80	33 Ch 8,0 mm	PVC	0,051 mm	10–20 ml

Toxizität nicht als freie Lösung in den Magen gegeben werden kann, wie dies in der Urologie bei Instillation in die Blase praktiziert wird, wurden Vorversuche für eine Applikationsform per diffusionem durch eine Kunststoffmembran durchgeführt.

Wenn man das Prinzip der chemischen Proteinkoagulation weiter untersuchen möchte, wären weitere tierexperimentelle Untersuchungen erforderlich.

Eine Applikation von Formalin analog dem Vorgehen in der Urologie, nämlich ein Auffüllen des Organs mit einer entsprechenden Lösung, ist beim Magen nicht möglich. Erstens wäre eine sichere Entfernung der Lösung aus dem Magen nicht möglich, zweitens wären unbeabsichtigte Formalinabgänge über das Duodenum zu erwarten. Eine mögliche Applikationsform wäre über einen endoskopisch eingeführten Ballon vorstellbar.

Aus vielen Anwendungsbereichen ist bekannt, daß Kunststoffe für verschiedene Substanzen permeabel sind. Am Beispiel der weiter oben geschilderten rasterelektronenmikroskopischen Untersuchungen, die eine Veränderung des Silikonmaterials nach länger dauerndem Kontakt mit Zytostatika hatten, konnten wir sehen, daß Veränderungen der Kunststoffhülle auftreten. Analog wäre es denkbar, daß auch proteinokoagulative Substanzen Kunststoffe durchdringen könnten.

Die Applikation einer Substanz über einen Magenballon birgt die Gefahr in sich, daß durch eine Ballonruptur oder einen Defekt größere Mengen der Lösung in den Magen gelangen könnten. Aus diesem Grunde wäre die Verwendung eines doppellumigen Ballons sinnvoll, bei dem die äußere dünnere Ballonhülle eine nur geringe Menge der zu applizierenden Substanz enthalten könnte.

In der Literatur [7] werden Verfahren und Wertung von Testungen von Urinkathetern angegeben. Dabei ist bekannt, daß der Katheterballon für Wasser in simulierter Urinlösung durchgängig ist. Von der BS Inst. werden nach 14tägiger Testdauer je nach

Gehalt der Ballon-Kapazität zwischen 55 und 80% des ursprünglichen Füllungsvermögens wiedergefunden. Diese Werte werden für Standardisierungszwecke als Mindestwerte angesehen.

4.2 Versuchsanordnung

In einem Wasserbad bei 37 °C wurden Kunststoffballons (Tabelle 4) aus unterschiedlichen Materialien zunächst für die Dauer von zwei Stunden inkubiert (Abb. 11). Anschließend wurden aus der Badlösung, die 300 ml Wasser enthielt, Proben für die Formalinbestimmung entnommen.

Dann erfolgte die Füllung der Ballons mit 10%iger Formalinlösung (Abb. 12). In stündlichen Abständen wurden aus der den Ballon umgebenden wäßrigen Lösung Proben für die photometrische Formalinanalyse entnommen. Die Ballons wurden dann

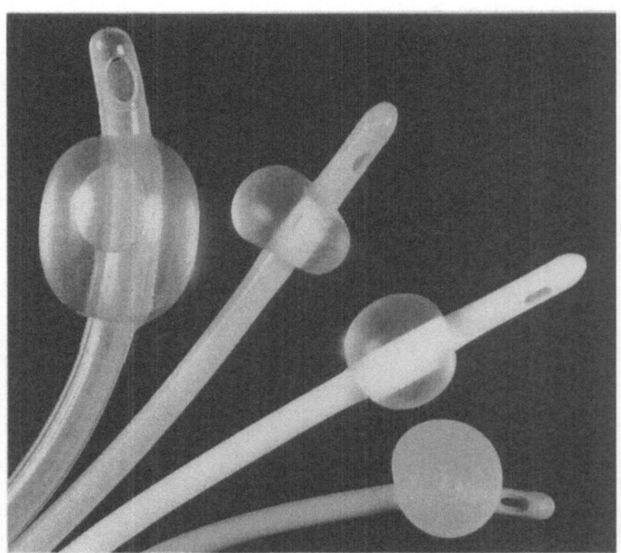

Abb. 11. Ballons, die für die folgenden Versuche benutzt wurden

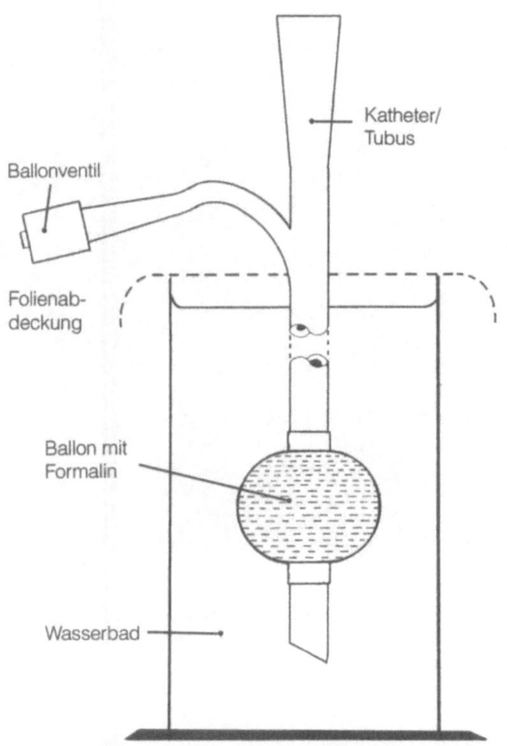

Abb. 12. Skizze der Versuchsanordnung für die Messung der Durchlässigkeit verschiedener Kunststoffmembranen für Formalin

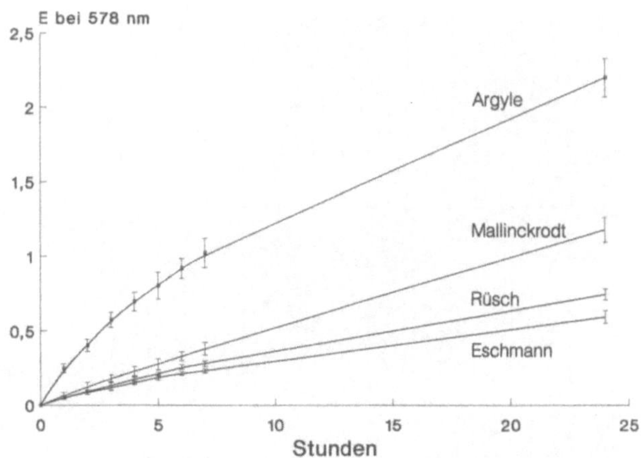

Abb. 13. Graphische Darstellung der Formalinbestimmungen in der Badlösung

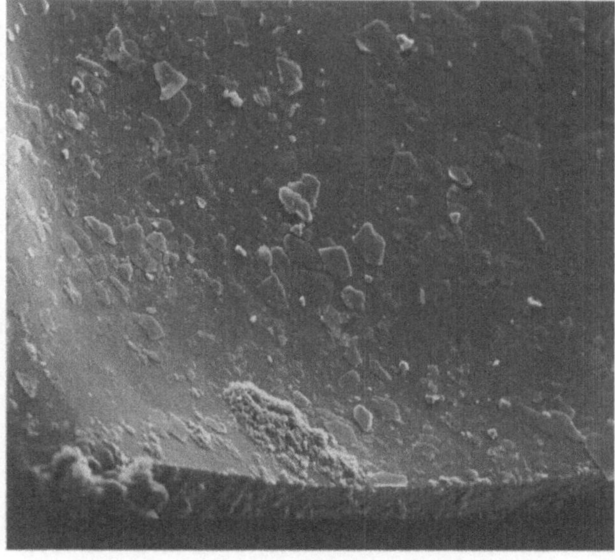

Abb. 14. Balloninnenfläche eines sterilen Mallinckrodt-Tubus (8,0 mm) in 100facher Vergrößerung

geleert und für die rasterelektronenmikroskopische Untersuchung zurückgelegt, nachdem der Ballon mehrmals mit Wasser gespült war und somit keine weitere Einwirkung von Formalin auf die Ballonwand möglich war.

Die aus der Badlösung entnommenen Proben von jeweils 10 ml wurden eingefroren und zu einem späteren Zeitpunkt mittels einer photometrischen Methode auf ihren Formalingehalt hin untersucht. Aus den erhaltenen Werten kann die Penetrationsgeschwindigkeit für Formalin durch die jeweilige Membran errechnet werden.

4.3 Ergebnisse

Die Ergebnisse der Formalinbestimmungen in der Badlösung sind in Abb. 13 graphisch dargestellt. Die gemessenen Extinktionen zeigen, daß bereits nach wenigen Stunden Formalin in die Badlösung diffundiert ist. Unter Berücksichtigung der Membrandicke kann man sagen, daß Silikonmembranen eine höhere Durchlässigkeit als PVC-Membranen aufweisen. Die außerhalb des Ballons gemessenen Formalinkonzentrationen können Werte erreichen, die für eine gezielte Applikation z.B. im Magen benötigt werden.

Rasterelektronenmikroskopische Untersuchungen lassen die Vermutung zu, daß die PVC-Membran (Abb. 14) primär eine geschlossenere Wandstruktur aufweist, als dies bei Silikonen gegeben ist. Auf der Innenfläche eines Silikon-Ballons (Abb. 15) lassen sich zahlreiche Vertiefungen erkennen.

Nach Auffüllen eines Silikon-Ballons mit Formalin treten in der Oberfläche des Materials Risse auf, die bereits weiter oben nach längerer Einwirkung von Zytostatika auf Silikonkatheter beobachtet werden konnten (Abb. 16).

Die rasterelektronenmikroskopisch sichtbaren Veränderungen in der Silikonstruktur nach Auffüllen des Ballons mit Formalin sind möglicherweise ein

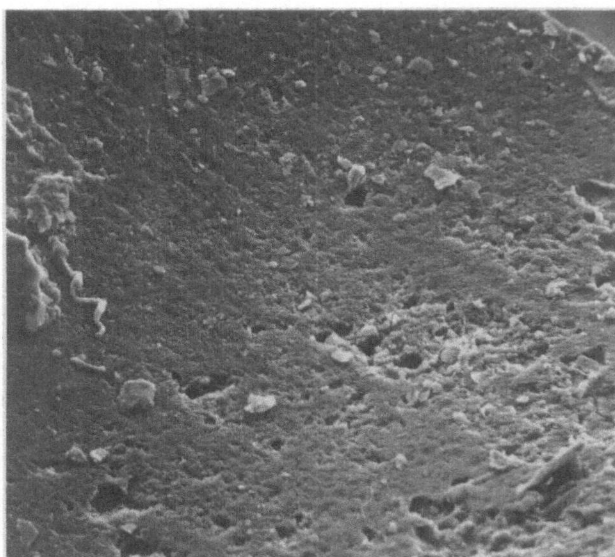

Abb. 15. Innenfläche eines Silikonkatheterballons der Fa. Rüsch in 100facher Vergrößerung

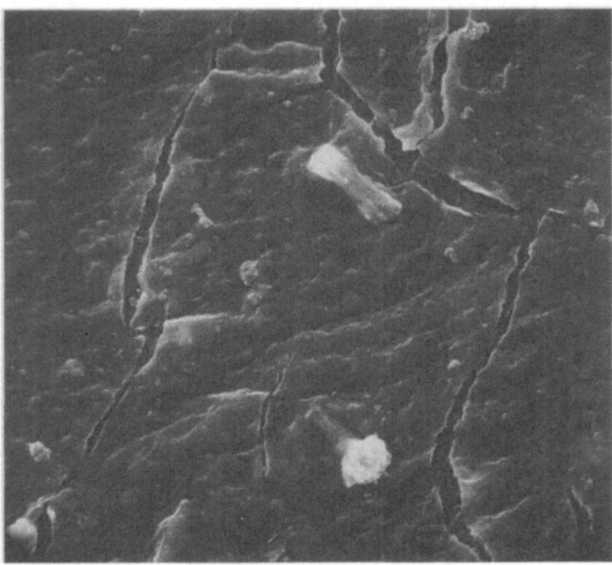

Abb. 16. Innere Oberfläche eines Silikon-Ballons in 800facher Vergrößerung. Das Material ist durch die Einwirkung von Formalin alteriert

Grund für die relativ hohe Durchlässigkeit für die Substanz, obwohl die Silikonmembran die größte Wandstärke der getesteten Membranen aufwies. Sicher dürften jedoch auch materialspezifische Eigenschaften eine Rolle spielen.

5 Diskussion

Bei der Beschäftigung mit dem Thema der Pharmakapassage durch Kunststoffmembranen findet man nur vereinzelt und aus unterschiedlichen Teilgebieten Literaturhinweise.

Während der Behandlung onkologischer Patienten kommen implantierte Materialien über längere Zeitabschnitte in Kontakt mit Zytostatika. Dies gilt insbesondere für implantierte Kathetersysteme, die teilweise über Wochen und Monate der Wirkung einer im Katheterlumen befindlichen Lösung ausgesetzt sein können.

Silikone besitzen im Vergleich zu anderen Kunststoffen hervorragende Oberflächeneigenschaften [31]. Die Nutzung gerade dieser Eigenschaften bei implantierbaren Kathetersystemen, die über Jahre im Körper verbleiben sollen, erscheint logisch.

Eine Besonderheit vieler Medikamente besteht darin, daß ihre Stabilität in injektionsbereiter Form zeitlich begrenzt oder durch äußere Einflüsse gefährdet ist. In der Literatur finden sich neben den Hinweisen der Produktionsgesellschaft zur Herstellung

einer Injektionslösung auch Arbeiten über den Einfluß der Materialien von Infusions- und Injektionsbestecken auf die Stabilität der jeweiligen Lösungen. Bei der Vielfalt der auf dem Markt befindlichen Systeme dürfen Heparin, Polyurethan, PVC, Silikone, Filtermaterialien, verschiedene Metalle, u.ä. die Medikamente nicht beeinflussen. Weiche PVC-Infusionsbeutel zeigen eine hohe Kompatibilität mit Zytostatika mit Ausnahme von Amsacrin, Carmustin und Melphalan [1, 3, 4, 5, 19]. Dagegen sind die Moleküle von Adriblastin und 5 FU in PVC-Behältnissen stabiler als in Glas [1, 5]. Bleomycin und BICNU zeigen eine Reaktion auf PVC-Infusionsbestecke und/oder seine Verbindungsstücke [21]. Daß eine Reaktion zwischen einem Zytostatikum und seinem Behältnis ablaufen muß, kann deutlich am Beispiel von Carmustin gezeigt werden [1]. Dieser Effekt kann für andere Zytostatika auch gezeigt werden, wenn er auch nicht so ausgeprägt ist.

Die Lösungsstabilität in implantierbaren bzw. portablen Infusionssystemen soll für eine große Zahl von Substanzen gegeben sein [21]. Dabei fällt allerdings auf, daß einige Stoffe im unphysiologischen Temperaturbereich von +4 °C geprüft wurden.

Je nach Konzentration der Lösungen können auch Filtersysteme, die zur Vermeidung einer mikrobiellen Kontamination eingesetzt werden, die zu injizierende Substanz binden [21].

Genauso wie die Stabilität und Wirksamkeit der applizierten Substanz von Bedeutung ist, interessiert auch die Haltbarkeit der Infusionsbehältnisse und

Katheter selbst. Dies gilt um so mehr, als mit langdauernden Therapieschemata lange Katheterkontakte mit den teilweise auch chemisch aggressiven Substanzen vorkommen.

Offenbar ist das Ausmaß der beobachteten Veränderungen nicht vom pH-Wert abhängig. In den Versuchsserien zeigt sich keine Korrelation zwischen pH-Wertveränderungen und Strukturveränderungen des Materials im elektronenmikroskopischen Rasterbild. Man muß also annehmen, daß die Zusammensetzung der Lösungen und die Materialbeschaffenheit für die Veränderungen verantwortlich sind. Während einer Therapie kann die Zytostatikakonzentration im Katheter auch höher als in den gewählten Probenlösungen der Versuchsreihen liegen.

Die geschilderten Untersuchungsergebnisse deuten auf die Notwendigkeit hin, nach jeder Zytostase insbesondere Silikonkathetersysteme mit einer Heparin-haltigen Lösung zu spülen.

In dieser Arbeit sollte deutlich gemacht werden, daß Interaktionen zwischen Implantaten und Chemikalien bzw. Arzneimitteln möglich sind. Zu dieser Fragestellung konnten in der Literatur nur Angaben gefunden werden, die die Aufbewahrung und Zubereitung der Substanzen zum Thema hatten. Wir wissen jedoch, daß Reaktionen zwischen Kunststoffen und dem Organismus bzw. mit anderen Medikamenten möglich sind. Interaktionen zwischen Zytostatika und Kunststoffen, die bei den oben geschilderten in vitro Versuchen gefunden wurden, müssen bei der Entwicklung neuer Implantate berücksichtigt werden.

Es konnte gezeigt werden, daß zumindest unter Laborbedingungen Reaktionen zwischen Kunststoffen und am Menschen eingesetzten Medikamenten möglich sind. Klinische Bedeutung erlangen diese Untersuchungen bei Langzeitbehandlungen. Die zunehmende Porosität von Silikon bedingt entzündliche Reaktionen im Verlauf von subkutanen Kathetern, sobald aggressive Substanzen gespritzt werden. Die Katheterdefekte können zum Zerbersten des Materials führen, wie in dem Fall weiter oben dargestellt werden konnte. Andererseits treten diese Veränderungen bei fachgerechtem Gebrauch und regelmäßiger Spülung der Katheter nicht unbedingt auf. Nach mehrjährigem Gebrauch und Explantation konnte die Innenseite eines Silikon-Katheters elektronenmikroskopisch untersucht werden. Strukturveränderungen des Silikons ließen sich in diesem Fall nicht erkennen.

Die Eigenschaft des Silikons und anderer Kunststoffe, für bestimmte Materialien durchlässig zu sein, ist für einzelne Substanzen seit langem bekannt. Dabei handelt es sich einerseits um eine eigenständige Eigenschaft von Kunststoffen, andererseits muß mit Defekten in der Membranoberfläche gerechnet werden. Die Untersuchung von Latexhandschuhen ergab, daß die Defektrate bei 24% liegt [25]. Bei der Anwendung von PVC-Tuben in der Anaesthesie müssen Lachgasdiffusionen in den Tubuscuff beachtet werden, damit ein schädlich hoher Cuffdruck nicht entstehen kann. Die Semipermeabilität von Kunststoffmembranen kann für die langsame Abgabe von Medikamenten über Kunststoffkapseln therapeutisch genutzt werden [23, 24, 30].

Wünschenswert für die Zukunft wären bessere Kenntnisse über Diffusionsverhalten von Medikamenten durch Kunststoffmembranen, um einerseits schädigende Einflüsse zu vermeiden, andererseits neue therapeutische Wege beschreiten zu können.

Literatur

1. Benvenuto JA, Anderson RW, Kerkof K, Smith RG, Loo TL (1981) Stability and compatibility of antitumor agents in glass and plastic containers. Am J Hosp Pharm 38:1914−1918
2. Berger A (1990) Aufregung um Silikonbusen. Plastische Chirurgen beziehen Position. Leserbrief Med Trib 15:24−25
3. Bosanquet AG (1985) Stability of solutions of antineoplastic agents during preparation and storage for in vitro assays. Cancer Chemother Pharmacol 14:83−95
4. Bosanquet AG (1985) Stability of melphalan solutions preparation and storage. J Pharm Sci 74:348−351
5. Bosanquet AG (1986) Stability of solutions of antineoplastic agents during preparation and storage for in vitro assays. Cancer Chemother Pharmacol 17:1−10
6. Brandt L, Pokar H (1983) Das Rediffusionssystem. Limitierung der lachgasbedingten Cuffdruckanstiege von Endotrachealtuben. Anaesthesist 32:459−464
7. BS 1695 (1986) British Standard. Urological catheters. Part 1. Specification for sterile, single-use urethral catheters of the nelaton and foley types.
8. Buchhorn GH, Willert HG (1982) Effects of plastic wear particles on tissue. In: Williams DF (Hrsg) Biocompatibility of orthopaedic implants. Boca Raton, CRC Press 1:249
9. Carmen R, Mutha SC (1972) Lipid absorption by silicone rubber heart valve poppets − in vivo and in vitro results. J Biomed Mater Res 6:327
10. Carrico TJ, Cohen IK (1979) Capsular contracture and steroid related complicatons after augmentation mammoplasty − a preliminary study. Plastic and Reconstructive Surgery 64:377−380
11. Dahl HD (1990) Chemikalien und Kunststoffe im Umfeld chirurgischer Erkrankungen und Behandlung. Untersuchungen zu schädigender Wirkung und Einsatzmöglichkeiten am Beispiel ausgesuchter Substanzen und Materialien. Habilitationsschrift Bonn
12. Dahl HD (1974) Beitrag zum Thema Siderosis retinae: Intoxikation, Detoxikation und Eisenspeicherung des isolierten Netzhautgewebes unter dem Einfluß Fe(III)-haltiger Badlösungen. Inaugural-Dissertation Köln
13. Dahl HD, Hengstmann HJ, Bode U, Hansen H (1986) Klinische Anwendung eines vollständig implantierbaren Kathetersystems. Dtsch Med Wochenschr 111:88−92

14. Dahl HD, Hengstmann HJ, Hansen H (1985) Erste Erfahrungen mit einem vollständig implantierbaren Kathetersystem. Langenbeck's Arch. Chir., Kongreßband 102. Tagung der Deutschen Gesellschaft für Chirurgie (München) 366:234

15. Dahl HD, Henrich M (1988) Medikamentös bedingte Oberflächenveränderungen implantierbarer Silikonkatheter – eine rasterelektronenmikroskopische Untersuchung. Acta Chir 23:151–157

16. Fuchs R, Schroeder M, Rühlmann U, Westerhausen M (1986) Erfahrungen mit einem permanenten zentralnervösen Zugang bei 48 Patienten mit fortgeschrittenem Tumorleiden. Krebsmedizin 7:1–3

17. Göbel MA (1989) Der Einfluß von intraluminärem Cyclosporin A auf die Kapselbildung um Silikonimplantate bei Ratten. Inaugural-Dissertation, Bonn

18. Kohler B, Riemann JF (1990) Endoskopische Blutstillung in der Klinik. In: Endoskopie. Von der Diagnostik bis zur neuen Chirurgie. Buess G (Hrsg) Deutscher Ärzteverlag Köln:125

19. Kowaluk A, Roberts S, Blackburn D, Polack E (1981) Interactions between drugs and polyvinyl chloride infusion bags. Am J Hosp Pharm 38:1308–1314

20. Ksander GA (1979) Effects of diffused soluble steroid on capsules around experimental breast prostheses in rats. Plastic and Reconstructive Surgery 63:708–716

21. Magnam J, Martin JP (1989) Are anticancer drugs compatible with plastic materials? Lettre QS Cancerologie 72:1–4

22. Oron U, Alter A (1984) Corrosion in metal implants embedded in various locations of the body in rats. Clinical Orthopaedics and related research 185:295–300

23. Produktinformation Salbutamol im Oros-System, Fa. Cascan

24. Schuchert A, Kuck K-H, Bleifeld W (1990) Steroid-Elektrode: Elektrodendesign für Elektroden mit 4 mm^2 Oberfläche. Herzschrittmachertherapie und Elektrophysiologie. Bd. 1,2:166

25. Schulze-Röbbecke R, Brühl P (1989) Schutzhandschuhe. Normen dringend gefordert. Dt Ärztebl 86 (27):B1432–1434

26. Servadio C, Nissenkorn I (1976) Massive hematuria successfully treated by bladder irrigations with formalin solution. Cancer 37:900–902

27. Snyderman RK (1979) Plastic and reconstructive breast surgery. American Family Physician 20:146–151

28. Stark GB, Göbel M, Jaeger K (1990) Intraluminal cyclosporine A reduces capsular thickness around silicone implants in rats. Ann Plast Surg 24:156–161

29. Swanson AB, Nalbandian RM, Zmugg TJ, Williams D, Jaeger S, Ma (1984) Silicone implants in dogs: a ten year histopathologic study. Clin Orthop 184:293–301

30. Tatum AA, Shelburne JD, Ingram P, Robertson DN, Croxatto HB (1983) Scanning electron microscopy and x-ray microanalysis of foreign bodies associated with silastic implants in humans. Contraception 28 (6):543–553

31. Weißbach L, Schaefer R, Gebhardt M, Jaeger N (1986) Drainagematerial, Anwendungsbereiche und Prinzipien der Wunddrainage. In: Drainagen und Drainagetechniken in der operativen Medizin. Hrsg.: P. Eckert, J. F. Bergmann Verlag München

32. Wilfingseder P, Propst A, Mikuz G (1974) Constrictive fibrosis following silicone implants in mammary augmentation. Chir plastica 2:215–229

33. Wilson WS, Gadacz T, Olcott C, Blaisdell FW (1973) Superficial gastric erosions. Response to surgical treatment. Am J Surg 126:133–140

European Archives of   Suppl. 1992/I
Oto-Rhino-Laryngology
© Springer-Verlag 1992

Die mikrobielle Situation an Implantatoberflächen

G.-J. Tuschewitzki

Hygiene-Institut des Ruhrgebiets, Fachbereich Umwelthygiene und Umweltmedizin
(Geschäftsführender Direktor: Prof. Dr. M. Exner), Rotthauser Str. 19, W-4650 Gelsenkirchen

Inhaltsverzeichnis

1   Einleitung 121

2   Die Mikrobiologie von Implantaten im Bereich
    der Hals-Nasen-Ohren-Heilkunde
    in der Literatur von 1983 bis 1991 121

3   Die mikrobielle Besiedlung von Implantaten 122

3.1 Die Anheftung von Mikroorganismen
    an Implantatoberflächen 122
3.2 Folgen der mikrobiellen Besiedlung von Implantaten . 123

4   Verhinderung und Bekämpfung einer mikrobiellen
    Besiedlung von Implantaten 123

Literatur 123

1 Einleitung

Implantate finden in zunehmendem Maße in vielen Bereichen der Humanmedizin Anwendung: Gelenkprothesen, das künstliche Herz, Herzklappen, Herzschrittmacherelektroden, diverse Katheter und Shunts, Kontaktlinsen, Zahnimplantate und v.a.m. [37]. Für den Bereich der Hals-Nasen- und Ohrenheilkunde seien beispielhaft Implantate der Gehörknöchelchen oder auch des Tympanums aufgeführt. Mit zunehmenden Kenntnissen im Bereich der Medizin und der Werkstoffkunde sowie mit weiterentwikkelten Operationstechniken wie auch Techniken in der Herstellung bzw. Fertigung von Implantaten ist eine weitere Zunahme des Einsatzes von Implantaten vorauszusehen. Die einwandfreie Funktion vieler Implantate ist von ihrer Integration in das angrenzende Gewebe abhängig. Hierbei ist der Grad der Anheftung von Gewebszellen und ihre Vermehrung auf der Implantatoberfläche von entscheidender Bedeutung [18]. Die auf den atomaren Aufbau zurückzuführenden physikochemischen Eigenschaften und Wechselwirkungen der Zell- und Implantatoberflächen bestimmen die Bioverträglichkeit eines Werkstoffes. Als Konkurrenz zu Gewebszellen können Mikroorganismen die Implantatoberfläche besiedeln, wodurch beispielsweise seine Epithelisierung verhindert wird. Die Integration des Implantates wird durch eine bakterielle Besiedlung gestört und verhindert, so daß seine Funktionalität nicht gegeben

ist. Der Vorgang der Besiedlung des Implantates mit körpereigenen Zellen bzw. mit Bakterien ist als Wettlauf um die Oberfläche bezeichnet worden [16].

Ein mit Bakterien besiedeltes Implantat wird abgestoßen. Weiterhin gehen von mit Bakterien oder in selteneren Fällen auch mit Pilzen besiedelten Implantaten, wie bereits oben erwähnt, schwer oder nicht zu bekämpfende Infektionen aus. Die beiden Hauptgründe, die einer weiteren Verbreitung und Anwendung von Implantaten entgegenstehen, sind die von einem Implantat möglicherweise ausgehenden Infektionen bzw. seine Abstoßung. Beides kann auf mit Mikroorganismen besiedelte Oberflächen zurückgeführt werden.

Es ist daher von großem Interesse zu wissen, wie eine derartige Besiedlung verhindert oder minimiert und gegebenenfalls therapiert werden kann.

2 Die Mikrobiologie von Implantaten im Bereich der Hals-Nasen-Ohren-Heilkunde in der Literatur von 1983 bis 1991

In der medizinischen Literatur (soweit sie in MED-LINE referiert wird) sind von 1983 bis 1991 357 Arbeiten mit den Hauptschwerpunkten Implantat und Mikrobiologie aufgeführt. Der weitaus größte Teil der Arbeiten beschäftigt sich mit den Themen Endokarditis, künstliche Herzklappen, Hüft- und Kniegelenksprothesen sowie Gefäßprothesen. Es folgen einige Arbeiten zu Zahnimplantaten sowie Einzelarbeiten zu Implantaten im maxillofacialen Bereich, im Bereich der Mamma, des Auges sowie des Genitale.

Das Gebiet der Hals-, Nasen- und Ohrenheilkunde ist in bezug auf die mikrobielle Situation bei Implantaten im Zeitraum von 1983 bis 1991 mit zwei Arbeiten vertreten [21, 29, 30]. Damit ist die mikrobielle Situation auf Implantaten im Hals-Nasen-Ohren-Bereich sicherlich unzureichend dargestellt. Jedoch läßt sich andererseits daraus die Vermutung ableiten, daß Infektionen aufgrund von Implantaten in diesem Bereich nicht so problematisch sind wie beispielsweise bei einem künstlichen Hüftgelenk oder einer Herzklappe.

Da davon auszugehen ist, daß die grundsätzlichen Gegebenheiten im Falle von bakteriell besiedelten Implantaten in den unterschiedlichen medizinischen Teilgebieten identisch sind, wird im folgenden auf die Erfahrungen der übrigen Fachdisziplinen zurückgegriffen.

3 Die mikrobielle Besiedlung von Implantaten

Die mikrobielle Besiedlung von Implantaten ist ein multifaktorielles Geschehen, wobei die folgenden Gegebenheiten beteiligt sind:

- Allgemeine Hygiene während der Implantation,
- Gewebstraumatisierung bei der Implantation,
- Herabsetzung der Abwehrmechanismen des Patienten,
- Adhäsion von Bakterien (Förderung durch Fibrin u.a. Substanzen und Mikrorauhigkeiten der Implantatoberfläche, Oberflächeneigenschaften des Implantatwerkstoffes) sowie nachfolgend
- die Bildung eines sog. Biofilms auf der Implantatoberfläche [11].

Die meisten implantatabhängigen Infektionen sollen auf die perioperative Kontamination durch Bakterien-beladene Partikel aus dem Bereich des OP-Personals zurückzuführen sein, wogegen eine hämatogene Ursache der Implantatbesiedlung selten sein soll [42].

3.1 Die Anheftung von Mikroorganismen an Implantatoberflächen

Die Herkunft von Mikroorganismen als notwendige Voraussetzung für eine Anheftung und nachfolgende Besiedlung von Implantaten ist unterschiedlich.

Neben der perioperativen exogenen und endogenen Kontamination des Implantates sind auch unsterile Implantate bekannt. Auch durch bereits während der Herstellung und Lagerung besiedelte Implantate, die nachträglich sterilisiert worden sind, wird eine nachfolgende Besiedlung nach Implantation gefördert. Eine Heranschwemmung von Mikroorganismen über Körperflüssigkeiten spielt beispielsweise bei Gefäßprothesen eine Rolle. Die zunächst reversible Anheftung von Bakterien an Oberflächen wird als erster Schritt der Biofilmbildung gesehen und ist im wesentlichen von den molekularen Eigenschaften der Oberflächen abhängig.

Bereits vor einer möglichen Besiedlung mit Mikroorganismen wird die Oberfläche eines Implantates mit Makromolekülen filmartig mit zum Beispiel Fibronectin, Fibrinogen, Kollagen und anderen Substanzen überzogen. Die ursprünglichen Oberflächeneigenschaften unterschiedlicher Werkstoffe werden dadurch maskiert und ein im Laborversuch ermitteltes unterschiedliches Verhalten in bezug auf die Anheftung von bestimmten Mikroorganismen kann in der Praxis nicht mehr beobachtet werden. Bei Staphylococcus aureus und koagulase-negativen Staphylokokken sind spezifische Adhesine für Fibronectin bekannt, so daß diese Substanzen eine erste Anheftung und damit die weitere Besiedlung fördern [40]. Nach der erfolgreichen Anheftung einzelner Mikroorganismen schließt sich regelmäßig deren Vermehrung an. Hierbei kommt es meist zu einer Schleimbildung (EPS extracellular polymeric substances) sowie einer flächenmäßigen Ausdehnung der Bakterienbesiedlung. Die EPS wird auch als Glycocalyx bezeichnet und spielt eine wichtige Rolle in der Pathogenese von Infektionen [10, 20, 42].

In diesem Stadium ist die Anheftung des Biofilmes mehr oder weniger irreversibel, jedoch lösen sich fortwährend einzelne Zellen ab und können gestreut werden. Implantate bestehen aus unterschiedlichsten Werkstoffen und deren Modifikationen (Metalle, Keramik, Glas, Polymere). Trotz der oben beschriebenen Maskierung von Werkstoffoberflächeneigenschaften durch die Bildung eines konditionierenden Filmes bestehen teilweise deutliche Unterschiede in der Neigung zur bakteriellen Besiedlung. Bei Polymerwerkstoffen wird durch gezielte Oberflächenveränderung (Plasmabehandlung) eine Besiedlung von Gefäßprothesen mit Endothelzellen gefördert, um so die Besiedlung mit Bakterien zu verhindern [22, 23]. Vielfach ist auch versucht worden, über den Einbau von antibiotischen oder microbiciden Substanzen die Ansiedlung von Mikroorganismen zu verhindern. In einigen Fällen ist dies für einen begrenzten Zeitraum auch gelungen [28].

Von der Oberfläche besiedelter Implantate wurden bislang sehr unterschiedliche Mikroorganismen isoliert (grampositive, gramnegative, aerobe, anaerobe) [7]. Am häufigsten wurden bisher grampositive Bakterien, insbesondere Staphylococcus epidermidis und Staphylococcus aureus auf infizierten Implantaten festgestellt, wobei S. epidermidis häufiger von Polymerwerkstoffen und S. aureus häufiger von Metallen isoliert wurde [11, 12, 34]. Weitere Mikroorganismenarten, die von Implantaten isoliert werden, sind nachfolgend aufgeführt: Pseudomonas aeruginosa, Escherichia coli, Proteus mirabilis, Enterococcus spec., Bacillus spec. und weitere Mikroorganismenarten (z.B. Legionella pneumophila [6, 38]). Die auf gramnegative Bakterien zurückzuführenden Infektionen sind oftmals ernsthafter und erfordern dann die unverzügliche Entfernung des Implantates [11]. Neben Bakterien wurden auch, jedoch seltener, Pilze auf Implantaten isoliert [9, 25]. So fand sich auf Stimmlippenimplantaten aus Silikon Candida [29, 30].

Nicht selten setzen sich die Biofilme aus mehreren Bakterienarten zusammen.

3.2 Folgen der mikrobiellen Besiedlung von Implantaten

Nicht jedes angeheftete Bakterium entwickelt sich zwangsläufig zu einem Biofilm. Wenn sich dieser jedoch gebildet hat, ist dies in der Regel mit schwerwiegenden Folgen bis hin zu einer nicht mehr beherrschbaren Infektion und Explantation verbunden. Bei Infektionen, die auf Implantate zurückzuführen waren, war bei 76% der Implantate ein Mikroorganismenbiofilm festzustellen [17]. Je nach Beginn der Infektion nach Implantation werden „early" und „late onset infections" unterschieden. Wie bereits oben erwähnt, verhindert die bakterielle Besiedlung der Implantatoberfläche die erfolgreiche Integration des Implantates.

Mikroorganismen in einem Biofilm erweisen sich vielfach als unempfindlich gegenüber den üblicherweise eingesetzten Antibiotikakonzentrationen. Weiterhin sind sie vor der körpereigenen Abwehr geschützt [1, 20].

Üblicherweise als harmlos eingeschätzte Mikroorganismen, wie Staphylococcus epidermidis auf der Haut, erweisen sich dann als pathogene Mikroorganismen. Diese Transformation nichtpathogener Mikroorganismen ist Folge der besonderen Lebensweise, nämlich in Form eines Biofilmes.

Aufgrund des Wachstums in Form von angehefteten Biofilmen ist die mikrobiologische Probenahme und Diagnostik erschwert bzw. unmöglich [17], so daß sich nicht selten falsch negative mikrobiologische Befunde ergeben.

4 Verhinderung und Bekämpfung einer mikrobiellen Besiedlung von Implantaten

Entsprechend den unterschiedlichen Gründen für das Zustandekommen einer mikrobiellen Besiedlung eines Implantates können unterschiedliche Gegenmaßnahmen mehr oder weniger erfolgreich sein.

Maßnahmen zur Verhinderung einer perioperativen exogenen Kontamination sind in primär sterilen Bereichen wichtiger als in den mikrobiell stärker besiedelten Schleimhäuten des HNO-Bereiches. In der Orthopädie haben Reinluftsysteme in Kombination mit der perioperativen systemischen Gabe von Antibiotika die implantatabhängigen Infektionen von drei bis vier Prozent auf wenige Fälle je Tausend Eingriffe gesenkt [14, 26, 27, 32, 42].

Die Verbesserung der biokompatiblen Eigenschaften eines Implantates hat eine bessere Ansiedlung körpereigener Zellen und die schlechtere Anheftung von Mikroorganismen zur Voraussetzung. Die Auswahl und Entwicklung biokompatibler Werkstoffe ist in der Literatur auch für den Bereich der Hals-Nasen-Ohren-Heilkunde in zahlreichen Arbeiten wiedergegeben [3, 4, 5, 13, 15, 19, 24, 31, 33, 35, 36, 39, 41].

Neben der direkten Veränderung der Implantatoberflächeneigenschaften durch die Einwirkung eines Plasmas wird in einigen Fällen eine antimikrobielle Ausrüstung der Werkstoffe vorgenommen [22, 23]. Der Implantatwerkstoff dient als Antibiotikadepot, aus dem kontinuierlich Antibiotika abgegeben wird [28]. Analog hierzu ist die perioperative Gabe von Antibiotika zu sehen [14]. Beide Verfahren haben sich teilweise als erfolgreich in der Verbesserung der Integration von Implantaten erwiesen, ergeben jedoch nicht in allen Fällen einen Langzeitschutz [8].

Sehr wichtig ist die Verhinderung der Ausbildung eines mikrobiellen Biofilmes auf Implantatoberflächen oder seine möglichst frühzeitige Eradikation, da nach den meisten Berichten Infektionen, die auf ein besiedeltes Implantat zurückzuführen sind, nur durch die Entfernung des Implantates erfolgreich bekämpft werden können [1, 2].

Literatur

1. Anwar H, Costerton JW (1990) Enhanced activity of combination of tobramycin and piperacillin for eradication of sessile biofilm cells and Pseudomonas aeruginosa. Antimicrob Agents Chemother 34:1666–1671
2. Anwar H, Dasgupta MK, Costerton JW (1990) Testing the susceptibility of bacteria in biofilms to antibacterial agents. Antimicrob Agents Chemother 34:2043–2046

3. Bakker D et al. (1990) The behavior of alloplastic tympanic membranes in Staphylococcus aureus-induced middle ear infection. J Biomed Mater Res 24:809–829

4. Bakker D et al. (1988) Biocompatibility of six elastomers in vitro. J Biomed Mater Res 22:423–439

5. Black B (1991) A universal ossicular replacement prosthesis: clinical trials of 152 cases. Otolaryngol Head Neck Surg 104:210–218

6. Brabender W, Hinthorn DR, Asher M, Lindsey NJ, Liu C (1983) Legionella pneumophila wound infection. JAMA 250:3091–3092

7. Brook I (1988) Role of anaerobic bacteria in aortofemoral graft infection. Surgery 104:843–845

8. Chang CC, Merritt K (1991) Effect of Staphylococcus epidermidis on adherence of Pseudomonas aeruginosa and Proteus mirabilis to polymethyl-methacrylate (PMMA) and gentamicin-containing PMMA. J Orthop Res 9:284–288

9. Chaudhry R, Venugopal P, Chopra P (1987) Prosthetic mitral valve mucormycosis caused by Mucor species. Int J Cardiol 17:333–335

10. Costerton JW, Lappin-Scott HM (1989) Behavior of bacteria in biofilms. ASM News 55:650–654

11. Dougherty SH (1988) Pathobiology of infection in prosthetic devices. Rev Infect Dis 10:1102–1117

12. Edmiston CE, Schmitt DD, Seabrook GR (1989) Coagulase-negative staphylococcal infections in vascular surgery: epidemiology and pathogenesis. Infect Contr Hosp Epidemiol 10:111–117

13. Emmett JR (1989) Biocompatible implants in tympanoplasty. Am J Otol 10:215–219

14. Fitzgerald RH (1989) Infection of hip prostheses and artificial joints. Infect Dis Clin North Am 3:329–338

15. Goldenberg RA (1990) Hydroxylapatite ossicular replacement prostheses: preliminary results. Laryngoscope 100:693–700

16. Gristina AG (1987) Biomaterial-centered infection: microbial adhesion versus tissue integration. Science 237:1588–1595

17. Gristina AG, Costerton JW (1985) Bacterial adherence to biomaterials and tissue. The significance of its role in clinical sepsis. J Bone Joint Surg Am 67:264–273

18. Hamm-Pauler M (1990) Biocompatible Materialien in der Mittelohrchirurgie. Biomed Tech Berlin 35 Suppl. 2:234–235

19. Hogset O, Bredberg G (1988) Plaster of Paris and hair cell morphology. A scanning electron on an alternative implant material for ear surgery. Acta Otolaryngol Stockh 106:331–338

20. Hoyle BD, Jass J, Costerton JW (1990) The biofilm glycocalyx as a resistance factor. J Antimicrob Chemother 26:1–5

21. Hüttenbrink KB, Weidenfeller P (1990) Sind Cialit-konservierte Ossikel als Mittelohrimplantate bakteriologisch noch vertretbar? Ihr Ersatz durch vorgefertigte Implantate aus Zähnen. Laryngo-Rhino-Otol 69:327–332

22. Jansen B et al. (1987) Developement of polymers with anti-infectious properties. Polymeric Material Sci Engineer 57:43–52

23. Klee D et al. (1988) Modification of polyetherurethane for endothelial cell seeding. Makromol Chem, Macromol Symp 19:179–187

24. Lesser TH, Williams KR, Blayney AW (1991) Mechanics and materials in middle ear reconstruction. Clin Otolaryngol 16:29–32

25. Levine M, Rehm SJ, Wilde AH (1988) Infection with Candida albicans of a total knee arthroplasty. Case report and review of the literature. Clin Orthop 226:235–239

26. Lidwell OM (1988) Air, antibiotics and sepsis in replacement joints. J Hosp Infect 11 Suppl. C:18–40

27. Lidwell OM et al. (1987) Ultraclean air and antibiotics for prevention of postoperative infection. A multicenter study of 8052 joint replacement operations. Acta Orthop Scand 58:4–13

28. Litsky W (1990) Wanted: Plastics with antimicrobial properties. Am J Publ Health 80:13–15

29. Mahieu HF, van Saene HK, Rosingh HJ, Schütte HK (1986) Candida vegetations on silicone voice prostheses. Arch Otolaryngol Head Neck Surg 112:321–325

30. Mahieu HF, van Saene JJ, den Besten J, van Saene HK (1986) Oropharynx decontamination preventing Candida vegetation on voice prostheses. Arch Otolaryngol Head Neck Surg 112:1090–1092

31. Mangham CA, Lindeman RC (1990) Ceravital versus plastipore in tympanoplasty: a randomized prospective trial. Ann Otol Rhinol Laryngol 99:112–116

32. Nade S (1990) Infection after joint replacement – what would Lister think? Med J Aust 152:394–397

33. Niparko JK et al. (1988) Bioactive glass ceramic in ossicular reconstruction: a preliminary report. Laryngoscope 98:822–825

34. Peters G, Pulverer G (1984) Staphylokokken-bedingte Infektionen von implantierten Kunststoffmaterialien. Fortschritte der antimikrobiellen, antineoplastischen Chemotherapie 3–4:469–474

35. Podoshin L, Fradis M, Gertner R (1988) Carbon-carbon middle ear prosthesis: a preliminary clinical trial report. Otolaryngol Head Neck Surg 99:278–281

36. Reck R, Storkel S, Meyer A (1988) Bioactive glass-ceramics in middle ear surgery. Ann N Y Acad Sci 523:100–106

37. Sugarman B (1986) Infections an prosthetic devices. Am J Med 81(1A):78–84

38. Tompkins LS et al. (1988) Legionella prosthetic-valve endocarditis. N Engl J Med 318:530–535

39. van Blitterswijk CA, Grote JJ (1990) Biocompatibility of clinically applied hydroxylapatite ceramic. Ann Otol Rhinol Laryngol Suppl 144:3–11

40. Wadstrom T (1987) Molecular aspects on pathogenesis of wound and foreign body infections due to staphylococci. Zentralbl Bakteriol Mikrobiol Hyg A 266:191–211

41. Wehrs RE (1989) Incus replacement prostheses of hydroxylapatite in middle ear reconstruction. Am J Otol 10:181–182

42. Wymenga AB, van Dijke BJ, van Horn JR, Slooff TJ (1990) Prosthesis-related infection. Etiology, prophylaxis and diagnosis (a review). Acta Orthop Belg 56:463–475

Gewebs- und Organersatz

European Archives of   Suppl. 1992/I
Oto-Rhino-Laryngology
© Springer-Verlag 1992

Autogene und allogene Knorpeltransplantate in der Kopf- und Halschirurgie (ohne Mittelohr und Trachea)

G. Rettinger

Universitäts-HNO-Klinik (Direktor: Prof. Dr. M. E. Wigand),
Waldstraße 1, W-8520 Erlangen

Inhaltsverzeichnis

1	Vorbemerkungen	127
2	Morphologie, Physiologie, Biochemie und Biomechanik	128
2.1	Morphologie	128
2.2	Physiologie, Biochemie und Biomechanik	128
3	Grundlagen der Knorpeltransplantation	130
3.1	Transplantationsterminologie	130
3.2	Knorpelkonservierung und Infektiosität	131
3.3	Tierexperimentelle Grundlagen	133
4	Klinik der Knorpeltransplantation	139
4.1	Transplantatentnahme	139
4.1.1	Rippenknorpel	139
4.1.2	Ohrmuschel	140
4.1.3	Knorpeltransplantate aus der Nase und anderen Regionen	140
4.2	Bearbeitung von Knorpeltransplantaten	141
4.2.1	Modellierung	141
4.2.2	Einrichtung einer Knorpelbank	142
4.3	Allgemeine klinische Ergebnisse	142
4.3.1	Histomorphologische Untersuchungen	142
4.3.2	Bewertung der Knorpeltransplantation (Sammelstatistiken)	144
4.4	Spezielle regionale Knorpeltransplantationen	147
4.4.1	Ohrmuschel	147
4.4.2	Nase	148
4.4.3	Orbita, Gesichtsschädel und Nasennebenhöhlen	154
4.4.4	Larynx und andere Regionen	155
5	Zusammenfassung und Schlußbemerkungen	156
	Literatur	157

1 Vorbemerkungen

Die Literatur zur Knorpeltransplantation ist durch ihre Vielzahl und Vielfalt an experimentellen Konzepten, Techniken und klinischen Berichten gekennzeichnet. Dies ist auf eine Reihe von besonderen Umständen zurückzuführen, von denen an dieser Stelle nur einige zu nennen sind.

Verschiedenen Spenderregionen steht eine große Anzahl möglicher Transplantatlager gegenüber, wobei die Knorpeltransplantate selbst wiederum in zahlreichen Formen, Vorbehandlungen und Kombinationen mit anderen Geweben verwendet werden können. Die Beurteilung tierexperimenteller und klinischer Berichte ist durch ihre uneinheitliche Methodik außerordentlich erschwert. Den klinischen Erfahrungsberichten fehlt eine geeignete Meßmethode zur objektiven Bestimmung der Resorption, eines der Hauptprobleme der Knorpeltransplantation. Stellt man gewisse Mindestanforde-

rungen an die wissenschaftlichen Mitteilungen wie z.B. Art, Entnahmetechnik, Vorbehandlung und Größe des verwendeten Transplantates, Eigenschaften des Transplantatlagers und die Beziehung zwischen Empfänger und Spender, so waren von 500 Arbeiten der einschlägigen Weltliteratur nur 10% verwertbar [71]. Ein weiteres Charakteristikum der Transplantationsliteratur ist die Vielzahl von Einzelfallbeschreibungen. Fehlende Zahlenangaben werden dabei oft durch eine subjektive Einschätzung der Wertigkeit eines vorgestellten Verfahrens ersetzt.

Eine Basis für dieses Referat stellen die grundlegenden Arbeiten von Peer [154, 157, 158], Gibson und Davis [51] sowie Krüger [93], Hellmich [66] und Sailer [177] dar. Auf ihr umfangreiches Literaturverzeichnis und die daraus gezogenen Schlußfolgerungen wird Bezug genommen, ohne nochmals ausführlich auf die dort im einzelnen genannten Literaturmitteilungen einzugehen. Das Referat faßt daher die Erkenntnis aus den genannten Arbeiten bis ca. 1970 zusammen und spiegelt, darauf aufbauend, die Ergebnisse der neueren Literatur wider. Transplantate in Ohr und Trachea werden in anderen Berichten dieses Bandes behandelt. Auf einen geschichtlichen Überblick wird verzichtet, näheres ist bei [115] zusammengefaßt.

2 Morphologie, Physiologie, Biochemie und Biomechanik

2.1 Morphologie

Knorpel hat in verschiedenen Regionen des Skelettsystems unterschiedliche Aufgaben und weist entsprechend eine den jeweiligen Erfordernissen angepaßte Struktur auf. Nach dem makroskopischen Aspekt wird hyaliner, elastischer und Faser-Knorpel unterschieden.

Der bläuliche *hyaline* Knorpel bildet die Infrastruktur der knorpeligen Nase (Flügelknorpel, Septum- und Seitenknorpel), die knorpeligen Rippenanteile, Schildknorpel, Ringknorpel, Trachealspangen und Gelenkknorpel. Im Embryonalstadium ist er der Vorläufer für die sekundäre perichondrale und enchondrale Ossifikation der Ersatzknochen (Röhrenknochen, Schädelbasis). Der gelbliche *elastische* Knorpel ist das Grundgerüst für Ohrmuschel, Tuba auditiva, äußeren Gehörgang, Epiglottis, Teile der Aryknorpel, kleine Kehlkopfknorpel und Bronchien. *Faser*- oder Bindegewebsknorpel hat eine weißlich-graue Farbe und konstituiert die Zwischenwirbelscheiben, Menisken, Symphyse und Anteile des Kiefergelenks. Andere Autoren fassen Nasen- und Ohrknorpel unter der Bezeichnung „morphologischer Knorpel" zusammen, da seine Form genetisch determiniert ist [29, 128].

Feingeweblich besteht Knorpel aus Chondrozyten, die in eine Grundsubstanz eingelagert sind. Teil dieser Grundsubstanz oder Matrix sind kollagene und elastische Fasern (s.u.).

Von Gelenkflächen abgesehen wird Knorpel von Perichondrium eingehüllt. Dieses weist einen unscharfen Übergang im Bereich der Verbindungszone zum Knorpel auf. Die kollagenen Fasern der Matrix sind in der subperichondralen Zone verdichtet [183] und stehen mit Fasern des Perichondriums in Verbindung [128]. Die eigentliche „chirurgische Präparationsebene" liegt lateral dieser Übergangszone.

Nicht nur die Fasern, sondern auch die Chondrozyten sind perichondriumnah eng aneinandergelagert, von spindelförmiger Gestalt und parallel zur Oberfläche ausgerichtet. Zur Knorpelmitte hin werden sie größer und runder. Kollagene Fasern laufen

in der Peripherie parallel zur Oberfläche und von dort radiär zum Zentrum [194]. Bei elastischem Knorpel findet sich neben kollagenen Fasern ein dichtes Netz gelber elastischer Fasern, im Gegensatz zum hyalinen Knorpel liegen die Chondrozyten isoliert (keine Bildung von Zellhaufen). Faserknorpel wiederum ist ausgesprochen zellarm und enthält große Massen von kollagenen Bindegewebsfasern. Er entspricht damit mehr einem straffen Bindegewebe.

Eine Alterung hyalinen Knorpels, äußerlich erkennbar an einer Braunverfärbung, beginnt bereits im 20. Lebensjahr, setzt sich verstärkt nach dem 40. Lebensjahr fort und ist mikroskopisch durch Kalk- und Albuminoidgranula in tiefen Schichten gekennzeichnet. In vielen Fällen ist eine Degeneration der Grundsubstanz allerdings bereits im Alter von 11 bis 15 Jahren zu beobachten, obwohl eine Querschnittsvergrößerung von Rippenknorpeln durch Wachstum sogar bis zum 30. Lebensjahr möglich ist. Die genannte Braunverfärbung ist eine Folge der zunehmenden Einschränkung der Wasserdiffusion und beginnt im Zentrum des Knorpels. Die anfänglich breite, weißliche äußere Rindenschicht verschmälert sich mit zunehmendem Alter, behält aber ihre Zelldichte von ca. 120 Zellen pro mm^2 [168]. Verknöcherungen auf dem Boden einer Degeneration der Grundsubstanz entstehen durch das Einwandern undifferenzierter Zellen, die sich bevorzugt zu Osteoblasten, weniger zu Chondroblasten differenzieren [104]. Eine Umwandlung von verkalkten Arealen in Knochen ist nach einer Gefäßeinsprossung möglich. Elastischer Knorpel selbst verkalkt nicht [194]. Es entwickeln sich starre Faserbündel (Asbestfasern), welche erst durch eine Änderung des Wassergehaltes und damit des Lichtbrechungsvermögens lichtmikroskopisch sichtbar (demaskiert) werden [45].

2.2 Physiologie, Biochemie und Biomechanik

Knorpelgewebe ist durch drei Haupteigenschaften gekennzeichnet: *Viskoelastizität*, inneres *Spannungssystem* und *immunologische Sonderstellung* [128]. Die Grundsubstanz oder Matrix, z.T. hormonabhängig durch die Chondrozyten synthetisiert, setzt sich aus drei Hauptkomponenten zusammen [177]:

– Glykosaminoglykan GAG (früher: Mucopolysaccharide. Beispiel: Chondroitinsulfat A, B; Keratosulfat)
– Glykoprotein GP (früher: Mucoprotein. Beispiel: Kollagen)
– Proteoglykan PG (früher: Chondromukoprotein).

Während hyaliner Knorpel etwa gleichviel GAG und Kollagen (GP) enthält, ist dieses Verhältnis bei Faserknorpel zugunsten des Kollagens (GP) verschoben [221]. Bei hyalinem Knorpel enthält die Grundsubstanz etwa 42% Chondroitinschwefelsäure und 41% Kollagen. Der Rest besteht aus Eiweißen und anorganischen Bestandteilen. Kollagen Typ I kommt als embryologischer Vorläufer von Knochen oder Bindegewebe vor, das typische Kollagen des Knorpels wird als Typ II bezeichnet. Beide Arten unterscheiden sich vor allem durch ihren Hydroxylysingehalt, der beim Typ II um den Faktor 5 größer ist [29].

Hyaliner und elastischer Knorpel sind sehr widerstandsfähig gegen Verformung. Dies betrifft sowohl Kompressions- als auch Biegungskräfte. Durch eine visköse Komponente wird die Elastizität gedämpft, d.h. der Verformungsbeginn wird verzögert. Der Fibrillenverlauf im Knorpel weist abhängig von den einwirkenden Zug- und Druckkräften eine topographische Spezifität auf [194]. Verantwortlich für die Elastizität sind neben den kollagenen und elastischen Fasern vor allem die Proteoglykan-Makromoleküle der Matrix mit ihrem starken Wasserbindungsvermögen. Der Wassergehalt von hyalinem Knorpel beträgt bis zu 80%. Die Knorpelkompression ist durch die elektronegative Ladung der Peptidseitenketten limitiert [29]. Experimentell konnte gezeigt werden, daß die Steifheit hyalinen Knorpels mit einer einwirkenden Kompressionskraft zunimmt. Die Steifheit erwies sich dabei nur bei Frauen als altersabhängig [53].

Das hohe Wasserbindungsvermögen der an Protein gebundenen GAG ist Voraussetzung für das hydrodynamische Volumen und die Knorpelernährung. Da der Knorpel keine Blutgefäße besitzt, muß die Ernährung durch Diffusion erfolgen. Als Einzelmeinung wird allerdings auch eine Gefäßversorgung des Knorpels angegeben [45]. Eine weitere Komponente neben der Diffusion ist die Wasserverschiebung durch die Knorpelkompression, vor allem in hyalinem Rippenknorpel [29]. Nach diesem Modell ist eine stärkere Atrophie von vitalverpflanztem Rippenknorpel anzunehmen, wenn er nicht mehr den wechselnden Druckkräften der Atemexkursionen ausgesetzt ist. Der mechanisch weit weniger belastete elastische Ohrknorpel ist dagegen nutritiv wesentlich anspruchsloser [29].

Die Chondrozyten bilden sowohl die Grundsubstanzen, als auch die Knorpelfasern. Obwohl ihr Sauerstoffverbrauch in Folge des fehlenden Gefäßsystems niedrig ist, sind sie in ihrer Stoffwechselaktivität zur Synthese der makromolekularen extrazellulären Bausteine durchaus mit anderen Körperzellen zu vergleichen [128]. Sie beziehen ihre Energiegewinnung zu 50% sauerstoffunabhängig über die Glykolyse (bradytrophes Gewebe). Bei Einschränkung der Diffusion kann neben der Störung des Antransportes von Nährstoffen auch der beeinträchtigte Abtransport von Abbauprodukten zum Untergang der Chondrozyten führen [104]. Derartige Diffusionshemmnisse können z.B. ausgedehnte Verkalkungsherde in Knorpeln älterer Individuen darstellen.

Die Regenerationspotenz von Chondrozyten und damit von Knorpelgewebe ist im Unterschied zu Knochen gering. Bei Knorpelverletzungen steigt zwar der Stoffwechsel angrenzender Chondrozyten, gleichzeitig findet allerdings ein Abbau der Kollagenfibrillen durch Metalloproteinase, Kollagenase und neutrophile Elastase statt. Als Botenstoffe fungieren Kataboline aus Makrophagen und Lymphokine aus T-Zellen. Insgesamt ist die Reparationsleistung durch internes Wachstum (Chondrozytenteilung und Matrixbildung) und externes Wachstum durch Knorpelapposition aus dem Perichondrium bei Knorpelverletzungen nur gering ausgeprägt [29].

Im Tierversuch konnte nachgewiesen werden, daß bei jungen Kaninchen Knorpeltransplantate wachsen und zwar unabhängig davon, ob die Transplantate mit oder ohne Perichondrium verpflanzt wurden. Die alleinige Perichondriumtransplantation ohne Knorpel ergab eine Chondroneogenese in 24%, überwiegend in blutreichen Hämatomarealen [32]. Im Normalfalle wirken niedermolekulare Proteine der Matrix als Proteinaseinhibitoren. Bei Immobilisation von hyalinem Knorpel kommt es durch die Ernährungstörung zu einer Gefäßinvasion, Resorption und Verknöcherung. Die Knorpelneubildung selbst wird durch BMP (bone morphogenic protein) induziert, das von Fibroblasten bei Anwesenheit von Fibronektin und S-Proteoglykan sezerniert wird [29].

Die *Spannungskräfte* des Knorpels beruhen auf einem ausgeglichenen Spannungssystem („interlocked stresses"). Äußere Zugkräfte, parallel zur natürlichen Oberfläche, wirken den Expansionskräften des Knorpelinneren entgegen. Biomechanische Messungen wiesen Zugkräfte in der Knorpelperipherie nach. Zur Mitte hin wurden sie durch Druckkräfte abgelöst, während im Zentrum wieder Zugkräfte vorlagen („self-locked stresses"). Diese innere Elastizität wurde von Gibson und Davis 1958 für den Rippenknorpel und von Frey 1966 für den Septumknorpel nachgewiesen (nach [29]). Bei asymmetrischer Schwächung dieser Knorpelkräfte z.B. durch Infrakturen oder oberflächliche Modellierung kommt es zum Kräfteüberwiegen der Gegenseite und zu einer entsprechenden Verformung (Abb. 1). Hieraus wurden Vorschläge zur Knorpelbearbeitung bei klinischer Anwendung abgeleitet (Gibson und Davis, siehe unten).

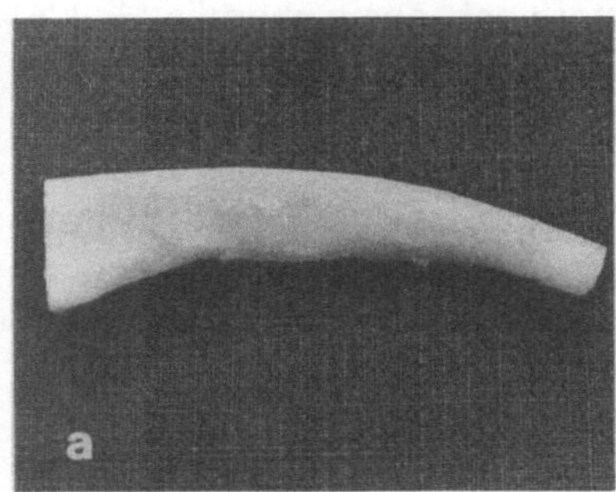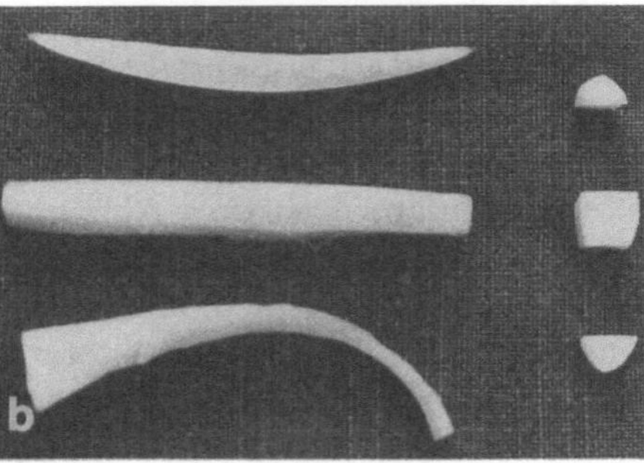

Abb. 1a, b. Spannungskräfte des Rippenknorpels (aus Hellmich 1972). **a** Frischer humaner Rippenknorpelspan ohne Perichondrium. **b** Verbiegung des Spanes nach doppelter Längsteilung. Die beiden Randspäne verbiegen sich nach außen, der zentrale Span hat einen „ausbalancierten" stabilen Querschnitt

Eine Dislokation kann neben der Knorpelverbiegung zu einer ausgeprägten Formstörung führen. Die Fixation des Transplantates ist daher von entscheidender Bedeutung. Fibrinkleber ist hier wenig hilfreich, da in vitro Untersuchungen nur eine sehr geringe Resistenz gegen Scher- und Zugkräfte auf Knorpel- oder Knochengrundlage nachgewiesen haben [21].

Die *Antigenität* von Knorpelgewebe spielt für den Transplantationserfolg eine entscheidende Rolle. Knorpel als Ganzes betrachtet ist nur ein schwaches Antigen, da die Proteoglykankomponente der Matrix immunologisch weitgehend inert ist und Kollagen innerhalb einer Spezies eine ähnliche Struktur aufweist. Stärkere antigene Potenz haben die Chondrozyten, die jedoch in Lakunen der Matrix abgeschirmt sind. Diese Chondrozyten werden allerdings bei Knorpelmodellierungen ebenso freigelegt wie der Eiweißkern der Proteoglykan-Makromoleküle. Durch eine Knorpelverletzung können auch humorale Antikörper, die wegen ihres hohen Molekulargewichtes normalerweise die Grundsubstanz nicht passieren können, bis zu den Chondrozyten vordringen. Trotz der Tatsache, daß Knorpel nur schwach antigen wirkt, können die antigenetischen Anteile von Chondrozyten, Proteoglykan und Kollagen durch eine immunologische Reaktion angegriffen werden, was die Resorption von allogenen Knorpeltransplantaten nach Traumen (auch Mikrotraumen) erklären könnte [29]. Näheres ist dem Referat über die Immunologie von Transplantaten (Hammer und Bujìa, S. 3 ff.) zu entnehmen.

3 Grundlagen der Knorpeltransplantation

3.1 Transplantationsterminologie

Eine einheitliche Terminologie hat sich bislang noch nicht durchgesetzt. Dies betrifft vor allem die Beschreibung der Antigenität und Vitalität des verpflanzten Materials. Der Begriff Transplantat (englisch „graft") wird überwiegend für vitales autogenes

oder allogenes Gewebe verwendet [42, 66]. In diesen Fällen überlebt das Transplantat im Wirtsorganismus oder wird zumindest durch körpereigenes Gewebe ersetzt. Diese Terminologie steht im Einklang mit der Organtransplantation (Niere, Herz, Lunge, Leber usw.). Im Gegensatz hierzu wird alles avital verpflanzte Gewebe (z.B. auch konservierter allogener Knorpel, Kunststoffe) als Implantat bezeichnet. Abweichend hiervon wird jedoch auch vorgeschlagen, den Begriff Implantat nur für körperfremdes, nichtbiologisches Material zu verwenden [64]. Da auch die Literatur keiner strengen Begriffstrennung folgt, werden im folgenden autogene und allogene Knorpelverpflanzungen unabhängig von ihrer Vitalität als *Transplantation* bezeichnet. (Vgl. Referat Hammer und Bujìa).

Eine ausgesprochene Begriffsverwirrung besteht auch für die Bezeichnung der antigenen Eigenschaften von Transplantaten. Auch hier verfährt die Literatur nicht einheitlich, weshalb wir neueren Vorschlägen weitgehend folgen (Tabelle 1) [64, 224].

Weitere Untergliederungen von Transplantaten betreffen die Spender- und Empfängerregion:

- *orthotop:* Spender- und Empfängerregion sind identisch,
- *heterotop:* Spender- und Empfängerregion sind verschieden [64].

Tabelle 1. Transplantat-Terminologie nach Antigenität

aktuell	synonym	Spender/Empfänger
autogen	autolog autoplastisch	identisch
isogen	isolog	genetische Identität verschiedene Individuen
allogen	homolog homoioplastisch	verschiedene Individuen gleiche Spezies
xenogen	heterolog heteroplastisch	verschiedene Individuen verschiedene Spezies
alloplastisch		nicht-biologisches Implantat

Tabelle 2. Transplantate unterschieden nach Antigenität, Aufbereitung und Vitalität

Antigenität	Aufbereitung	Vitalität
	nativ	*vital*
autogen	nativ	avital
allogen		
	konserviert	vital
	konserviert	*avital*

Die Beschaffenheit des transplantierten Materials hängt u.a. von seiner Aufbereitung und Konsistenz ab. Autogene und allogene Transplantate können sowohl nativ (frisch) als auch nach unterschiedlichen Vorbehandlungen zur Konservierung und Sterilisierung als vitale oder primär avitale Transplantate verwendet werden. Ganz überwiegend handelt es sich bei *klinischer Anwendung* um *autogene, nativ, vital transplantierte Knorpelgewebe* oder *allogene konservierte avitale Transplantate* (Tabelle 2).

Hinsichtlich der Konsistenz lassen sich zusammenhängende Blöcke (Späne) von verschieden kleinen Knorpelstückchen unterscheiden: Knorpelscheiben oder -würfel („diced cartilage", [72]) und gequetschter Knorpel („crushed cartilage", [34]).

3.2 Knorpelkonservierung und Infektiosität

Die Aufgabe der Knorpeltransplantation im Kopf-Hals-Bereich ist entweder eine Stütz-Haltefunktion (z.B. Nasenscheidewand, Kehlkopf, Augenlider) oder Formgebung und Volumenauffüllung (Beispiel: Nasenrücken, Orbita, Ohrmuschel). Diese Operationsziele sind u.a. gefährdet durch die Resorption oder Infektion eines Transplantates, welche wiederum mit seiner Antigenität und Sterilität korrelieren. Das Transplantationsmaterial soll jederzeit, ohne einen notwendigen Zweiteingriff zur Transplantatgewinnung beim Empfänger, verfügbar sein. Aufgabe einer Konservierung, vor allem allogenen Gewebes, ist daher neben der Möglichkeit der Aufbewahrung seine Sterilisierung und die weitgehende Elimination von antigenen Eigenschaften.

Die mögliche Infektiosität allogener Knorpeltransplantate hat zu einer teilweise kontroversen Beurteilung konservierter Transplantate geführt (s.u.). Die verschiedenen Konservierungsverfahren sollen jedoch hiervon unabhängig beschrieben werden.

Prinzipiell lassen sich Konservierungsverfahren zur Gewinnung von vitalen und avitalen Transplantaten unterscheiden (Tabelle 3). Das Überleben der Chondrozyten bei einer Vitalkonservierung soll die Produktion der Matrix erhalten und so einer Resorption vorbeugen [93].

Zur *Vital-Konservierung* wird allogener Rippenknorpel von 15- bis 35jährigen Spendern (bei Frauen bis 40 Jahren) unter aseptischen Bedingungen möglichst innerhalb von 6 Stunden post mortem entnommen. Bei älteren Spendern liegt meist schon eine Verknöcherung und ein Knorpelumbau durch Demaskierung der Kollagenfasern zu Asbestfasern vor. Eine Knorpelentnahme zu einem späteren Zeitpunkt nach Todeseintritt ist unter Umständen mit einer bakteriellen Kontaminierung des Knorpels über das Colon transversum verbunden. Der entnommene Knorpel wird in Ringerlösung unter Antibiotikazusatz bei +4 °C aufbewahrt. Alternativ kommen hier auch Serum, Plasmaersatzlösungen, Tyrodelösung und Synovialflüssigkeit in Frage [66]. Simultan mit der Knorpelentnahme wird eine Probeexzision aus der Lunge (zum Ausschluß einer Tuberkulose) und der Leber (zum Auschluß einer Hepatitis) empfohlen. Weitere Systemerkrankungen sollen durch Blutentnahme serologisch festgestellt werden (die HIV- und Creutzfeld-Jakob-Problematik war zum Zeitpunkt dieser Literaturangaben noch unbekannt). Die von Weichteilen und Perichondrium befreiten Rippenknorpel können in der beschriebenen Lösung bei wöchentlichem Wechsel und einer Temperatur von ca. +3 °C etwa 2 Wochen aufbewahrt werden. Danach sinkt die Vitalität wegen fehlender Nährstoffe rasch ab. Plasmalösung bietet hier etwas günstigere Voraussetzungen, allerdings ist die Gefahr des Bakterienwachstums gegeben. Der luftdichte Verschluß des Knorpels in einer feuchten Kammer verhindert die Diffusion von Nährstoffen aus dem Knorpel, dennoch ist eine relevante Vitalität nur für 2−3 Wochen zu erhalten [93].

Die Vitalität der Chondrozyten läßt sich histologisch durch Vitalfärbung mit Neutralrot, elektronenmikroskopisch oder autoradiographisch mit S 35 feststellen. Eine Vitalität wird als gegeben angesehen, wenn bei der Vitalfärbung noch mehr als 50% der Chondrozyten eines Rippenquerschnittes anfärbbar sind [93]. Neuere Methoden bedienen sich der Magnetresonanzspektroskopie zur Bestimmung der biologischen Qualität von Transplantaten [164].

Tabelle 3. Vitale und avitale Konservierungs- und Sterilisierungsverfahren (nach Krüger 1964, Hellmich 1972, Ude 1979, Kasperbauer 1986, Ersek 1988)

vital	avital	
	physikalisch	chemisch
− Ringerlösung (+4 °C)	− Tiefgefrieren (−20 °C−189 °C)	− Hg-Lösungen
− Plasma (+4 °C)	− Lyophilisierung	− Lösungsmittel
− „Feuchte Kammer"	− Bestrahlung	− Alkohol (50%−80%)
− Kunststoffeinbettung	− Hitzebehandlung	− Aldehyde
		− Betapropiolacton
		− Äthylenoxid

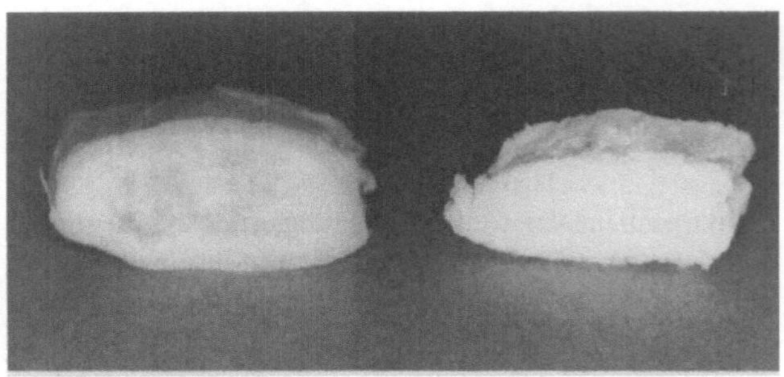

Abb. 2. Lösungsmittelgetrockneter humaner Rippenknorpel vor *(rechts)* und nach *(links)* 24stündiger Rehydratation

Das aufwendige Verfahren der Vitalkonservierung, Sterilitätsprobleme, die kurze Haltbarkeit und die dadurch eingeschränkte Praktikabilität haben zur weiten Verbreitung *avitaler Konservierungsverfahren* geführt.

Eine aseptische Spenderknorpelentnahme ist hierbei ebensowenig erforderlich wie die Einhaltung einer 6-Stundengrenze. Biologisch sind avital konservierte Knorpel allerdings als Fremdkörper anzusehen, worauf möglicherweise eine höhere Resorptionsrate zurückzuführen ist [93]. Von den in Tabelle 3 wiedergegebenen Konservierungsverfahren haben die Tiefkühlung, Kunststoffeinbettung in Acrylat [1] und Aufbewahrung in Formalinlösung keine wesentliche klinische Bedeutung erlangt, ebenso wie die Aufbewahrung in Gelatine, Paraffin, Phenol, Vaselinöl und Wasserglas [66]. Bei der Tiefkühlung auf −20 °C oder tiefer, werden die Chondrozyten abgetötet. Ihre Vitalität ist auch durch Zugabe von Glyzerin oder Glutaraldehyd nicht zu erhalten, da bereits durch diese Lösungen allein ein relevanter Wasserentzug eintritt [93]. Eine zusätzliche Sterilisierung dieser Transplantate vor oder nach dem Einfrieren ist wegen der möglichen Bakterienbesiedelung erforderlich. Gleiches gilt für die Alkoholkonservierung. Andere Untersucher konnten dagegen feststellen, daß Chondrozyten eine Tiefgefrierung bis −80 °C zu 70% bis 80% überlebten, wenn sie ohne Matrix in Gefrierschutzmittel wie Glyzerol oder DMSO eingebettet wurden. Mit Matrix blieben immerhin noch 30% der Chondrozyten vital, wenn zusätzlich Trypsin oder Kollagenase zugesetzt wurde [206]. Die Gammabestrahlung mit Kobalt 60, Hitzebehandlung, Gassterilisation mit Äthylenoxyd und das Einbringen in Betapropiolaktonlösung sind primär Verfahren zur Sterilisation von Transplantaten [93]. Eine Bestrahlung z.B. mit 25 KGy und Glutaraldehydbehandlung kann durch eine stärkere Vernetzung der Kollagenmoleküle Knorpel „chemisch inert" machen und die Antigenität weitgehend reduzieren [36]. Die Gamma- oder auch Beta-Bestrahlung allein induziert eine Denaturierung des Knor-

pels und wirkt durch die Bildung freier Radikale sowohl reduzierend, als auch oxydierend [66].

Die *Lyophilisierung* von Knorpel wurde klinisch und experimentell ausführlich untersucht [177]. Bei diesem Verfahren wird dem tiefgefrorenen Knorpel im Hochvakuum durch Sublimation (direkter Übergang des Wassers aus dem Aggregatzustand Eis in den Aggregatzustand Dampf) Wasser entzogen [166]. Der Wassergehalt des Knorpels wird dadurch von normal ca. 80% auf 10−25% reduziert [18].

Eine Dehydratisierung kann auch durch *organische Lösungsmittel* erfolgen, wobei zunächst ein Wassergehalt von 2% bis 3% erreicht wird, der sich später bei ca. 12% einpendelt [91]. Ein Sterilisationsverfahren durch Bestrahlung [116] oder Äthylenoxyd [166] muß angeschlossen werden. Die Haltbarkeit durch Immersion in einer viruziden Lösung [116] oder sterile Versiegelung ist praktisch unbegrenzt [166]. In letztem Falle ist jedoch eine Rehydratation vor der Transplantation erforderlich, wobei die Rehydratation von der Knorpelgröße abhängig ist (Abb. 2). Sie beträgt zwischen zwei und vierundzwanzig Stunden [18]. Eine Rehydratation in einer Antibiotikalösung (z.B. Aminoglykoside, Vankomycin, Ciprofloxacin) ermöglicht eine ausgeprägte Depotfunktion und stellt einen guten Infektionsschutz dar [167].

Am gebräuchlichsten ist die Konservierung in Quecksilberlösungen (Cialit oder Merthiolat). Das bereits 1939 durch O'Connor [145] eingeführte Merthiolat (chem. Thiomersal oder Thimerosal, Handelsname auch Merthiolate) wirkt gleichzeitig konservierend und sterilisierend und hat weite Verbreitung gefunden [65]. Seine Wirkung beruht ebenso wie die von Cialit, einer organischen Quecksilberverbindung (Natrium-2-ethylmercurithio-5-benzoxolcarbonat), im wesentlichen auf der Inhibition von Enzymaktivitäten durch Quecksilberbindung. Es diffundiert rasch in Knorpelgewebe. In einer 1 : 4000 konzentrierten Lösung ließ sich Quecksilber bereits nach 19 Stunden im Zentrum von Rippenknorpeln nachweisen. Die Aufbereitung des perichondriumfreien Spenderknorpels erfolgt unter regelmäßiger bakteriologischer Kontrolle durch Aufbewahrung des Knorpels in einer 1 : 4000 Merthiolat-Ringerlösung nach anfänglichem wöchentlichen Wechsel [107]. Merthiolat ist allerdings nicht lichtbeständig und wird bei Sterilisation mit gesättigtem Wasserdampf zersetzt [203]. Cialit ist chemisch beständiger und verursacht eine geringere lokale Gewebereaktion als Merthiolat. Auch diffundiert es leichter aus einem vorbehandelten Knorpel bei Spülung [192]. Wegen dieser besseren Diffusion, geringeren Toxizität, geringeren Lichtempfindlichkeit und reduzierten Antigenität sowie günstiger sporizider Eigenschaften wird Cialit von manchen Autoren bevorzugt [23, 80, 209]. Die auch im Tierversuch nachgewiesene stärkere Toxizität von Merthiolat im Vergleich zu Cialit hat andererseits eine günstigere konservierende Wirkung in bezug auf die Bakterienbesiedelung und induziert eine u.U. sogar erwünschte stärkere Randreaktion des Transplantatlagers [100]. Die Reduzierung der antigenen Eigenschaften wird auf eine Verdichtung der Grundsubstanz als Passagehindernis für Antikörper [29] sowie auf die hypothetische Verhinderung einer Oberflächenantigenpräsentation auf Chondrozyten zurückgeführt [15].

Auch die mechanischen Eigenschaften von Knorpeltransplantaten sollen durch verschiedene Konservierungsverfahren verändert werden. Konserviertem Knorpel wird allgemein eine geringere Verbiegungstendenz nach Bearbeitung zugesprochen [42]. Eine systematische in-vitro-Untersuchung hat allerdings ergeben, daß sich unbehandelter und behandelter Knorpel (Cialit, Aldehyde, Bestrahlung) nicht im Ausmaß, sondern nur im zeitlichen Ablauf der Verbiegung unterscheiden. Bei unbehandeltem Rippenknorpel beginnt die Formveränderung innerhalb der ersten Woche und kann bis zu 12 Monate andauern. Konservierter Knorpel dagegen kann unabhängig von der Konservierungsart erst nach einem Zeitraum bis zu 6 Monaten eine Verbiegung erkennen lassen, die dann nach 3 Monaten nicht mehr weiter fortschreitet [2].

Septumknorpel weist nach Bestrahlung oder Lyophilisierung eine höhere Steifheit bei Kompression durch Brückenbildung zwischen den Kollagenmolekülen auf als Merthiolat-konservierter Knorpel, der sich diesbezüglich wie unbehandelter Knorpel verhält [53]. Die Konsistenzänderung von Knorpelgewebe steht in direktem Zusammenhang mit seiner Bearbeitbarkeit. So wird Cialit-konservierter Knorpel hart und ist dadurch etwas schwerer formbar. Die Bestrahlung ändert die Knorpelkonsistenz im Vergleich zum nicht behandelten Knorpel am wenigsten, während eine Aldehydbehandlung durch intra- und intermolekulare Kollagenbindung die Bearbeitbarkeit sogar verbessern soll [2].

Probleme bei der Einrichtung einer *Knorpelbank* beziehen sich weniger auf die eigentliche Konservierung, als auf die medicolegale Situation. Die Konservierungsverfahren mit Quecksilberlösungen werfen aus *hygienischer* Sicht einige Fragen auf. Bakteriologische Untersuchungen, insbesondere Angaben zur minimalen Hemmkonzentration oder zur Bakterizidie werden als fragwürdig angesehen, wenn keine Neutralisation der Lösung vor der Untersuchung stattgefunden hat. So konnten z.B. B. subtilis-Sporen mit Cialit nicht abgetötet werden [23]. Es ist nachgewiesen, daß Bakterien an ihrer Oberfläche Schwermetallionen adsorbieren oder ihnen gegenüber andere Resistenzmechanismen entwickeln können. Im Gegensatz zu Dura oder Gehörknöchelchen, die eine gute Penetration für Cialit aufwiesen, konnte stark kontaminierter Knorpel selbst durch eine Cialitlösung von 1:1000 nicht sterilisiert werden. Daher sollte nach jeder sterilen Knorpelentnahme aus einem Gefäß die Cialitlösung erneuert werden und eine bakteriologische Kontrolle des entnommenen Knorpels erfolgen [186].

Im Vergleich zur guten Sterilisierungsleistung von Äthylenoxyd und Glutaraldehyd ist Cialit keine wirksame bakterizide Lösung. Mögliche Transplantatresorptionen können unter Umständen auf schwelende Infektionen (z.B. durch P. fluoreszenz) zurückgeführt werden [23]. Andere Untersucher konnten eine Pseudomonas aeruginosa-Kontamination von Cialit-konserviertem Knorpel nachweisen und schlossen weitergehend auf eine fehlende viruzide Aktivität im Hinblick auf Hepatitis und HIV [27]. Im Gegensatz hierzu konnte in einer anderen Untersuchung der Nachweis erbracht werden, daß HIV durch Cialit und Lösungsmittel (3%iges H_2O_2 und Aceton) in lösungsmittelkonserviertem Knorpel abgetötet werden. Ein Screening von Spendern wurde für Cialit- und Lösungsmittelkonservierung daher als nicht erforderlich angesehen [223]. Dieser Aussage wurde jedoch zuletzt widersprochen, nachem gezeigt werden konnte, daß selbst hohe Cialitkonzentrationen HIV nicht inaktivieren können [174]. Um durch geeignete Spenderauswahl die Problematik einer HIV-Übertragung oder Induktion einer Creutzfeld-Jakob-Erkrankung zu minimieren, wurde für die Knorpeltransplantation auch die Zusammenarbeit mit einem Transplantationszentrum vorgeschlagen [185]. Werden Organempfänger längerfristig kontrolliert, kann eine präexistente Infektion des Spenders weitgehend ausgeschlossen werden. Die Transplantationssicherheit ist dann hoch, wenn Knorpeltransplantate dieses Spenders erst nach einem Intervall zur Verwendung freigegeben werden. Dieses Vorgehen ist wegen des notwendigen Aufwandes und des limitierten Angebotes an Transplantaten allerdings nur schwer in die Praxis umzusetzen.

3.3 Tierexperimentelle Grundlagen

Eine erfolgreiche Knorpeltransplantation ist im Wesentlichen abhängig von [65]:

- Resorption,
- Verbiegung und
- Biokompatibilität.

Ziel von Tierexperimenten ist es, diese Eigenschaften für verschiedene Transplantate (allogen-autogen, Konservierungsverfahren, Vitalität) und Transplantatlager aufzuzeigen, um so eine Wertigkeit des jeweiligen Transplantates für eine bestimmte Indikation zu erhalten [66]. Eine exakte Beurteilung der Literatur fällt jedoch schwer, da die Ausgangsbedingungen zum Teil sehr inhomogen sind, zum anderen Teil relevante Versuchsbedingungen nicht mitgeteilt werden. Hierzu gehören neben der Art und Vorbehandlung des transplantierten Knorpels Angaben über das Empfängerlager mit seiner mechanischen Beanspruchung, Form der Transplantate, Beurteilungskriterien für die Resorption, Ursachen von Mißerfolgen (z.B. Infektion) und vor allem die Beobachtungszeit [66]. Wegen unterschiedlicher Ausgangsbedingungen sind die Literaturmitteilungen zum Teil sehr uneinheitlich.

Krüger (1964) [93] faßte die tierexperimentellen Ergebnisse aus einer Zusammenstellung der Literatur von 1899 bis 1962 zusammen. Als Versuchstiere wurden überwiegend Kaninchen, seltener Meerschweinchen, Ratten und Hunde verwendet. Der transplantierte Knorpel war meist Rippen- oder Ohrknorpel, selten Gelenk- und Epiphysenknorpel. Er konnte folgern, daß vitale Knorpeltransplantate im Empfängerlager meist vital blieben, unabhängig davon, ob es sich um eine autogene oder allogene Transplantation gehandelt hat. Die Resorption vitaler Transplantate war insgesamt gering, zum Teil konnte sogar ein Knorpelwachstum festgestellt werden. Ein Erhalt des Perichondriums wurde wegen einer Behinderung der Perfusion als ungünstig eingestuft. Avitaler autogener oder allogener Knorpel wurde partiell resorbiert und knöchern umgewandelt. Ungünstig waren Transplantationsresultate von bestrahltem allogenem oder xenogenem Knorpel.

In einer eigenen tierexperimentellen Untersuchung der autogenen, allogenen und xenogenen Rippenknorpeltransplantation bei Kaninchen mit einer Nachbeobachtungszeit bis zu 19 Monaten konnte er feststellen, daß bei vitaler Transplantation etwa ein Drittel der Späne im Nachbeobachtungszeitraum noch vitale Anteile enthielt. Die Reaktion des Empfängergewebes auf das Transplantat war zunächst durch die Ausbildung einer neutralen, zellfreien Nekrosezone zwischen Lager und Transplantat, umgeben von einem Entzündungswall, gekennzeichnet. Diese Nekrosezone wurde als Schutzwall vor einer Resorption angesehen. Der Entzündungswall war bei konserviertem Knorpel (Merthiolat, Formalin, Alkohol) schneller rückläufig als bei einer vitalen Transplantation. Mit dem Eindringen von Kapselgewebe in das Transplantat wurde eine Resorption eingeleitet. Diese war bei vitaler autogener und alloge-

ner Transplantation nur gering, bei avitalen Transplantaten jedoch stärker ausgeprägt. Ein eventuell narbiges Transplantatlager hatte auf das Ausmaß der Resorption keinen Einfluß. Eine von peripher nach zentral fortschreitende Degeneration des Transplantates war bei vitalen auto- und allogenen Transplantaten am geringsten, bei avital-allogenen am stärksten ausgeprägt. Sie war nach drei Monaten zum Stillstand gekommen. Eine allgemeine Kritik an den Ergebnissen der referierten Tierexperimente bezog sich auf das Fehlen von Langzeitanalysen sowie auf die Möglichkeit, diese Ergebnisse auf den Menschen zu übertragen.

Hellmich (1972) [66] hat die erreichbare tierexperimentelle Literatur, u.a. im Hinblick auf die Resorptionseigenschaften, gegliedert nach bestimmten Vergleichsmerkmalen zusammengestellt. Er weist auf die ausgesprochene Inhomogenität der Untersuchungsbedingungen und die dadurch eingeschränkte Vergleichbarkeit hin. Eine wesentliche Erkenntnis ist die Tatsache, daß nicht nur allogene, sondern auch autogene-vitale Knorpeltransplantate resorptiven Prozessen unterliegen. Im Hinblick auf die Resorption war allogener konservierter Knorpel (Bankknorpel) dem autogenen Rippenknorpel nicht unterlegen, in Einzelfällen nach der Literatur sogar überlegen. Ein xenogenes Knorpeltransplantat (menschlicher Knorpel auf Tiere transplantiert) wurde bei genügend langer Beobachtungszeit weitgehend resorbiert, und hatte daher für die klinische Anwendung keine Bedeutung. Im Tierexperiment ließen sich hierdurch jedoch makroskopische und mikroskopische Veränderungen im „Zeitraffertempo" wiedergeben und ermöglichten so Aussagen über zu erwartende Langzeitveränderungen bereits nach kurzer Beobachtungszeit.

Das Schicksal von Knorpeltransplantaten fand sich im wesentlichen abhängig von den Eigenschaften des Transplantatlagers (z.B. knöcherne Unterlage oder Weichteillager), der Größe des verpflanzten Knorpels und seiner Vorbehandlung. Das Ausmaß der Resorption war proportional zur Oberfläche des Transplantates. Entsprechend ausgeprägt war sie bei Knorpelscheiben oder gequetschtem Knorpel. Am günstigsten erwies sich ein Knorpeltransplantat, das bei einem bestimmten Volumen eine möglichst kleine Oberfläche hatte. Vitaler und Merthiolat-konservierter Knorpel hatten die geringste Resorptionsquote. Tiefkühlung, Bestrahlung, Alkohol- und Formalinkonservierung sowie thermische Behandlung zeigten wesentlich ungünstigere Ergebnisse. Infektionen sowie Zug- und Druckkräfte hatten verstärkenden Einfluß auf den Resorptionsprozeß. Die Erhaltung des Perichondriums oder der Transplantatvitalität schützte nicht vor einer Volumenreduktion durch Resorption. Konservierte Knorpel unterschieden sich in ihrer Verbiegungstendenz nicht vom frischen Knorpel.

In einem eigenen Tierexperiment (Hellmich 1974) [69] an Kaninchen wurden die Einheilungseigenschaften verschieden konservierter Knorpeltransplantate untersucht (Abb. 3 und 4). Dabei fand sich die stärkste Bindegewebsreaktion mit Einsprossung in das Transplantat, allerdings ohne Volumenverlust, bei vital-konserviertem Knorpel. Bei allen Transplantaten lag nach sechs Monaten eine reizlose Bindegewebskapsel vor. Allogene Transplantate wiesen einen „Kalkring" auf, der als Barriere gegen eine Bindegewebseinsprossung gedeutet wurde (Abb. 3). Der Volumenverlust des Transplantates war nach Konservierung durch Merthiolat oder Lyophilisierung deutlich geringer als nach Bestrahlung und Tiefkühlung. Als Knorpeltransplantat erster Wahl wurde wegen der tierexperimentellen Befunde und der Praktikabilität Merthiolat-konservierter Bankknorpel angesehen. Die im Tierexperiment gleichwertigen vitalkonservierten Transplantate hatten Nachteile durch ihre begrenzte Haltbarkeit. Die ebenfalls günstigen Ergebnisse nach Lyophilisierung wurden durch die nicht primäre Sterilität und die aufwendigere Vorbereitung der Transplantate eingeschränkt.

In der Folgezeit wurden weitere tierexperimentelle Ergebnisse mitgeteilt (Tabelle 4).

Bei Hunden wurde autogener Rippenknorpel subperiostal im Kiefer- und Schulterblattbereich transplantiert. Nach über zwei Monaten fanden sich die Transplantate vital, unabhängig davon, ob sie mit oder ohne Perichondrium verpflanzt worden waren. Unter der Periostschicht kam es zum Knorpelabbau und bindegewebigen Ersatz. Zur Knochenunterlage bestand eine strenge Grenzziehung ohne Einwachsen von Bindegewebe [149].

Cialit-konservierte allogene und xenogene Transplantate von hyalinem Knorpel und Faserknorpel wurden bei Kaninchen bis zu einem Jahr nach Transplantation histologisch untersucht. Während hyaliner Knorpel weitgehend zellfrei blieb, waren in Faserknorpel Fibrozyten nachweisbar. Diese „Revitalisierung" wurde als günstige Voraussetzung für gute Dauerergebnisse gewertet [99, 100].

Nach vitaler Transplantation von autogenem und allogenem Ohrknorpel mit Perichondrium von Kaninchen in ein Knorpeltransplantatlager (Kaninchenohr) und Subkutis war die Vitalität nach einem Jahr erhalten. Histochemisch konnte eine Autoresorption durch den Abbau von Glycogen und Mucopolysacchariden aufgezeigt werden, bis ein nutritiver Anschluß zum Empfängerbett hergestellt worden war, der in zwei Drittel der Fälle über eine Knorpelneubil-

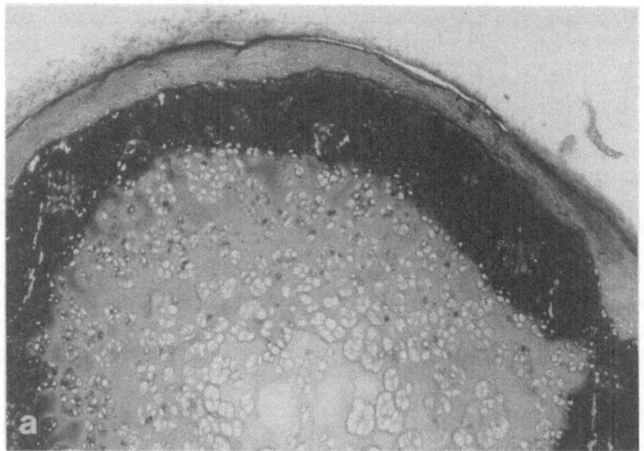

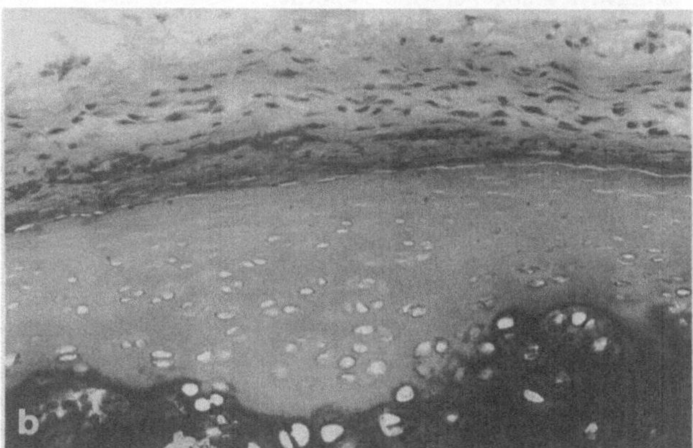

Abb. 3a, b. Allogener, strahlenkonservierter Rippenknorpel 2 Monate nach subkutaner Transplantation bei Kaninchen (aus Hellmich 1972). **a** Ringförmige Verkalkungszone, die nach zentral fortschreitet (HE, 16fach). **b** Ausschnitt (64fach): Schmale Bindegewebskapsel mit geringer zellulärer Randreaktion

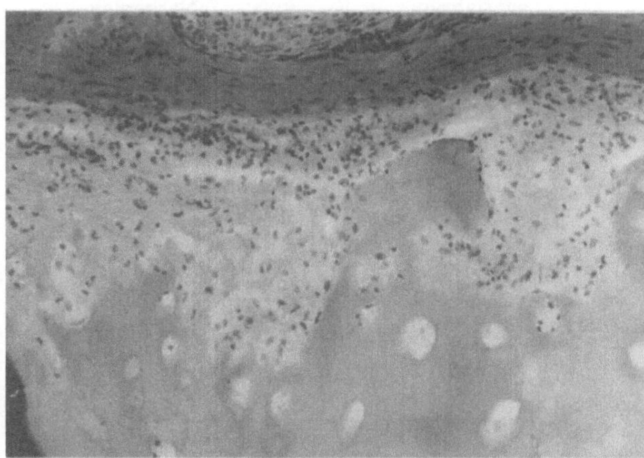

Abb. 4. Humaner lyophilisierter Rippenknorpel 7 Monate nach subkutaner Transplantation bei Kaninchen (aus Hellmich 1972). Einsprossung von Bindegewebe in die Spanperipherie (HE, 50fach)

dung erfolgte. Diese Wachstumsinduktion war bei Autotransplantaten häufiger als bei allogener Transplantation nachzuweisen [198].

Wurde Septumknorpel junger Ratten heterotop unter die Bauchhaut verpflanzt, konnte nach einem

Tabelle 4. Die Knorpeltransplantation im Tierexperiment. Auswahl von Literaturangaben seit ca. 1970

Tierart	Transplantat	Lager	Zeit	Bemerkung	Literatur
Hund	Allogener Rippenknorpel: Lyophilis. + ① γ-Bestr. ② Äthylenoxid ③ Betapropiolacton	knöcherne Rippe	230 Tage	Resorption bei ① und ③ stark ausgeprägt ② weitgehend formkonstant	Bumann 1988
Schaf/ Hund	Allogener Rippenknorpel: ① Merthiolat ② γ-Bestr.	subperiostal	5 Jahre	① In 43% Totalresorption, verknöchert ② In 85% Resorption, kaum Verknöcherung	Donald 1986
Kaninchen (jung)	Autogener Ohrknorpel	Subkutis Muskel	3 Monate	Größe verdoppelt durch Chondroneogenese	Eisemann 1983
Kaninchen	Autogener Septumknorpel	Septum	4 Monate	Nach Querschung Chondrozyten z.T. avital. Dort Teilresorption und narbiger Ersatz. Appositionelle Chondroneogenese aus vitalen Chondrozyten	Eitschberger 1980
Kaninchen	Allogener Rippenknorpel: versch. Konservierungs- verfahren	subkutan	18 Monate	Vitalkonservierung: initial starke zelluläre Reaktion. Übrige Konservierung: Binde- gewebige Kapsel, Verkalkung. Resorption bei Vitalkonservierung, Lyophilisierung und Merthiolat gering, bei Tiefkühlung und Bestrahlung (häufig Infektion) hoch	Hellmich 1974
Kaninchen	Menschl. Ohrknorpel ① vital ② Cialit, Merthiolat	subkutan	6 Monate	① Vitalität erhalten, Degen. u. Res. gering, Elastizitätsverlust ② Starke Bindegewebsreaktion, Fragment- tation, Autoresorption	Jakse 1987
Kaninchen	vitaler Ohrknorpel ① autogen ② allogen	subperi- chondral	① 6 Mon. ② 1 Jahr	① vital, auch wenn gecrushed; Osteo- und Chondroneogenese ② vital, lympho- u. plasmozelluläre Infiltra- tion; Blocktranspl.: geringe Res./gequetscht: sehr starke Res.	Kasper- bauer 1986
Kaninchen	Menschl. Rippenknorpel: ① Lyoph. ② Cialit	subkutan	17 Monate	Histolog. Bild bei ① u. ② in etwa gleich: zelluläre Reaktion u. resorptives Granu- lationsgewebe (initial). Bindegewebskapsel mit Oberflächen- resorption. Immunzellinfiltrate. Wirtreaktion: Toleranz bis Resorption	Kuschatzky 1991
Kaninchen	① Menschl. Rippenkn. versch. Konservierungs- verfahren ② autogen vital	subkutan vorbereitetes Narbenlager	19 Monate	① Vitalkonservierung: Vitalität in ⅓ der Transpl. enthalten. Ausbildung einer Nekrose, schützt vor Resorption. Merthiolat, Formalin u. Alkohol: initiale Entzündungsreaktion rasch rückläufig; Bindegewebseinsprossung, Resorption. ② Vitalität erhalten, geringe Resorption. Narbiges Transplantatlager ändert Reaktions- formen nicht	Krüger 1964
Kaninchen	− Faserkn. u. hyaliner Kn. − Cialit − allogen u. xenogen	Subkutis	− 44 Woch.	Hyaliner Knorpel bleibt zellfrei Faserknorpel mit Fibrozyten „revitalisiert"	Langnickel 1972
Hund	autogene Rippe	subperiostal	− 76 Tage	Unter Periost Resorpt. u. bindegeweb. Ersatz Scharfe Grenze zu Knochen	Orbán 1972
Affe	Lyophil. allog. Knorpel ① Rippe ② Ohr	Ⓐ subkutan Ⓑ Knochen- unterlage	260 Tage	① Ⓐ: Fixation innerhalb 5 Wochen. Osteo- neogenese in Totraum unter Periost. Ossifikation stärker als ① Ⓑ. Stärkere Resorption bei größerer Oberfläche. Resorption in zellarmen zentralen Anteilen nach Degeneration. ② zeigt völligen Form- u. Strukturverlust mit Resorption.	Sailer 1983
Kaninchen	Allog. Rippe Cialit	Ⓐ subkutan Ⓑ Knochen- unterlage	240 Tage	Bindegeweb. Kapsel. Verknöcherungen nur bei Ⓑ. Fibrosierung und Res. v.a. Ⓐ. Haupt- faktoren für Einheilung sind Kapsel, Lager und Belastung	Schwenzer 1978
Hund	Schleimhaut-Knorpel− Transplantat Septum	Subglottis	14 Monate	Knorpel ganz oder teilweise resorbiert	Thomas 1972
Kaninchen	Allog. Rippe mit/ohne Perichondrium	Kehlkopf	4 Monate	Einheilung, von Schleimhaut bedeckt. Perichondrium reduziert initiale entzündliche Reaktion	Zalzal 1986

Monat ein Wachstum in allen Dimensionen nachgewiesen werden. Histologische Unterschiede zu orthotopem Knorpel bestanden lediglich in einer zentralen Zellkonzentration [98].

Allogene Knorpel wurden nach verschiedenen Verfahren konserviert und durch Co60-Bestrahlung sterilisiert. Lyophilisierung und Aufbewahrung in physiologischer Kochsalzlösung erbrachten nach Transplantation bei Kaninchen im Vergleich zur Alkoholkonservierung schlechtere Ergebnisse [97].

Durch ein Silasticimplantat wurde bei Ratten eine Narbentasche präformiert und zu einem späteren Zeitpunkt mit vitalem Knorpel aufgefüllt. Die Vitalität wurde durch diese Bindegewebskapsel nicht beeinträchtigt [4].

Vitaler autogener und allogener sowie avitaler Gelenkknorpel wurde licht- und elektronenmikroskopisch nach Implantation auf Gelenkflächen untersucht. Während vitaler Knorpel unabhängig von seinen antigenen Eigenschaften feingeweblich und biomechanisch folgenlos einheilte, hatte avitaler Knorpel nur eine Platzhalterfunktion für einwachsendes, biomechanisch minderwertiges Gewebe [75].

Plangeschlagener Septumknorpel wurde nach freier, ortothoper Transplantation bei Kaninchen 4 Monate nach Replantation histologisch untersucht. Die Chondrozyten wiesen alle Übergangsstufen zwischen vital und avital auf. Granulationsgewebe, vom Mukoperichondrium ausgehend, wucherte in den gequetschten Knorpel vor, führte zu dessen Teilresorption und narbigen Ersatz sowie zur appositionellen Chondroneogenese. Eine Knorpelneubildung ging auch von vitalgebliebenen Chondrozyten aus [34].

Im Tierexperiment an Kaninchen konnte bei einer maximalen Beobachtungszeit von 240 Tagen die Bedeutung des Transplantatlagers für Einheilung und Resorption aufgezeigt werden. Am günstigsten erwies sich eine Knochenunterlage ohne mechanische Belastung, wobei kein wesentlicher Unterschied zwischen autogenem und Bankknorpel festgestellt werden konnte. Cialit-konservierter allogener Knorpel zeigte nur im Weichteillager eine Fibrosierung und Resorption, auf knöcherner Unterlage trat eine Verknöcherung ohne relevante Volumenminderung ein. Transplantierter Gelenkknorpel wies eine geringe Resorption auf. Dies wurde auf das fehlende Perichondrium, die hierdurch glatte Knorpeloberfläche und geringe Bindegewebsreaktion zurückgeführt [192].

Wurde hyaliner Knorpel in einen Gelenkknorpeldefekt eingelagert, ließ sich licht- und elektronenmikroskopisch zunächst eine Chondrozytenproliferation mit Steigerung der Kollagen- und Proteoglykansynthese am Defektrand nachweisen. Da jedoch diese Chondrozyten aus dem Transplantatlager nicht

an den Defektrand wanderten, kam es nicht zur Bildung einer knorpelspezifischen Interzellularsubstanz, sondern zur Ausbildung einer Randnekrose und Narbe [141].

Die experimentelle Fertigung eines Ohrmuschelgrundgerüstes wurde an Meerschweinchen und Ratten untersucht. Cialit-konservierte Knorpelfragmente wurden mit gerinnungsaktivem Plasmaprotein vernetzt in eine Silikonform implantiert. Innerhalb von Tagen oder Wochen zeigte sich jedoch eine ausgeprägte Resorption und ein Strukturverlust des Transplantates [10].

Bei 15 Katzen wurde Rippenknorpel ohne Perichondrium nach Strahlenkonservierung subkutan implantiert und bis 14 Monate später licht- und elektronenmikroskopisch untersucht. Nach spätestens einem Jahr fanden sich die Knorpelhöhlen leer und es war eine relevante Knorpelresorption (bis 50%) eingetreten [5].

Bei lyophilisiertem Knorpel konnte bei subperiostaler Platzierung eine Osteogenese am Knorpelrand mit Fixierung des Transplantates auf der Unterlage festgestellt werden. Im subkutanen Lager trat eine derartige Fixierung nicht auf [177].

Autogene und allogene, isolierte Rippenknorpelchondrozyten wurden in die Stimmlippen von Hunden injiziiert, um eine Verdickung und Medianverlagerung zu erreichen. Während bei autogenen Zellen neuer Knorpel produziert und eine dauerhafte Volumenvermehrung erreicht wurde, konnte bei allogener Transplantation eine lymphozytäre Infiltration und nach 12−18 Wochen eine totale Resorption nachgewiesen werden [7].

Bei Ratten konnte gezeigt werden, daß eine Knorpelentkalkung mit Salzsäure eine Resorption verhindern kann. So behandelter autogener und allogener Rippenknorpel wurde im Gegensatz zu unbehandeltem Knorpel innerhalb einer Beobachtungszeit bis 7 Monaten nicht resorbiert und daher eine entsprechende Entkalkung humanen Rippenknorpels vorgeschlagen [152].

Zum Vergleich von Gamma-Strahlen- und Merthiolat-konserviertem Rippenknorpel wurden bei Schaf und Hund subperiostale Transplantate nach drei bis fünf Jahren kontrolliert. Dabei fand sich nach Strahlenkonservierung eine totale Resorption in 85%, nach Merthiolatkonservierung nur in 43% der Fälle. Merthiolat-konservierter Knorpel war regelmäßig verknöchert, in strahlenbehandeltem Knorpel dagegen nur selten eine Knochenneubildung nachweisbar. Aus den Ergebnissen wurde gefolgert, daß bei genügend langer Beobachtungszeit allogene Knorpel unabhängig von der Konservierungsart einer weitgehenden Resorption unterliegen [29].

Die autogene und allogene native Ohrknorpel-transplantation in Abhängigkeit von der Knorpel-konsistenz wurde an Kaninchen untersucht. Autoge-ner subperichondral als Stück implantierter Knorpel überlebte 6 Monate ebenso wie gequetschter Knor-pel. Letzterer zeigte eine ausgeprägte Knorpel- und Knochenneubildung, die Verbindung zur Umgebung war teils knorpelig, teils bindegewebig. Allogene vi-tale Knorpelstücke überlebten subperichondral nach einjähriger Beobachtungszeit. Vom angrenzenden Perichondrium wurde neuer Knorpel gebildet, es fanden sich jedoch auch Infiltrate von Lymphozyten und Plasmazellen. Gequetschter allogener Knorpel wies eine deutliche Zellinfiltration und Resorption auf. Die Resorption wurde als immunologische Re-aktion auf die durch den Quetschvorgang exponier-ten Chondrozyten gedeutet [87].

Unter Ausnutzung des oben beschriebenen „Zeitraffereffektes" wurde menschlicher Ohrknor-pel Kaninchen subkutan implantiert. Eine Vitalkon-servierung erfolgte durch Aufbewahrung in einer Gewebekultur bei 37 °C bzw. einer Nährlösung bei +4 °C. Außerdem wurde Ohrknorpel nativ-frisch transplantiert. Avitale Knorpeltransplantate waren durch Cialit oder Merthiolat vorbehandelt. Makro-skopische und licht- sowie elektronenmikroskopi-sche Kontrollen erfolgten nach 6 Monaten. Die vita-len Transplantate zeigten geringe Degenerations- und Resorptionsvorgänge, die Elastizität war herab-gesetzt, die Vitalität überwiegend erhalten. Bei fri-scher Transplantation reagierte das Transplantatla-ger durch Einsprossung von Bindegewebe und Frag-mentation des Knorpels. Sowohl avitale, als auch vi-tal-konservierte Transplantate zeigten ansonsten eine Kapselbildung bei nur geringer Oberflächen-sorption. Aus den Ergebnissen wurde gefolgert, daß die Vitalkonservierung zu einem weitgehenden Ver-lust der antigenen Eigenschaften des Transplantates führt. Es wurde vermutet, daß langfristig eine Allo-transplantation zur Autoresorption des Transplanta-tes Anlaß gibt, da kein nutritiver Anschluß an das Wirtsgewebe erfolgt und der Energiebedarf des Transplantates aus der eigenen Grundsubstanz ge-deckt werden muß [81].

Der Einfluß unterschiedlicher Sterilisationsver-fahren auf die ossäre Reaktion nach allogener, ge-friergetrockneter Knorpelimplantation wurde bei Hunden untersucht. Die Sterilisation der lyophili-sierten Knorpeltransplantate erfolgte entweder durch Gammastrahlen, Äthylenoxidgas oder Beta-propiolaktonlösung. Im Rippenknochenlager fand sich ein völliger Formverlust nach Gammastrahlen- und Betapropiolaktonsterilisation innerhalb von 125 bzw. 230 Tagen. Das Äthylenoxid-sterilisierte Lyo-transplantat wies auch nach 328 Tagen noch eine Formkonstanz auf [17].

Wurde gequetschter autogener Septumknorpel in das Septum wachsender Kaninchen reimplantiert, kam es zwar zu einem weiteren Wachstum, jedoch blieb das Ausmaß im Vergleich zu Kontrolltieren deutlich zurück. Die Wachstumsstörung betraf dabei nicht nur die Nase, sondern auch die Maxilla. Län-gen- und Höhenreduzierung waren teilweise auch auf Septumdeviationen zurückzuführen, die an den Bruchkanten des Knorpels auftraten. Ähnliche Wachstumsstörungen wurden auch nach Replanta-tion des Septumknorpels in einer um 90° oder 180° rotierten Position beobachtet [207].

Lösungsmittelgetrocknetem, strahlensterilisier-tem Knorpel wird durch chemische Vorbehandlung ein völliger Verlust der antigenen Eigenschaften zu-geschrieben. Bei der xenogenen Transplantation Cialit- und lösungsmittelkonservierten Rippenknor-pels von Menschen in die Subkutis von Kaninchen war kein wesentlicher Unterschied in der Reaktion des Transplantatlagers festzustellen: Nach einer ini-tialen zellulären Reaktion aus neutrophilen Granulo-zyten und Makrophagen entwickelte sich ein resorp-tives Granulationsgewebe, bis nach ca. 17 Monaten das Transplantat vom Empfängerorganismus als „weitgehend nicht resorbierbarer Fremdkörper" an-genommen wurde. Unter einer bindegewebigen Kapsel fand sich an der Knorpeloberfläche nur eine geringe Teilresorption, im äußersten Falle bis zur Fragmentation einzelner Knorpelareale. In unregel-mäßiger Ausprägung war eine kräftige immunzellige Antwort festzustellen, die dem Knorpel schwalben-nestartig aufgelagert war. Identisch konservierte allogene Knorpeltransplantate verhielten sich ähn-lich, die Resorption war jedoch wesentlich stärker ausgeprägt. Es konnte bei beiden (xenogenen und allogenen) Transplantatgruppen kein bindegewebi-ger Ersatz des Transplantates festgestellt werden. Die Reaktion des Wirtgewebes war sehr unterschied-lich, sie reichte vom weitgehenden Erhalt des Trans-plantates bis zur ausgeprägten Resorption [91].

Zur Erweiterung des subglottischen Raumes wurde bei Hunden ein Schleimhaut-Knorpel-Trans-plantat der Nasenscheidewand in den gespaltenen Ringknorpel eingefügt. Der Knorpel fand sich nach 14 Monaten ganz oder teilweise resorbiert, das Lu-men blieb jedoch weit offen [204].

Allogene, alkoholkonservierte Ohrknorpel-transplantate eigneten sich im Tierexperiment zur Larynxrekonstruktion. Nach einem Monat war der Knorpel inkorporiert und von respiratorischem Epi-thel bedeckt. Verstärkte Resorption durch Granula-tionsgewebe war durch chirurgische Traumatisierung oder Fadenmaterial verursacht [3].

Autogene Rippenknorpel-Perichondriumtrans-plantate waren 2 bis 4 Monate nach subglottischer Implantation bei Kaninchen vital eingeheilt und von respiratorischem Epithel bedeckt. Auch ohne Perichondrium zum Kehlkopflumen hin trat eine Einheilung ein, allerdings war sie durch oberflächliche Infektionsvorgänge verzögert [225].

Im Tierexperiment an Ohrknorpeln von Schweinen ließen sich Knorpelverbiegungen durch keilförmige Exzisionen auf der konvexen Seite und Perichondriuminzisionen auf der Gegenseite auflösen [148].

Zusammenfassung der tierexperimentellen Befunde. Im Tierexperiment, überwiegend bei Kaninchen, aber auch an Hunden und anderen Tieren wurden die Einheilungsvorgänge von verschiedenen Knorpeltransplantaten untersucht. Autogene, vitale Knorpeltransplantate blieben zumindest nach lichtmikroskopischen Kriterien, z.T. jedoch auch elektronenmikroskopisch und autoradiographisch nachgewiesen, vital. Dennoch unterlagen sie resorptiven Prozessen ebenso wie konservierter, allogener Knorpel. Der histologische Einheilungsvorgang von Knorpeltransplantaten war initial durch einen Entzündungswall, besonders ausgeprägt bei allogenen vitalen und konservierten Transplantaten, gekennzeichnet. Nach mehreren Wochen trat eine reizlose bindegewebige Abkapselung ein. Langfristig konnten Randresorptionen, allerdings ohne wesentlichen Volumenverlust, z.T. jedoch auch Knorpelfragmentationen und Auflösung nach Bindegewebseinsprossung nachgewiesen werden.

Transplantatresorptionen zeigten sich unter anderem abhängig von der Vitalität und der Vorbehandlung des Transplantates. Die Resorption von vitalen Transplantaten wurde allgemein als gering eingestuft. Ähnlich günstig erwiesen sich in Quecksilberlösungen konservierte Knorpel sowie lyophilisierte Transplantate. Überwiegend ungünstig im Hinblick auf die Resorption wurde tiefgekühlter und bestrahlter Knorpel beurteilt. Bei jeder Form der Knorpeltransplantation wurde ein gewisses Maß an Autoresorption durch fehlenden oder eingeschränkten nutritiven Anschluß bzw. Stoffwechsel angenommen. Stärker ausgeprägt war die Resorption bei gequetschtem Knorpel wegen der vergrößerten Oberfläche und dem dadurch erleichterten Eindringen von Bindegewebe. Die Vitalität einzelner Chondrozyten blieb nach Knorpelquetschung erhalten und ermöglichte eine Chondroneogenese. Bei jungen Tieren blieb das Knorpelwachstum von gequetschtem autogenem vitalem Knorpel jedoch deutlich zurück.

Auch das Transplantatlager hatte einen Einfluß auf den Verlauf der Knorpeltransplantation. Im Hinblick auf die Volumenstabilität wurde am günstigsten eine Knochenunterlage ohne Belastung angesehen. Im Knochenlager wurde durch das Transplantat eine

Knochenneubildung induziert, zusätzlich trat bei Bankknorpeln eine intrachondrale Verknöcherung auf. Ein narbiges Transplantatlager hatte keinen Einfluß auf die Vitalität von autogenem Knorpel oder die Resorption von Bankknorpel.

Die Vitalität von Knorpeltransplantaten zeigte sich unabhängig davon, ob der Knorpel mit oder ohne Perichondrium transplantiert wurde. Auch eine Resorption konnte durch anhaftendes Perichondrium nicht verhindert werden. Die Verbiegungstendenz durch das innere Spannungssystem war bei konserviertem und frischem Knorpel in gleichem Ausmaße vorhanden.

4 Klinik der Knorpeltransplantation

4.1 Transplantatentnahme

4.1.1 Rippenknorpel

Zur Knorpelgewinnung sind die knorpeligen Anteile der 6. bis 9. Rippe am besten geeignet. Die 7. Rippe ist am längsten und inseriert direkt am Sternum, die 8. und 9. Rippe über Syndesmosen [217]. Als Zugang eignet sich eine submammäre Inzision bei Frauen [82] und eine ähnliche, am Unterrand des Musculus pectoralis major liegende Inzision bei Männern. Die Faszie des Musculus rectus abdominis mit den darunterliegenden vertikal verlaufenden Muskelfasern wird entweder quer durchtrennt, oder die Muskelfasern werden parallel zu ihrer Verlaufsrichtung auseinandergedrängt. Soll nur ein kleines Rippenknorpelareal mit angrenzendem Perichondrium z.B. zur Larynx- oder Trachearekonstruktion verwendet werden, so wird das Perichondrium in der gewünschten Ausdehnung markiert und umschnitten. Die angrenzenden Perichondriumanteile werden dann soweit abgeschoben, bis ein kahnförmiges Perichondrium-Knorpeltransplantat unter Belassung einer dorsalen Spange gewonnen werden kann [89].

Meist wird jedoch ein großes Knorpeltransplantat benötigt, welches die zirkuläre Befreiung des Rippenknorpels von Perichondrium notwendig macht. Die Wahl der Rippe richtet sich nach dem Knorpelbedarf. Die 6. Rippe hat keine Verbindung zu den benachbarten Rippen und kann daher bis zu ihrer sternalen Verbindung als Block isoliert werden. Auf diese Weise können Knorpel von 10 bis zu 17 cm Länge gewonnen werden [82]. Zusammenhängende Knorpelareale erhält man durch Präparation der 7. bis 9. Rippe.

Das Perichondrium wird an der Rippenaußenfläche längs indiziert, wobei es sich bewährt hat, mit dem Skalpell leicht in die Knorpeloberfläche einzudringen. Das Abschieben des Perichondriums mit einem Raspatorium nach Doyen [217] oder Henke wird durch mehrere vertikalverlaufende Perichondriuminzisionen erleichtert. Im knöchernen Bereich gelingt es relativ leicht auf die Rippenunterfläche zu gelangen. Die Rippenunterfläche läßt sich vom knöchernen Anteil aus nach medial in der Schicht präparieren. Da Interkostal-Arterie, -Vene und -Nerv an der kaudalen Rippenkante verlaufen, ist es sinnvoll, die Präparation von kranial zu beginnen. Bei Gefäßverletzungen läßt sich dann die Rippe schneller mobilisieren und entfernen, um Übersicht zur Blutstillung zu erhalten.

Das Perichondrium haftet an der Rippenunterfläche unterschiedlich stark und ist vor allem im Kindesalter sehr adhärent. Um der Gefahr einer Pleuraverletzung zu begegnen, wird die Entfernung der anterioren Rippenanteile mit dem Hohlmeißel unter Belassung einer posterioren Knorpelspange empfohlen [213]. Auch postoperative Schmerzen würden dadurch abgemildert. Legt man Wert auf einen „ausbalancierten" Knorpelspan mit minimierter Verbiegungstendenz (s.u.), wird man jedoch die Rippe in ihrer gesamten Zirkumferenz resezieren müssen.

Die Häufigkeit einer Pleuraverletzung wird mit 1 von 41 Fällen [82], 3 von 180 Fällen [217] bzw. 20% bei 793 Entnahmen [222] angegeben. Im eigenen Krankengut trat bei 55 konsekutiven Rippenknorpelentnahmen in einem Jahr keine Pleuraverletzung auf.

Ein Pleuraleck kann durch Auffüllung der Wundhöhle mit physiologischer Kochsalzlösung und Überdruckbeatmung sicher erkannt werden. Es läßt sich durch Übernähung und Auflagerung eines freien oder gestielten Faszien-Muskeltransplantates verschließen [217]. Eine Monaldi-Pleuradrainage ist in der Regel nicht erforderlich, eine postoperative Röntgenkontrolle jedoch anzuraten.

Die Gefahr postoperativer Interkostalneuralgien wird im allgemeinen überschätzt. Im eigenen Krankengut konnten wir keine derartigen Dauerfolgen feststellen. Auch in anderen Berichten wird diese mögliche Spätkomplikation nicht erwähnt [82, 89, 217, 222].

Über die beschriebene Inzision lassen sich die kaudal gelegenen Rippen oft schwer erreichen. In diesen Fällen kann die Inzision zick-zack-förmig nach unten erweitert werden [217], was jedoch eine kosmetisch ungünstige Narbenbildung hervorruft. Will man allerdings zur .Gewinnung bestimmter Knorpelareale („Rib-tip-graft" und „Rib-margin-graft", s.u.) die 8. und 9. Rippe erreichen, ist eine Hilfsinzision erforderlich.

4.1.2 Ohrmuschel

Der elastische *Ohrmuschelknorpel* kann über eine retroauriculäre [61] oder anteriore Hautinzision [200] gewonnen werden. Die subperichondrale Ent-

nahme wird durch „hydraulische Dissektion" nach Injektion eines Lokalanästhetikums erleichtert [200]. Am häufigsten wird der Knorpel des Cavum conchae verwendet. Dabei ist es in aller Regel günstiger, das Cavum conchae als Ganzes bis an den Gehörgangseingang zu entfernen, um keine optisch störenden Kanten zurückzulassen [61]. Aus ästhetischen Gründen sollte jedoch das Crus helicis verbleiben. Wird ein Knorpelrahmen belassen, entsteht keine erkennbare Ohrmuscheldeformität [61, 200].

Auch bei Kindern ist eine Ohrknorpelentnahme ab dem 6. Lebensjahr möglich, da zu diesem Zeitpunkt bereits 80% der Größe eines Erwachsenenohres erreicht sind. Bei ihnen kann sogar ein Ohrknorpeltransplantat mit Perichondrium an neuem Ort mit dem Körperwachstum Schritt halten [200].

Eine Fixation des Transplantates auf einer festen Unterlage erreicht man, wenn etwas Bindegewebe am Ohrknorpel belassen wird. Ein planes, glattes Knorpeltransplantat mit oder ohne Perichondrium läßt sich auch vom Tragus gewinnen [37]. Wird die laterale Zirkumferenz des Tragusknorpels belassen, ist die Entnahme nicht zu erkennen.

Zusammengesetzte (Schleim-)Hautknorpeltransplantate (Composite graft), seltener aus dem Nasenseptum, überwiegend von der Ohrmuschel, haben einen weiten Einsatzbereich in der plastisch-rekonstruktiven Gesichtschirurgie gefunden. Da ihre Ernährung im Transplantatlager zunächst nur über die Defektränder durch Diffusion erfolgen kann, sollten sie an keiner Stelle breiter als 1 cm, maximal bis 2 cm dimensioniert werden [38]. Je nach erforderlicher Krümmung wählt man entweder ein Knorpel-Hauttransplantat von der Ohrmuschelvorder- oder rückfläche. Da die Haut an der Rückfläche gegen den Knorpel leicht verschieblich ist, sollte sie durch durchgreifende Nähte vor der endgültigen Transplantatentnahme fixiert werden. Bei posteriorer Entnahme ist ein direkter Hautverschluß möglich, bei der häufigeren anterioren Präparation die Defektdeckung durch einen subkutan-gestielten retroauriculären Insellappen erforderlich [172]. Dreischichtige Knorpel-Hauttransplantate aus dem Helixrand sind nur selten indiziert. Dies gilt auch für gefäßgestielte Knorpel-Hauttransplantate der Ohrmuschel, die mikrovaskulär anastomosiert frei übertragen werden können [150, 151].

4.1.3 Knorpeltransplantate aus der Nase und anderen Regionen

Ganz überwiegend werden Teile des *Septumknorpels* zur orthotopen autogenen Transplantation verwendet. Da zur Vermeidung einer postoperativen Formstörung ein ausreichend großer Knorpelrahmen belassen werden muß, ist die Transplantatgröße limitiert. Nur sehr kleine und dünne Transplantate können aus dem lateralen Flügelknorpelschenkel oder den Dreiecksknorpeln gewonnen werden. Auch ein entnommener knorpeliger Nasenhöcker eignet sich zur Transplantation an anderer Stelle [50]. Bei all diesen Transplantaten ist jedoch anhaftende Schleimhaut sicher zu entfernen, um nicht die Ausbildung einer schleimhautausgekleideten Zyste im Transplantatlager zu provozieren.

Für Rekonstruktionen im Lid- oder Larynxbereich eignet sich ein zusammengesetztes *Schleimhautknorpeltransplantat* aus dem Septum. Das belassene Perichondrium der Gegenseite erlaubt eine spontane Epithelisation des Entnahmedefektes.

Gelenkknorpel, Meniskusgewebe und Zwischenwirbelscheiben werden nur sehr selten und in aller Regel als allogene Bankknorpeltransplantate eingesetzt. Bei Kindern ist noch die Möglichkeit der Knorpelentnahme aus dem noch nicht verknöcherten Beckenkamm angegeben [213].

4.2 Bearbeitung von Knorpeltransplantaten

4.2.1 Modellierung

Die Gestaltung der Transplantate soll nicht nur der gewünschten Formgebung oder Stützfunktion dienen, sondern auch späteren Knorpelverbiegungen oder Resorptionen vorbeugen. Planer Septumknorpel kann durch inkomplette Knorpelinzisionen dach- oder torbogenförmig gestaltet werden [60]. Umgekehrt kann gebogener Ohrmuschelknorpel durch keilförmige Knorpelexzisionen auf der konvexen Seite und Perichondriuminzisionen auf der Gegenseite gestreckt werden [148]. Eine unnötige Traumatisierung der Transplantatoberfläche mit möglichen späteren Resorptionsfolgen wird durch die Verwendung einer Schablone vermieden [76]. Um ein größeres Transplantatvolumen zu erzielen, kann der Ohrknorpel in sich gerollt werden [58]. Die zusätzliche Einhüllung in Temporalisfaszie fördert die feste Verbindung zu einer Knochenunterlage und soll einer Resorption vorbeugen [181].

Knorpel kann mit dem Dermatom in Scheiben von 0,1 mm Stärke geschnitten werden und läßt sich dann zur Auffüllung von Höhlen verwenden [111]. Größere autogene Rippenscheiben lassen sich in vorgeformte perforierte Kunststoffschalen einbetten und temporär unter die Bauchhaut verlagern, bis durch Einwachsen von Bindegewebe ein formstabiles Gerüst zur Defektauffülllung entstanden ist [135,

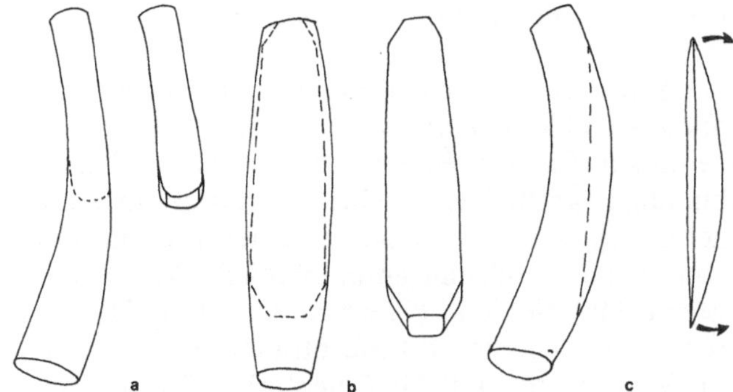

Abb. 5a–c. Rippenknorpelspäne mit „ausbalanciertem" (a+b) und nicht „ausbalanciertem" Querschnitt (c) (modifiziert nach Gibson und Davis 1958). **a** „Rib-tip-graft" aus der 8. oder 9. Rippe. **b** „Rib-margin-graft" aus 7. oder 8. Rippe. **c** „Rib-sector-graft"

143]. Diese subkutane Zwischenlagerung von Knorpeltransplantaten für spätere Zwecke kann man sich auch zu Nutze machen, wenn autogenes Knorpelmaterial nach einer plastischen Rekonstruktion nicht mehr gebraucht wird [200] oder patientenbedingte Umstände (z.B. abgetrennte Knorpelanteile bei schwerem Trauma) eine Rekonstruktion zu einem späteren Zeitpunkt erzwingen [19].

Vor allem bei Rippenknorpelspänen muß zur Vermeidung einer späteren Knorpelverbiegung auf „ausbalancierte Querschnitte" geachtet werden [51]. Diese erhält man, wenn man nur die zentralen Anteile eines Rippenknorpelstückes verwendet und diese durch gleichmäßige Knorpelabnahme von allen Seiten herausarbeitet („Rib-margin-graft", Abb. 5b). Hierdurch lassen sich großvolumige Knorpeltransplantate mit ausgeglichenen Spannungsverhältnissen herstellen. Kleinere, gerade Knorpelspäne können aus der medialen Spitze der 8. oder 9. Rippe gewonnen werden, um z.B. umschriebene Depressionen des Nasenrückens aufzufüllen („Rib-tip-graft", Abb. 5a). In manchen Fällen ist jedoch eine Biegung des Knorpels erwünscht. In diesen Fällen kann ein peripheres Rippensegment verwendet werden („Rib-sector-graft", Abb. 5c).

Die Knorpelverbiegung nimmt eine gewisse Zeit in Anspruch. Es ist daher sinnvoll, die Knorpelmodellierung intraoperativ zu einem möglichst frühen Zeitpunkt vorzunehmen, das Transplantat anschließend in physiologischer Kochsalzlösung aufzubewahren und erst nach frühestens 30 min zu verwenden [57]. Trotz aller Vorbeugungsmaßnahmen kann jedoch eine Formveränderung des Knorpels auch noch zu einem wesentlich späteren Zeitpunkt eintreten.

4.2.2 Einrichtung einer Knorpelbank

Aufgrund der einfachen Handhabung haben *Merthiolat*- und *Cialitkonservierung* weite Verbreitung gefunden. Cialit ist eine organische Quecksilberverbindung, Merthiolat ein Quecksilbersalz. In wäßriger Lösung zeichnen sie sich bei einer Konzentration von 1:2000 durch eine antimikrobielle Wirksamkeit gegen Bakterien und Pilze aus. Auch freie HIV-Viren werden bei dieser Konzentration bereits nach 5 Minuten inaktiviert [223]. Eine stärkere Verdünnung der Lösung wird von den Herstellern nicht empfohlen. Für Gehörknöchelchen wird die Verwendung von Cialit, bei Knorpel Merthiolat empfohlen [88]. Für Septumknorpel wird auch eine Cialitlösung 1:5000 vorgeschlagen, die am zweiten, vierten, sechsten und achten Tag und schließlich monatlich steril gewechselt wird [80].

Rippenknorpel wird innerhalb von 36 h post mortem unter sterilen Kautelen gewonnen. Ausschlußkriterien für Spender sind maligne Grunderkrankungen oder spezifische Infektionskrankheiten. Hepatitis und HIV-Infektion werden serologisch ausgeschlossen (eine noch nicht eingetretene Serokonversion muß hingenommen werden). Bis zum Eintreffen der Untersuchungsergebnisse wird der Rippenknorpel im Kühlschrank aufbewahrt. Anschließend wird er in Cialit 0,02%ig perichondriumfrei in sterilen Gefäßen im Kühlschrank aufbewahrt und die Lösung alle 8 Wochen gewechselt. Nach frühestens 2 Wochen ist der Knorpel verwendungsfähig. Ein Verfallsdatum nach 1 Jahr sollte auf den Gefäßen notiert werden. Eine bakteriologische Untersuchung bis 2 Wochen nach Konservierungsbeginn ist anzuraten. Die möglichst großen Knorpelstücke eines Behältnisses sollen von *einem* Spender mit bekannten Daten stammen (kein „Pooling") [212].

Da die Möglichkeit einer bakteriellen Besiedelung nach Transplantatentnahme möglich ist, sollte die Lösung anschließend jeweils unter sterilen Bedingungen erneuert werden. Die Hersteller weisen darauf hin, daß bei der Merthiolat- und Cialitzubereitung wegen der Toxizität Vorsichtsmaßnahmen zu ergreifen sind und auch die Entsorgung nach gewissen Vorschriften über eine Sondermülldeponie erfolgen muß. Toxikologisch sollen sich für den Empfänger keine Probleme ergeben, wenn das Transplantat wenigstens 20 min vor Implantation in physiologischer Kochsalzlösung ausgespült wird. In dieser Zeit sind z.B. 80% der freien Valenzen von Cialit ausgewaschen [213]. Allerdings kann dieser Prozeß auch bis zu 20 Stunden in Anspruch nehmen [191].

Dehydratisierte allogene Rippenknorpeltransplantate können durch Äthylenoxid oder Wasserstoffperoxid sterilisiert werden und gelten daher als weitgehend infektionssicher. Allerdings ist die Eindringtiefe dieser Reagenzien begrenzt. Lyophilisierte oder lösungsmitteldehydratisierte Transplantate müssen vor Verwendung rehydriert werden, was je nach Knorpelgröße 2 bis 12 Stunden in Anspruch nehmen kann [161, 166, 180]. Durch die Möglichkeit der Rehydratation in Antibiotikalösung bieten sie einen zusätzlichen Infektionsschutz.

4.3 Allgemeine klinische Ergebnisse

4.3.1 Histomorphologische Untersuchungen

Für die *klinische Anwendung* liegen zahlreiche histologische Untersuchungen nach Transplantationen verschiedener Knorpelmaterialien im Hinblick auf Vitalität, Konservierungsmethode, Form, Transplantatlager und Nachbeobachtungszeit vor (siehe auch Abb. 6 u. 7).

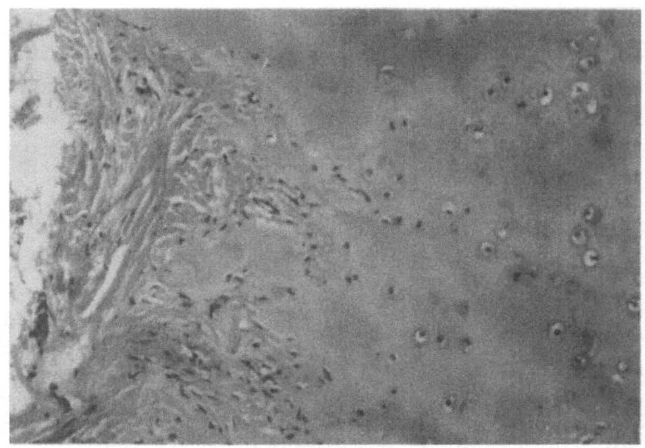

Abb. 6. Knorpeliger Nasenhöcker, 1 Jahr nach Retransplantation auf den Nasenrücken. Lichtmikroskopisch vitaler Knorpel mit bindegewebiger Invasion und Resorption in der Peripherie (HE, 10fach)

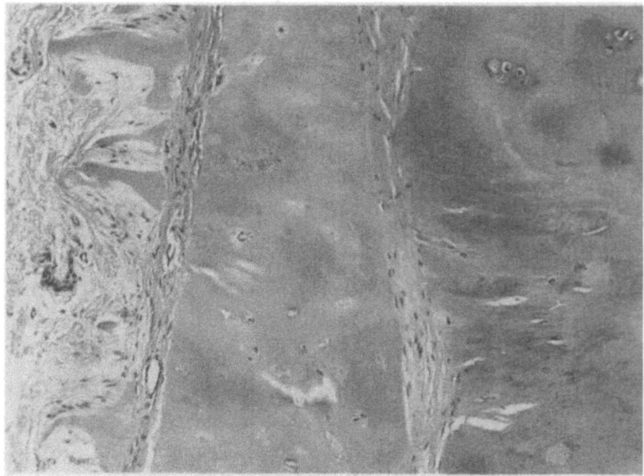

Abb. 7. Autogener Rippenknorpel, 4 Jahre nach Transplantation auf den Nasenrücken. Weitgehend zellarmer, z.T. avitaler Knorpel, bindegewebig eingescheidet. Glatte Oberfläche mit umschriebenem Resorptionsareal (HE, 10fach)

Krüger [93] hat die Literatur zwischen 1899 und 1962 diesbezüglich ausgewertet. Die Aussagen bei autogener vitaler Knorpeltransplantation waren weitgehend einheitlich. Die Chondrozyten blieben auch nach jahrelanger Nachbeobachtungszeit vital. Hierfür war die Mitverpflanzung von Perichondrium nicht erforderlich, zumal das Transplantat von einer perichondriumähnlichen Kapsel eingescheidet wurde. Randresorptionen durch einwachsendes Bindegewebe waren festzustellen, eine Volumenreduktion war jedoch makroskopisch nur in Ausnahmefällen erkennbar. Eine vitale allogene Knorpeltransplantation war dagegen mit einer stärkeren entzündlichen Reaktion des Wirtsgewebes verbunden, welche auch mit einer stärkeren Resorption einherging. Dennoch blieb die Vitalität überwiegend erhalten. Vital konservierter Knorpel behielt ebenfalls die Vitalität der Chondrozyten, vorausgesetzt, daß zum Zeitpunkt der Transplantation über 50% der Zellen mit Neutralrot anfärbbar waren. Eine Randresorption ohne Volumenverlust trat wie bei den frischen autogenen Knorpeltransplantaten auf.

Konservierte avitale allogene Knorpeltransplantate zeigten dagegen histologisch ein sehr uneinheitliches Bild. Die Befunde reichten von reizloser Einscheidung ohne jegliche Resorptionsaktivität, bis zur völligen Desintegration des Knorpels. Eine initiale stärkere zelluläre Randreaktion sowie eine spätere Tendenz zur Verknöcherung wurde jedoch häufig beobachtet. Der bindegewebige Ersatz von Merthiolat-konserviertem Knorpel war bis zu siebenfach stärker ausgeprägt als bei vitalem Knorpel. Insgesamt wurde die Resorption bei vitalem autogenem und allogenem Knorpel als gering im Vergleich zu avital konserviertem Knorpel angesehen. Trotz leichtgradiger Degeneration von Chondrozyten und Grundsubstanz bei vitalem Knorpel mit resorptiven Vorgängen am Rand erlitten diese keinen klinisch faßbaren Volumenverlust im Gegensatz zu avitalen Knorpelspänen.

Hellmich (1974) [69] hat u.a. die Literatur des folgenden Jahrzehnts ausgewertet und sie nach Aussagen zur Resorption, Infektionsanfälligkeit, Verbiegungstendenz und Transplantationsreaktion in Abhängigkeit vom verwendeten Knorpeltransplantat gegliedert. Histologisch ließ sich sowohl bei autogen frisch verpflanzten Knorpeltransplantaten, als auch bei avital konservierten Transplantaten eine Resorption feststellen, welche in ihrer Ausprägung keinen Unterschied zwischen vitalen und Merthiolatkonservierten Spänen erkennen ließ. Eine stärkere Resorption war bei den anderen Konservierungsverfahren festzustellen, wobei Strahlenkonservierung und Tiefkühlung die ungünstigsten Ergebnisse erbrachten. Eine ausgeprägte Knorpelresorption war

bei freiliegendem Knorpel und folgender Infektion regelmäßig nachweisbar. Resorptive Prozesse konnten durch Erhaltung des Perichondriums nicht verhindert werden. Mechanische Faktoren durch Zug- und Druckkräfte des Transplantatlagers hatten einen Einfluß auf die Resorption, wobei die vorliegenden Untersuchungsergebnisse jedoch keine weiteren Aufschlüsse erlaubten. Bei einer Reihe von primär vital transplantierten Rippenknorpelspänen konnte nach Jahre späterer Knorpelentnahme keine Vitalität mehr festgestellt werden. Immunologische Reaktionen (Rundzellinfiltrate) waren bei konserviertem Knorpel geringer ausgeprägt als bei vitalem Knorpel.

Autogener Rippenknorpel konnte 3 Jahre nach subkutaner Implantation histologisch nachuntersucht werden. Er fand sich vital ohne Hinweise für eine Resorption. In anderen Fällen erwiesen sich verschiedene Transplantatlager (Thorax, Nase) ohne Einfluß auf die Formkonstanz. Transplantierter Septumknorpel fand sich ebenfalls vital, allerdings war Bindegewebe ins Knorpelinnere eingewachsen und hatte zu Verformungen geführt [155].

Aus der neueren Literatur gibt es nur wenige Berichte zur Histologie nach Knorpeltransplantationen beim Menschen. Plangeschlagener Septumknorpel („crushed cartilage") war bis zu sechs Jahre nach Reimplantation in die Nasenscheidewand nachuntersucht worden. Unmittelbar nach der Quetschung waren Einzelzelluntergänge festzustellen. Intraseptal kam es zum Einsprossen gefäßführenden Bindegewebes sowie zur metaplastischen herdförmigen Knochenneubildung. Um den gequetschten Knorpel selbst bildete sich manschettenartig neuer Knorpel aus. Nach der Quetschung vital gebliebene Knorpelanteile hatten ihre Vitalität bewahrt [103]. Diese klinische Untersuchung bestätigt die früher tierexperimentell gewonnenen Erkenntnisse [34].

Auf dem Nasenrücken wurde gequetschter autogener Septumknorpel langsam durch Bindegewebe ersetzt. Merthiolat-konservierter gequetschter Knorpel auf dem Nasenrücken war zunächst von Lymphozyten, Histiozyten und Plasmazellen umgeben, nach 3 Wochen schützte eine Bindegewebskapsel vor weiterer Zellinvasion. In der Folge kam es dann nur noch zu einem langsamen bindegewebigen Ersatz des Knorpels. Elektronenmikroskopisch ließen sich lediglich Relikte von Zellmembranen und Organellen nachweisen. Der langsame bindegewebige Ersatz führte nicht zu einer Formveränderung des Transplantates [195].

Merthiolat-konservierter Rippenknorpel wurde sowohl in der Ruhe −, als auch in der Belastungszone der Nase [48] resorbiert, wenn auch in unterschiedlichem Ausmaß. Bankknorpel zeigte nach 11 Jahren sowohl im Septum als auch im Nasenrückenbereich

Resorptionsareale. Lymphozyten und Plasmazellen waren nicht vermehrt nachweisbar, daher wurde eine Unverträglichkeitsreaktion nicht als Ursache der Resorption angesehen. Vielmehr konnte ein enzymatischer Abbau durch polymorphkernige Leukozyten und eine Abräumreaktion durch Makrophagen mikroskopisch nachgewiesen werden. Als Angriffspunkt für die Resorption wurden Degenerationsherde in alterndem Knorpel angesehen. Diese Degenerationsareale, erkennbar an einer Auflösung des Chondromukoids, Demaskierung und Dissoziation der Kollagenfibrillen, stellten einen Ort verringerter Resistenz gegen das Einwachsen gefäßhaltigen Bindegewebes dar. Weniger der Transplantationsort als vielmehr präexistente Degenerationsherde wurden als Ursache für die Resorption angeschuldigt und eine stichprobenartige histologische Kontrolle von Bankknorpel vor Transplantation empfohlen [33].

Gute Erfahrungen mit Cialit-Rippenknorpel im Gesicht wurden über einen Zeitraum von 10 Jahren gesammelt. Gewebeproben von 13 Transplantaten in Jochbein, Nase, Ober- und Unterkiefer konnten histologisch untersucht werden. Während Bankknorpel *vor* Transplantation mikroskopisch meist leere Knorpelhöfe aufwies, waren dort nach Transplantation intakte Zellen und eine Verdichtung der Grundsubstanz zu erkennen. Die Stabilität von Knorpeltransplantaten wurde daher auf Revitalisierungsprozesse zurückgeführt [189].

Lyophilisierter, strahlensterilisierter Rippenknorpel konnte in 21 Fällen nach 2 bis 67 Monate zurückliegender Transplantation histologisch und mikroradiographisch nachuntersucht werden. Es fanden sich großflächige Strukturveränderungen der Matrix mit Eindringen von Bindegewebe und Gefäßen. Resorptionen fanden in erster Linie in diesen Regionen statt, zum Teil auch durch eingewanderte Chondroklasten. Verkalkungen waren nicht ringförmig, wie bei [66] beschrieben mit dem Effekt eines Schutzes vor der Invasion von Bindegewebe, sondern unregelmäßig verteilt. Das Bindegewebe machte an diesen Verkalkungen nicht halt, sondern führte in diesen Bereichen zu einer schleichenden Resorption. Die beschriebenen Veränderungen zeigten eine Zunahme mit der Liegedauer des Transplantates. Es wurde ein „antiinvasiver Faktor der Matrix" angenommen, der normalerweise den Knorpel vor dem resorptiven Einwachsen von Gefäßen schützt. Durch die Konservierungs- und Sterilisierungsverfahren könnte dieser Faktor inaktiviert worden sein. Mittelfristig wurde angenommen, daß lyophilisierter Knorpel über 5 Jahre im wesentlichen form- und volumenkonstant bleibt, während bei längerfristiger Anwendung im Hinblick auf seine Haltbarkeit Zweifel zu äußern sind [46].

Die Bedeutung der Belastung für die Einheilung von Knorpeltransplantaten wird aus histologischen Untersuchungen nach Transplantationen in das Kniegelenk deutlich. Vitale allogene Knorpeltransplantate blieben auch ohne Berücksichtigung der Gewebe- oder ABO-Kompatibilität vital. Die Integration erwies sich nicht von einer Abstoßungsreaktion abhängig, sondern nur von der mechanischen Beanspruchung [142].

Zusammenfassung der histomorphologischen Befunde beim Menschen. Randresorptionen ließen sich in mehr oder minder ausgeprägtem Ausmaße bei allen Transplantaten nachweisen. Entzündliche Reaktionen des Transplantatlagers waren bei konservierten und vital-allogenen Knorpeltransplantaten ausgeprägter als bei autogenen Transplantaten. Die Resorption von autogenem Knorpel wurde meist als geringer eingestuft als von konserviertem Knorpel. Rundzellinfiltrate als Hinweis auf eine immunologische Reaktion waren bei Bankknorpeln seltener anzutreffen als bei autogenem Knorpel. Resorptionen wurden darüber hinaus auf die Transplantatbelastung, aber auch unabhängig davon auf Degenerationen im Knorpel selbst zurückgeführt. Autogener Knorpel behielt seine Vitalität, fand sich aber auch nach Jahren avital. Gequetschter autogener hyaliner Knorpel wurde im Septum zum Teil bindegewebig ersetzt, aus vitalen Chondrozyten war zusätzlich eine Chondroneogenese nachweisbar. Der gleiche Knorpel wurde auf dem Nasenrücken ohne wesentlichen Form- und Volumenverlust narbig umgebaut.

4.3.2 Bewertung der Knorpeltransplantation (Sammelstatistiken)

Zur besseren Übersicht werden die zahlenmäßig auswertbaren Ergebnisse der Knorpeltransplantation aus der Literatur der letzten 15 Jahren in Abhängigkeit von Fallzahl, Knorpelart, Transplantationsort und Beobachtungszeit tabellarisch zusammengefaßt (Tabelle 6, 7). Über die Ergebnisse in den einzelnen Regionen unterrichtet das Kapitel 4.4.

Hellmich (1972) hat vergleichende Arbeiten zusammengetragen und kommt zu folgenden Schlußfolgerungen: Sowohl autogener als auch allogener Knorpel unterliegt resorptiven Prozessen. Dabei ist der konservierte allogene Knorpel im Hinblick auf die Persistenz im Nasen- und Gesichtsbereich dem autogenen Knorpel nicht unterlegen. Es zeigten sich deutliche Unterschiede zwischen einer subkutanen Implantation und der Auflagerung des Knorpeltransplantates auf knöcherner Unterlage, welche bessere Voraussetzungen für eine Formstabilität bietet. Eine

Tabelle 5. Literaturauswertung der klinischen Erfolgsraten nach allogener Knorpeltransplantation (Sammelstatistik verschiedener Transplantatlager im Kiefer-Gesichts-Bereich) (nach Ude 1979 [209])

Konservierungsmethode		Anzahl	Erfolg %	Teilerfolg %
Physikalisch	• Kälte	536	96,1	0,4
	• Lyophilisierung	348	91,4	−
	• Bestrahlung	28	100,0	−
Chemisch	• Merthiolat	797	92,6	3,0
	• Cialit	78	92,3	2,6
	• Formalin	21	85,7	−
	• Betapropiolacton, Äthylenoxid	100	99,0	−

Tabelle 6. Erfolgsbilanz autogener Transplantate (Literaturauswertung ab 1970). R = Rippenknorpel, S = Septumknorpel, O = Ohrknorpel, *Res.* = Resorption, *Inf.* = Infektion, *Verb.* = Verbiegung, $\emptyset$ = nicht aufgetreten

Fälle	Art	Ort	Dauer (Monate)	Bemerkung	Literatur
3	R	Nasenflügel	84	$\emptyset$ Res., Inf., Elastizität erhalten	Chait 1988
45	R	Ohren	?	Res., in 20%	Disant 1990
115	R	Apert. piriformis	?	30% Teilres.	Kozin 1971
6	R (Scheiben)	Orbita	12	$\emptyset$ Res., Inf.	Matsuo 1989
24	R	Orbita	24	$\emptyset$ Res., Inf.	Monasterio 1987
43	R	Septum	24	Teilres. in 30%, Verb. in 27%	Rettinger 1989
12	R+Perichondr.	Nase	48	$\emptyset$ Res., Inf.	Spencer 1990
69	R	Ohrmuschel	84	$\emptyset$ Res., Inf.	Weerda 1986
12	R+Perichondr.	Kehlkopf	?	$\emptyset$ Res., Inf.	Zalzal 1988
30	S	Nasensteg	24	$\emptyset$ Res., Inf.	Duarte 1989
24	S	Septum	96	$\emptyset$ Res., Inf., normales Wachstum	Jugo 1987
284	S/O	Nase	24	$\emptyset$ Res., Inf.	Megumi 1988
103	S	Septum	24	Teilres. in 24%, Verb in 9%, $\emptyset$ Inf.	Rettinger 1989
61	S+Schleimhaut	Kehlkopf	?	$\emptyset$ Res., Inf.	Szmeja 1987
15	S	Nasenrücken	12	$\emptyset$ Res., Inf.	Stoksted 1986
63	O	Unterlid	24	$\emptyset$ Res., Inf.	Baylis 1985
10	O:Tragus+Perich.	Septumperf.	?	9/10 Einheilung	Eviatar 1989
16	O+Faszie	versch.	60	$\emptyset$ Res., Inf.; mit Knochen verwachsen	Guerrerosantos 1987
175	O	Nasenspitze	?	$\emptyset$ Res., Inf.	Juri 1990
51	O	Unterlid	18	$\emptyset$ Res., Inf.	May 1990
29	O	Unterlid	26	in 90% Knorpel erhalten	Meyer 1990
14	O+Perichon.	Septum	?	$\emptyset$ Res., Inf., z.T. Verformung	Petruson 1986
58	O	Nase	60	Teilres., daher Überkorrektur, $\emptyset$ Inf.	Regnault 1987
14	O	Unterlid	36	$\emptyset$ Res., Inf.	Soll 1988
16	Flügelknorpel	Nase	17	$\emptyset$ Res., Inf.	Blackwell 1985
35	knorp. Nasenhöcker	Nasenspitze	24	$\emptyset$ Res., Inf.	Garcia-Velasco 1980

Resorption ist auch von der Knorpeloberfläche abhängig, besonders ausgeprägt ist sie bei klein geschnittenem Knorpel.

Verschiedene Konservierungsverfahren gehen auch mit verschiedenen Resorptionsraten einher: Relativ günstig wurden die Merthiolat- bzw. Cialitkonservierung und die Lyophilisierung eingestuft. Ungünstigere Resultate erbrachten Tiefkühlung, Bestrahlung, Alkohol- und Formalinbehandlung. In einer weiteren Sammelstatistik zur Wertigkeit verschiedener Konservierungsverfahren bei Knorpeltransplantationen im Kiefer- und Gesichtsbereich (Tabelle 5) ergaben sich dagegen rechnerische Vorteile für die Strahlen- und Betapropiolacton-Konservierung [209].

Infektionsquoten lassen sich wegen unterschiedlicher Indikationsstellung und Fallzahl nicht sicher einem verwendeten Knorpelmaterial zuordnen. Mit diesen Einschränkungen kann von einer höheren Infektionsquote autogenen Knorpels im Vergleich zu konserviertem Knorpel ausgegangen werden. Ist es zu einer Infektion im Transplantatlager mit freiliegendem Knorpel gekommen, ist die teilweise oder völlige Resorption die Regel.

Tabelle 7. Erfolgsbilanz allogener Knorpeltransplantate (Literaturauswertung ab ca. 1970). R = Rippenknorpel, S = Septumknorpel, Ci = Cialit, Me = Merthiolat, Lyo = Lyophilisiert, $\triangledown$ = γ-Bestrahlung, $\emptyset$ nicht aufgetreten, *Res.* = Resorption, *Inf.* = Infektion, *Verb.* = Verbiegung

Fälle	Art	Ort	Dauer (Monate)	Bemerkung	Literatur
?	Ci R	Nase	?	19% Res., Inf., meist verkalkt	McGlynn 1981
251	Ci R	versch.	72	5,5% Res., Inf., Verb.	Michel 1988
30	Ci R, Gelenkknorpel	versch.	33	$\emptyset$ Res., Inf., Verb. (Res. nur Nasenrücken)	Schwenzer 1976
33	Ci R	Nase	72	Nasenrücken starke Res., sonst konstant	Strauss 1978
50	Me R	versch.	24	57% relevante Res. (v.a. Columella)	Ude 1979
127	Me R	Nase	?	30% Teilres. in Nase, sonst $\emptyset$ Res., Inf.	Gammert 1977
113	Me R	Nase	?	50% relev. Res. in Septum, sonst verschieden	Masing 1968
40	Me R	Nase	?	8 partielle, 2 totale Res., Verkalkung	Mühlbauer 1971
20	Me R	Septum	24	Totalres. 40%, relev. Teilres. 60%	Rettinger 1989
10	Me R	Rachenhinterwand	12	$\emptyset$ Res., Inf., keine Dislokation	Trigos 1988
14	Me R	Ohrmuschel	?	in 86% Verlust durch Inf., Res.	Weerda 1986
19	Lyo R	Nase	60	$\emptyset$ Res., Inf.	Freitag 1988
515	Lyo R	Nase, Orbita	108	$\emptyset$ Res., 3% Inf.	Pfeiffer 1986
393	Lyo R	versch.	?	$\emptyset$ Res., Inf.	Siegert 1988
24	$\triangledown$ R	Nase	27	$\emptyset$ Res., in 15% Verb., in 7% Inf.	Lefkovits 1990
18	$\triangledown$ R	Nase	72	$\emptyset$ Res., Inf., 4/18 Verb.	Murakami 1991
145	$\triangledown$ R	versch.	?	1,4% Teilres., 5,5% Inf.	Schuller 1977
62	$\triangledown$ R	versch.	108	in 75% relev. Teil- bis Totalres.	Welling 1988
11	Ci S	Septum	19	$\emptyset$-Res., Inf., Verb. Verkalkung (Rö)	Jakse 1986
28	Ci S	Nasenrücken	12	5/28 Resorption	Stoksted 1986
?	R (Alkohol 95%)	Nase	?	10% relev. Res.	Thibault 1982

Eine Verbiegungstendenz besteht für jede Art konservierten Knorpels, obwohl eine Reihe von Autoren diese durch Konservierungsverfahren reduziert sieht. Als einzig erfolgversprechende Vorbeugemaßnahmen vor einer Verformung wird die Beachtung der „balanced-cross-section" angesehen. Im Hinblick auf eine immunologische Reaktion auf das Transplantat ließen sich Unterschiede in Abhängigkeit vom verwendeten Konservierungsverfahren nachweisen [66].

Klinische Erfolgsquoten werten in erster Linie die Formkonstanz in Abhängigkeit von der Beobachtungsdauer sowie die Häufigkeit von Komplikationen wie Infektion, Extrusion und Verbiegung. Eine Literaturauswertung von zusammen 3857 Fällen allogener Bankknorpeltransplantationen ergaben in 96,7% einen vollen Erfolg, in 0,7% einen Teilerfolg. Aufgeschlüsselt nach den verwendeten Konservierungsverfahren waren Vorteile für die Kältekonservierung, Bestrahlung und Äthylenoxidbehandlung festzustellen. Rein rechnerisch lagen die Erfolgsquoten für physikalische Konservierungsverfahren etwas günstiger als für chemische. Gliedert man die Erfolgsquoten nach Transplantationsorten auf, so lagen sie für alle Bereiche des Gesichtes zwischen 94% und 100%, lediglich im Unterkieferbereich wurden nur 82% erreicht. Die Autoren kommen zu dem Schluß, daß die chemische Konservierung aus Praktikabilitätsgründen am ehesten zu empfehlen ist und ziehen Cialit dem Merthiolat wegen seiner Lichtbeständigkeit vor [192].

Eine Resorption von Cialit-Rippen- oder -Gelenkknorpel nach Transplantation in Orbita, Jochbein, Nase, Stirn, Ober- und Unterkiefer wurde als absolute Ausnahme angesehen. Lediglich im Nasenseptum war die Resorption höher, wobei jedoch diesbezüglich kein Unterschied zwischen konserviertem und autogen-vitalem Knorpel festzustellen war [187].

Für Transplantationen im Gesicht wurde Knorpel aus Septum, Ohrmuschel oder 7. bis 8. Rippe wegen seiner Modellierbarkeit im Vergleich zu Knochen als besser geeignet angesehen. Die Infektionshäufigkeit wurde für autogene und allogene Knorpeltransplantate als gleichwertig eingestuft, dem allogenen Knorpel jedoch insgesamt eine höhere Resorptionsrate zugesprochen [201].

Schlüsselt man die Ergebnisse der neueren Literatur auf, so ergibt sich ein etwas anderes, wenn auch insgesamt uneinheitliches Bild (Tabelle 6, 7). So schwanken die Angaben zur relevanten Resorption von Cialit- oder Merthiolat-konserviertem allogenem Rippenknorpel für die Verwendung in der Nasenregion in einem weiten Bereich, während die Ergebnisse für die anderen Gesichtsregionen konstanter sind. Dies weist auf die Besonderheit des Transplantatlagers „Nase" mit seinen verschiedenartigen Voraussetzungen hin. In diesem Zusammenhang muß jedoch auch eine Mitteilung berücksichtigt werden, welche für bestrahlten Rippenknorpel in verschiedenen Transplantationslagern bei durchschnittlich 9jähriger Beobachtungszeit in 75% einen Totalverlust oder eine relevante Teilresorption nachweist [220].

Dieser Mitteilung steht bei ähnlich langer Nachbeobachtungszeit von Lyoknorpeltransplantaten in 515 Fällen im Hinblick auf die Resorption ein wesentlich günstigeres Ergebnis bei einer Infektionsrate von 3% gegenüber [161].

Die klinischen Zahlenmitteilungen bei autogenen vitalen Rippen-, Septum- und Ohrknorpeltransplantaten der neueren Literatur sind aus Tabelle 6 ersichtlich. Ganz überwiegend wird für alle Knorpelarten und Transplantatlager eine sehr geringe, klinisch nicht relevante Resorption ohne Infektionsgefahr angegeben. Über nennenswerte Resorption wird lediglich bei der Verwendung von Rippen- und Septumknorpel als Septumersatz oder zur Ohrmuschelkonstruktion berichtet. Auffallend ist die stärkere Verbiegungstendenz von Rippenknorpel mit einer Häufigkeit zwischen 20 und 30%. Die Resorption von Ohrknorpel ist klinisch nicht relevant, nur in einer Literaturangabe wird eine Überkorrektur wegen der Teilresorption im Transplantatlager der Nase empfohlen [169].

Im Rahmen einer Umfrage in den USA wurden 211 Ärzte um ihr Urteil zu verschiedenen Knorpeltransplantaten gebeten. Einhundertsiebzehn bevorzugten Alkohol-konservierte Transplantate, vierzig eine Merthiolatkonservierung. Ihrer subjektiven Einschätzung zufolge würde die statistisch signifikante Mehrzahl der Befragten die geringste Resorption bei autogenem, und strahlenkonserviertem Knorpel erwarten. Aus praktischen Gründen wurden jedoch die o.g. Knorpelaufbereitungen bevorzugt [29].

Zusammenfassende Bewertung der Sammelstatistiken im Kopf-Hals-Bereich. Für die klinische Anwendung im Gesichtsbereich wird sowohl autogener als auch Bankknorpel im Hinblick auf Resorption und Infektion überwiegend als gleichwertig angesehen. Die Eigenschaften der verschiedenen Konservierungsverfahren werden unterschiedlich eingestuft, aus praktischen Gründen jedoch meist eine chemische Methode gewählt. Die Erfolgsquoten lagen bei der Mehrzahl der Transplantatlager mit knöcherner Grundlage sehr hoch, nur für die Nasenregion und zum Teil auch den Unterkiefer und Weichteillager wurden höhere Resorptionsraten, weitgehend unabhängig vom verwendeten Material, angegeben.

4.4 Spezielle regionale Knorpeltransplantationen

4.4.1 Ohrmuschel

Indikationen für Knorpeltransplantationen sind traumatisch bedingte Defekte (Abb. 8) bzw. Mißbildungen (Abb. 9). Von der Mehrzahl der Autoren wird hierfür autogener Knorpel empfohlen, bei kleinerem Volumenbedarf von der Ohrmuschel der Gegenseite (auch als Composite Graft), überwiegend jedoch als autogen gewonnener Rippenknorpel [26, 28, 42, 176, 199, 200, 210, 216, 218, 219].

Der Aufbau einer *Mikrotie* beginnt am besten im 5. Lebensjahr und erfolgt in mehreren Schritten [176, 216]. Zur Entnahme wird ein Rippenblock mit Perichondrium aus der kontralateralen [176] oder ipsilateralen Thoraxseite [210] empfohlen. Ein akzeptables postoperatives Ohrmuschelrelief ist nur zu erhalten, wenn die modellierten Kanten möglichst stark akzentuiert werden [26]. Das Knorpelgerüst für die Ohrmuschel kann entweder aus dem Knorpelblock herausmodelliert oder aus einzelnen Knorpelspangen (Abb. 9) zusammengesetzt werden [216]. Eine nennenswerte Resorption bei Kontrollen nach 5 Jahren [176] und 7 Jahren [218] war nicht festzustellen. Hautnekrosen konnten über dem autogenen

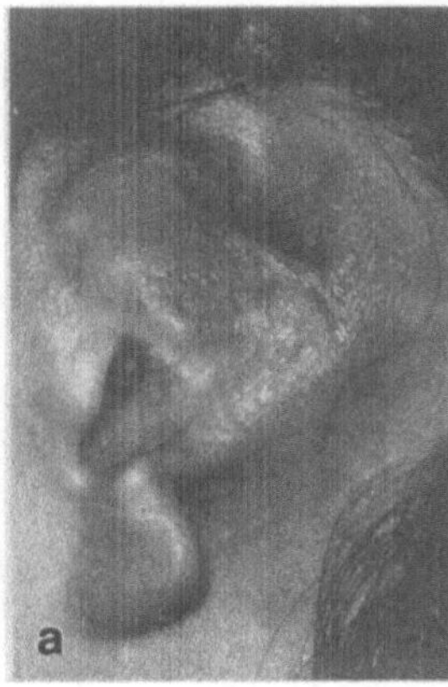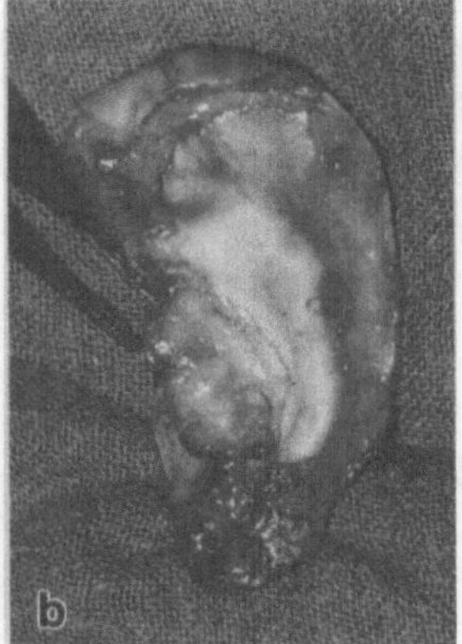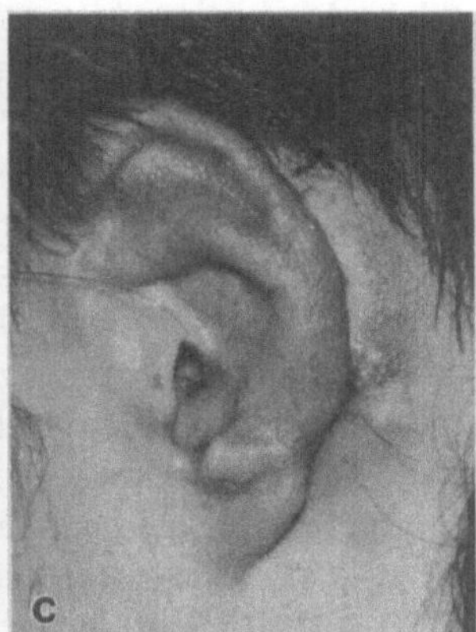

Abb. 8a–c. Traumatischer Subtotalverlust der Ohrmuschel. **a** Im wesentlichen ist nur noch das Ohrläppchen erhalten. Das Knorpelgerüst wurde nach Enthäutung subkutan in den Schläfenbereich transplantiert. **b** Ohrmuschelknorpel nach Explantation und vor neuer, orthotoper Transplantation. **c** Zustand nach Ohrmuschelrekonstruktion 1 Jahr nach traumatischem Subtotalverlust

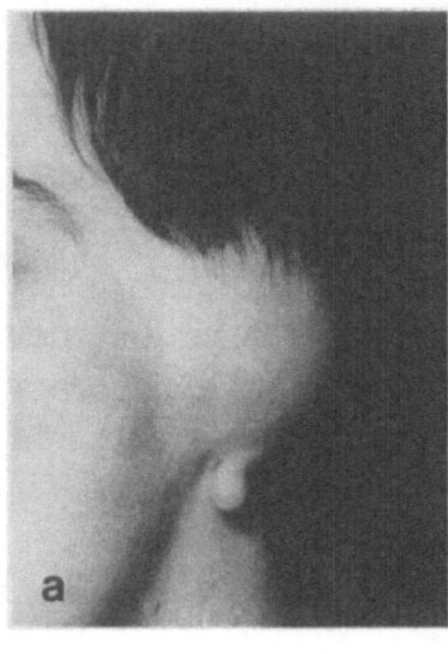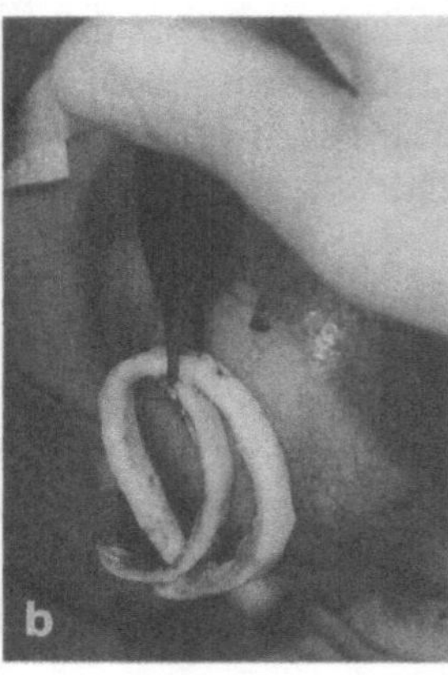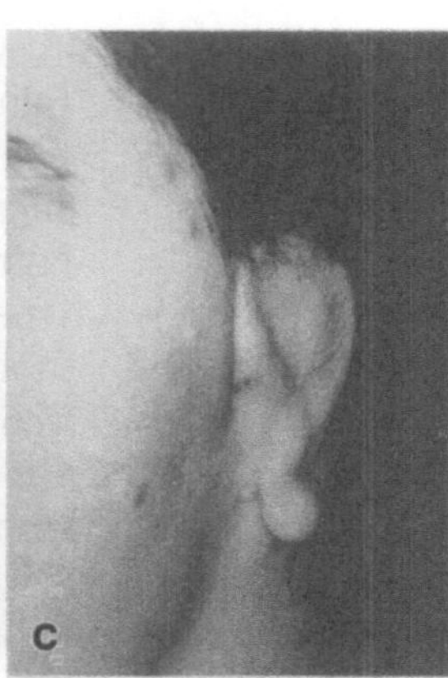

Abb. 9a–c. Ohrmuschelrekonstruktion bei Mikrotie durch autogenen Rippenknorpel nach Hautexpanderimplantation. **a** Die Ohrmuschel fehlt bis auf das Ohrläppchen vollständig. Zustand nach Gewebevordehnung durch 120-ml-Expander. **b** Das vorgeformte Ohrmuschelgerüst aus autogenem Knorpel vor Transplantation. **c** Zustand 1 Jahr nach Ohrmuschelrekonstruktion

Knorpel zur Abheilung gebracht werden [28]. Rekonstruierte Ohrmuscheln hielten im Wachstum mit dem gesunden Gegenohr Schritt [205].

Über die Verwendung konservierten Knorpels zur Ohrmuschelrekonstruktion wird nur vereinzelt berichtet. Auf der Basis guter Erfahrungen mit Cialit-konserviertem Rippenknorpel zur Sofortrekonstruktion bei Septumabszessen (s.u.) wurde dieses Prinzip auf Knorpeldefekte bei einer Ohrmuschelperichondritis übertragen und in drei Fällen bei einer Nachbeobachtungszeit bis zu vier Jahren erfolgreich angewandt. Eine Schrumpfung wurde nicht beobachtet, in einem Fall war histologisch sogar die Regeneration eines „fibrösen Knorpels" nachweisbar [163].

Gute Erfahrungen werden über einen 5-Jahres-Zeitraum mit Formaldehyd- und Merthiolat-konserviertem Rippenknorpel angegeben, der temporär in Silikonfolie eingescheidet unter die Faszie des Musculus temporalis transplantiert wurde [74].

Andere Literaturangaben dagegen sprechen gegen die Verwendung von Bankknorpel als Ohrknorpelersatz. So fand sich konservierter Knorpel zur Ohrmuschelrekonstruktion bei 63 Dysplasien als wenig geeignet [94], ebenso allogener Ohrknorpel naher Verwandter [96]. Bei Merthiolat-konserviertem Rippenknorpel wurde bei 14 Patienten in 86% der Fälle ein Totalverlust durch Infektion, Abstoßung oder Resorption festgestellt und die Verwendung dieses Materials zur Ohrmuschelrekonstruktion als untauglich angesehen [218].

Ein experimenteller Ansatz zur Totalrekonstruktion der Ohrmuschel, der auf eine frühere Idee zurückgreift [156], bedient sich eines Knorpel-Bindegewebe-Gerüstes, das in Plastikschalen nach subkutaner Implantation vorgeformt wurde. Außerdem wird die benötigte Haut durch Ansaugen in eine Kunststoffform vormodelliert. Die im Tierexperiment erfolgreiche Rekonstruktion konnte bei klinischer Anwendung durch die starke Schrumpfung der Haut noch keine befriedigenden Resultate erzielen [137].

Eine Knorpeltransplantation ist auch bei *traumatischem Teilverlust* der Ohrmuschel erforderlich. Hierfür bietet sich der abgerissene Haut-Knorpelteil zur Replantation im Sinne eines freien Haut-Knorpeltransplantates (Composite Graft) an [215]. Die Einheilungsquoten sind jedoch ungünstig: Bei 13 von 14 Transplantaten trat eine Nekrose auf [218]. Ein prognostischer Faktor ist der Zeitraum zwischen Trauma und Replantation. Diese ist dann aussichtsreich, wenn sie innerhalb von 24 Stunden stattfinden kann. Wurde das Transplantat gekühlt (4 °C), kann auch noch eine Zeitspanne von zwei Tagen verstreichen [218]. Bei größeren abgerissenen Ohrmuschelanteilen wird eine Knorpelfensterung empfohlen [8]. Das Risiko einer Knorpelnekrose kann weiter minimiert werden, wenn der Knorpel aus dem abgerissenen Ohrmuschelteil isoliert und temporär subkutan implantiert wird. Er steht dann zur Rekonstruktion nach einem zeitlichen Intervall zur Verfügung (Abb. 8).

Bei der Problematik der Ohrmuschelrekonstruktion soll jedoch nicht verschwiegen werden, daß das Knorpelgerüst nicht das Haupthindernis für gute Resultate darstellt. Vielmehr ist es in erster Linie die bedeckende Haut, die nicht in geeigneter Dicke und Fläche zur Verfügung steht und häufiger die Ursache unbefriedigender Ergebnisse ist als die modellierte knorpelige Infrastruktur. Aus diesem Grunde wurde u.a. Faszie zur Deckung des Knorpeltransplantates vorgeschlagen [12].

4.4.2 Nase

Die Literatur zur Knorpeltransplantation im Nasenbereich ist sehr umfangreich. Eine Ursache hierfür ist die große Zahl der Mitteilungen mit ausschließlich technischen Angaben zur Lösung bestimmter Probleme ohne weitere Zahlennennung. Oftmals wird pauschal über gute Erfahrungen berichtet, ohne diese entsprechend zu belegen. Zum anderen ist die Nasenregion für die Knorpeltransplantation ein Problembereich. Auf kleinem Raum liegen sehr unterschiedliche Transplantatlager vor: Der mobile Bereich des knorpeligen Nasenrückens, der Nasenspitze, des Nasenstegs, der Oberlippe und des kaudalen Septums (Belastungszone) und die knöcherne Unterlage der Pyramide (Ruhezone) [48]. Hinzu treten sehr verschiedene Ausgangsbedingungen je nach lokaler Gewebesituation als Folge von Voroperationen oder Traumen.

Diese Vielfalt wird durch die Zahl der möglichen Transplantatformen potenziert und eine Einschätzung der Wertigkeit durch die naturgemäß unscharfe Bestimmbarkeit von Resorption, Verbiegung und Infektion bei oft nur kurzen Nachbeobachtungszeiten erschwert. Eine Übersicht geben die Tabellen 6 und 7. Im folgenden wird die Knorpeltransplantation nach Teilregionen gegliedert, soweit dies der Literatur zu entnehmen ist.

Eine allgemeine Übersicht zu verschiedenen Transplantaten und ihre Anwendung in der Nasenchirurgie findet sich bei [41]. Weitere Publikationen empfehlen auf der Grundlage der Erfahrungen aus einem sehr großen Patientengut über viele Jahre die Verwendung autogener Knorpeltransplantate [200, 213]. Besondere Bedeutung wird dabei dem Ohr- und Rippenknorpel zugemessen.

Andere dagegen sehen keine Berechtigung für die Verwendung autogenen Rippenknorpels in der Nasenchirurgie, da Merthiolatknorpel ähnlich günstige Eigenschaften im Hinblick auf die Resorption aufweist und keiner zusätzlichen Entnahmeoperation mit entsprechender Morbidität bedarf [72]. Auf die Gleichwertigkeit von autogenem Knorpel und konserviertem allogenem Knorpel in der Nasenchirurgie wurde bereits in einer früheren Arbeit hingewiesen [78]. Allgemein wird die Empfehlung ausgesprochen, das Transplantatlager exakt anzupassen und Hämatome sowie Wunddehiszensen unbedingt zu vermeiden. Bei Transplantationen soll mit möglichst wenigen Inzisionen gearbeitet werden. Dies reduziert die Infektanfälligkeit des Transplantates auf ein Minimum. Sie liegt in der Rhinochirurgie bei autogenen Knorpeltransplantaten zwischen 8% und 10% und bei allogenen, Merthiolat-konservierten Knorpeltransplantaten zwischen 2% und 3% [72].

Bei Transplantationen im Gesicht spielt die Nase als Transplantationslager eine wesentliche Rolle. So beinhalten globale Zahlenangaben für den Gesichtsbereich überwiegend Transplantate der Nasenregion. Bei 515 autogenen lyophilisierten Rippenknorpeltransplantaten in einem Erfahrungszeitraum von 9 Jahren fand sich lediglich eine Komplikationsrate von 3% durch Infektionen. Relevante Resorptionen konnten nicht festgestellt werden [161].

Für Cialit- und Merthiolat-konservierten Rippenknorpel sind die Erfahrungen ungünstiger. So erbrachten 50 Transplantate in einem Beobachtungszeitraum von 2 Jahren nur einen Teilerfolg wegen relevanter Resorption [209].

Zweiunddreißig cialitkonservierte Rippenknorpeltransplantate wiesen zu 67% eine deutliche Resorption auf, wobei die Columella mit 56% als Transplantatlager deutlich ungünstigere Bedingungen aufwies als der Nasenrücken mit 11%. Trotz dieser Resorption fand sich in 94% der Fälle eine ausreichende bis gute Funktion und Form durch bindegewebigen Ersatz [196]. Diese Resultate wurden in einer weiteren Arbeit bestätigt [197].

Kaudales Septum. Das kaudale Septum hat durch seine Stützfunktion für alle angrenzenden Strukturen eine entscheidende Bedeutung für Funktion und Ästhetik der knorpeligen Nase. Es ist zusammen mit den Seitenknorpeln formgebend für die Infrastruktur des Nasenrückens und der funktionell wichtigen Nasenklappe. Außerdem beeinflußt es die Position der Nasenspitze, des Nasensteges und des Überganges zur Oberlippe ebenso wie die Form des Nasenflügelansatzes. Ein Transplantat zur Rekonstruktion der Nasenscheidewand muß dabei nicht nur diesen Anforderungen an eine Stützfunktion gerecht werden, sondern zusätzlich den permanenten Belastungen in der mobilen Zone der Nase standhalten [48].

Eine Nachuntersuchung von 127 Patienten ergab, daß Merthiolat-konservierter Rippenknorpel im Septum zu 50% eine deutliche Resorption erlitt. In den übrigen Fällen war die Resorptionsquote sehr uneinheitlich. Es ließ sich eine direkte Korrelation zwischen dem Ausmaß der Resorption und der Vorschädigung der Nase feststellen. Die wechselnden Zugspannungen im kaudalen Septumbereich wurden als Auslöser für die Resorption angesehen [48]. Dies hat zu der Empfehlung geführt, nach Möglichkeit autogenen Knorpel zu verwenden [109], obwohl der gleiche Autor in einer früheren Arbeit über 113 Patienten berichtete, bei denen die Resorption von Bankknorpel im Septum und Nasenrücken als gering bezeichnet wurde, so lange kein starker Narbenzug vorlag [106].

Die günstigen Erfahrungen mit Cialit-konserviertem Knorpel werden auch aus neuerer Zeit bestätigt. Bei 11 Patienten, die Hälfte davon war bereits voroperiert, fand sich 4 bis 19 Monate nach Septumrekonstruktion durch Cialit-konservierten Septumknorpel keine Entzündung, Verbiegung oder Resorption. Röntgenologisch konnte teilweise eine periphere Verkalkung nachgewiesen werden. Der Vorteil einer orthotopen Transplantation wird betont [80].

Überwiegend wird jedoch autogener Knorpel als Septumersatztransplantat erster Wahl angesehen [40, 73, 170, 173]. Dem Septumknorpel ist dabei der Vorzug vor autogenem Rippenknorpel zu geben [173]. Das Transplantat sollte nicht L-förmig gestaltet sein, sondern als Platte oder in „Bumerangform" eingestellt werden [73]. Die Erhaltung der Chondrozytenvitalität nach orthotoper Septumknorpeltransplantation ist histologisch nachgewiesen [103] und kann sogar zur verstärkten Knorpelneubildung führen [162].

Auch für Kinder wird eine totale Septumrekonstruktion angegeben. Bei 24 Kindern im Alter zwischen 5 und 14 Jahren erfolgte eine komplette Septumrekonstruktion durch autogenen Septumknorpel (Septumersatzplastik), wobei eine Wachstumstörung bei Nachkontrollen nach 8 Jahren nicht festgestellt werden konnte [84].

Bei 76 Kindern wurde der Septumknorpel zunächst entnommen und anschließend, z.T. zusammen mit Rippenknorpel, in das Septum replantiert. Dabei konnte eine Wachstumstörung bei einem Drittel der Patienten beobachtet werden [125].

Das Risiko einer Wachstumsstörung ist nicht von der Hand zu weisen, weshalb die komplette Septumersatzplastik bei Kindern nicht allgemein zu empfehlen ist. Vielmehr sollten alle Möglichkeiten des Septumerhalts genutzt werden, wobei unter Umständen eine Stabilisierung und Begradigung des kaudalen Septumknorpels durch Auflage eines freien autogenen Septumknorpeltransplantates erreicht werden kann [170].

Auch der komplette Ersatz des Septums durch *Ohrknorpel* ist beschrieben. Sie erfolgte durch Transplantation des Knorpels mit anhaftendem Perichondrium, wobei bei 14 Fällen keine Resorption, vereinzelt jedoch eine Verbiegung festgestellt werden konnten [159]. Durch Verwendung von Knorpel aus beiden Ohrmuscheln kann simultan Septum und Nasenrücken unter gleichzeitiger Stützung des Nasenstegs rekonstruiert werden [130].

Für den Ersatz einer geraden, stabilen Knorpelplatte ist der gebogene elastische Ohrknorpel allerdings nur bedingt geeignet. Zwar kann die Krümmung durch keilförmige Knorpelexzisionen auf der Konvexseite und gegenseitige Perichondriuminzisionen ausgeglichen werden [148], die Stabilität wird dadurch jedoch noch weiter reduziert.

Besondere Verhältnisse liegen beim *Septumabszeß* vor, wenn es zu einer Knorpeleinschmelzung gekommen ist. In diesen Fällen hat sich die Sofort-Implantation von Cialit- oder Merthiolat-konserviertem Rippenknorpel bewährt [70, 79, 211]. Masing hat 1965 in Anlehnung an Vorschläge von Cottle erstmals darüber berichtet [105]. Durch diese Transplan-

tation wird ein Absinken des Nasenrückens, eine Retraktion der Columella und eine Funktionsbehinderung vermieden. Der Bankknorpel hat Platzhalterfunktion und dient möglicherweise gleichzeitig als Reservoir für die Konservierungslösung, welche aus dem Knorpel diffundiert und desinfizierend wirkt. Eine ähnlich günstige Reservoirfunktion weist lyophilisierter Knorpel auf, der in einer Antibiotikalösung (z.B. Vancomycin) rehydriert wurde [167]. Wenn nach 6 Monaten eine definitive Versorgung durch Implantation eines autogenen Knorpels oder Knochens nötig war, wurde zwar oft kein Bankknorpel mehr gefunden, dennoch wies die knorpelige Nase durch narbige Stabilisierung in der Regel keine wesentliche Formveränderung auf [79].

Eine derartige Nachoperation nach Septumabszessen war allerdings in einer anderen Serie von 15 Patienten über 6 Jahre nie erforderlich, es kam weder zum Verlust des Transplantates noch zu funktionellen oder kosmetischen Beeinträchtigungen. Theoretisch wäre an einen Spanwechsel zu denken, wenn bei Kindern das Transplantat mit dem Wachstum im Verhältnis zu klein wird [70].

Bei *Septumperforationen* kann in Anlehnung an die Faszieninterposition auch ein freies Knorpel-Perichondriumtransplantat intraseptal eingestellt werden. Ein entsprechend zusammengesetztes Traguskorpeltransplantat konnte auf diese Weise in 9 von 10 Fällen zur Einheilung gebracht werden [37]. Eine Chondroneogenese in einer Septumperforation ist auch aus einem freien, aufgelagerten Haut-Perichondriumtransplantat möglich [146, 147].

Die Unterfütterung der Nasenschleimhaut bei einer *atrophischen Rhinitis* (Ozäna) ist nur noch selten erforderlich. Die Verwendung verschiedener autogener und vor allem allogener konservierter Knorpeltransplantate ist möglich [39, 77, 108], wobei die Mitteilungen eine statistische Wertung des Nutzens von Knorpeltransplantaten nicht erlauben.

Nasenrücken. Die Anhebung des Nasenrückens durch geeignete Knorpeltransplantate ist vor allem bei Sattelnasen erforderlich (Abb. 10, 11, 13). Durch ein früheres Trauma oder Voroperationen liegt meist ein narbiges Transplantatlager vor, das zudem unterschiedlichen Belastungen durch die Unterteilung in eine Ruhe- und Belastungszone [48] ausgesetzt ist. Vor einer Spanimplantation auf den Nasenrücken ist zu prüfen, ob die Deformität nicht alleine durch eine Septumrekonstruktion zu beheben ist. Bei einer atrophischen Nasenrückenhaut besteht die Gefahr einer umschriebenen Nekrose und des Transplantatverlustes. Ähnlich wie bei Septumtransplantaten sind die Vorbedingungen des Transplantatlagers vor der Transplantation sehr kritisch zu würdigen. Ist es

Abb. 10a–c. Nasenrückenaufbau mit autogenem Rippenknorpel bei traumatischer Sattelnase. **a** Präoperativer Befund. **b** 6 Monate nach Septumrekonstruktion und Nasenrückenaufbau durch 2 autogene Rippenknorpeltransplantate. **c** Erneut deutliche Sattelbildung vor allem in der Belastungszone, 4 Jahre nach autogener Rippenknorpeltransplantation

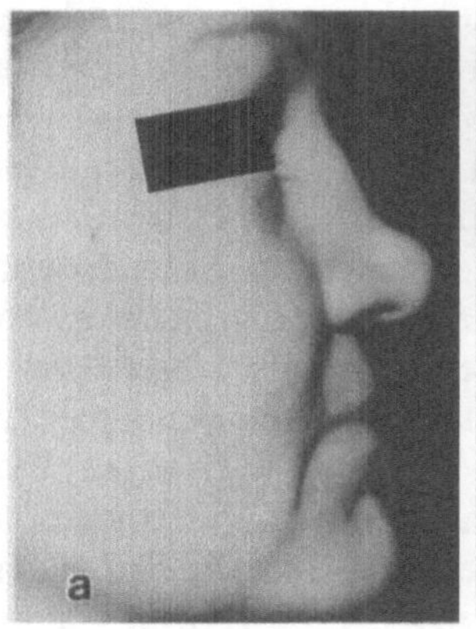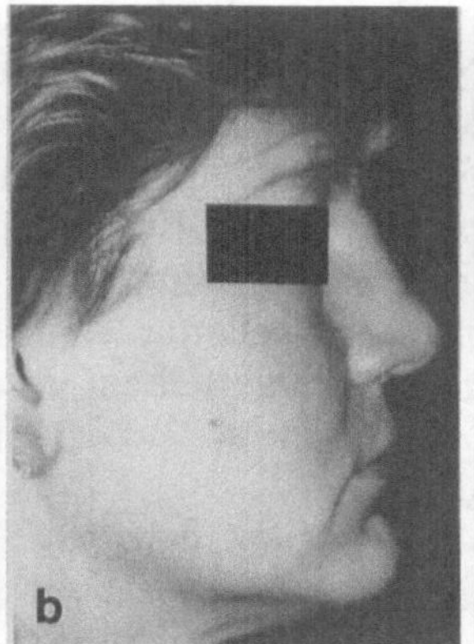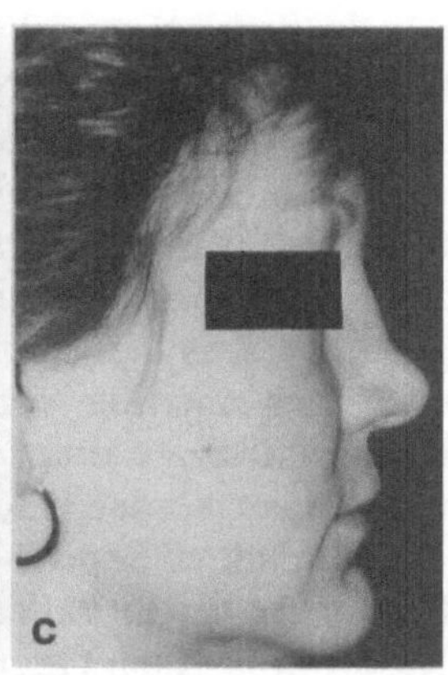

Abb. 11a–c. Aufbau einer traumatischen Sattelnase mit autogenem Rippenknorpel nach Hautvordehnung durch Gewebeexpander. **a** Sattelbreitnase mit queren Hautnarben und Weichteildefizit. **b** Zustand nach Hautvordehnung mit einem 3-ml-Expander, das Ventil ist frontal plaziert. **c** Zustand nach Rekonstruktion der Nasenscheidewand, des Nasenrückens und der Flügelknorpel mit autogenem Rippenknorpel

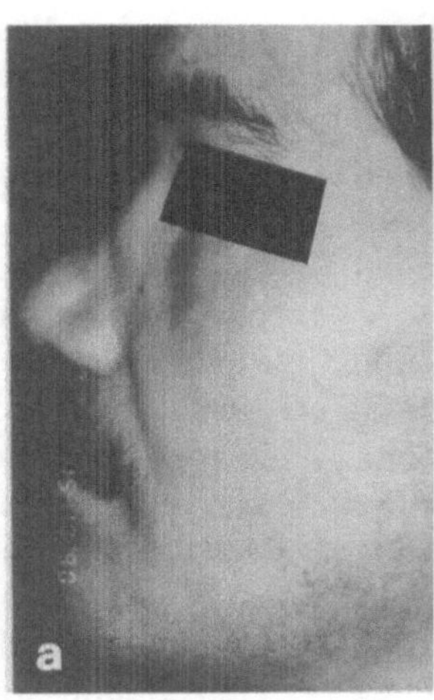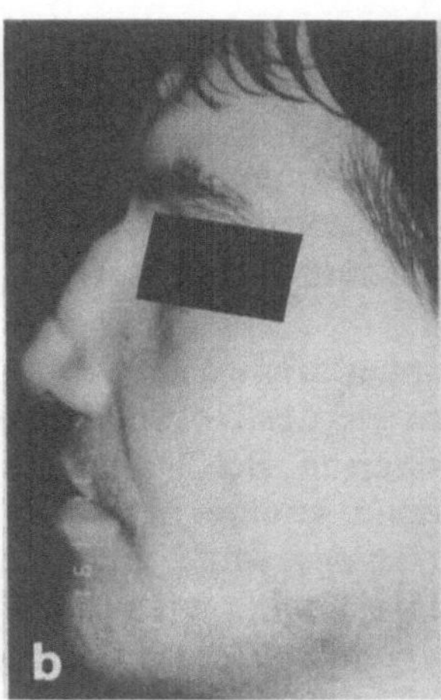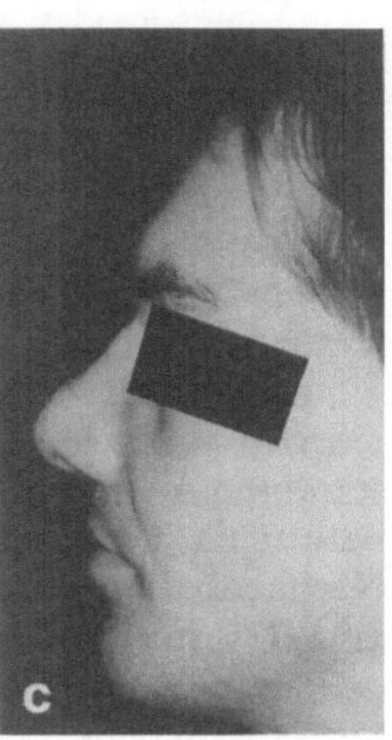

bereits einmal zu einer Spanabstoßung gekommen, sollten vor einem erneuten Versuch wenigstens 6 Monate abgewartet werden [68].

Es gibt kaum ein Material, das nicht schon einmal zur Nasenimplantation verwendet wurde. Dies trifft auch für die verschiedenen autogenen und allogenen konservierten Knorpeltransplantate zu, die der Literatur zu Folge in unterschiedlicher Häufigkeit Verwendung fanden. Die häufigsten Transplantate sind autogene Rippenknorpeltransplantate und Bankknorpel.

Autogener Rippenknorpel zur Nasenrückenrekonstruktion wird als nutritiv anspruchslos und biologisch träge angesehen. Er bietet beste Einheilungsmöglichkeiten ohne wesentliche Volumenreduzierung und ist weitgehend unabhängig vom Transplantatlager. Bei Sattelnasen kann er in Form eines Winkelspanes zur simultanen Columella- und Nasenrückenaugmentation verwendet werden [14, 44, 62, 129, 188].

Bei entsprechender perioperativer Antibiotikaprophylaxe erwiesen sich sowohl autogener Knorpel von Ohr, Septum oder Rippe, als auch Cialit-konser-

vierter Rippenknorpel bei 52 Sattelnasen als geeignet. Der Rippenknorpel wies jedoch von allen Transplantaten die stärkste Verbiegung auf. Eine postoperative Reduktion der Verbiegungsneigung konnte durch einen zweiteiligen Span für Nasenrücken und Septum erreicht werden [175].

Bei stark geschrumpftem Weichteilmantel kann eine Aufdehnung durch temporäre Implantation eines Kunststoffwinkelspanes erfolgen, der nach einem Jahr gegen einen gewinkelten autogenen Knorpelspan ausgetauscht werden kann. Die präformierte Narbenmanschette soll zusätzlich vor einer Resorption schützen [160].

Knorpel der 8. und 9. Rippe mit Perichondrium hat sich zur Sattelnasenrekonstruktion bewährt, wobei Columella und Nasenrücken mit getrennten Spänen rekonstruiert wurden [47].

Eine postoperative Verbiegung des Transplantates kann vermieden werden, wenn man ein Knorpeltransplantat mit Perichondrium von der 9. Rippe gewinnt und ohne Modellierung als „Chondroplastic graft" transplantiert, wobei das Transplantatlager durch entsprechende Resektionen dem Transplantat angepaßt werden muß und nicht umgekehrt. Bei 12 Fällen und 4jähriger Nachbeobachtungszeit traten keine Verbiegungen oder Resorptionen auf [183].

Im Vergleich zu anderen Materialien wird in weiteren Publikationen dem autogenen Rippenknorpel zur Sattelnasenrekonstruktion der Vorzug gegeben [6, 110]. Das Nasenrückentransplantat kann auch nach Implantation von Knorpelscheiben in einer Kunststoffschale unter der Haut als Zwischenlager vorgeformt werden [136].

Autogener Septumknorpel auf dem Nasenrükken zeigte bei 15 Patienten nach 12 Monaten keine Resorption. Nach Quetschung wurde er zwar resorbiert, allerdings blieb das Resultat formstabil, da der Knorpel durch Bindegewebe ersetzt wurde. Diese Knorpelbearbeitung eignet sich vor allem für Feinkorrekturen bei dünner Nasenrückenhaut [195]. Autogene Septumknorpeltransplantate blieben auch erhalten, wenn sie über einen externen Zugang [54] oder endonasal nach Formung durch lineare Knorpelinzisionen [60] auf den Nasenrücken aufgelegt wurden.

Kombinierte Transplantationen aus Septum- und *Ohrknorpel* bieten sich bei der Notwendigkeit von stärkeren Augmentationen an. Bei 284 Patienten mit derartigen Transplantaten konnte innerhalb eines Nachbeobachtungszeitraumes von 2 Jahren weder eine Resorption noch eine Infektion festgestellt werden [119]. Dagegen wies geschichteter Ohrknorpel, bei 58 Patienten über 5 Jahre kontrolliert, Zeichen eines Volumenschwundes auf, weshalb zur Überdimensionierung von Ohrknorpeltransplantaten geraten wurde [169]. Ein zusammengesetztes Haut-Knorpeltransplantat vom Ohr kann bei ausgedehnten endonasalen Tumorausschälungen einen postoperativen Kollaps des Weichteilmantels verhindern [22].

Die Wertigkeit von *konserviertem Knorpel* zur Nasenrückenunterfütterung wird verschieden beurteilt. Da autogener Knorpel bei Patienten über 50 Jahren bereits deutliche Degenerationen aufweist, wird bei dieser Personengruppe die Verwendung von Bankknorpel empfohlen [193].

In 40 Fällen wurden Merthiolat-konservierte L-förmig gestaltete Rippenknorpelspäne zur Sattelnasenrekonstruktion verwendet. Bei 8 Patienten kam es zu einer partiellen, bei 2 weiteren zu einer totalen Resorption. Die Einheilung des Transplantates war jeweils von einer ausgeprägten Verkalkung begleitet. Aufgrund dieser Erfahrungen wurden Bankknorpel und autogener Knorpel als gleichwertig angesehen [129].

Bei 30 Patienten wurde *Cialit-konservierter Rippenknorpel* für verschiedene Transplantatlager des Gesichtes verwendet, die Nachbeobachtungszeit betrug bis zu 33 Monate. Für alle Regionen konnte ganz überwiegend eine Formkonstanz festgestellt werden, lediglich über dem Nasenrücken trat eine stärkere Resorption sowie eine Verknöcherung im Nasenwurzelbereich auf [191].

Formalin-konservierter Rippenknorpel wurde zur Sattelnasenrekonstruktion bei 69 Patienten erfolgreich verwendet. Er erwies sich für diesen Zweck als wesentlich besser geeignet als tiefgefrorener Bankknorpel [120].

In einer anderen Untersuchungsserie fand sich Cialit-Rippenknorpel auf dem Nasenrücken in 12 von 63 Fällen deutlich resorbiert, weshalb eine Überkorrektur angeraten wurde [16].

Wegen der hohen Resorptionsrate wurde von der Verwendung von Fremdknorpel bei Revisionsoperationen der Nase allgemein abgeraten [121]. Liegt eine starke Schrumpfung des Weichteilmantels vor, wurde dagegen Cialit-konservierter Bankknorpel nach Vordehnung über 6 bis 8 Monate durch einen Kunststoffspan mit gutem Erfolg verwendet [123].

Bei Langzeitbeobachtungen nach Cialit-Knorpeltransplantationen auf den Nasenrücken konnte in 81% der Fälle ein guter Erfolg festgestellt werden, in 19% war es zur Resorption, Infektion oder Extrusion gekommen. Die vorhandenen Transplantate fanden sich meistens verkalkt. Gerade in diesen Fällen aber war die festgestellte Resorption gering [117].

Gute Erfahrungen wurden auch nach 200 Merthiolat-Knorpeltransplantationen berichtet [67]. In Einzelfällen konnte sogar bei Wundheilungsstörungen eine Heilung über dem transplantierten Knorpelspan beobachtet werden [65]. Auch die kombinierte Anwendung von autogenem Knorpel über Merthiolat-Knorpel auf dem Nasenrücken wird vorgeschlagen [88].

In einem Vergleich der Resorptionsraten von *Alkohol-konserviertem Bankknorpel* zu autogenem Knorpel fand sich bei konserviertem Knorpel in 10% eine Resorption, während autogener Knorpel unverändert blieb [202].

Für *strahlenkonservierten Rippenknorpel* liegen eine Reihe von Berichten vor. Bei 145 Transplantaten, davon 22 auf den Nasenrücken, konnte eine Infektionsrate von 5,5% sowie eine Teilresorption in 1,4% der Fälle festgestellt werden. Bei 18 Patienten, die zwischen 1 und 6 Jahren postoperativ kontrolliert wurden, wurde bestrahlter Rippenknorpel über eine Columellainzision implantiert. In 4 Fällen war eine Nachoperation wegen Verbiegungen erforderlich. Infektionen, Extrusionen oder erkennbare Resorptionen ließen sich nicht feststellen. Eine Resorption wurde zwar als möglich angesehen, hatte dann jedoch keine negativen Auswirkungen bezüglich der Form wegen eines entsprechenden bindegewebigen Umbaues [132].

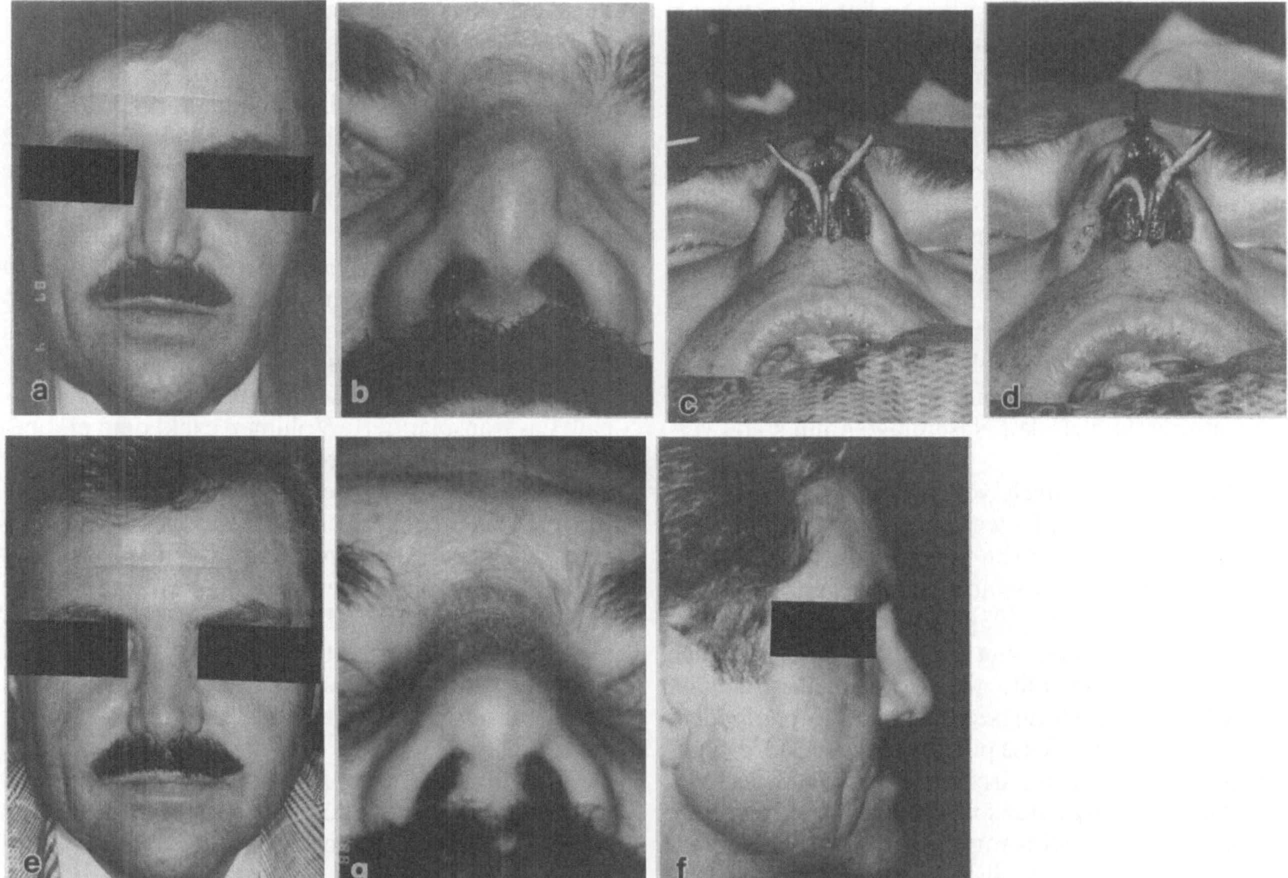

Abb. 12a–g. Nasenspitzenrekonstruktion mit autogenen Ohrknorpeltransplantaten. **a, b** Verlust der Flügelknorpel nach kosmetischer Nasenspitzenoperation. **c, d** autogene, modellierte Ohrknorpeltransplantate aus dem Cavum conchae wurden mit Hilfe eines externen Zuganges an einem medialen Septumknorpelpfeiler fixiert, nach lateral gebogen und mit der Nasenvestibulumhaut vernäht. **e, f, g** Zustand 1 Jahr nach Nasenflügelrekonstruktion

Bei 24 Patienten konnten nach Transplantation bestrahlten Knorpels innerhalb von 27 Monaten keine Resorptionen festgestellt werden. Verbiegungen traten in 15% zwischen 10 Tagen und 3 Wochen postoperativ auf. In 7% war es bei vernarbtem Transplantatlager zu Infektionen gekommen, wobei sich in der Kultur E. coli und Proteus mirabilis nachweisen ließen [102]. Bei Anwendung von bestrahltem Knorpel in verschiedenen Transplantatlagern fand sich die stärkste Resorption über der Glabella, im Nasenrückenbereich war sie im Vergleich hierzu nur gering ausgeprägt [29].

Nasenspitze, Nasenbasis, Nachbarregionen. Das Transplantatlager in Nasenflügel, Nasenspitze, Columella und angrenzender Oberlippe wird überwiegend als Domäne für autogene Knorpeltransplantate angesehen [165] (Abb. 12). So eignet sich modellierter *Septumknorpel* als freies Transplantat zur Auflagerung bei Volumen- oder Formdefizit, und bei Rekonstruktion von Defekten oder Strukturschwächen der Seitenknorpel [144] und Flügelknorpel [140]. Eine sehr häufige Indikation ist die Auflagerung auf die medialen Flügelknorpelschenkel und die Flügelknorpeldome zur Nasenspitzenmodellierung („onlay graft", „shield graft", „Sheen graft") [52, 153, 179]. Aber auch über gute Erfahrungen mit der Bankknorpeltransplantation in diese Region bei 30 Patienten über 2 Jahre wird berichtet [30].

Der elastische autogene *Ohrknorpel* ist ebenfalls zur Transplantation in den Nasenspitzenbereich geeignet [85, 86, 138, 139, 165] (Abb. 12). Kombinierte Knorpel-Haut-Transplantate eignen sich zur Rekonstruktion des Nasenflügels und Naseneingangbereiches [24, 39, 214]. Als freie Transplantate zur mikrovaskulären Anastomosierung können sie auch größere Defekte im Nasenbereich versorgen [150, 151].

Anteile des *Flügelknorpels* können zum Ausgleich kleinerer Deformitäten der Nasenspitze verwendet werden. Bei 16 Patienten fand sich im Nachbeobachtungszeitraum bis zu 17 Monaten keine Resorption, die Stabilität war erhalten [11]. Ein abgetragener knorpeliger *Nasenhöcker* kann ebenfalls als freies Transplantat auf die Nasenspitze aufgelagert werden. Bei 35 Patienten und 2jähriger Beobachtungszeit ließ sich keine Resorption nachweisen [50].

Autogene Rippenknorpeltransplantate kommen wegen ihrer Rigidität und ihres Volumens für den Nasenspitzenbereich nur selten in Betracht. Eine Indikation hierfür ist das Ansaugphänomen der Nasenflügel. Die Spannkraft gebogener Rippenknorpelspäne war nach Implantation in den Nasenflügel auch nach 7 Jahren unverändert erhalten [20]. Zur Beseitigung eines Nasenflügelkollapses kann auch die knöcherne Pyramide durch entsprechende Rippenknorpeltransplantate zu den Nasenflügeln hin stabil verlängert werden [13].

Für den Ausgleich von Mittelgesichtshypoplasien geringeren Grades werden *prämaxilläre Implantate* empfohlen. So lassen sich zwei autogene gewinkelte Rippenknorpelspäne ringförmig um die Apertura piriformis lagern [93]. Autogener Ohrknorpel, zur Volumenvermehrung eingerollt und zusätzlich vom Faszie eingehüllt, ging bei 16 Patienten und einer Nachbeobachtungszeit bis zu 5 Jahren mit dem Knochenlager der Fossa piriformis eine feste Verbindung ein [58]. Aus klinischer Sicht konnten 393 lyophilisierte Knorpeltransplantate, überwiegend im Bereich des Naseneinganges, erfolgreich zur Einheilung gebracht werden. Histologische Stichproben bei gleichem Transplantatlager wiesen jedoch eine schleichende Resorption nach [45].

Besondere Anforderungen an Knorpeltransplantate werden bei Nasendeformitäten im Rahmen einer *Lippen-Kiefer-Gaumenspalte* gestellt. Gute Ergebnisse wurden mit Cialit-konservierten Winkelspänen erzielt. Bei 24 Fällen traten nur 2 Infektionen auf [124]. Ganz überwiegend wird jedoch für diese Patientengruppe autogener Knorpel bevorzugt [95, 171]. Ein Erfahrungsbericht über 20 Jahre weist für autogenen Rippenknorpel, in Nasenrücken und Nasenbasis transplantiert, überwiegend eine Formkonstanz auf [127]. Neben der Rekonstruktion der Nasenbasis durch Septum- und Rippenknorpel [92] kann simultan Ohrknorpel zum Philtrumaufbau der Oberlippe verwendet werden [56].

4.4.3 Orbita, Gesichtsschädel und Nasennebenhöhlen

Lyophilisierter, strahlensterilisierter Bankknorpel wurde zur Verbesserung der Gesichtskontur im Jochbein-, Orbita-, Nase-, Stirn- und Unterkieferbereich eingesetzt. Er erwies sich in allen Transplantatlagern überwiegend als formbeständig [112], allerdings wur-

den auch Resorptionsraten bis zu 20% angegeben [177].

Der *Orbitainhalt* läßt sich bei einem Enophthalmus durch Knorpelimplantationen vermehren. Autogener Rippenknorpel lieferte bei 24 Patienten bis 2 Jahre postoperativ ein dauerhaftes Ergebnis ohne Komplikationen [126]. Das benötigte Auffüllvolumen wurde präoperativ über ein Wachsmodell bestimmt. Autogene Rippenknorpelscheiben konnten dann mit entsprechendem Volumen in einer vertikalen Orbitaachse subperiostal implantiert werden. Bei 6 Patienten und mehr als 12monatiger Nachbeobachtungszeit fand sich keine Volumenreduktion, weshalb das transplantierte Volumen exakt dem präoperativ gemessenen entsprechen kann und eine Überkorrektur nicht erforderlich ist [113]. Sehr feine Knorpelscheiben können auch durch Verwendung eines Dermatoms in einer Stärke von 0,1 mm und größer zugeschnitten werden. Das Verfahren wurde mit lyophilisiertem und strahlensterilisiertem Rippenknorpel angewendet, der zum Ausgleich eines Enophthalmus in gegenüberliegende Quadranten der Orbita implantiert und mit Fibrinkleber fixiert wurde [111].

Zusammengesetzte *Haut-Knorpel-Transplantate* aus dem Ohr [49] oder *Schleimhaut-Knorpel-Transplantate* aus der Nasenscheidewand [55, 134] eignen sich zur Rekonstruktion des *Ober-* und *Unterlides* als Tarsus-Bindehautersatz, wobei z.B. die Lidhaut selbst aus dem Hautüberschuß nach Implantation eines Gewebeexpanders gewonnen werden kann [49]. Der Knorpel übernimmt dabei die Stützfunktion des Tarsus, der natürlicherweise allerdings nicht aus Knorpel, sondern aus straffem Bindegewebe besteht.

Ohrknorpel eignet sich auch in besonderem Maße zur Stützung des Unterlides bei paralytischem *Ektropion*. Bei 150 Patienten und einer Nachbeobachtungszeit zwischen 18 Monaten und 3 Jahren trat weder eine entzündliche Komplikation noch eine Resorption auf. Die Stabilität des subkutan gelegenen und im lateralen Orbitabereich verankerten Transplantates blieb über den gesamten Beobachtungszeitraum unverändert [9, 114, 122, 182].

Für die Rekonstruktion der *Stirnhöhlenvorderwand* (Abb. 13) durch Knorpeltransplantation gibt es verschiedene Vorschläge [118]. Die Obliteration der Stirnhöhle durch Knorpelscheiben wird als günstiger erachtet, als die Rekonstruktion mit Knorpelspangen, da diese zur Verbiegung neigen. Insgesamt wird autogener Knochen, z.B. Tabula externa des Schädeldaches, bezüglich Formgebung und Stabilität günstiger eingestuft als Knorpel [118]. Eine Obliteration der Höhle unter gleichzeitiger Formung der Stirnvorderfläche kann auch durch autogene *Knorpelscheiben* erfolgen. Die in einer Kunststofform eingebette-

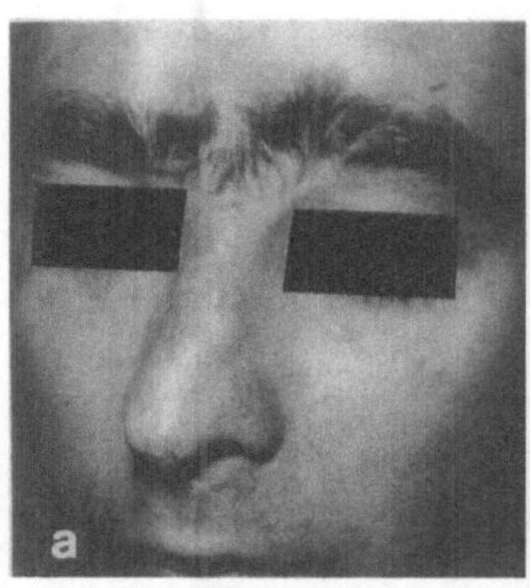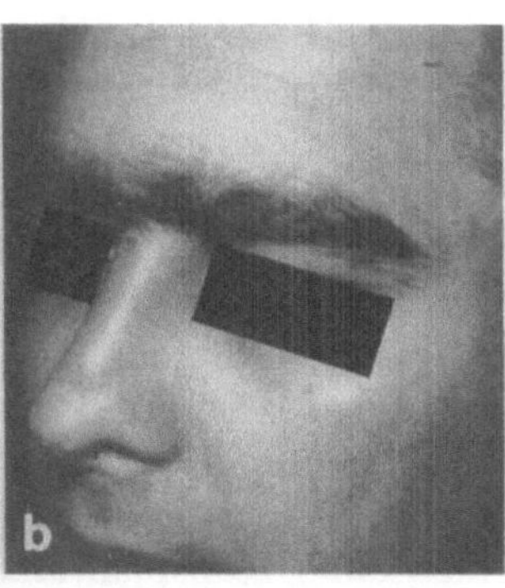

Abb. 13a, b. Defekt der Stirnhöhlenvorder- und -hinterwand und Impressionsfraktur der Nasenpyramide nach Trauma. **a** Tiefe Einsenkung des Nasenrückens, der Nasenwurzel, der Supraorbitalregion und der Glabella. **b** Zustand nach Stirnhöhlenvorderwandrekonstruktion und Nasenrückenaufbau durch autogenen Rippenknorpel über einen Koronarschnitt

ten Knorpel, welche exakt dem Stirndefekt angepaßt wurde, wurden zunächst unter die Bauchhaut subkutan implantiert [135]. Innerhalb von 6 Monaten kam es zum Einwachsen von Bindegewebe durch Perforationen der Kunststoffschalen, welches zusammen mit den ca. 3 × 3 mm großen Knorpelscheiben ein solides Transplantat, ähnlich einer Ausgußform bildete [143].

Eine „empty sella" entsteht durch eine zystische Ausbuchtung der Liquorräume, die im Sinne einer Meningozele bis in die Keilbeinhöhle vordringen können. Das kongenitale oder postoperativ erworbene Krankheitsbild ist mit der Gefahr einer Meningitis bzw. einer Schädigung des N. opticus durch Dislokation verbunden. Die Dura läßt sich nach Liquordrucksenkung aus der Keilbeinhöhle zurückverlagern und durch freie Knorpel- oder auch Knochentransplantate abstützen [59].

Für die Implantation im *Jochbeinbereich* hat sich auch *Ohrknorpel* mit anhaftendem posteriorem Perichondrium bewährt. Um die Resorption zu reduzieren, wurde das Transplantat zusätzlich in Temporalisfaszie gehüllt und dann über einen Subziliarschnitt implantiert [181].

Bei Wachstumsstörungen des Unterkiefers nach Traumen, Entzündungen oder bei Hemiatrophia faciei kann man sich auch die Fähigkeit des Knorpelwachstums von Rippenknorpel zu Nutze machen, der mit der Wachstumszone des Costo-Vertebral-Gelenkes transplantiert wurde [133].

4.4.4 Larynx und andere Regionen

Autogener Rippenknorpel bietet sich zur Rekonstruktion des Kehlkopfskeletts in Verbindung mit verschiedenen Lappenplastiken an, wenn es zu ei-

nem strahlenbedingten Gewebeuntergang des Kehlkopfes gekommen ist [83].

Nach Laryngektomie kann der autogene elastische Knorpel der Epiglottis für einen Teilverschluß des Trachealstumpfes genutzt werden, um eine Ventilneoglottis zur Phonation zu bilden [63].

Um die Phonation bei unvollständigem Schluß des Glottisspaltes nach Kehlkopflähmung zu verbessern, lassen sich gelähmte Stimmlippen mittels subperiostaler autogener Septumknorpelimplantation nach medial verlagern. Alternativ kann dies auch durch eine Dislokation des Schildknorpelareals geschehen, das unmittelbar an die Stimmlippe angrenzt. Es läßt sich durch einen Knorpelspan in neuer Position verriegeln [90].

Nach einem Kehlkopftrauma mit Knorpelzerreißung kann dieser zusammen mit anhaftendem Perichondrium zunächst in einem subkutanen Lager konserviert werden, wenn eine Sofortrekonstruktion nicht möglich ist. Diese kann dann zu einem späteren Zeitpunkt mit Interposition eines gestielten Muskellappens zwischen freitransplantiertem Knorpel und Kehlkopflumen erfolgen, wodurch eine spontane Epithelisierung ermöglicht wird [19].

Bei *subglottischen Stenosen* hat sich die Interposition eines freien autogenen Perichondrium-Rippentransplantates bewährt [25, 43]. Die Transplantate werden, das Perichondrium lumenwärts gerichtet, in den aufgetrennten Ringknorpel eingestellt und durch eine Kanüle geschient. Bei 12 Kindern heilte das Transplantat folgenlos ein, die Kanüle konnte bereits nach 6 Wochen entfernt werden [226]. Bei 21 Patienten wurde eine subglottische Stenose entweder durch Inzision und Dehnung über einer eingelegten Kanüle bzw. durch autogene Rippenknorpelinterposition behandelt. Beide Verfahren zeigten funktionell gute Langzeitergebnisse. Ohne Rippenknorpeltransplantation mußte jedoch die Kanüle über einen dreifach längeren Zeitraum belassen werden [131].

Zur Larynxrekonstruktion nach Teilresektion oder zur Beseitigung von Stenosen kann auch ein zusammengesetztes Schleimhaut-Knorpel-Transplantat aus der Nasenscheidewand Verwendung finden [101, 227]. Die Schleimhaut des freien Transplantates sollte dabei mit der Zilienschlagrichtung von kaudal nach kranial transplantiert werden. Bei 61 Patienten konnten auf diese Weise gute Ergebnisse erzielt werden [184]. Durch Nachuntersuchungen ließ sich zeigen, daß der Knorpel entweder vital blieb oder durch straffes Bindegewebe ersetzt wurde. Das respiratorische Epithel der verpflanzten Nasenschleimhaut blieb erhalten [31]. Die dauerhafte Einheilung ließ sich auch computertomographisch nachweisen [227].

Als weiterer Transplantatort sei abschließend die Rachenhinterwand bei velopharyngealer Insuffizienz genannt. Bei 10 Patienten wurde Bankknorpel unter die Schleimhaut der Rachenhinterwand unterfüttert. Innerhalb eines einjährigen Beobachtungszeitraumes fand sich weder eine relevante Dislokation noch eine Resorption [208].

5 Zusammenfassung und Schlußbemerkungen

Die Transplantation von Knorpel als Stütz- oder Formgerüst ist in der plastisch-rekonstruktiven Kopf- und Halschirurgie unverzichtbar. Ganz überwiegend wird hyaliner Knorpel aus dem Nasenseptum oder der Rippe bzw. elastischer Ohrknorpel verwendet. Viskoelastizität und ein inneres Spannungssystem sorgen für eine gute Modellierbarkeit und eine gewisse Resistenz gegen mechanische Beanspruchungen. Die erwünschte Form- und Volumenkonstanz wird auf die nutritive Anspruchslosigkeit und die geringe immunologische Reaktion des Wirtsgewebes als Folge der Abschirmung antigener Komponenten durch die Knorpelgrundsubstanz zurückgeführt.

Weitaus am häufigsten wird Knorpel *autogen-vital* oder *konserviert* transplantiert. Die Vorteile der Bankknorpeltransplantation liegen in der Verfügbarkeit des Knorpels in erforderlichen Mengen, ohne einen notwendigen Nebeneingriff am Patienten mit entsprechender Morbidität. Die am häufigsten angewandten Konservierungs- und Sterilisierungsverfahren von Knorpel sind die Aufbewahrung in Quecksilberlösungen (Cialit bzw. Merthiolat), die Knorpeltrocknung durch Lyophilisierung oder Lösungsmittel, Gammabestrahlung und Äthylenoxid- bzw. Betapropiolaktonbehandlung.

Probleme bei der Knorpeltransplantation beruhen in erster Linie auf Resorption, Knorpelverbiegung, Infektion und Extrusion. In zahlreichen *Tierexperimenten* wurden die Eigenschaften verschiedener Knorpeltransplantate (autogen-allogen, orthotope oder heterotope Transplantation, verschiedene Konservierungsverfahren, spezielle Transplantatlager, verschiedene Knorpelarten) makroskopisch und histologisch untersucht. Aufgrund sehr verschiedenartiger Versuchsbedingungen resultiert eine Vielzahl kaum vergleichbarer Aussagen. Es kann jedoch festgehalten werden, daß sowohl Bankknorpel, als auch autogener vitaler Knorpel resorptiven Prozessen unterliegt. Das Ausmaß der Resorption kann dabei sehr unterschiedlich sein und von einer bindegewebigen Abkapselung des Transplantates bis zur weitgehenden Fragmentation und Resorption reichen. Wesentliche Einflußfaktoren hierfür sind unter anderem die Qualität des Transplantatlagers, Infek-

tionen und die Art der Vorbehandlung bei Bankknorpel. Ein weiterer Faktor für die Resorption ist die Form des transplantierten Knorpels. Je größer die Knorpeloberfläche, z.B. bei einzelnen Knorpelstückchen oder gequetschtem Knorpel, desto stärker ist das Einwachsen von Bindegewebe und der nachfolgende Knorpelabbau.

Quecksilberkonservierter, lyophilisierter und mit größeren Einschränkungen auch strahlenkonservierter Knorpel haben im subkutanen, tierexperimentellen Transplantatlager ähnliche Eigenschaften wie autogener Knorpel. Eine postulierte geringere Verbiegungstendenz von Bankknorpel im Vergleich zu autogenem Knorpel konnte nicht bestätigt werden. Die Vitalität von autogen transplantiertem Knorpel bleibt erhalten, in begrenztem Umfange ist auch mit einer Chondroneogenese zu rechnen.

Aus *klinischer Sicht* ist zunächst die *Gewinnung* autogener Knorpeltransplantate und die Knorpelaufbereitung von Interesse. Ohrmuschel- und Rippenknorpel können ohne relevante Morbidität und Formveränderung der Spenderregion entnommen werden. Für die *Konservierung* in Quecksilber-Lösungen gibt es standardisierte Abläufe mit regelmäßigen bakteriologischen Kontrollen. Strahlensterilisierte und getrocknete Knorpel können bei steriler Versiegelung langfristig aufbewahrt werden. Für die spätere Anwendung ist die Rehydratation von getrocknetem Knorpel in Antibiotikalösungen vorteilhaft. Bei der *Modellierung* von Knorpel, vor allem von Rippenknorpel, ist das Prinzip der ausgeglichenen Spannungsverhältnisse von entscheidender Bedeutung, um eine spätere Spantorsion zu vermeiden. Hierzu stehen verschiedene Präparationstechniken zur Verfügung.

Aus *histologischen Untersuchungen* von Proben aus transplantiertem Knorpel in verschiedenen humanen Transplantatlagern kann geschlossen werden, daß die Vitalität von Knorpel über Jahre erhalten bleibt, aber auch eine Devitalisierung möglich ist. Eine Randresorption, ausgehend von einer bindegewebigen Kapsel, ist häufig anzutreffen, allerdings ohne relevanten Einfluß auf das Transplantatvolumen. Die bindegewebige Einscheidung von Bankknorpeltransplantaten unterscheidet sich nach einer initialen stärkeren zellulären Randreaktion langfristig nicht von autogenen Knorpeltransplantaten. Auch nach Quetschung bleiben die Chondrozyten vital und können neue Grundsubstanz bilden. Dagegen konnte die Verpflanzung von Knorpel zusammen mit Perichondrium resorptive Prozesse nicht verhindern. Es ergaben sich Hinweise darauf, daß weniger die Art und Vorbehandlung des verpflanzten Knorpels als vielmehr seine mechanische Belastung im Transplantatlager sowie präexistente intrachondrale Degenerationsherde zur verstärkten Resorption Anlaß geben.

Für die verschiedenen *Transplantatlager* im Kopf- und Halsbereich kann eine Vielzahl von Empfehlungen aus der Literatur entnommen werden. Zur Rekonstruktion der Ohrmuschel wird von den meisten Autoren autogener Rippenknorpel bevorzugt. Anders ist die Situation im zahlenmäßig dominierenden Nasenbereich, der besondere Eigenschaften aufweist. Auf engem Raum liegen hier sehr verschiedenartige Transplantatlager zusammen (Ruhezone, Belastungszone). Allgemein wird für die Belastungszone der Nase (knorpeliger Nasenrücken und kaudales Septum) eine höhere Knorpelresorptionsquote angegeben, die vor allem den Bankknorpel betrifft. Dieser hat sich dagegen in der Extremsituation des Septumabszesses als Sofortimplantat bewährt. Auf der Knochengrundlage des Gesichtsschädels wird autogener und allogener konservierter Knorpel überwiegend als vergleichbar gut geeignet eingeschätzt. Für Transplantationen in der Larynxregion und ganz besonders im Lidbereich wird autogenem Knorpel der Vorzug gegeben.

Die Resorption von Knorpeltransplantaten im Kopf- und Halsbereich ist nicht in jedem Falle vorhersehbar. Selbst bei vergleichbaren Ausgangsbedingungen kann die Reaktion des Wirtsgewebes von der völligen Desintegration des Implantates bis zur stabilen bindegewebigen Abkapselung reichen. Zwar gibt es erste Einblicke in mögliche Reaktionsabläufe bei unerklärlichen Abstoßungen [35], die genauen Mechanismen der Transplantattoleranz oder -intoleranz kennen wir jedoch noch nicht. Auch ist die Literatur über Knorpeltransplantate, die über Jahrzehnte beobachtet wurden, sehr spärlich. Durch widersprüchliche Angaben in der Literatur im Hinblick auf mögliche Infektionsübertragungen ist in jüngster Zeit die Verwendung allogenen konservierten Knorpels neu diskutiert worden. Kann im Bedarfsfall kein autogener Knorpel transplantiert werden, ist es ratsam, mit dem Patienten vor einer Knorpeltransplantation, die in der Regel einen elektiven Eingriff darstellt, ein Aufklärungsgespräch über die hypothetischen Infektionsgefahren zu führen und dies schriftlich zu dokumentieren. Möglicherweise können neue molekulargenetische Methoden bestehende Unsicherheiten beseitigen. So läßt sich Virus-DNA durch Hybridisierungstechniken nachweisen, wobei die Sensitivität durch die millionenfache Vermehrung von DNA-Abschnitten mit Hilfe der Polymerase-Kettenreaktion gesteigert werden kann. Auf diese Weise läßt sich eine Infektion auch im noch seronegativen Infektionsstadium nachweisen [178].

Auswahlkriterien für eine Transplantation im Kopf- und Halsbereich sind unter anderem Resorption, Infektanfälligkeit, Verfügbarkeit, Biokompatibilität, Dislokation, Modellierbarkeit und Verfärbung des Transplantates, der Aufwand bei einer möglichen Transpantatentfernung (häufiger bei alloplastischen Implantaten) und die anfallenden Kosten [87]. Diesbezüglich weisen verschiedene Transplantate Vor- und Nachteile auf. Für alle Transplantate, auch für Knorpeltransplantate, ist die Erkenntnis früherer Autoren auch heute noch uneingeschränkt gültig:

Ein in jeder Hinsicht ideales Transplantat für den Kopf-Hals-Bereich gibt es nicht.

Literatur

1. Abzhalilov MA (1979) Biological aspects of the graft of the allocartilage preserved in unsaturated polyester resins and its use for rhinoplasty. Vestn ORL (Mosk) 4:37−41
2. Adlington P, Anscombe AJ, Joshi JB (1989) Influence of the mode of preparation on the distortion and consistency of homologous costal cartilage implants. J Laryngol Otol 103:572−576
3. Albert DM, Cotton RT, Conn P (1989) The use of alcohol-stored cartilage in experimental laryngotracheal reconstruction. Inf J Pediat Otorhinolaryng 18:147−155
4. Anderl H, Bauer M, Mikuz G (1977) Knochen-, Knorpel- und Hautverhalten in Höhlen vorgebildet durch ein Silasticimplantat. Chir Plast 4:73−79
5. Babin RW, Ryu JH, Ganzt BJ (1982) Survival of implanted irradiated cartilage. Otolaryng Head Neck Surg 90:75−80
6. Baser B, Grewal DS, Hiranandani NL (1990) Management of saddle nose deformity in atrophic rhinitis. J Laryngol Otol 104:404−407
7. Bator S (1985) Medical shifting of the canine vocal cord by injection of isolated chondrocytes. Arch Oto Rhinol Laryngol (Berl) 242:19−25
8. Baudet JP, Tramond P, Massarp J, Goumain A (1972) Les réimplantations du pavillon de l'oreille mutileé. Rev Laryng 93:241−256
9. Baylis HJ, Perman KJ, Fett DR, Sutcliffe RT (1985) Autogenous auricular cartilage grafting for lower eyelid retraction. Ophth Plast Reconstr Surg 1:23−27
10. Berghaus A, Handrock M (1981) Fibrinvernetzte Knorpel- und Kunststoffspäne zur Ohrmuschelrekonstruktion. Arch Oto Rhino Laryngol 231:601−614
11. Blackwell SJ, Parry SW, Roberg BC, Huang TT (1985) Onlay cartilage graft of the alar lateral crus for cleft lip nasal deformities. Plast Reconstr Surg 3:395−401
12. Brent B, Byrd HS (1983) Secondary ear reconstruction with cartilage grafts covered by axial, random and free flaps of temporoparietal fascia. Plast Reconstr Surg 72:141−151
13. Bridger (1981) Split rib graft for alar collapse. Arch Otolaryng (Chicago) 107:110−113
14. Brown JB, McDowell F (1951) Plastic surgery of the nose. Mosby, St. Louis
15. Bujia J, Wilmes E, Krombach F, Hammer C, Kastenbauer E (1990) The effect of gamma-interferon on HLA class II antigen expression on isolated human nasal chondrocytes. European Arch of Oto-Rhino-Laryngol 247:287−290

16. Bull TR, Mackay JS (1984) Augmentation rhinoplasty. Facial Plastic Surg 1:125–136
17. Bumann A, Eickbohm JE, Kopp S, Wangerin K (1988) Allogene und xenogene, gefriergetrocknete Knorpeltransplantate im ossären Implantatlager. In: Mittelmeier H, Heisel J (Hrsg) Hefte zur Unfallchirurgie, Plastischen und Wiederherstellungschirurgie. K Sasse, Rotenburg (Wümme), S 351–456
18. Bumann A, Kopp S, Eickbohm JE, Ewers R (1989) Rehydration of lyophilised cartilage grafts sterilized by different methods. Int J Oral Maxillofac Surg 18:370–372
19. Bumsted RM (1985) Delayed cricoid reconstruction by use of a free graft of autogenous „patient banked" cartilage. Otolaryngol Head and Neck Surg 1:104–109
20. Chait LA, Faymann MS (1988) Treatment of postreconstructive collapsed nasal ala with a costal cartilage graft. Plast Reconstr Surg 3:527–530
21. Claes L, Burri C, Helburg G (1981) Biomechanische Untersuchung zur Festigkeit verschiedener Knorpelklebungen. Helv Chir Acta 48:11–13
22. Conley J (1985) Intranasal composite grafts for dorsal support. Arch Otolaryngol Head and Neck Surg 111:241–243
23. Cookson BD, Hoffmann PN, Price T, Webster M, Fenton O (1988) Cialit as a tissue preservative: a microbiological assessment. J of Hospital Infection 11:263–270
24. Cosman B (1980) Piggyback composite ear grafts in nasal ala reconstruction. Ann Plast Surg 4:293–297
25. Cotton R (1978) Management of subglottic stenosis in infants and children. Ann Otol Rhinol Laryngol 87:649–657
26. Davis J (1987) Aesthetic and Reconstructive Otoplasty. Springer, New York Berlin Heidelberg London Paris Tokyo
27. Dickson WA, Inglis TJJ (1988) Cialit preserved cartilage: failure to guarentee sterility. Brit J of Plastic Surg 41:408–409
28. Disant F, Truy E, Kauffmann J, Morgon A (1990) La reconstruction du pavillon auriculaire chez l'enfant. Rapport des maquettes en cartilage sculpté. Pédiatrie 45:181–185
29. Donald PJ (1986) Cartilage grafting in facial reconstruction with special consideration of irradiated grafts. Laryngoscope 96:786–807
30. Duarte A, Atilano J, Cuenca R (1988) Apex columellar cartilage graft. Aesth Plast Surg 12:217–222
31. Duncavage JA, Osoff RH, Toohill RJ (1989) Laryngotracheal reconstruction with composite nasal septal cartilage grafts. Ann Otol Rhinol Laryngol 98:581–585
32. Eisemann ML (1983) The growth potential of autograft cartilage. Arch Otolaryngol 109:469–472
33. Eitschberger E, Gammert Chr, Masing H, Pesch HJ (1978) Zur Histomorphologie und Resorption langzeitimplantierter Merthiolat-konservierter Knorpelspäne in der Rhinoplastik. Laryngol Rhinol Otol 57:440–444
34. Eitschberger E, Merklein C, Masing H, Pesch HJ (1980) Das histologische Verhalten plangeschlagenen Septumknorpels nach Retransplantation zur Versteifung der hinteren Septumregion. HNO 28:158–160
35. Enzmann H, Daniel V (1991) Die Diagnose des „excited-skin-syndrome" aus dem Blut. Eine Hilfe für die plastische Chirurgie. Laryngol Rhinol Otol 70:184–186
36. Ersek RA, Delerm AG (1988) Processed irradiated bovine cartilage for nasal reconstruction. Ann Plast Surg 6:540–546
37. Eviatar A, Myssiorek D (1989) Repair of nasal septal perforations with tragal cartilage and perichondrium grafts. Otolaryngol Head and Neck Surg 4:300–302
38. Ey W (1982) Fehler und Gefahren bei der Verwendung von Composite grafts. HNO (Berl) 30:133–135
39. Ey W, Denecke HJ (1984) Die Operationen an der Nase und im Nasopharynx. Springer, Berlin Heidelberg New York Tokyo
40. Ey W (1986) Die Verwendung von autogenetischen Knorpeltransplantaten in der Nasenchirurgie. In: Kastenbauer E, Wilmes E, Mees K (Hrsg) Das Transplantat in der Plastischen Chirurgie. K Sasse, Rotenburg (Wümme), S 323–324
41. Falcone CL, Ogren FP, Moore GF, Yonkers AJ (1986) Implants in nasal surgery. Ear Nose Throat J 65:517–521
42. Farrior RT (1966) Implant materials in restoration of facial contour. Laryngoscope 76:934–954
43. Fearon B, Cotton B (1974) Surgical correction of subglottic stenosis of the larynx in infants and children. Ann Otol (St Louis) 83:428–431
44. Fomon S, Bell JW, Schattner A, Silver AG (1955) Observations on the correction of the saddlenose deformity. Ann Otol Rhinol (St Louis) 64:1109–1131
45. Freitag V, Handa Y, Beckers H, Rodemer H (1988) Histologische Befunde an lyophilisierten homologen Knorpeltransplantaten vom Menschen. Dtsch Z Mund Kiefer Gesichts Chir 12:397–403
46. Freitag V, Handa Y, Beckers H (1988) Mikroradiographische und histologische Befunde an homologen Implantaten lyophilisierten Knorpels. Hefte z. Unfallchir, Plast u Wiederherstellungschir K Sasse, Rothenburg (Wümme), 262
47. Furlan S (1982) Correction of saddle nose deformities by costal cartilage grafts. Ann Plast Surg 9:32–35
48. Gammert C, Masing H (1977) Langzeiterfahrungen mit konserviertem Knorpel in der Wiederherstellungschirurgie der Nase. Laryng Rhinol Otol 56:650–656
49. Garber PF, Lukash FN (1987) Eyelid reconstruction using temporary tissue expanders and cartilage grafts. Ophth Plast and Reconstr Surg 3:253–257
50. Garcia-Velasco J, Garcia-Velasco M (1986) Tip graft from the cartilaginous dorsum in rhinoplasty. Aesth Plast Surg 10:21–25
51. Gibson Th, Davis WB (1958) The distortion of autogenous cartilage grafts: its cause and prevention. Brit J of Plastic Surg 10:257–274
52. Glasgold AJ (1988) The technique and clinical application of the columella strut. Laryngoscope 98:789–790
53. Glasgold MJ, Kato YP, Christiansen D, Hauge JA, Glasgold AJ, Silver FH (1988) Mechanical properties of septal cartilage homografts. Otolaryngol Head and Neck Surg 4:374–379
54. Goga D, Robier A, Maten J, Beutter P (1988) Correction chirurgicale des ensellures nasales. Ann Oto Laryng (Paris) 105:123–125
55. Götzfried HF, Paulus GW (1986) Technik und Ergebnisse der totalen Unterlidrekonstruktion mit autologen Nasenseptumknorpel/-schleimhauttransplantaten. In: Kastenbauer E, Wilmes E, Mees K (Hrsg) Das Implantat in der Plastischen Chirurgie. K Sasse, Rotenburg (Wümme), 318–321
56. Gorney M (1988) Rehabilitation for the post-cleft nasolabial stigma. Clinics in Plast Surg 1:73–82
57. Gubisch W (1989) Der Nasenrücken als Problem bei sekundären Rhinoplastiken. Handchir Mikrochir Plast Chir 21:213–218

58. Guerrerosantos J (1987) Recontouring of the middle third of the face with onlay cartilage plus free fascia graft. Ann Plast Surg 5:409−420

59. Guiot G (1973) Una intervención para la silla vacia sintomatica: el relleno extradural de la silla turca via transesfenoidal. Rev Esp Oto-Enuro-Oftal 31:97−106

60. Gunter JP, Rohrich RJ (1990) Augmentation rhinoplasty: dorsal onlay grafting using shaped autogenous septal cartilage. Plast Reconstr Surg 1:39−45

61. Guyuron B (1986) Simplified harvesting of the ear cartilage graft. Aesth Plast Surg 10:37−39

62. Haas E (1969) Materialbedingte Gefahren bei der Sattelnasenkorrektur. Z Laryngol Rhinol Otol 48:28−33

63. Heermann J (1978) Ventilneoglottis durch Knorpelimplantat in der Trachea. Laryng Rhinol Otol 57:489−493

64. Helder AH, Huizing EH (1986) Transplantation terminology in nasal surgery. Rhinology 24:235−236

65. Hellmich S (1970) Die Verträglichkeit konservierter homoioplastischer Knorpelimplantate in der Nase. Z Laryngol Rhinol Otol 11:742−749

66. Hellmich S (1972) Die Verpflanzung konservierten Knorpelgewebes. Habilitationsschrift Rheinisch-Westfälische Technische Hochschule Aachen

67. Hellmich S (1972) Operativ wesentliche Gesichtspunkte bei Spanimplantationen der Nase. Z Laryngol Rhinol Otol 51:298−305

68. Hellmich S (1972) Präoperative Risikobilanz bei Spanimplantationen der Nase. HNO 20:218−220

69. Hellmich S (1974) Der Einfluß unterschiedlicher Konservierungsmethoden auf die biologische Qualität von Knorpelimplantaten. Laryngol Rhinol Otol 53:711−717

70. Hellmich S (1974) Die Therapie des frischen Septumabszesses. HNO 22:278−281

71. Hellmich S (1980) Die Bedeutung unterschiedlicher Lager für Knorpelimplantate in klinischen und experimentellen Untersuchungen. In: Hierholzer G, Zilch H (Hrsg): Transplantatlager und Implantatlager bei verschiedenen Operationsverfahren. Springer, Berlin Heidelberg New York, 75−76

72. Hellmich S (1982) Fehler und Gefahren bei der freien Knorpeltransplantation im Gesichtsbereich. HNO 30:140−144

73. Hellmich S (1989) Reconstruction of the destroyed septal infrastructure. Otolaryngol Head and Neck Surg 2:92−95

74. Herberhold C (1988) Reconstruction of the auricle with preserved homologous rib cartilage. Fac Plast Surg 5:431−433

75. Hesse W, Tscherne H, Hesse J (1980) Grundlagen der Transplantation von Gelenkknorpel. In: Hierholzer G, Zilch H (Hrsg) Transplantatlager und Implantatlager bei verschiedenen Operationsverfahren. Springer, Berlin Heidelberg New York, 13−19

76. Hoffmann S (1989) A silicone template to facilitate cartilage grafting in the nose. Plast Reconstr Surg 1:168−170

77. Huizing EH (1969) Some conclusions from our experience with the surgical treatment of ozaena. Int Rhinol 7:81−87

78. Huizing EH (1970) Experience on the use of homologous cartilage in nasal surgery. Acta Oto-Rhino-Laryng (Belg) 24:194−197

79. Huizing EH (1984) Long term results of reconstruction of the septum in the acute phase of a septal abscess in children. Rhinology 22:55−63

80. Jakse R, Wolfgruber H (1986) Die Verwendung von allogenem Septumknorpel. Laryng Rhinol Otol 65:679−683

81. Jakse R (1987) Die Antigenität des Ohrknorpels und ihre Beeinflussung durch vitale Konservierung. Laryng Rhinol Otol 66:300−306

82. James DR, Irvine GH (1983) Autogenous rib grafts in maxillofacial surgery. J Max-Fac Surg 11:201−203

83. Jasper A (1974) Kehlkopfaufbau mittels Autotransplantation. Fül Orr Gége Gyógyászat 20:48−54

84. Jugo SB (1987) Total septal reconstruction through decortication (external) approach in children. Arch Otolaryngol Head Neck Surg 113:173−178

85. Juri J, Juri C (1987) Secondary rhinoplasty. Ann Plast Surg 5:366−376

86. Juri J (1990) Pinocchio's secondary nose. Ann Plast Surg 2:85−92

87. Kasperbauer JL, Kern EB, Neel BN (1986) Grafts and implants in rhinologic surgery: Laboratory findings and clinical considerations. Fac Plast Surg 2:125−135

88. Kastenbauer ER (1983) Konservierung und Anwendungsmöglichkeiten allogener (homologer) Transplantate im Hals-, Nasen-Ohrenbereich. HNO 31:371−380

89. Kearns DB, Olson TS, Pransky SM, Seid AB (1989) Technique for costal cartilage harvest for use in laryngotracheal reconstruction. Int J Ped Otorhinolaryngol 18:73−75

90. Kleinsasser O, Schroeder H, Glanz H (1982) Medianverlagerung gelähmter Stimmlippen mittels Knorpelspanimplantation und Türflügelthyreoplastik. HNO (Berl) 30:275−279

91. Koschatzky K (1991) (Fa Pfrimmer-Viggo Erlangen) Persönliche Mitteilung

92. Kozin JA (1971) Chondroplasty of piriform-aperture margin and correction of ala-nasi base and nostril threshold in residual deformation after unilateral cleft-lip-and-palate malformation. Acta Chir Plast (Prague) 13:7−15

93. Krüger E (1964) Die Knorpeltransplantation. Carl Hauser, München

94. Kruk J, Goldstein J (1977) Assessment of usefulness of preserved cartilage for reconstructive operations on hypoplastic auricles. Otolaryngol Pol 31:133−136

95. Krupp S (1986) Techniques for secondary cleft lip and nose repair. Handchirurgie 18:7−10

96. Krutchinskij GV, Schved JA (1984) Attempt to reconstruct the auricle using the ear cartilage from a living donor. Acta Chir Plast 26:100−106

97. Kurnatowski W, Biskupska-Wiecko J, Kalczak M (1974) Allogenic auricular cartilage by Co 60 irradiation. Otolaryng Pol 28:33−40

98. Kvinnsland S (1973) Growth potential of autografts of cartilage from the nasal septum in the rat. Plast Reconstr Surg 52:557−561

99. Langnickel R (1972) Modellversuche zur Transplantation von Knorpel I. Vergleichende Untersuchungen an hyalinem und Faserknorpel. Z Laryng Rhinol 51:12−20

100. Langnickel R (1972) Modellversuche zur Transplantabilität von Knorpel II. Der Vergleich von 2 quecksilberhaltigen Konservierungsmitteln. Z Laryng Rhinol 51:125−133

101. Laurian N, Zohar Y (1981) Laryngeal reconstruction by composite mucoseptal graft after partial laryngectomy. Three years follow up. Laryngoscope 91:609−615

102. Lefkovitz G (1990) Irradiated homologous costal cartilage for augmentation rhinoplasty. Ann Plast Surg 4:317−327

103. Lenz H, Preußler H (1986) Septumplastik. Histologische Veränderungen des zuvor entnommenen und wieder reimplantierten autologen Septumknorpels und -knochens nach Quetschung. Laryng Rhinol Otol 65:676−678

104. Martinez SA (1986) The use of cartilage in reconstructive head and neck and otologic surgery. Ear Nose Throat J 65:497−500

105. Masing H (1965) Zur plastisch-operativen Versorgung von Septumhämatomen und -abszessen. HNO (Berlin) Bd 13 Heft 2:235−238

106. Masing H, Hellmich S (1968) Erfahrungen mit konserviertem Knorpel im Wiederaufbau der Nase. Laryng Rhinol Otol 47:904−914

107. Masing H (1971) Die Chirurgie der äußeren Nase und der Nasenscheidewand. In: Theissing G: Kurze HNO-Operationslehre Band 1, G Thieme, Stuttgart

108. Masing H (1972) Plastische Eingriffe in der Nase. Dtsch Ärztebl 22:1405−1410

109. Masing H, Lehmann W, Stadler J (1978) Über Sekundäroperationen nach submuköser Septumresektion. Laryng Rhinol Otol 57:931−935

110. Masing H, Rettinger G (1988) Eingriffe an der Nase. In: J Theissing: Mund-Hals- und Nasenoperationen, Georg Thieme, Stuttgart New York

111. Matras H, Krenkel C, Thaller-Antlanger H (1988) Zur funktionellen und ästhetischen Bulbuspositionskorrektur nach schwerem Orbitatrauma mit Hilfe homologen Bankknorpels. Hefte zur Unfallchirurgie, Plast und Wiederherstellungschir K Sasse, Rotenburg (Wümme), 268−275

112. Matras H, Krenkel C (1989) Zur Wiederherstellung der Gesichtsästhetik mit homologen Bankknorpeltransplantaten. Fortschr Kiefer Ges Chir 34:96−98

113. Matsuo K, Hirose T, Furuta S, Hayashi M, Watanabe T (1989) Semiquantitative correction of posttraumatic enophthalmos with sliced cartilage grafts. Plast Reconstr Surg 3:429−437

114. May M, Hoffmann DF, Buerger GF, Soll DB (1990) Management of the paralyzed lower eyelid by implanting auricular cartilage. Arch Otolaryngol Head Neck Surg 116:786−788

115. McDowell F (1978) History of rhinoplasty. Aesth Plast Surg 1:321−348

116. McDowell S (1988) Irradiated cartilage. Plast Surg Nursing 14−15

117. McGlynn MJ, Sharpe DT (1981) Cialit preserved homograft cartilage in nasal augmentation: A long term review. Br J Plast Surg 34:53−57

118. McNulty JS (1986) Frontal sinus reconstruction with bone or cartilage grafts. Ear Nose Throat J 65:512−516

119. Megumi Y (1988) Augmentation rhinoplasty with soft tissue and cartilage. Aesth Plast Surg 12:89−93

120. Melanyin VD, Kaleev JJ, Botpaev AK (1981) Application of formalinized cartilagenous allografts to rhinoplasty. Vestn ORL (Mosk) 3:52−55

121. Meyer R (1988) Secondary and functional rhinoplasty. The difficult nose. Grune and Stratton Inc, Orlando New York San Diego

122. Meyer-Rüsenberg HW, Hoffmann T, Emmerich KH (1990) Ohrknorpel als Tarsusersatz (mit Langzeitergebnissen). Fortschr Ophthalmol 87:99−104

123. Michel C, Pistner H, Reuther JF, Barthel K (1988) Der homologe cialitkonservierte Knorpelspan zur Rekonstruktion des Mund-Kiefer-Gesichtsbereichs. Hefte zur Unfallchir, Plast und Wiederherstellungschir, K Sasse, Rotenburg (Wümme), 263−267

124. Michel C, Reuther JF, Mühling J, Pistner H (1989) Cialitkonservierter Knorpelspan zur Korrektur spaltbedingter Nasendeformitäten. Fortschr Kief Ges Chir 34:124−127

125. Mirazizov KD (1978) Concerning the reimplantation of autocartilage and bone in deviation of the nasal septum in children. Vestn ORL (Mosk) 3:50−55

126. Monasterio FO, Rodriguez A, Benavides A (1987) A simple method for the correction of enophthalmos. Clin in Plast Surg 1:169−175

127. Monasterio FO, Ruas EJ (1989) Cleft lip rhinoplasty: The role of bone and cartilage grafts. Clin in Plast Surg 1:177−186

128. Motoki DS, Mulliken JB (1990) The healing of bone and cartilage. Clin Plast Surg 17:527−544

129. Mühlbauer D, Schmidt-Tintemann K, Glaser M (1971) Longterm behaviour of preserved homologous rib cartilage in the correction of saddle nose deformity. Brit J Plast Surg 24:325−333

130. Münker R (1984) Die Spätrekonstruktion traumatischer Formveränderungen der Nase. In: Jungbluth KH, Mommsen U (Hrsg) Plastische und wiederherstellende Maßnahmen. Springer, Berlin Heidelberg New York, 78−82

131. Muntz HR, Lusk RP (1990) A comparison of the cartilaginous rib graft and Evans-Todd laryngotracheoplasties for subglottic stenosis. Laryngoscope 100:415−416

132. Murakami CS, Cook TA, Guida RA (1991) Nasal reconstruction with articulated irradiated rib cartilage. Arch Otolaryngol Head Neck Surg 117:327−330

133. Muska K (1982) Some new experimental and clinical results on transplantation of rib cartilage with area of growth in cases of „segment syndrome". HNO Prax 7, 3:161−172

134. Mustardé JC (1969) Repair and reconstruction in the orbital region. Livingstone, Edinburgh

135. Nagel F (1974) Der vorgefertigte Knorpelspan zum Ausgleich von Defekten der Gesichtskontur. Arch f Ohren-Nasen-Kehlkopfheilkunde, Bd 207:454−455

136. Nagel F (1983) Wichtige Gesichtspunkte bei der Korrektur der Sattelnase. Laryng Rhinol Otol 62:356−358

137. Nagel F (1988) Reconstruction of the auricle: an animal experimental and clinical study. Fac Plast Surg 5:411−415

138. Nicolle FV (1986) Correction of the overshortened nose. Aesth Plast Surg 10:27−28

139. Nicolle FV (1986) Secondary rhinoplasty of the nasal tip and columella. Scan J Plast Reconstr Surg 20:67−73

140. Nicolle FV (1988) The comma-shaped tip cartilage graft. Aesth Plast Surg 12:223−227

141. Noack W, Zilch H (1980) Das Verhalten des Transplantatlagers bei unterschiedlich tiefen Knorpeldefekten. In: Hierholzer G, Zilch H (Hrsg) Transplantatlager und Implantatlager bei verschiedenen Operationsverfahren. Springer, Heidelberg New York, 54−59

142. Oakeshott RD, Farine J, Pritzker KPH, Langer F, Gross AE (1988) A clinical and histologic analysis of failed fresh osteochondral allografts. Clin Orthopaed and Related Research 233:283−294

143. Oberascher G, Gruber W (1987) Geformter autologer Rippenknorpel zur Stirndefektrekonstruktion. Neurochirurgia 30:119−122

144. Ochi JW, de Werd DL (1988) Surgery for bilateral nasal valvular collapse. Rhinology 26:105−110

145. O'Connor (1939) Merthiolate: a tissue preservative and antiseptic. Amer J Surg 45:563−568

146. Ohlsen L (1978) Cartilage regeneration from perichondrium. Experimental studies and clinical applications. Plast Reconstr Surg 62:507−513

147. Ohlsen L (1988) Closure of nasal septal perforation with a cutaneous flap and a perichondrocutaneous graft. Ann Plast Surg 3:276−288

148. Oneal RM, Dodenhoff RJ, McClatchey KD (1987) The role of perichondrium in modifying curved cartilage: an experimental study. Ann Plast Surg 19:343−348

149. Orbán Z (1972) Experimentelle Untersuchungen über die Autotransplantation von Knorpel in der Spina des Schulterblattes und im Bereich des Unterkiefers. Stomatologia (Bucuresti) 19:339–346

150. Park Ch (1989) The chondrocutaneous postauricular free flap. Plast Reconstr Surg 5:761–771

151. Parkhouse N, Evans D (1985) Reconstruction of the ala of the nose using a composite free flap from the pinna. Brit J Plast Surg 38:306–313

152. Pawlowski A, Malejczyk J, Slubowski T, Sladowski D, Moskalewski S (1986) Arrested resorption of costal cartilage grafts subjected to hydrochloric acid processing in rats. Otolaryng Pol 40:25–33

153. Peck CG (1983) The onlay graft for nasal tip projection. Plast Reconstr Surg 71:27–37

154. Peer LA (1938) Cartilage transplantated beneath the skin of the chest in man. Arch Otolaryng (Chicago) 27:42–58

155. Peer LA (1941) Fate of autogenous septal cartilage after transplantation in human tissues. Arch of Otolaryngol Head Neck Surg 34:696–709

156. Peer LA (1948) Reconstruction of the auricle with diced cartilage grafts in a vitallium ear mold. Plast Surg (Baltimore) 3:653–659

157. Peer LA (1955) Cell survival theory versus replacement theory. Plast Reconstr Surg 16:161 ff.

158. Peer LA, Walia IS, Pullen RJ (1960) Skin and cartilage homografts: new trends in research and clinical use. J Internat Coll Surg 34:353–362

159. Petruson P (1986) Reconstruction of the anterior nasal septum by transplantation. Rhinology 24:147–150

160. Pfeiffer G, Fritzemeier CK (1981) Implantate und Transplantate als Gerüstsubstanz bei der Nasenrekonstruktion. In: Cotta H, Martini AK (Hrsg):Implantate und Transplantate in der Plastischen und Wiederherstellungschir. Springer, Berlin Heidelberg New York 259–268

161. Pfeiffer G, Maerker R, Siegert R (1986) Indikation, Technik und Ergebnisse der Implantation von lyophilisiertem homologem Knorpel im Mund-Kiefer-Gesichtsbereich. Kastenbauer E, Wilmes E, Mees K (Hrsg): Das Transplantat in der Plastischen Chirurgie. K Sasse, Rotenburg (Wümme), 306–311

162. Pirsig W (1975) Die Regeneration des kindlichen Septumknorpels nach Septumplastiken. Acta Otolaryngol 79:451–459

163. Pirsig W (1980) Sofortige Implantation von konserviertem Knorpel bei suppurativer Perichondritis der Ohrmuschel. HNO 28:230–233

164. Pitzke PH, Reimann V, Bujia J, Wilmes E (1991) Schnell durchführbarer Gütetest bei Knorpeltransplantaten. HNO-Informationen 1, 131–132

165. Pollet J (1972) Three autogenous struts for nasal tip support. Plast Reconstr Surg 49:527–532

166. Puelacher W, Waldhart E (1989) Aktuelles Konzept zur Herstellung von lyophilisiertem Knorpel und dessen Anwendung bei Kieferzysten. Z Stomatol 86/1:23–27

167. Puelacher W, Allerberger F, Waldhart E, Semenitz E, Dierich MP (1990) Lyophilisierter Knorpel – ein Antibiotikaträger. Dtsch Z Mund Kiefer Gesichtschir 14:232–234

168. Rahlf G (1972) Untersuchungen über Wachstum und Altern der menschlichen Rippenknorpel. Virchows Arch Abt A 356:343–351

169. Regnault P (1987) Nasal augmentation in the problem nose. Aesth Plast Surg 11:1–5

170. Rettinger G, Deleye L (1986) Knochenverstärktes Knorpeltransplantat zur Rekonstruktion der Nasenscheidewand. In: Kastenbauer E, Wilmes E, Mees K (Hrsg) Das Transplantat in der Plastischen Chirurgie. K Sasse, Rotenburg (Wümme), 325–330

171. Rettinger G, Masing H, Thäter M (1987) Langzeitergebnisse der Nasenplastik bei Lippen-Kiefer-Gaumenspalten. Arch f Ohren- Nasen- und Kehlkopfheilk Suppl II, 151–153

172. Rettinger G (1988) Plastisch-rekonstruktive Gesichtschirurgie. In: Theissing J: Mund- Hals- und Nasenoperationen. G Thieme, Stuttgart New York

173. Rettinger G, Prem B (1989) Spätergebnisse nach Septumersatzplastik. Arch f Ohren- Nasen- und Kehlkopfheilk Suppl II, 103–104

174. Röder W, Müller WEG, Merz H (1991) Ist Cialit zur HIV-Abtötung geeignet? Dt Ärztebl 88:B-2416

175. Roscic Z, Fries R, Platz H (1985) Zur Korrektur der Sattelnase mit Knorpeltransplantaten (Spätergebnisse). In: Die Ästhetik von Form und Funktion in der Plastischen und Wiederherstellungschirurgie. Springer, 135–140

176. Ruder RO (1988) New concept in microtia repair. Arch Otolaryngol Head Neck Surg 114:1016–1019

177. Sailer HF (1983) Transplantation of lyophilized cartilage in maxillofacial surgery: Experimental foundations and clinical success. Karger, New York

178. Seelig R, Ehrfeld H, Bottner C, Renz M, Seelig HP (1990) Nachweis von Hepatitis-B-Virus-DNA mit der Polymerase-Kettenreaktion. Dtsch Med Wochenschr 115:1307–1312

179. Sheen JH (1975) Achieving more nasal tip projection by the use of a small autogenous vomer or septal cartilage graft. Plast Reconstr Surg 56:35–40

180. Siegert R, Maerker R, Pfeifer G (1988) Lyophilisierter homologer Knorpel als Knochenersatzmaterial im Kiefer. Dtsch Zahnärztebl Z 43:105–107

181. Siemian WR, Samiian MR (1988) Malar augmentation using autogenous composite conchal cartilage and temporalis fascia. Plast Reconstr Surg 3:395–400

182. Soll DB (1988) New surgical approaches to the management of ocular exposure secondary to facial paralysis. Ophth Plast and Reconstr Surg 4:215–219

183. Spencer MG (1990) Chondroplastic graft augmentation rhinoplasty. J Laryngol Otol 104:539–543

184. Szmeja Z, Szyfter W, Kruk-Zagajewska A (1987) Knorpel-Schleimhauttransplantat aus dem Nasenseptum zur Larynxrekonstruktion nach der erweiterten fronto-lateralen Laryngektomie. HNO 35:472–474

185. Schadel A, Löwer I, Seifert E (1991) Über die Problematik einer Knorpel-Knochenbank angesichts des HIV-Infektionsrisikos. HNO 39:177–181

186. Schmelzle R (1978) Konservierte Transplantate in der Kiefer- und Gesichtschirurgie. Carl Hanser Verlag, München Wien

187. Schmelzle R, Schwenzer N (1984) Ergebnisse der Verpflanzung Cialit-konservierter Knorpeltransplantate nach Unfällen im Kiefer- und Gesichtsbereich. Dtsch Ges f Plast u Wiederherstellungschir 251–255

188. Schmid E (1952) Über neue Wege in der plastischen Chirurgie des Nase. Bruns Beitr klin Chir 184:385–412

189. Schmidt U, Schmelzle R (1983) Histologische Untersuchungen am cialitkonservierten Knorpel nach Transplantation beim Menschen. Fortschr Kiefer-Gesichtschir 28:62–64

190. Schuller D (1977) Irradiated homologous costal cartilage for facial contour restoration. Arch Otolaryngol Head Neck Surg 103:13–15

191. Schwenzer N, Schmelzle R (1976) Die Anwendung der konservierten Knorpel- und Knorpelknochentransplantate zur Konturverbesserung des Gesichtes. In: Trans-

plantationen im Mund- Kiefer- und Gesichtsbereich. G. Thieme, Stuttgart, 54—58

192. Schwenzer N, Schmelzle R (1980) Grundlagen der Transplantation von Knorpelgewebe als plastisches Ersatzmaterial im Kiefer- und Gesichtsbereich. In: Hierholzer G, Zilch H (Hrsg) Transplantatlager und Implantatlager bei verschiedenen Operationsverfahren. Springer, Berlin Heidelberg New York, 20—31

193. Staindl O (1983) Zur Therapie der Sattelnase. Laryngol Rhinol Otol 62:348—355

194. Stöhr P (1951) Lehrbuch der Histologie. Springer, Berlin Heidelberg New York

195. Stoksted P, Ladefoged C (1986) Crushed cartilage in nasal reconstruction. J Laryngol Otol 100:897—906

196. Strauss P, Schreiter K (1979) Konservierte menschliche Knorpelimplantate und körpereigene vitale Transplantate in Nase und Mittelohr. Laryng Rhinol Otol 53:201—209

197. Strauss P, Schreiter K (1980) Transplantation von konserviertem körperfremden und körpereigenen Knorpel in Nase und Mittelohr. In: Hierholzer G, Zilch H (Hrsg) Transplantatlager und Implantatlager bei verschiedenen Operationsverfahren. Springer, Berlin Heidelberg New York, 91—96

198. Takebayashi S (1972) An experimental study of the cartilage transplantation. J Otolaryng Jap 75 Abstr 6 Part 2, 40

199. Tanzer RC (1983) Total reconstruction of the external ear. Ann Plast Surg 10:76—80

200. Tardy ME, Denneny JD, Fritsch MH (1985) The versatile cartilage autograft in reconstruction of the nose and face. Laryngoscope 95:523—533

201. Tate JL, Toledo GA, Stucker FJ (1986) Cartilage grafts in facial reconstruction. Facial Plast Surg 3:57—62

202. Thibault J, Sevigny B (1982) Use of isografts and homografts in reconstruction of the nasal pyramid. J of Otolaryngol 11:9—13

203. Thoma K, Schubert OE (1987) Thiomersal. Wie chemisch instabil ist dieses Konservierungsmittel? Dtsch Apoth Z 38:1867—1869

204. Thomas GK, Marschen J (1975) Subglottic enlargement using cartilage-mucosa autograft. A preliminary experimental study. Arch Otolaryngol Head Neck Surg (Chicago) 101:689—692

205. Thomson HG, Winslow J (1989) Microtia reconstruction: does the cartilage framework grow? Plast Reconstr Surg 84:908—915

206. Tomford WW, Mankin HJ, Friedlaender GE, Doppelt SH, Gebhardt MC (1987) Methods of banking bone and cartilage for allograft transplantation. Orthopedic Clinics of North Americ 2:241—247

207. Trenité GJ, Verwoerd CDA, Verwoerd-Verhoef HL (1988) Reimplantation of autologous septal cartilage in the growing nasal septum. Rhinology 26:25—32

208. Trigos J, Ysunza A, Gonzales A, Vazquez M del (1988) Surgical treatment of borderline velopharyngeal insufficiency using homologous cartilage implantation with videonasopharyngoscopic monitoring. Cleft Palate J 25:167—170

209. Ude WR, Riediger D, Schmelzle R (1979) Homologe Transplantation konservierter Knorpel zur Konturverbesserung im Kiefer- und Gesichtsbereich. Fortschr Kiefer Gesichtschir 24:53—56

210. Valle CL (1981) Técnica personal empleando cartilago autógeno en la reconstructión de las microtias. Cir Plast Ib-Lat-Amer 7:65—75

211. Vase P, Johannessen J (1981) Homograft cartilage in the treatment of an abscess in the nasal septum. J Laryngol Otol 95:357—359

212. Veldman J (1989) Tissue bank-ENT: Allograft procurement and processing (cartilage). ENT-Departm Utrecht (NL), persönliche Mitteilung

213. Walter C (1977) Ästhetische Nasenchirurgie. Arch Oto Rhino Laryng 216:251—350

214. Walter C, Krüger A (1980) Die Nase als Transplantatlager für Composite graft. In: Hierholzer G, Zilch H (Hrsg) Transplantatlager und Implantatlager bei verschiedenen Operationsverfahren. Springer, Berlin Heidelberg New York, 107—112

215. Weerda H (1979) Bemerkungen zur Ohrmuschelplastik und zum Ohrmuschelabriß. Laryng Rhinol Otol 58:242—251

216. Weerda H (1982) Unsere Erfahrungen mit der Chirurgie der Ohrmuschelmißbildungen. Laryng Rhinol Otol 61:346—353, 493—500

217. Weerda H (1985) Fehler und Gefahren bei der Rippenknorpelentnahme. Laryng Rhinol Otol 64:221—222

218. Weerda H (1986) Die Rekonstruktion der Ohrmuschel mit Knorpeltransplantaten. In: Kastenbauer E, Wilmes E, Mees K (Hrsg) Das Transplantat in der Plastischen Chirurgie. K Sasse Verlag, Rotenburg (Wümme) 334—337

219. Weerda H (1988) Reconstructive surgery of the auricle. Facial Plastic Surg 5:399—410

220. Welling DB, Maves MD, Schuller DE, Bardach J (1988) Irradiated homologous cartilage grafts. Arch Otolaryngol Head Neck Surg 114:291—295

221. Westhues M, Federspil P (1970) Die antigene Wirkung des Knorpels. Ztschr f Laryngol Rhinol Otol 49:815—817

222. Whitaker LA, Munro JR, Salyer KE, Jackson JT, Ortiz-Monasterio F, Marchac D (1979) Combined report of problems and complications in 793 craniofacial operations. Plast Reconstr Surg 64:198—203

223. Wilmes E, Gürtler L, Wolf H (1987) Zur Übertragbarkeit von HIV-Infektionen durch allogene Transplantate. Laryng Rhinol Otol 66:332—334

224. Wustrow TPK, Kastenbauer E (1991) Zur Nomenklatur der Transplantation in der Hals-Nasen-Ohrenheilkunde. Laryng Rhinol Otol 70:387—388

225. Zalzal GH, Cotton RT, McAdams AJ (1986) The survival of costal cartilage graft in laryngotracheal reconstruction. Otolaryngol Head and Neck Surg 2:204—211

226. Zalzal GH (1988) Rib cartilage grafts for the treatment of posterior glottic and subglottic stenosis in children. Ann Otol Rhinol Laryngol 97:506—511

227. Zohar Y, Hadar H, Laurian N (1985) Computed tomography evaluation of the nasal septal reconstructed larynx. Head Neck Surg 7:357—364

European Archives of   Suppl. 1992/I
Oto-Rhino-Laryngology
© Springer-Verlag 1992

Transplantation von Knochen

J.-E. Hausamen und F. W. Neukam

Klinik für Mund-, Kiefer- und Gesichtschirurgie der Medizinischen Hochschule Hannover
(Direktor: Prof. Dr. Dr. J.-E. Hausamen), Konstanty-Gutschow-Str. 8, W-3000 Hannover 61

Inhaltsverzeichnis

1   Einleitung 163
2   Transplantatlager 164
3   Autogene Knochentransplantate 164
3.1 Einheilung freier Knochentransplantate 164
3.2 Einheilung gefäßgestielter Knochentransplantate . 165
4   Knochentransplantate zur Rekonstruktion
     des Gesichtsschädels 165
4.1 Freie autogene Knochentransplantate 165
4.1.1 Knochentransplantate aus der Beckenschaufel . . . 165
4.1.2 Rippentransplantate 165
4.1.3 Transplantate aus der Schädelkalotte 166
4.2 Mikrovaskuläre Knochentransplantate 166
5   Wiederherstellung der Kaufunktion
     nach Osteoplastik über Implantate
     und festsitzenden Zahnersatz 166
5.1 Freies Knochentransplantat
     und enossale Implantate 167
5.2 Mikrovaskuläres Knochentransplantat –
     simultane oder sekundäre Implantation 168
6   Indikationen zur Knochentransplantation 168
6.1 Trauma 168
6.2 Osteomyelitis der Kiefer 168
6.3 Kiefergelenkersatz 168
6.4 Lippen-Kiefer-Gaumenspalten 170
6.5 Tumoren 170
7   Schlußbetrachtung 175
Literatur 175

1 Einleitung

Der osteoplastische Ersatz mehr oder weniger ausgedehnter Abschnitte der Gesichtsschädelknochen kann als Folge angeborener Dysostosen, Defektfrakturen, Tumorresektionen, Osteomyelitiden und altersbedingter Kieferatrophien indiziert sein. Er erfordert umfassende Kenntnisse der Knochenbiologie und ein sicheres Beherrschen der verschiedenen Operationstechniken, sowohl bezüglich der Gewinnung und Einlagerung der Knochentransplantate als auch der Aufbereitung der Transplantatlager. Der Wiederherstellung der einzelnen Knochenabschnitte kommt sowohl eine ästhetische als auch funktionelle Bedeutung zu. Dabei ist zu berücksichtigen, daß der gesamte Gesichtsschädel in lebenswichtige Funktionen wie Kau- und Schluckakt, Atmung und Sprache integriert ist [46].

Heute kann ein Großteil der Fragen über die Knochenverpflanzung als weitgehend beantwortet betrachtet werden, nachdem mit der mikrovaskulären Knochentransplantation das Operationsspektrum erheblich erweitert werden konnte und damit ein biologisch hochwertiges Transplantatangebot zur Verfügung steht. Das Ziel des rekonstruktiven Gesichtsschädelaufbaus darf sich nicht nur in einer anatomischen Wiederherstellung der knöchernen Strukturen erschöpfen, sondern muß auch die kaufunktionelle Rehabilitation einschließen. Hier bietet der implantatgestützte Zahnersatz eine noch vor wenigen Jahren nicht für realisierbar gehaltene Perspektive, nachdem auch die Probleme einer dauerhaften Implantatverankerung in freien und in mikrovaskulären Knochentransplantaten gelöst werden konnten.

Der Knochenersatz kann durch freie kortikospongiöse Knochenspäne, durch Spongiosachips oder durch mikrochirurgisch gefäßgestielte Knochentransplantate erfolgen. Der frische autogene Knochen gilt heute unbestritten als das Knochenersatzmaterial der ersten Wahl [16, 35, 61]. Seit den ersten Berichten über freie autogene Knochentransplantationen zur Wiederherstellung der Kieferkontinuität [5, 26] konnte das Verfahren nach Einführung der Antibiotika zu einer Routinemethode entwickelt werden, so daß auch bei einem intraoralen Zugang zum Transplantatlager erfolgreiche Knochenverpflanzungen möglich wurden [12, 44]. Weitere entscheidende Impulse erhielt die Osteoplastik durch die Anwendung der Plattenosteosynthese, insbesondere mittels funktionsstabiler Plattensysteme [29, 44, 49, 50], und durch die Möglichkeiten der mikrovaskulären vitalen Knochentransplantation [51, 67, 70, 71].

Wenn heute autogene Knochentransplantate wegen ihrer hohen biologischen Wertigkeit einem allogenen Knochenersatz und allen Knochenersatzmaterialien vorzuziehen sind, so eröffnen doch erste tierexperimentell gewonnene Ergebnisse nach Verpflanzung mikrovaskulärer reanastomosierter allogener Knochentransplantate zum Unterkieferersatz neue, vielversprechende Perspektiven. Vor ihrem klinischen Einsatz müssen aber noch eine Reihe von Fragen zur Immunsuppression und zur Auswahl geeigneter Spender in Hinblick auf die Übertragung schwerwiegender Infektionen beantwortet werden [58].

2 Transplantatlager

Die Wertigkeit des Transplantatlagers ist für die Auswahl des Spenderknochens entscheidend. Das Überleben eines freien Knochentransplantates hängt zunächst von der Ernährung des verpflanzten Knochens bzw. dessen vitaler Zellen durch Diffusion und nachfolgend von der raschen Gefäßaufschlüsselung ab. Diese Vorgänge werden beeinflußt durch die Wertigkeit des Transplantatlagers im Sinne des ersatzunfähigen, ersatzschwachen bzw. ersatzstarken Lagers [26]. Experimentell konnte gezeigt werden, daß lediglich nach Einlagerung kleiner Knochentransplantate eine rasche Revaskularisierung von den Knochenstümpfen her möglich ist [4, 18, 30]. Bei großen freien Transplantaten hängt ihr Einbau ausschließlich von der Ernährung durch den Weichgewebemantel ab. Günstige Voraussetzungen im Sinne eines ersatzstarken Lagergewebes bietet das erhaltene Periost, aber auch gut vaskularisiertes Muskelgewebe. Dennoch ist in speziellen Fällen auch im ersatzschwachen Lager — im schlecht vaskularisierten Fettgewebe, im Narbengewebe, im strahlengeschädigten oder im chronisch infizierten Lagergewebe — ein freier Knochentransfer möglich, wenn der Knochenspan exakt eingepaßt wird und eine sichere Ruhigstellung in der Einheilphase gewährleistet ist.

Für solche ungünstigen Transplantatlager steht heute als Alternative das mikrovaskulär anastomosierte Knochentransplantat zur Verfügung, das bei suffizienten Gefäßanastomosen eine Vitalerhaltung des gesamten transplantierten Knochens — knöchernes Gerüst und zelluläre Bestandteile — garantiert. Das Risiko einer postoperativen Infektion, verbunden mit der Gefahr eines Transplantatverlustes, ist bei dem gefäßgestielten Knochentransfer deutlich reduziert. Die Indikation zur mikrochirurgischen Knochentransplantation wird von uns heute in Abhängigkeit vom Transplantatlager zunehmend weiter gestellt.

3 Autogene Knochentransplantate

3.1 Einheilung freier Knochentransplantate

Voraussetzung für eine ungestörte Einheilung eines frei transplantierten autogenen Knochenspans ist neben der guten Vaskularisation des Transplantatlagers die mechanische Ruhe im Knochentransplantat und angrenzenden Lagerknochen sowie ein enger Kontakt zwischen Knochenoberfläche und anliegenden Weichteilen. Sind diese Bedingungen erfüllt, so kann die durch Diffusion unterhaltene erste Phase der Knocheneinheilung mit der Proliferation der überlebenden Osteoblasten und frühzeitiger Bildung von Geflechtknochen sowie der Übergang in die spätere Phase der induktiven Osteogenese ungestört ablaufen.

Deshalb ist besonders in der ersten Phase der Einheilung eines freien Knochentransplantates eine zuverlässige Ruhigstellung an den Knochenanlagerungsflächen sicherzustellen. Aber selbst nach idealer Konturierung im ersatzstarken Lager und regelrechter, funktionsstabiler Osteosynthese ist der Spalt zwischen dem Knochenlager und dem Transplantat nach 4 Wochen nur bindegewebig überbrückt. Erst nach 8 – 12 Wochen darf mit einer knöchernen Durchbauung der Anlagerungszone gerechnet werden.

Nach der primären Einheilung ist der Grad der funktionellen Belastung für das weitere Schicksal des Transplantates von entscheidender Bedeutung. Unter den vorgegebenen anatomischen Bedingungen kommt es zu einem Transplantatumbau im Sinne der induktiven Umformung [53, 73]. Bleibt die funktionelle Belastung aus, so verfallen Knochentransplantate innerhalb kurzer Zeit der absoluten Resorption [65]. Entscheidend ist, daß der richtige Zeitpunkt zwischen Beendigung der Ruhigstellung und dem Beginn der funktionellen Belastung gefunden wird.

Nach Untersuchungen von Steinhäuser [66] kann die intermaxilläre Ruhigstellung des Unterkiefers nach Beckenkammosteoplastik bereits nach zwei bis drei Wochen gelöst werden. Auch im Rahmen der funktionsstabilen Osteoplastik mit unterschiedlichen Trägersystemen wird nach osteoplastischer Rekonstruktion des Unterkiefers eine frühzeitige Entfernung des Osteosynthesematerials ca. 3−4 Monate nach der Knochenverpflanzung empfohlen, um einer fortschreitenden Atrophie entgegenzuwirken. Aber auch nach frühzeitiger Metallentfernung muß noch mit einer Volumenabnahme des Knochentransplantates von durchschnittlich 25% gerechnet werden [24, 25].

3.2 Einheilung gefäßgestielter Knochentransplantate

Die Einheilungsvorgänge gefäßgestielter Knochentransplantate sind im Gegensatz zum freien Knochentransplantat unabhängig von der Wertigkeit des Transplantatlagers mit einer normalen Frakturheilung vergleichbar [43]. Werden mikrochirurgisch revaskularisierte Knochenspäne transplantiert, kann bereits nach 4 Wochen eine feste knöcherne Verbindung zwischen dem knöchernen Lagergewebe und dem Transplantat angenommen werden, so daß dessen Funktion spätestens nach 4−6 Wochen als belastungsstabil bezeichnet werden kann [13, 22]. Da im Gegensatz zum freien Knochentransplantat kein Ersatz des verpflanzten Knochens durch „schleichenden Umbau" [6] erfolgt, kann von einer großen Volumenkonstanz des mikrovaskulär anastomosierten Knochentransplantates ausgegangen werden [7, 13, 51, 57].

4 Knochentransplantate zur Rekonstruktion des Gesichtsschädels

4.1 Freie autogene Knochentransplantate

Zur freien Knochenverpflanzung kommen meist Transplantate vom Beckenkamm, von den Rippen und der Schädelkalotte zum Einsatz. Einerseits bestimmt die Wertigkeit des vorhandenen oder rekonstruierten Lagergewebes die Auswahl des knöchernen Ersatzmaterials, andererseits müssen die Vor- und Nachteile der verschiedenen Spenderknochen unter Berücksichtigung der Komplikationsdichte bei der Transplantatgewinnung gegeneinander abgewogen werden.

4.1.1 Knochentransplantate aus der Beckenschaufel

Zum freien Knochentransfer verwenden wir aufgrund des großen und hochwertigen Knochenangebotes bevorzugt Transplantate aus der Beckenschaufel als Spongiosachips oder als kortikospongiöse Knochenblöcke. Letztere erlauben in Kombination mit einer funktionsstabilen Überbrückungsplatte auch bei ausgedehnten Kieferdefekten die sofortige postoperative Freigabe der Unterkieferfunktion. Daneben können kortikospongiöse Transplantate in Verbindung mit Miniplatten in weniger belasteten Kieferabschnitten im Sinne der übungsstabilen Osteosynthese zur Defektrekonstruktion eingesetzt werden. Aufgrund des großen Knochenangebotes und der Möglichkeit der variablen Transplantatgestaltung ist der Beckenkamm beim Kontinuitätsersatz von knöchernen Kieferanteilen nach wie vor die Spenderregion, die sich am besten zur Hebung von Transplantaten eignet [45, 46, 47].

4.1.2 Rippentransplantate

Rippentransplantate können bei individuell vorgegebener Höhe und Breite in einer Länge von maximal 10−15 cm gewonnen werden. Kortikospongiöse Rippentransplantate und, in noch größerem Maße, gespaltene Rippen sind konturierbar und lassen sich unter Berücksichtigung ihrer vorgegebenen Form nach der Entnahme unterschiedlich konfigurierten Knochendefekten anpassen. Im Vergleich zu Beckenkammspänen werden bei Rippentransplantaten häufiger stärkere Resorptionen beobachtet [8, 19, 34]. Als ursächlich wird das von transplantierten Rippen benötigte anspruchsvollere Transplantatlager diskutiert [15]. Wegen der geringen osteogenetischen Potenz der Rippenspäne besitzen diese nach dem knöchernen Umbau nicht mehr die Festigkeit der ursprünglichen Rippe [36]. Hierdurch ergeben sich Indikationseinschränkungen im mechanisch beanspruchten und im ersatzschwachen Transplantatlager. Deshalb werden Rippen heute nurmehr zur Augmentation, zum Schädelkalottenersatz oder zur temporären Defektüberbrückung eingesetzt, z.B. als Auflagerungsosteoplastik bei der fortgeschrittenen Kieferatrophie oder als Überbrückung nach Kontinuitätsresektionen des Unterkiefers, dann entweder als freie Transplantate oder gestielt in Form von Osteomyokutanlappen [62].

4.1.3 Transplantate aus der Schädelkalotte

Schädelkalottentransplantate bestehen größtenteils aus Kortikalis und vermitteln eine große Festigkeit. Als Deck- bzw. Belegknochen besitzen sie im Vergleich zu knorpelig angelegten Knochen (z.B. Rippe, Beckenkamm) eine große Volumenkonstanz und geringe Resorptionstendenz. Bevorzugt werden Transplantate von der Schädelkalotte aufgespalten und lediglich die Tabula interna verpflanzt [17, 19, 23]. Hierzu wird das Transplantat unter Durchtrennung der Lamina externa und interna in voller Dicke gewonnen und anschließend in der Diploë-Ebene aufgetrennt. Die externe Kortikalislamelle wird zum Verschluß des Entnahmedefektes reponiert und fixiert. Die Lamina interna dient als Knochentransplantat. Da die Schädelkalottentransplantate wegen ihrer großen Festigkeit kaum konturiert werden können, muß vor der Knochenentnahme ein geeignetes Spenderareal ausgewählt werden. Daneben können Schädelkalottentransplantate am M. temporalis, an der Muskelaponeurose oder an der Galea gestielt als vitale Transplantate zur Defektdeckung verwendet werden.

4.2 Mikrovaskuläre Knochentransplantate

Zur mikrovaskulären Wiederherstellung stehen heute verschiedene Spenderregionen zur Verfügung, welche die Hebung von Transplantaten in ausreichender Größe und Volumen erlauben. Ihre Form und Größe sollte möglichst der des zu ersetzenden Knochenabschnittes entsprechen, da sie wegen der Gefahr einer Vaskularisationsstörung nur wenig konturierbar sind. Zum Kieferersatz muß das Transplantat in Hinblick auf Höhe und Breite ausreichend dimensioniert sein, damit enossale Implantate zur kaufunktionellen Rehabilitation inseriert werden können. Der Gefäßstiel sollte möglichst lang und die Gefäße in ihrer Größe konstant sein, sie sollten in ihrem Verlauf keine Variationen aufweisen und die Möglichkeit bieten, gleichzeitig Weichgewebe zu verpflanzen. Auf der Seite des Transplantatlagers stehen für die arterielle Anastomose die Seitenäste der A. carotis externa und für den venösen Anschluß die verschiedenen Zuflüsse zur V. jugularis interna zur Verfügung, die in ihren Lumina in der Regel denen der Transplantatgefäße entsprechen.

In der klinischen Routine haben sich einige Spenderregionen besonders bewährt, die den spezifischen Anforderungen der Empfängerregionen im Kopf-Halsbereich gerecht werden und die Gewinnung von ausreichend großen Transplantaten erlauben. Diesen Anforderungen werden besonders die Spenderregionen des Beckenkamms, der Skapula, des Radius und der Fibula gerecht [9, 14, 20, 21, 51, 54, 55, 56, 66]. Entsprechend der Defektgröße setzen wir bei einer Indikation zum gefäßgestielten Knochenersatz bevorzugt die Osteomyokutanlappen vom Beckenkamm und der Skapula ein.

Der Beckenkamm bietet aufgrund seiner anatomischen Form, Größe des Knochenangebotes und seiner Gefäßversorgung die besten Voraussetzungen zur Wiederherstellung von Unterkieferdefekten. Er erlaubt die Hebung von ausreichend großen gefäßgestielten Transplantaten, die auch zum Ersatz nach großen, über eine Hemimandibulektomie hinausgehenden Resektionen geeignet sind. Zur Konturierung kann das Knochentransplantat zwei- bis dreimal ohne Gefährdung der Durchblutung osteotomiert werden. Der Gefäßstiel ist meist ausreichend lang, um eine ungestörte Anastomose mit den arteriellen Gefäßen der A. carotis externa bzw. den Venen des Halses zu sichern. Im Kindesalter ist die Apophyse des Beckenkammes sehr breit, so daß die Rekonstruktion des Unterkiefergelenkfortsatzes in nahezu idealer Weise möglich ist. Dabei vermittelt das kindliche Beckenkammtransplantat bereits eine ausreichende Festigkeit. Gleichzeitig steht eine Wachstumszone für die weitere Unterkieferentwicklung zur Verfügung.

Der osteokutane Skapulalappen ist demgegenüber besser für die Oberkiefer- und Orbitarekonstruktion geeignet, da der Knochen sehr viel dünner ausgebildet ist. Er ist mit den zarten Knochenstrukturen des Mittelgesichtes vergleichbar. Weitere Anwendungsmöglichkeiten ergeben sich beim Ersatz des aufsteigenden Unterkieferastes. Bei der Lappenhebung können gleichzeitig verschiedene gefäßgestielte Weichteiltransplantate gewonnen werden, so daß die Stärke der Skapularegion in der Vielfalt der Lappenkombination liegt. Als entscheidender Vorteil gilt, daß die Morbidität der Spenderregion sehr gering ist und daß sich keine Funktionseinschränkungen des Armes und des Schultergürtels ergeben.

5 Wiederherstellung der Kaufunktion nach Osteoplastik über Implantate und festsitzenden Zahnersatz

Die bisherigen präprothetisch-chirurgischen Verfahren zur Verbesserung des Prothesenlagers nach osteoplastischer Rekonstruktion der Kiefer sollten durch Korrektureingriffe an den Weichgeweben das Prothesenlager vergrößern, um den herausnehmbaren Zahnersatz zu stabilisieren. Diese operativen Techniken konnten bei kritischer Betrachtung nicht

Abb. 1a, b. Kastenresektion des Unterkiefers, Auflagerungsosteoplastik mit freiem Beckenkammtransplantat und Implantatstabilisierung beim Minischwein. Versuchsdauer: 3 Monate. **a** Histologischer Sägeschnitt mit knöchern integriertem Implantat im Bereich des ortsständigen Knochens *(unterer Bildausschnitt)* und in den Abschnitten der ehemaligen Osteoplastik *(oberer Bildausschnitt)*, Färbung: Alizarin; Vergrößerung: 7×. **b** Mikroradiogramm, Ausschnittsvergrößerung aus **a.** Knöcherne Integration des Implantates im Bereich der Osteoplastik *(oberer Bildausschnitt)* wie auch in den Abschnitten des ortsständigen Knochens *(unterer Bildausschnitt)*

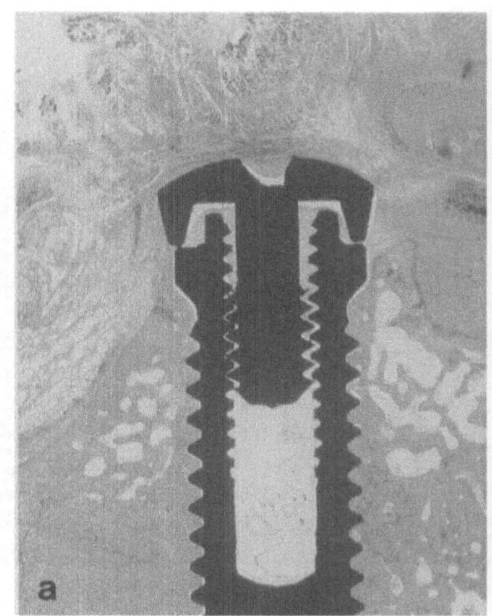
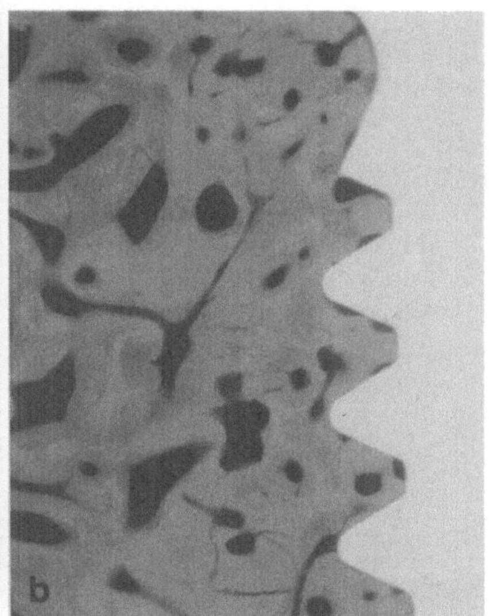

befriedigen und die Funktion des herausnehmbaren Zahnersatzes nur temporär, nicht aber dauerhaft verbessern. Die Osteoplastik der Kiefer ist zudem mit der Problematik der kontinuierlichen Knochenatrophie durch Resorption des aufgebauten Knochens unter Prothesendruck behaftet.

Demgegenüber erlauben wissenschaftliche Grundlagenforschung und klinische Langzeitstudien heute sichere Aussagen über die klinische Praktikabilität und Erfolgssicherheit enossaler Implantate zur Stabilisierung eines Zahnersatzes. Ihr Einsatz ist auch bei ungünstigen morphologischen Gegebenheiten im Rahmen osteoplastischer Rekonstruktionsverfahren gerechtfertigt [1, 8−11, 37, 40−42, 52].

Zur Wiederherstellung der Kaufunktion nach Kontinuitätsresektionen der Kiefer und bei der altersbedingten extremen Kieferatrophie wurden in den vergangenen Jahren verschiedene Therapieansätze zur Knochentransplantation in Kombination mit enossalen Implantaten entwickelt. Dabei ist zwischen einer Osteoplastik und sekundärer Implantation nach Einheilung des Knochens und Rekonstruktionsverfahren mit simultaner Implantation zu unterscheiden.

5.1 Freies Knochentransplantat und enossale Implantate

Bei freien Knochentransplantaten zur Überbrückung von Kontinuitätsdefekten können enossale Implantate sekundär nach knöcherner Durchbauung der Osteoplastik als Stabilisierungspfeiler für einen späteren Zahnersatz inseriert werden. Die Implantate werden in der Regel zum Zeitpunkt der Entfernung des Osteosynthesematerials − ca. 4−6 Monate

nach der Osteoplastik − inseriert. Zu diesem Zeitpunkt ist die Oberfläche komplikationslos eingeheilter, freier Knochentransplantate bereits aus einer kräftigen Kortikalisschale aufgebaut. Dies trifft auch auf die Oberflächenabschnitte zu, die ursprünglich zum Zeitpunkt der Osteoplastik aus Spongiosa aufgebaut waren. Bei Implantationen nach einer vorausgegangenen Osteoplastik ist deshalb das operative Prozedere dem Vorgehen der Implantatversorgung im atrophischen Kiefer vergleichbar. Nach einer gedeckten Einheilungsphase von 3−6 Monaten sind die Implantate knöchern eingeheilt, so daß sie freigelegt und über einen Zahnersatz kaufunktionell belastet werden können. Die klinischen Ergebnisse zeigen, daß Knochentransplantate, die über enossale osteointegrierte Implantate adäquat belastet werden, nur eine geringe Resorptionstendenz aufweisen. Durch die nachfolgend eingegliederten Brückenkonstruktionen läßt sich die Kaufunktion sicher wiederherstellen. Das Verfahren wurde auch im vorbestrahlten Kiefer (50 Gy) − mindestens zwei Jahre nach abgeschlossener Radiatio − erfolgreich eingesetzt [11, 27, 37, 39, 41].

Eine weitere Indikation für die freie Knochentransplantation in Verbindung mit Implantaten ergibt sich in unserem Fach bei dem extrem atrophierten und damit prothesenunfähigen Kiefer [8, 63]. Der Ober- oder Unterkiefer wird dabei im Sinne einer Auflagerungsosteoplastik durch autogenen Knochen erhöht (Abb. 1). Die enossalen Implantate fixieren das hufeisenförmige Knochentransplantat am Restkiefer und nach entsprechender kaufunktioneller Belastung der Implantate und damit auch des transplantierten Knochens ist in der Folgezeit nur mit einer geringen Resorptionsrate zu rechnen [1, 2, 3, 11, 38, 40, 59, 60, 69].

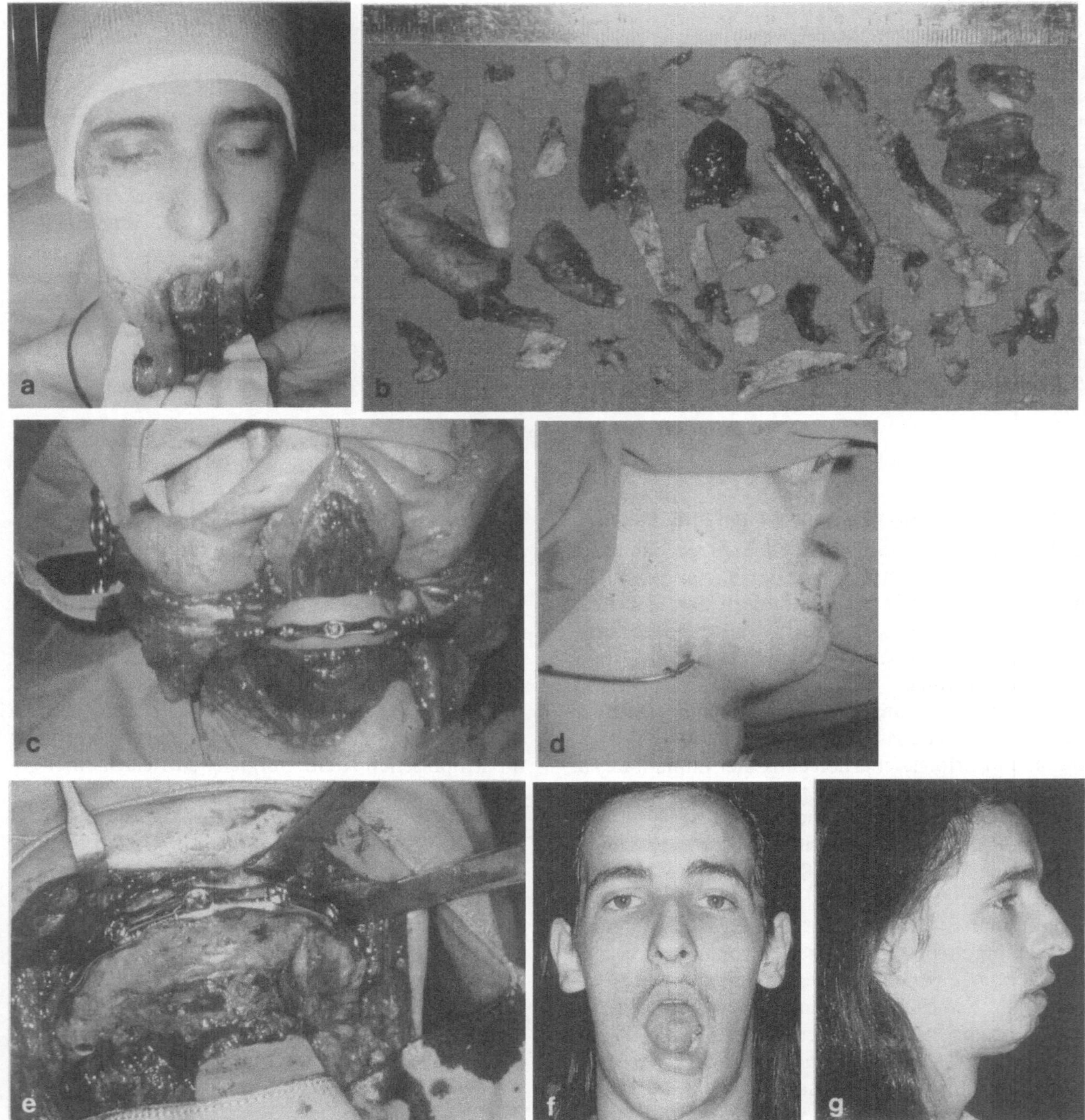

Abb. 2a–g. Offene Kinndefektfraktur – sekundäre Osteoplastik. **a** Ausgedehnte Schußverletzung der Unterlippe und der Kinnweichteile mit offener Trümmer-Defektfraktur des Unterkiefers und Zurücksinken des Zungenkörpers. **b** Im Rahmen der Enttrümmerung Entfernung von multiplen Knochenfragmenten. **c** Primäre alloplastische Wiederherstellung der Unterkieferkontinuität mittels Überbrückungsplatte und Silastic-Implantat zur Fixierung des Zungenkörpers und zur Stützung der Gesichtsweichteile. **d** Nach der Primärversorgung gute Wiederherstellung der Kinnkontur. **e** Sekundäre Osteoplastik des Unterkiefers mit einem freien Knochentransplantat aus der rechten Beckenschaufel nach Abheilung der primären Unfallfolgen. Das Knochentransplantat ersetzt das Silastikimplantat und ist mit bikortikalen Schrauben an der Überbrückungsplatte verankert. **f, g** Ein Jahr nach dem Unfallereignis ist die Kinnregion wiederhergestellt; die Mundöffnungsbewegung ist ohne Einschränkungen möglich

5.2 Mikrovaskuläres Knochentransplantat – simultane oder sekundäre Implantation

Günstige Voraussetzungen für dentale Implantationen im ersatzschwachen Lager bieten mikrovaskulär anastomosierte Knochentransplantate. Wiederholt wird über sekundäre Implantationen nach vorausgegangener Osteoplastik mit mikrovaskulär verpflanzten Knochentransplantaten berichtet [28, 31, 32, 51, 52, 68]. Die Operationstechnik entspricht dem Vorgehen nach Osteoplastiken mit freien Knochentransplantaten.

Da die Vitalität des Knochentransplantates nach der Verpflanzung erhalten bleibt, werden daneben mikrovaskuläre Rekonstruktionsverfahren empfohlen, bei denen gleichzeitig mit der Verpflanzung des Knochens Implantate in das Transplantat inseriert werden, um eine möglichst rasche Rehabilitation zu erreichen [41, 42, 72]. Dabei wird das Knochentransplantat zunächst exakt angepaßt und die Implantate extrakorporal inseriert. Nach einer gedeckten Einheilphase von 3–4 Monaten können gleichzeitig im Rahmen der Metallentfernung die Implantate freigelegt und anschließend ein über die Implantate stabilisierter Zahnersatz eingegliedert werden.

6 Indikationen zur Knochentransplantation

6.1 Trauma

Der Operationszeitpunkt zur Rekonstruktion traumatischer Gesichtsschädeldefekte wird entscheidend durch den Allgemeinzustand des Akutverletzten bestimmt. Grundsätzlich wird bei offenen Defektfrakturen eine primäre und bei geschlossenen Trümmerfrakturen eine baldige Rekonstruktion – bis zu 14 Tage nach dem Unfallereignis – angestrebt, um Funktionsstörungen (z.B. Motilitätsstörungen des Bulbus, Einschränkungen der Mundöffnung) und ästhetisch störende Unfallfolgen zu vermeiden. Bestehen ausgedehnte Verletzungen der Gesichtsweichteile (z.B. Schußverletzungen, Verätzungen oder Verbrennungen), so ist die primäre alloplastische Wiederherstellung der Kieferkontinuität und erst sekundär der knöcherne Ersatz durch Knochentransplantate indiziert. Auch wegen der Gefahr einer Wundinfektion beschränken wir uns in solchen Fällen auf die alloplastische Stabilisierung der Kieferstümpfe mit einer Rekonstruktionsplatte als temporäre Versorgungsmaßnahme. Diese ist zur Fixierung der Zunge bei einer Kinndefektfraktur zwingend erforderlich, um ein Zurücksinken des Zungenkörpers

zu verhindern. Die Überbrückungsplatte soll dabei nicht nur die Knochenstümpfe stabilisieren, sondern auch die Gesichtsweichteile stützen und dem zu erwartenden Narbenzug entgegenwirken. Sie dient gleichzeitig als Platzhalter für die spätere Osteoplastik, die zum frühestmöglichen Zeitpunkt nach Abheilung der Weichteilverletzungen nachgeholt werden sollte (Abb. 2). Im Gegensatz zum Unterkiefer ist bei Zertrümmerung der Orbita die osteoplastische Rekonstruktion im Rahmen der Primärversorgung indiziert.

6.2 Osteomyelitis der Kiefer

In der Mehrzahl der entzündlichen Knochenerkrankungen der Kiefer handelt es sich heute um primär oder sekundär chronische Verlaufsformen. Akute Osteomyelitiden werden dagegen wesentlich seltener beobachtet. Bei allen Formen der Kieferosteomyelitis steht zunächst die antibiotische Therapie im Vordergrund. Bei therapieresistenten Fällen, nach ausgedehnter Sequestrierung oder bei der problematischen juvenilen, primär chronischen Osteomyelitis muß jedoch nicht selten die Indikation zur partiellen Kieferresektion mit entsprechender Rekonstruktion gestellt werden (Abb. 3). Dabei zeigen sich mikrovaskuläre Transplantate im infizierten ersatzschwachen Transplantatlager den freien Knochenspänen überlegen. Bei der Radioosteomyelitis bzw. der Osteoradionekrose wird heute die Wiederherstellung des Unterkiefers im strahlengeschädigten Gewebe ebenfalls über gestielte osteomuskulokutane Lappen bevorzugt. Dabei hat sich insbesondere das gefäßgestielte Beckenkammtransplantat durchgesetzt, das im infizierten und strahlengeschädigten Transplantatlager allen anderen Transplantatformen überlegen ist. Als Alternative steht die Rekonstruktion eines gut vaskularisierten Weichteillagers über freien Gewebetransfer (z.B. Latissimus dorsi Lappen, Schulterlappen) mit sekundärer freier Knochentransplantation zur Verfügung.

6.3 Kiefergelenkersatz

Bei angeborenen Dysostosen mit Aplasie des Unterkiefergelenkfortsatzes oder traumatisch bedingter Zerstörung der Wachstumszone durch Frakturen des Kiefergelenkköpfchens bieten freie autogene Knochentransplantate (z.B. Rippe oder Beckenkamm) im Kindes- und Jugendalter aufgrund ihres Knorpelanteils günstige Voraussetzungen zum Aufbau des Gelenkfortsatzes. Mit diesen osteochondralen Rip-

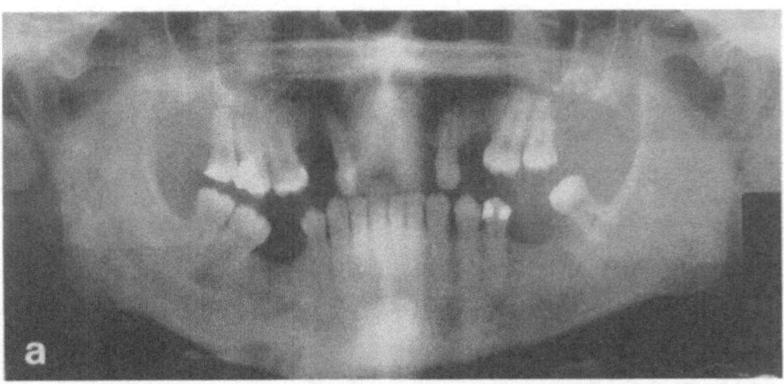

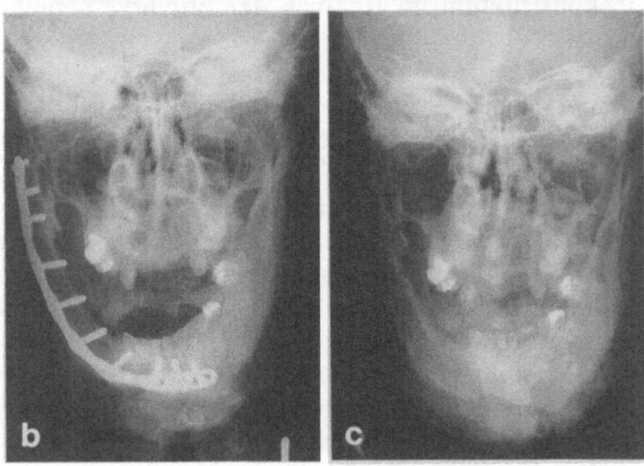

Abb. 3a–c. Osteomyelitis des Unterkiefers – primäre Osteoplastik. **a** Unter antibiotischer Behandlung therapieresistente primär chronische Osteomyelitis des rechten Unterkiefers mit Sequestrierung. **b** Zustand nach partieller Kontinuitätsresektion des Unterkiefers. Osteoplastik mit einem freien Beckenkammtransplantat und funktionsstabile Fixierung mittels Überbrückungsplatte. **c** Ein halbes Jahr nach der Osteoplastik und Entfernung des Osteosythesematerials ist das Knochentransplantat regelrecht knöchern eingeheilt

pen- oder Beckenkammtransplantaten zum Ersatz des Unterkiefergelenkfortsatzes streben wir im wachsenden Gesichtsschädel den Wiederaufbau einer wachstumsinduzierenden Knochenknorpelgrenze an, die durch ihre Wachstumspotenz ein möglichst physiologisches Wachstum des Unterkiefers und damit des gesamten Gesichtsschädels bewirken soll. Dabei wird gleichzeitig die Bewegungsfunktion des Kiefergelenkes wiederhergestellt. Mit diesen osteochondralen Transplantaten stehen Rekonstruktionsverfahren zur Verfügung, die uns bereits im Kindesalter Defektrekonstruktionen ermöglichen, ohne daß operationsbedingte Wachstumsschäden zu befürchten sind [20, 33, 48, 54, 66]. Im Erwachsenenalter wird zur Rekonstruktion des Unterkiefergelenkfortsatzes immer das freie Beckenkammtransplantat bevorzugt, das der anatomischen Form des Gelenkes angepaßt wird und das unter der Gelenkbewegung eine funktionelle Anpassung erfährt (Abb. 4).

6.4 Lippen-Kiefer-Gaumenspalten

Bei durchgehenden Lippen-Kiefer-Gaumenspalten muß im Rahmen der Gesamtbehandlung die knöcherne Spalte im Bereich des Alveolarfortsatzes als Voraussetzung für die kieferorthopädische Ausformung des Zahnbogens und bei doppelseitigen Spalten zur Stabilisierung des Zwischenkiefers osteoplastisch überbrückt werden. Die frühe primäre Kieferspaltosteoplastik im Säuglingsalter ist mit der Gefahr einer Wachstumshemmung des Oberkiefers behaftet, deshalb wird heute mehrheitlich die späte primäre Osteoplastik im Wechselgebiß vor Durchbruch und Einstellung der Eckzähne im Alter von 9 bis 11 Jahren befürwortet. Dabei verfolgen wir das Ziel, neben der knöchernen Vereinigung der Oberkiefersegmente ein regelrechtes Knochenlager für Lippe und Nasenflügel zu schaffen. Als Transplantatmaterial dienen in der Regel kleine autogene Spongiosablöcke vom Beckenkamm, die periost- und schleimhautgedeckt in die Kieferspalte eingepaßt werden und die Lücke vom Alveolarkamm bis zur Apertura piriformis ausfüllen.

6.5 Tumoren

Tumoren der Gesichtsschädelknochen oder der sie bedeckenden Weichteile erfordern häufig die Opferung größerer Kieferabschnitte, die oftmals zu erheblichen funktionellen Störungen beim Sprechen, Atmen und der Nahrungsaufnahme führt und durch Verlust der Gesichtskonturen auch eine erhebliche ästhetische Beeinträchtigung bis hin zur Entstellung der Patienten verursacht. Die vollständige Wiederherstellung des Knochengerüstes im Gesicht muß deshalb integraler Bestandteil unserer chirurgischen Tumortherapie sein. Dabei steht die Rekonstruktion des Ober- und Unterkiefers als tragende Stützen des Gesichtes an erster Stelle.

Beim partiellen Verlust des Unterkiefers muß zwischen Defekten der seitlichen Unterkieferregion und des Kinnmittelteils unterschieden werden. Der Verlust des lateralen Unterkieferkörpers bedeutet durch die nachfolgende Einsenkung der unteren Wangenpartie in der Regel lediglich eine tolerable ästhetische Beeinträchtigung, während die Funktion durch den gegenseitigen Restunterkiefer weitgehend aufrecht erhalten wird. Eine Resektion des Kinnmittelteils dagegen kann in der direkten postoperativen Phase zu lebensbedrohlichen Zuständen führen, wenn es durch den Verlust der Abstützung der Mundboden- und Zungenmuskulatur zu einem Rückfall des Zungenkörpers und damit ggf. zu peripheren Atemstörungen kommt. Zur Erhaltung der

Abb. 4a–d. Kiefergelenkersatz im Kindesalter. **a** Osteochondrales Rippentransplantat zum Ersatz des hypoplastischen rechtsseitigen Unterkieferastes im Alter von vier Jahren. Das Transplantat ahmt die Form des Gelenkfortsatzes nach, der knorpelige Anteil wird in die Fossa articularis eingelagert. **b** Das Knochentransplantat ist über einen präaurikulären und submandibulären Zugang mittels Titanschrauben am Kieferwinkel fixiert. **c, d** Klinischer und röntgenologischer Befund drei Jahre nach der Osteoplastik. Ausreichende Mundöffnung ohne Funktionsstörung und Seitenabweichung bei regelrechtem Unterkieferwachstum

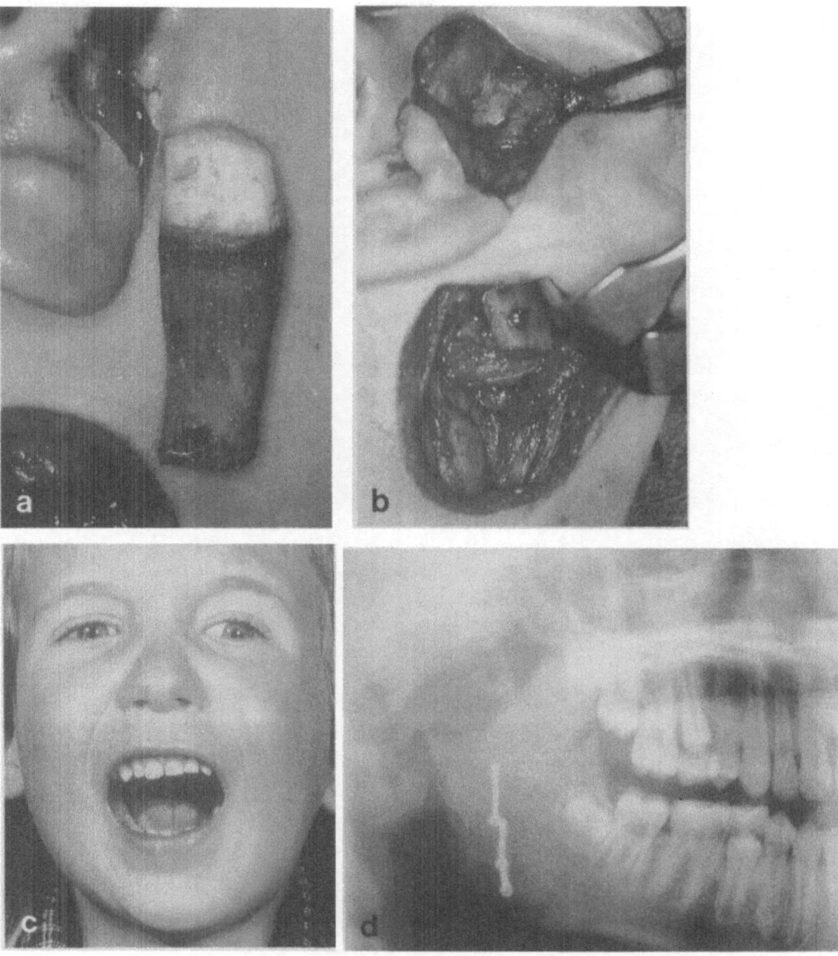

vitalen Funktionen ist daher eine sofortige Rekonstruktion der Kinnregion unerläßlich, während wir eine Wiederherstellung des seitlichen Unterkiefers mehr aus ästhetischen Gründen anstreben und in Ausnahmefällen auch darauf verzichten können (Abb. 5).

Bei benignen Kiefertumoren (z.B. Ameloblastomen, Riesenzelltumoren) favorisieren wir heute stets den primären Knochenersatz, meist durch freie Knochentransplantate vom Beckenkamm. Dabei kann der Verlust auch von großen Anteilen des Unterkiefers mühelos ausgeglichen werden, indem durch Konturierung und Stückelung des freien Beckenkammes die Form des Unterkiefers individuell aufgebaut wird. Weiter erlaubt das freie Transplantat durch entsprechende Gestaltung und Abstützung des Transplantatendes in der Gelenkpfanne einen Ersatz des Gelenkfortsatzes, so daß eine frühzeitige Gelenkfunktion mit weitgehend normaler Mundöffnung sichergestellt wird. Bei großen Defekten fixieren wir das gestückelte Knochentransplantat über individuell angepaßte funktionsstabile Überbrük-

kungsplatten, die zusätzlich die Form des rekonstruierten Unterkiefers nachvollziehen. Kleinere Transplantate können auch über Miniplatten an den Kieferstümpfen fixiert werden, die bei begrenzten Defekten ebenfalls eine ausreichende Transplantatstabilität vermitteln, die Traumatisierung des Knochenspanes aber deutlich minimieren und eine frühzeitige funktionelle Belastung des Knochentransplantates gewährleisten. Die Überbrückungsplatten müssen bereits nach etwa drei Monaten entfernt werden, um einer raschen Inaktivitätsatrophie des transplantierten Knochens vorzubeugen. Auch Miniplatten sollten nicht viel länger in situ bleiben.

Bei malignen Tumoren dagegen verwenden wir keine primäre Osteoplastik, sondern ersetzen den Unterkiefer mittels stabiler Überbrückungsplatten, die gleichzeitig die Kieferstümpfe in ihrer Position halten und zur besseren Konturierung mit Palacos oder Silastik aufgefüttert werden können. Daneben werden freie autogene Rippentransplantate als Alternative zum alloplastischen temporären Unterkieferersatz angegeben. Aufgrund des meist ersatz-

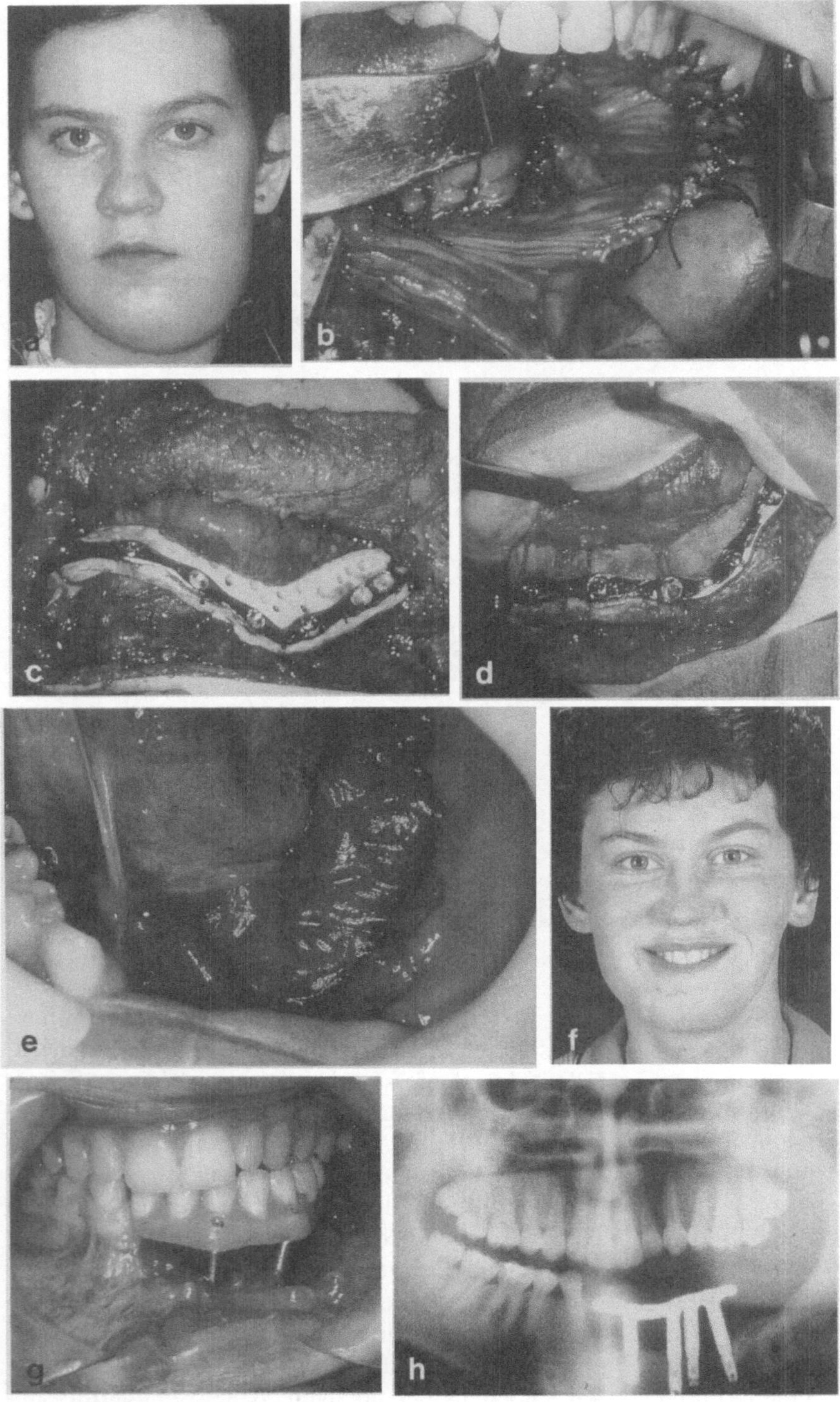

Abb. 5a–h. Sekundäre Osteoplastik und Implantatversorgung nach Tumorresektion. **a** Osteogenes Sarkom des linken Unterkiefers. Der Tumor hatte auf den weichen Gaumen, den Mundboden, die Zunge und das Unterkiefervestibulum übergegriffen und machte die Resektion des Kinnes sowie der gesamten linken Unterkieferhälfte einschließlich des Gelenkfortsatzes erforderlich. **b** Nach Tumorresektion intraorale Defektdeckung mit mikrovaskulär anastomosiertem Dünndarmtransplantat zum Ersatz der Mundbodenweichteile. **c** Temporärer alloplastischer Unterkieferersatz mittels stabiler Überbrückungsplatte und Palacos. **d** Zwei Jahre nach der Tumorresektion sekundäre Osteoplastik mit freiem Knochentransplantat aus der rechten Beckenschaufel, das gestückelt an der primär eingesetzten Überbrückungsplatte fixiert ist. **e** Reizlos im Mundboden eingeheiltes Dünndarmtransplantat, daß eine normale Beweglichkeit der Zunge garantiert. **f** Patientin fünf Jahre postoperativ mit weitgehend normaler Kontur der Unterkieferregion. **g, h** Wiederherstellung der Kaufunktion über einen implantatgestützten festsitzenden Zahnersatz. Die aus hygienischen Gründen lang gewählten Implantate ziehen durch das Dünndarmtransplantat

schwachen Lagers muß bei Rippentransplantaten jedoch mit einer unzulänglichen knöchernen Durchbauung gerechnet werden, in deren Folge häufig Frakturen auftreten. Deshalb wurden von Cuono u. Ariyan [13] zum primären Unterkieferersatz am M. pectoralis major gestielte costale Osteomyokutanlappen empfohlen, deren Vorteil in der erhaltenen Blutversorgung gesehen wird. Diese gestielten Rippentransplantate fallen nicht so sehr der Resorption anheim, so daß sie auch in mechanisch beanspruchten Regionen und im ersatzschwachen Transplantatlager eingesetzt werden können.

Erst nach ein- bis zweijähriger Rezidivfreiheit wird die Alloplastik bzw. das temporäre Rippentransplantat durch eine definitive vollwertige Osteoplastik vom Beckenkamm ersetzt. Als Entschei-

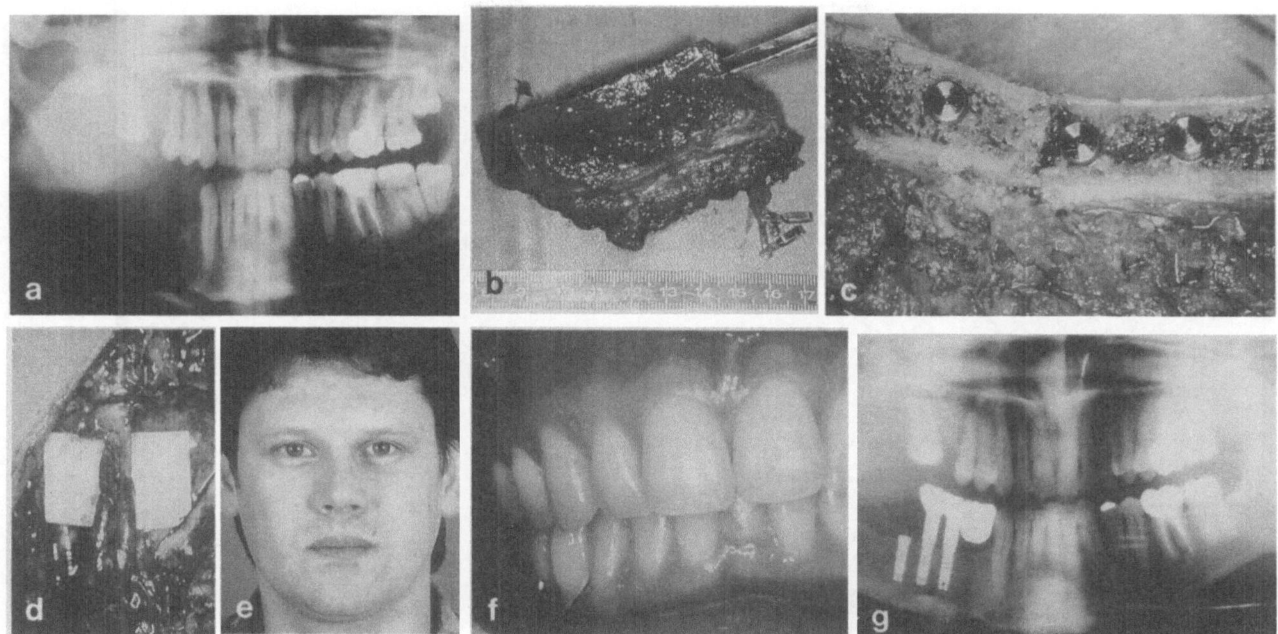

Abb. 6a–g. Mikrovaskuläres Beckenkammtransplantat und simultane Implantatversorgung. **a** Zustand ein Jahr nach Unterkieferteilresektion rechts wegen eines Ameloblastoms und primärer freier Osteoplastik. Durch postoperative Infektion vollständiger Verlust des freien Knochentransplantates. **b** Gefäßgestieltes Knochentransplantat vom Beckenkamm. Die abgeklemmten Transplantatgefäße sind am unteren Rand des Knochens zu erkennen. **c** Extrakorporal in die Beckenschaufel eingebrachte enossale Implantate. **d** Mikrochirurgische Gefäßanastomosen mit der A. und V. facialis. **e** Extraoraler Befund ein Jahr postoperativ. **f** Intraoraler Befund mit Zahnersatz im rechten Unterkiefer. **g** Das Röntgenbild zeigt die vollständig eingeheilte Osteoplastik im rechten Unterkiefer und die Implantate im Knochentransplantat

dungskriterien für die späte endgültige Rekonstruktion werden die hohe Quote an lokalen Rezidiven beim Mundhöhlenkarzinom und die prinzipielle Gefährdung freier Knochentransplantate während ihres Einbaues im ersatzschwachen Transplantatlager angeführt. Primäre Knochentransplantate sind nach ausgedehnten Knochen- und Weichteilresektionen stets bei nicht spannungsfreiem Wundverschluß durch Nahtdehiszenzen und damit durch Infektion, aber auch ggf. durch eine postoperative Radiatio gefährdet.

Der sekundäre Unterkieferersatz durch freie Beckenkammtransplantate entspricht operationstechnisch weitgehend der primären Osteoplastik bei gutartigen Tumoren. Wurde als Platzhalter eine alloplastische Überbrückung gewählt, so bedarf die Weichteilummantelung eines besonderen Hinweises. Bei Eröffnung des Implantatbettes findet man die Alloplastik von einer glatten Membran umgeben, die prima vista als neugebildetes Periost erscheint. Es handelt sich jedoch keinesfalls um Periost, auch besitzt diese Membran nicht die osteogenetische Potenz von vitalem Periost. Im Gegenteil, sie ist eine schlecht vaskularisierte Narbenplatte, die vor der Einlagerung des Knochentransplantates unbedingt komplett reseziert werden muß, damit die Osteopla-

stik in gut durchblutetes Weichgewebe eingebettet werden kann.

Bei ersatzschwachem Transplantatlager nach Strahlentherapie oder vorausgegangener Wundinfektion werden heute zur sekundären Rekonstruktion vermehrt mikrovaskulär reanastomosierte Knochentransplantate eingesetzt, da sie gegenüber den freien Transplantaten durch ihre autonome Blutversorgung erhebliche Vorteile bzgl. der Einheilungsbedingungen besitzen. Daneben bieten sie die Möglichkeit, durch den gleichzeitigen Transfer von Weichgewebe das Transplantatlager entscheidend zu verbessern und verlorengegangene Weichteilabschnitte zu ersetzen. Als Nachteile des vitalen Knochentransfers müssen bei komplexen Lagerdefekten die begrenzte Möglichkeit der Konturierung und Anpassung der mikrovaskulären Transplantate und die verlängerte Operationsdauer berücksichtigt werden (Abb. 6).

Nach Oberkieferresektionen rekonstruieren wir den Defekt zunächst nicht osteoplastisch, sondern versorgen den Resektionsdefekt über einen Obturator. Hierdurch wird es möglich, das Operationsfeld im Rahmen der Tumornachsorge sicher zu kontrollieren. Der osteoplastische Ersatz folgt — wie im Unterkiefer — in der Regel erst ein bis zwei Jahre nach der Tumorresektion. Bei ausreichendem Weichteil-

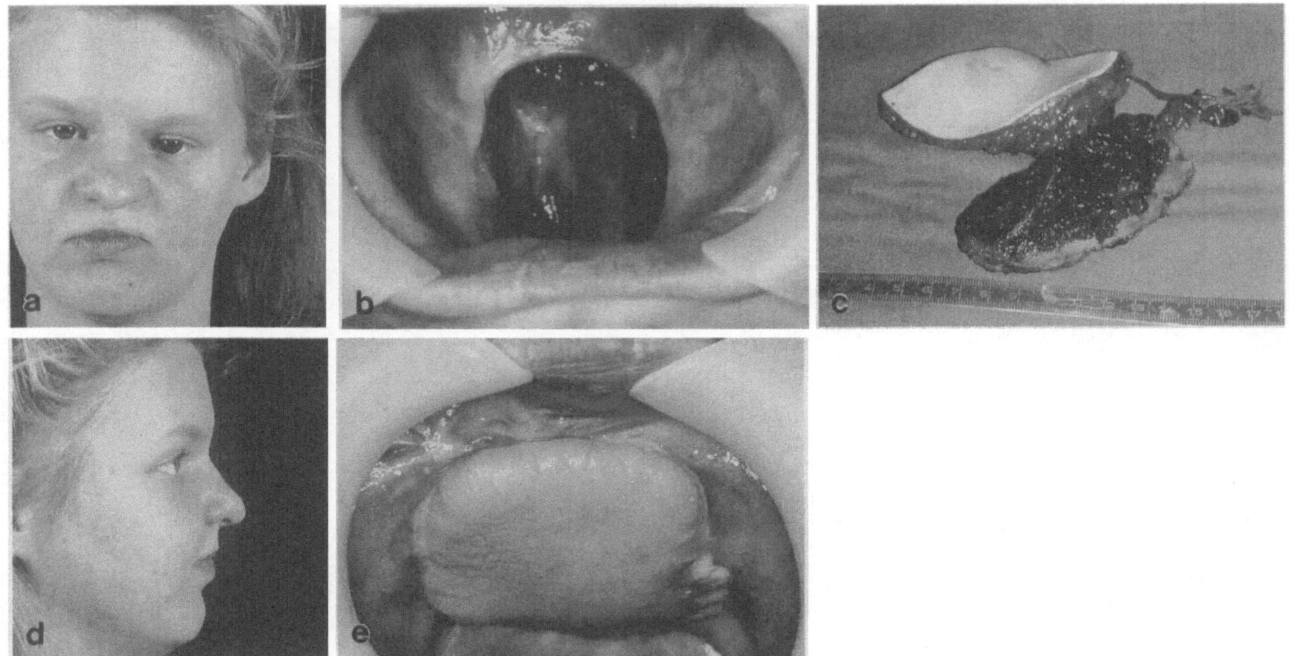

Abb. 7a–e. Mikrovaskuläres Skapulatransplantat zur Oberkieferrekonstruktion bei einem 17jährigen Mädchen. **a** Präoperativer extraoraler Befund: Hypoplasie des Mittelgesichtes bei totalem Oberkieferdefekt nach subtotaler Resektion des Oberkiefers wegen eines osteogenen Sarkoms im Alter von sieben Jahren. **b** Intraoraler Befund: Breite Perforation zur Nase und Verlust aller Oberkieferzähne. **c** Osteokutanes Skapulatransplantat vom linken Schulterblatt zur gleichzeitigen Rekonstruktion des Knochen- und Weichgewebedefektes. Unterhalb des Hauttransplantates ist der von Muskulatur bedeckte Skapulaanteil zu sehen. **d** Klinischer Befund ½ Jahr postoperativ. Durch den Wiederaufbau des Oberkiefers wurde ein harmonisches Gesichtsprofil mit Auffüllung des Mittelgesichtes in guter Position der Oberlippe erreicht. **e** Intraoraler postoperativer Befund mit Verschluß der großen Perforation zur Nase

angebot können kleine Oberkieferdefekte durch freie Knochentransplantate aus der Beckenschaufel sicher rekonstruiert werden. Für große Oberkieferdefekte haben in den letzten Jahren besonders die neuen Verfahren der mikrochirurgischen Knochentransplantation entscheidende Fortschritte in der funktionellen Rehabilitation gebracht. Durch den gleichzeitigen Knochen- und Weichgewebetransfer wird es möglich, Oberkieferdefekte sicher dreischichtig zur Rekonstruktion der nasalen Schicht, des Knochens und der oralen Weichgewebe zu ersetzen. Hierfür verwenden wir im Regelfall osteokutane Skapulatransplantate, die wir meist zum Aufbau eines Alveolarfortsatzes durch freie Knochentransplantate ergänzen und die wir über enossale Schraubenimplantate am ortsständigen Restknochen bzw. am großen gefäßgestielten Knochentransplantat fixieren. Die dentalen Implantate können nach Konsolidierung der transplantierten Knochen als Pfeiler für den Zahnersatz herangezogen werden [40, 41, 42, 72] (Abb. 7).

Bei älteren Patienten rekonstruieren wir allerdings den Oberkiefer in der Regel nicht osteoplastisch, sondern versorgen den Defekt auf Dauer über eine Resektionsprothese. Zur Stabilisierung des Ersatzes setzen wir bei zahnlosen Patienten systematisch enossale Implantate ein, die den Zahnersatz und die Resektionsprothese sicher verankern.

Indikationen zur Kranioplastik bestehen aus funktioneller Sicht in den Abschnitten der behaarten Kopfhaut bei Schädelkalottendefekten ab einer Defektgröße von zwei cm oder wenn der knöcherne Defekt nicht sicher durch den M. temporalis bzw. die okzipitale Muskulatur geschützt ist. Das Stirnbein und sichtbare Schädelkalottendefekte werden aus ästhetischer Indikation grundsätzlich rekonstruiert. Während wir wegen der Infektionsgefahr bei traumatisch bedingten Defekten immer den Knochen sekundär – ca. ein Jahr nach dem Unfallereignis – ersetzen, versorgen wir knöcherne Schädeldachdefekte im Rahmen der Tumorresektion primär. Dabei bauen wir den Knochen meist durch freie Knochentransplantate aus der Schädelkalotte auf, da sie zur Transplantatgewinnung keinen zusätzlichen operativen Zugang erfordern. Der Entnahmedefekt kann zudem nach Spaltung des Kalottentransplantates

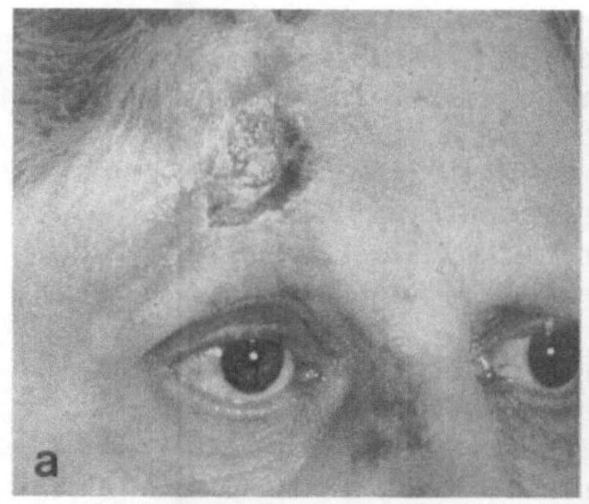
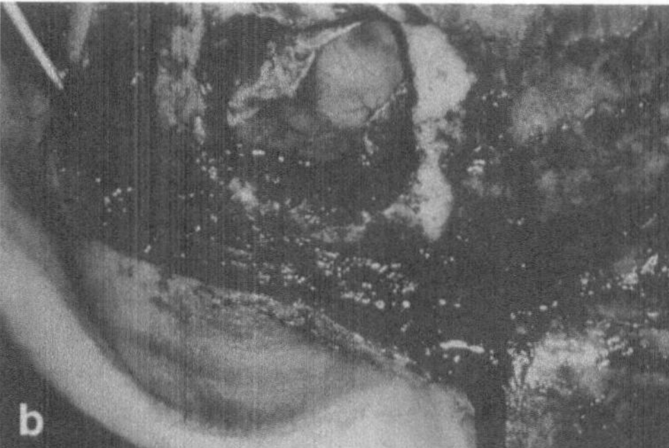
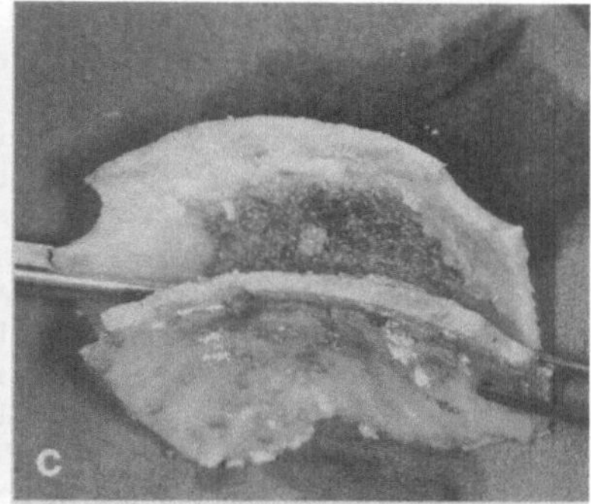
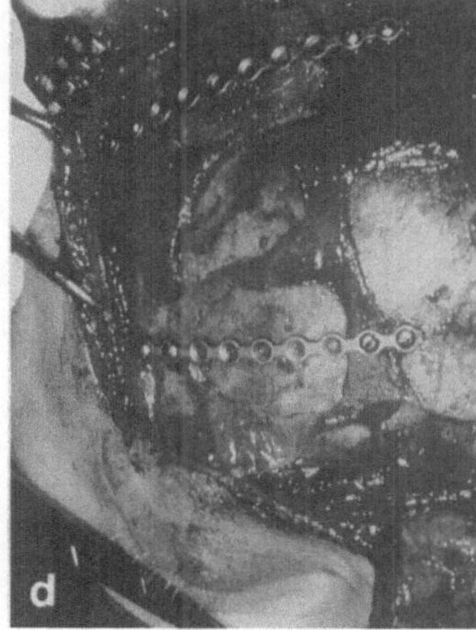
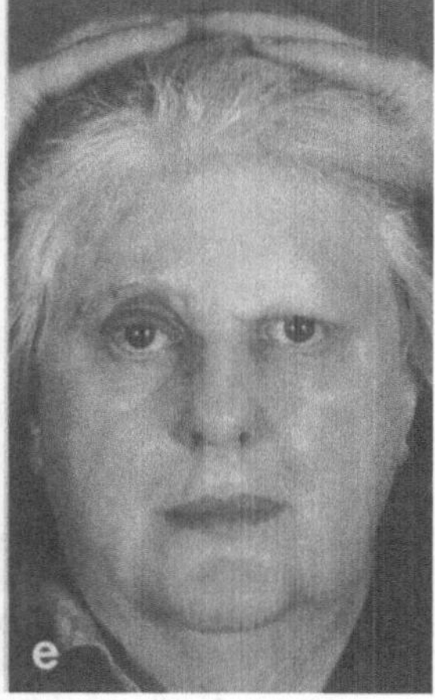

Abb. 8a–e. Primäre Rekonstruktion eines Stirnbeindefektes mit einem Schädelkalottentransplantat. **a** Spinozelluläres Karzinom der rechten Stirn mit ausgedehnter Knochendestruktion des Stirnbeins und Infiltration der Dura. **b** Im Rahmen der Tumorresektion wurde in Zusammenarbeit mit der Neurochirurgischen Klinik der Medizinischen Hochschule Hannover (Direktor: Prof. Dr. Dr. Dietz) neben der Teilresektion des Stirnbeins die partielle Resektion der Dura vorgenommen. **c** Entnahme eines Schädelkalottentransplantates aus der rechten Temporalregion. Das Transplantat wird in der Diploë-Ebene aufgetrennt. **d** Eingepaßtes und mittels Miniplatten fixiertes Kalottentransplantat. Die Lamina interna dient als Knochentransplantat zur Deckung des Stirnbeindefektes und die Lamina externa zum Verschluß des Entnahmedefektes. **e** Symmetrisch wiederhergestellte Stirnbeinkontur drei Monate nach osteoplastischer Rekonstruktion und lokaler Weichteilwiederherstellung mittels Stirnlappenplastik

durch die reponierte externe Kortikalislamelle verschlossen werden, während die Lamina interna als Transplantat dient (Abb. 8). Für ausgedehnte Schädelkalottendefekte bevorzugen wir gespaltene Rippentransplantate, da sie sich wegen ihrer geringen Festigkeit leicht konturieren lassen und in ausreichender Menge zur Verfügung stehen.

7 Schlußbetrachtung

Viele Probleme zur osteoplastischen Rekonstruktion der Gesichtsschädelknochen können heute weitgehend als gelöst betrachtet werden. Im günstigen Transplantatlager sind unter Berücksichtigung des operativen Aufwandes nach wie vor freie autogene Knochentransplantate die erste Wahl. Zur Wiederherstellung der Kaufunktion können enossale Implantate sekundär mit großer Erfolgssicherheit in freie Knochentransplantate eingesetzt werden. Daneben besteht die Möglichkeit, nach Kastenresektionen der Alveolarkämme oder bei extremer Kieferatrophie Implantationen bei gleichzeitiger Auflagerungsosteoplastik durchzuführen. Im ungünstigen Transplantatlager nach vorausgegangener Radiatio oder abgelaufener Entzündung sind mikrovaskulär anastomosierte Knochentransplantate zu bevorzugen, die den Vorteil eines zusätzlichen Weichgewebeersatzes bieten. Durch den Einsatz mikrovaskulär reanastomosierter Knochentransplantate in Kombination mit Implantaten wird es so auch im ersatzschwachen Lager möglich, bereits wenige Monate nach der Tumorresektion die Kaufähigkeit über einen implantatgestützten Zahnersatz wiederherzustellen.

Literatur

1. Adell R, Lekholm U, Rockler B, Branemark P-I (1981) A 15-year-study of osseointegrated implants in the treatment of the edentulous jaw. Int J Oral Maxillofac Surg 10:387–416
2. Adell R, Eriksson B, Lekholm U, Branemark P-I, Jemt T (1990) A long-term follow-up study of osseointegrated implants in the treatment of totally edentulous jaws. Int J Oral Maxillofac Implants 5:347–359
3. Adell R, Lekholm U, Gröndahl K, Branemark P-I, Lindström J (1990) Reconstruction of severely resorbed edentulous maxillae using osseointegrated fixtures in immediate autogenous bone grafts. Int J Oral Maxillofac Implants 5:233–246
4. Albrektsson T, Lindner L (1981) Intravital, long-term follow-up of autologous, experimental bone grafts. Arch Orthop Trauma Surg 98:189–193

5. Axhausen G (1908) Histologische Untersuchungen über Knochentransplantationen am Menschen. Dtsch Z Chir 91:388–428
6. Barth E (1895) Histologische Untersuchungen über Knochentransplantationen. Beitr Path Anat Allg Pathol 17:65–142
7. Bitter K, Schleringer S, Westermann U (1983) Iliac bone or osteocutaneous transplantat pedicled to the deep circumflex iliac artery. J Maxillofac Surg 11:241–247
8. Branemark P-I (1983) Osseointegration and its experimental background. J Prosthet Dent 49:399–410
9. Branemark P-I, Breine U, Adell R, Hansson D-B, Lindström J, Ohlsson A (1969) Intraosseous anchorage of dental prostheses. I. Experimental studies. Scand J Plast Reconstr Surg Hand Surg 3:81–100
10. Branemark P-I, Lindström J, Hallen O, Breine U, Jeppson P-H, Öhmann A (1975) Reconstruction of the defect mandible. Scand J Plast Reconstr Surg 9:116–128
11. Breine U, Branemark P-I (1981) Reconstruction of alveolar jaw bone. An experimental and clinical study of immediate and preformed autologous bone grafts in combination with osseointegrated implants. Scand J Plast Reconstr Surg 14:23–48
12. Converse JM (1950) Restoration of facial contour by bone grafts introduced through the oral cavity. Plast Reconstr Surg 6:295–300
13. Cuono CB, Ariyan S (1980) Immediate reconstruction of a composite mandibular defect with a regional osteomusculocutaneous flap. Plast Reconstr Surg 65:477–485
14. Ehrenfeld M, Riediger D (1989) Zur Einheilung freier und mikrochirurgisch revaskularisierter Beckenkammtransplantate. In: Pannike A, Rudolph H: Entwicklung und heutiger Stand der Plastischen und Wiederherstellungschirurgie. Sasse Rotenburg-Wümme, S 358–364
15. Gillies HD, Millard DR (1957) The principles and art of plastic surgery. Little Brown, Boston
16. Gross UM (1988) Biocompatibility – The interaction of biomaterials and host response. J Dent Educ 52:798–803
17. Hall HD, Posnick JC (1983) Early results of secondary bone grafts in 106 alveolar clefts. J Max-Fac Surg 94:289–294
18. Hancox NM (1947) The survival of transplanted embryo bone grafted to chorioallantoic membrane, and subsequent osteogenesis. J Physiol (Lond) 106:279–285
19. Hardt N, Steinhäuser W (1979) Ergebnisse bei 35 Schädeldefektrekonstruktionen mit verschiedenen autoplastischen Verfahren. Fortschr Kiefer Gesichtschir 24:64–67
20. James D (1990) Growth problems. In: Norman JE deB, Bramley P: A textbook and colour atlas of the temporomandibular joint. Diseases, disorders, surgery. Wolfe, London, pp 187–224
21. Kärcher H (1986) Die Unterkieferrekonstruktion mit mikrovaskulären Knochentransplantationen. Acta Chir Austr 18:251–252
22. Kärcher H, Borbely L (1988) Vitale Knochentransplantation. Dtsch Z Mund Kiefer GesichtsChir 12:124–134
23. Le Lievre CS, Le Pouarin NM (1975) Mesenchymal derivates of the neural crest: Analysis of chimeric quail and chick embryos. J Embrol Exp Morphol 34:125–154
24. Lentrodt J, Fritzemeier CU, Bethmann I (1985) Beitrag zur osteoplastischen Rekonstruktion des Unterkiefers. Dtsch Z Mund Kiefer GesichtsChir 9:5–19
25. Lentrodt J, Fritzemeier CU, Bethmann I (1985) Beitrag zur osteoplastischen Unterkieferrekonstruktion mit autologen freien Knochentransplantaten. In: Kastenbauer E, Wilms E, Mees K: Das Transplantat in der plastischen Chirurgie. Sasse, Rotenburg-Wümme, S 59–61
26. Lexer E (1908) Die Verwendung der freien Knochenplastik nebst Versuchen über Gelenkversteifung und Gelenktransplantation. Langenbecks Arch Chir 86:939–954
27. Lindström J, Branemark P-I, Albrektsson T (1981) Mandibular reconstruction using the preformed autologous bone graft. Scand J Plast Reconstr Surg 13:29–38
28. Listrom RD, Symington JM (1988) Osseointegrated dental implants in conjunction with bone grafts. Int J Oral Maxillofac Surg 17:116–118
29. Luhr H-G (1972) Die Kompressionsosteosynthese bei Unterkieferfrakturen. Hanser, München
30. Luhr H-G (1978) Der freie Unterkieferersatz – Berücksichtigung des Transplantatlagers bei der Rekonstruktion. Fortschr Kiefer Gesichtschir 23:48–58
31. Lukash FN, Sades SA, Fischman B, Attie JN (1987) Osseointegrated denture in a vascularized bone transfer: Functional jaw reconstruction. Ann Plast Surg 19:538–544
32. Lukash FN, Sachs SA (1989) Functional mandibular reconstruction: Prevention of the oral invalid. Plast Reconstr Surg 84:227–233
33. Macintosh RB, Henny FA (1977) A spectrum of application of autogenous costochondral grafts. J Maxillofac Surg 5:257–267
34. Maerker R, Schubert H (1976) Ergebnisse der osteoplastischen Deckung von Schädeldefekten. Fortschr Kiefer Gesichtschir 20:47–49
35. Mittelmeier H, Katthagen BD, Mittelmeier W (1987) Knochenregeneration mit autologem und homologem Transplantat im Tierexperiment. In: Kastenbauer E, Wilmes E, Mees K: Das Transplantat in der Plastischen Chirurgie. Sasse, Rotenburg-Wümme, S 16–21
36. Motoki DS, Mulliken JB (1990) The healing of bone and cartilage. Clin Plast Surg 17:527–544
37. Neukam FW, Hausamen J-E, Scheller H, Feldmann G (1987) Knochentransplantation in Kombination mit enossalen Implantaten. In: Kastenbauer E, Wilmes E, Mees K: Das Transplantat in der plastischen Chirurgie. Sasse, Rotenburg-Wümme, S 41–44
38. Neukam FW, Hausamen J-E, Scheller H, Schmelzeisen R (1988) Die extreme Atrophie des Unterkiefers – eine Indikation zur Implantatversorgung. In: Watzek G, Matejka M: Der zahnlose Unterkiefer. Seine chirurgisch-prothetische Rehabilitation. Springer, Wien, S 371–378
39. Neukam FW, Scheller H, Günay H, Schmelzeisen R (1988) International anerkannte Implantationssysteme im klinischen Einsatz. Vorläufige Ergebnisse einer prospektiven Studie. Z Zahnärztl Implantol 4:147–152
40. Neukam FW, Hausamen J-E, Scheller H (1990) Knochentransplantation in Kombination mit enossalen Implantaten. Z Stomatol 87:125–138
41. Neukam FW, Hausamen J-E, Scheller H (1989) Functional and esthetic rehabilitation with Branemark implants following oncologic surgery. In: Albrektson T, Zarb GA: The Branemark osseointegrated implant. Quintessence, Chicago, pp 147–162
42. Neukam FW, Schmelzeisen R, Reilmann L, Kärcher H, Bothe K, Scheller H (1990) Plastisch-rekonstruktive Maßnahmen mit freien mikrovaskulären Knochentransplantaten in Kombination mit Implantaten. Fortschr Kiefer Gesichtschir 35:79–82
43. O'Brien B McC, Morrison WA (1987) Reconstructive Microsurgery. Churchill Livingstone, Edinburgh, London, Melbourne, New York
44. Obwegeser H (1960) Aktives chirurgisches Vorgehen bei der Osteomyelitis mandibulae. Österr Z Stomatol 57:216–225

45. Reichenbach E, Schönberger A (1957) 50 Jahre Knochentransplantate. Dtsch Zahn Mund Kiferheilk 26:436—445
46. Rehrmann A (1955) Kinnaufbau mit prothesenfähigem knöchernen Kieferbogen. Dtsch Zahn Mund Kieferheilk 21:433—445
47. Rehrmann A (1978) Das freie Knochentransplantat zum Unterkieferersatz unter besonderer Berücksichtigung der Kinnrekonstruktion. Fortschr Kiefer Gesichtschir 23:39—43
48. Reich RH, Berten JL (1991) Zur Frage der Wachstumsinduktion durch Kondylusrekonstruktion beim Kind. Fortschr Kieferorthop 52:40—43
49. Reuther JF (1977) Druckplattenosteosynthese und freie Knochentransplantation zur Unterkieferrekonstruktion — Experimentelle und klinische Untersuchungen. Habilitationsschrift, Mainz
50. Reuther JF, Hausamen J-E (1977) System zur alloplastischen Überbrückung von Unterkieferdefekten. Dtsch Zahnärztl Z 32:334—337
51. Riediger D (1988) Restoration of masticatory function by microsurgically revascularized iliac crest bone grafts using enosseous implants. Plast Reconstr Surg 81:861—877
52. Riediger D, Büsing CM, D'Hoedt B, Pielsticker W (1986) Knochentransplantat mit mikrovaskulärem Anschluß als Implantatbett für enossale Implantate. Dtsch Zahnärztl Z 41:989—992
53. Roux W (1885) Beiträge zur Morphologie der funktionellen Anpassung. 3. Beschreibung und Erläuterung einer knöchernen Kniegelenksanchylose. Arch Anat Entw-Gesch 17:120—158
54. Rowe NL (1982) Ankylosis of the temporomandibular joint. J Royal Coll Surg Edin 27:167—173
55. Salibian AH, Rappaport I, Furnas DW, Achauer BM (1985) Microvascular reconstruction of the mandible. Am J Surg 140:499—502
56. Sanders R, Mayou B (1979) A new vascularized bone graft transferred in microvascular anastomosis. Br J Surg 66:787—788
57. Sanger JR, Head MD, Matloub HS, Yousif NJ (1988) Enhancement of rehabilitation by use of implantable adjuncts with vasclarized bone grafts for mandible reconstruction. Am J Surg 156:243—247
58. Schmelzeisen R, Hausamen J-E, Pohlmeyer K, Steinhoff G, Wittekind C, Oshima K (1990) Mikrochirurgisch anastomosierte allogene Beckenkammtransplantate zur Defektüberbrückung im Unterkiefer. Erste Ergebnisse eines Tierversuches am Göttinger Minischwein. Fortschr Kiefer Gesichtschir 35:31—33
59. Schliephake H, Neukam FW (1991) Bone replacement with porous hydroxyapatite blocks and titanium screw implants: An experimental study. J Oral Maxillofac Surg 49:151—156
60. Schliephake H, van den Berghe P, Neukam FW (1991) Osseointegration of titanium fixtures in onlay grafting procedures with autogenous bone and hydroxylapatite: An experimental histometric study. Clin Oral Impl Res 2:56—61
61. Schweiberer L (1971) Der heutige Stand der Knochentransplantation. Chirurg 42:252—257
62. Serafin D, Villararear-Rios A, Georgiade NG (1977) A rib containing free flap to reconstruct mandibular defects. Br J Plast Surg 30:263—266
63. Spieckermann H (1987) Enossale Implantate für unbezahnte Kiefer. In: Hupfauf L: Totalprothesen. Urban & Schwarzenberg, München, S 257—284
64. Spiessl B (1976) Grundsätzliches zur Knochentransplantation. Fortschr Kiefer Gesichtschir 20:14—17
65. Steinhäuser E (1968) Unterkieferrekonstruktion durch intraorale Knochentransplantate, deren Einheilung und Beeinflussung durch die Funktion — eine tierexperimentelle Studie. Schweiz Monatsschr Zahnmed 78:213—234, 375—415
66. Steinhäuser E (1973) The treatment of ankylosis in childhood. Int J Oral Surg 2:129—136
67. Swarts WM, Banis JC, Newton ED, Ramasastry SS, Jones NF, Acland R (1986) The osteocutaneous scapula flap for mandibula and maxilla reconstruction. Plast Reconstr Surg 77:530—545
68. Tahara S, Susuki T, Sagara S (1989) Mandibular reconstruction with subsequent denture implantation. Br J Plast Surg 42:344—346
69. Tallgren A (1972) The continuing reduction of the residual alveolar ridge in complete dentures wearers. J Prosthet Dent 27:120—132
70. Taylor GI, Miller GDH, Ham FJ (1975) The free vascularized bone graft. A clinical extension of microvascular techniques. Plast Reconstr Surg 55:533—544
71. Taylor GI, Townsend P, Corlett R (1979) Superiority of the deep circumflex iliac vessels as a supply for free groin flaps. Clinical work. Plast Reconstr Surg 64:745—759
72. Urken ML, Buchbinder D, Weinberg H, Vickery C, Sheiner A, Biller HF (1989) Primary placement of osseointegrated implants in microvascular mandibular reconstruction. Otolaryngol Head Neck Surg 101:56—73
73. Wolff J (1892) Das Gesetz der Transformation der Knochen. Hirschwald, Berlin

European Archives of   Suppl. 1992/I
Oto-Rhino-Laryngology
© Springer-Verlag 1992

Transplantation von Nerven

H.-P. Richter

Neurochirurgische Klinik der Universität Ulm (Direktor: Prof. Dr. H.-P. Richter),
Ludwig-Heilmeyer-Str. 2, W-8870 Günzburg

Inhaltsverzeichnis

1 Einleitung 179
2 Nerventransplantate 179
3 Operationstechnik 180
4 Vorgänge der Transplantation 182
5 Schlußbemerkung 183
Literatur 183

1 Einleitung

Unter den umschriebenen Nervenschäden ist die vollständige Durchtrennung eines Nervs einschließlich seiner Hüllen die schwerwiegendste. Es scheint zwar vorzukommen, daß proximaler und distaler Stumpf eines durchtrennten Nerven auch beim Menschen durch einen Gewebsstrang überbrückt werden können [30]. Eine solche Gewebsbrücke ist aber funktionell bedeutungslos. Die Kontinuität eines durchtrennten Nerven muß deshalb, ist eine Funktionsrückkehr das Ziel, chirurgisch wiederhergestellt werden. Ist der Defekt klein, dann kann man ihn durch eine direkte Wiedervereinigung der Nervenstümpfe schließen. Unter allen rekonstruktiven Eingriffen an peripheren Nerven hat eine solche End-zu-End-Naht die besten Ergebnisse, wenn sie möglichst atraumatisch und spannungsfrei durchgeführt wird. Ist der Defekt jedoch nicht oder nur unter größerer Spannung auf die Nervenenden zu schließen, dann verbietet sich diese Operationstechnik, denn eine Naht unter größerer Spannung hat eine schlechte Regeneration des Nervs und eine gegenüber einer spannungsfreien oder unter nur geringer Spannung ausgeführten Naht deutlich schlechtere Funktionsrückkehr zur Folge. In solchen Fällen muß der Nervendefekt durch ein Transplantat überbrückt werden. Zwar wurden schon im vergangenen Jahrhundert erste Nerventransplantationen durchgeführt [29]. Es ist aber der Pionierarbeit Millesis zu verdanken, mit der Technik der interfaszikulären Nervennaht und

Transplantation neue Dimensionen für die Nervenchirurgie und deshalb für die erzielbaren funktionellen Ergebnisse eröffnet zu haben [21–24]. Eine unverzichtbare Voraussetzung dafür war und ist das Operationsmikroskop.

2 Nerventransplantate

Als Transplantat oder Nerveninterponat kommt heute nur autologer Nerv in Frage, also ein Nerv, der vom selben Individuum gewonnen wird. Eine Zeitlang wurden lyophilisierte homologe Nerven als Interponate verwendet [14–16]. Die postoperativen Ergebnisse waren durchweg schlecht [17]. Deshalb ist die Verwendung lyophilisierter homologer Transplantate heute obsolet. In den letzten Jahren wurde mehrfach über erfolgreiche Tierexperimente mit frischen homologen Transplantaten berichtet, wenn die Tiere anschließend immunsuppressiv behandelt wurden [2, 18]. Hudson und Mackinnon aus Toronto rekonstruierten bei einem 9jährigen Jungen einen über eine große Strecke defekten N. ischiadicus mit einem frischen homologen Transplantat. Das Kind wurde 18 Monate lang mit Prednison und Cyclosporin A behandelt. Zwei Jahre nach der Operation hat der Junge ein sehr gutes Gefühl an der vom N. tibialis versorgten Fußsohle [13]. Dies ist eine Einzelmitteilung. Sie berechtigt noch nicht zur Transplantation homologer Nerven.

Autologe Skelettmuskelstreifen, in flüssigen Stickstoff getaucht und anschließend aufgetaut, hat man erfolgreich bei Tieren in Nervendefekte transplantiert [7–10]. Es wurde auch schon über erste erfolgreiche Verwendung solcher Muskeltransplantate zur Rekonstruktion menschlicher Fingernerven berichtet [26]. Offenbar kann man ein gutes funktionelles Ergebnis selbst dann erzielen, wenn man Röhrchen aus Polyglykolsäure zwischen die angefrischten Nervenstümpfe einsetzt und sie mit autologem Serum füllt [6, 19, 20]. Sie können nur als Leitstruktur dienen.

Solche Transplantate und Röhren sind noch keine anerkannte Alternative zum autologen Transplantat, einem Nerven, der von demselben Individuum entnommen wird.

Ein Nerventransplantat sollte verschiedene Anforderungen erfüllen. Es sollte etwas dicker und länger sein als die zu überbrückenden Faszikelgruppen, um eine Schrumpfung des Transplantates zu kompensieren. Es sollte keine Seitenäste enthalten und möglichst wenig interfaszikuläres Bindegewebe besitzen, in das regenerierende Nervenfasern fehlgeleitet werden können. Solche Axone finden keinen Anschluß an die motorischen und sensiblen Endorgane. Als Spendernerven kommen nur sensible Hautnerven in Frage, deren Entnahme ein möglichst nur minimales und keinesfalls funktionell beeinträchtigendes Defizit zur Folge hat. Man sollte keinen sensiblen Hautnerven aus der Umgebung eines durchtrennten Nervs verwenden, wenn dieser auch ein sensibles Hautareal versorgt. Im Laufe der Zeit kann ein hypästhetisches Gebiet nämlich dadurch kleiner werden, daß Nerven der Umgebung die sensible Versorgung zumindest eines Teils dieses Gebiets mitübernehmen. Das wäre nicht möglich, würden wir den Nachbarnerven entfernen.

3 Operationstechnik

Der für die Transplantation ideale Nerv ist der N. suralis (Abb. 2). Er ist ein Ast des N. tibialis und verläßt diesen in Höhe der Kniekehle. Er kann über einen R. communicans zusätzlich mit dem N. peronaeus in Verbindung stehen. Zunächst liegt der N. suralis unter der Fascia cruris an der Rück- und später Außenseite des Unterschenkels und gibt hier keine Äste ab. 11–20 cm oberhalb des Außenknöchels tritt er durch die Fascia cruris in das Subkutangewebe und zieht hinter den Außenknöchel. Auf dieser Strecke verlassen ihn mehrere Seitenäste. Über eine quere Hautinzision ist er hier, zwischen Malleolus lateralis und Achillessehne und von der V. saphena

parva begleitet, am einfachsten aufzusuchen. Wenn man den Nerv dann anspannt, fühlt man seine Lage proximalwärts durch die Haut und legt je nach benötigter Länge weitere quere Hautinzisionen in seinem Verlauf (Abb. 2c). Er wird schließlich proximal durchtrennt und nach distal herausgezogen. So kann man einen etwa 30 cm langen Nerven gewinnen. Benötigt man einen noch längeren Nerv, so kann man die Präparation bis in die Mitte des Oberschenkels ausdehnen, da der N. suralis bis dorthin leicht vom Hauptstamm des N. tibialis bzw. N. ischiadicus getrennt werden kann. Alternativ zu den queren Hautinzisionen ist der N. suralis auch über einen Hautschnitt über seinem Verlauf freizulegen (Abb. 2b). Diese Entnahmetechnik hat den Nachteil einer größeren Wunde und Narbe und den Vorteil, daß man alle Seitenäste am Hauptstamm des Nervs leicht abtrennen kann. Als Folge der Resektion des N. suralis verbleibt ein hypästhetisches Hautareal variabler Größe in der Umgebung des Außenknöchels, das manchmal bis zur Ferse reichen kann, die Patienten erfahrungsgemäß aber nicht sehr stört.

Außer dem N. suralis eignen sich auch Unterarmnerven wie der N. radialis superficialis, der N. cutaneus antebrachii medialis oder lateralis und auch Äste aus dem Plexus cervicalis zur Transplantation, unter ihnen vor allem der N. auricularis magnus.

Bevor das Transplantat interponiert wird, muß der Empfängernerv dafür vorbereitet werden. Der proximale Nervenstumpf ist regelmäßig zu einem Neurom aufgetrieben. Dieses Neurom ist Ausdruck des frustranen Versuchs der Nervenfasern und der sie begleitenden Schwannschen Zellen – Stammzellen der Markscheiden oder Myelinscheiden –, den Defekt zu überbrücken. Ein Neurom besteht aus ordnunglos, kreuz und quer verlaufenden Nervenfasern und ihren Stützstrukturen, auch Bindegewebe. Auch der distale Stumpf ist zu einem, allerdings viel kleineren, Neurom verdickt. Diese Neurome müssen reseziert werden. In ein zwischen zwei Neurome eingesetztes Transplantat wachsen keine Axone ein. Die Neurome werden bis zum Erreichen normaler Faszikel reseziert, die auf dem Querschnitt des Nervs hervorquellen.

Nach Entfernen der Neurome ist der Nervendefekt stets größer als vorher. Die Wiederherstellung der Kontinuität des durchtrennten Nervs soll unter möglichst geringer Spannung erfolgen. Ist der Defekt bei gestreckter Extremität mindestens 1,5 bis 2 cm lang, so kann man kaum noch eine spannungsfreie oder spannungsarme End-zu-End-Naht durchführen, sondern muß diesen Defekt durch ein Transplantat überbrücken (Abb. 1).

Das Epineurium, die äußere bindegewebige Hüllschicht des Nervs, wird auf beiden Seiten über etwa einen Zentimeter abgetragen. Dann werden Gruppen von Nervenfaszikeln gebildet, die in etwa der Dicke des Spendernervs entsprechen. Erst jetzt kann man die Länge der einzelnen Transplantate festlegen. Sie sollen, wie bereits erwähnt, etwas länger als der Defekt sein. Sie werden spannungsfrei zwischen proximalen und distalen Nervenstumpf interponiert. Bei der Transplantation ist zu berücksichtigen, ob es sich um einen monofaszikulären (nur ein Faszikel), oligofaszikulären oder polyfaszikulären, aus vielen Faszikeln bestehenden Nerv handelt. Als Nahtmaterial verwendet man monofiles Nylon 10-0, kann aber auch einen resorbierbaren Faden gleicher Stärke nehmen. Meist reicht ein einzelner Faden für eine Nahtstelle aus. Die Vereinigung der Nervenstümpfe mit Fibrinkleber schneidet im Tierexperiment schlechter ab als die Naht [25]. Die Kombination von Situationsnähten und Verschweißung mit Laser oder die Laser-assistierte Nervenanastomose allein ist vielleicht alternativ zur einfachen Naht einsetzbar [1]. Bei der beschriebenen interfaszikulären Nahttechnik werden also nicht, wie der Begriff fälschlicherweise vermuten läßt, einzelne Faszikel miteinander verbunden, sondern jeweils Gruppen von Nervenfaszikeln. Für den englischsprachigen Raum hat Sunderland deshalb vorgeschlagen, besser den Begriff „Group interfascicular graft" zu wählen [32]. Jeder Nervenfaszikel besteht aus mehreren Nervenfasern oder Axonen mit ihren Schwannschen Zellen und ihrem Endoneurium. Ein Nervenfaszikel wird vom Perineurium umgeben. Zwischen den Nervenfaszikeln liegen Ausläufer des Epineuriums, der äußeren Bindegewebshülle des Gesamtnervs. Eine interfaszikuläre Naht vereinigt das Epineurium des Transplantats mit dem zwischen den Faszikeln liegenden Epineurium des Empfängernervs. Die Nervennaht ist nach etwa 3 Wochen reißfest. Bis dahin sollten, wenn nicht immobilisiert wird, Bewegungen mit Einfluß auf die Naht möglichst unterbleiben. Bisher gibt es keinen Beweis einer Beschleunigung oder Verbesserung der funktionellen Erholung nach Nervennaht oder -transplantation, weder durch Nerve Growth Factor (NGF), noch durch Vitamin-B-Präparate, Kortikoide und andere Hormone oder durch Ganglioside, um einige zu nennen. Ein Behandlungsversuch mit solchen Stoffen ist also überflüssig. Noch immer wird die Bedeutung der Reizstrombehandlung denervierter Muskeln kontrovers diskutiert. Nach wie vor gibt es keine klinische Arbeit, die eine Beschleunigung der Nervenregeneration oder eine Verbesserung der funktionellen Erholung der Muskeln nachgewiesen hätte. Die Reizstrombehandlung soll auf jeden Fall dann beendet werden, wenn sich erste Anzeichen einer Reinnervation des Muskels zeigen.

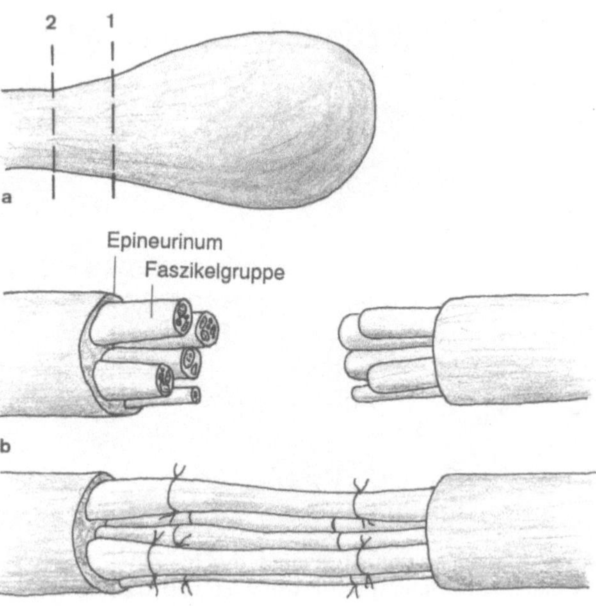

Abb. 1a–c. Schematische Darstellung einer interfaszikulären Nerventransplantation. **a** Ein Neurom muß so weit reseziert werden, bis der Nerv sein normales Kaliber hat. *Schnittstelle 1* ist zu weit distal. Die korrekte Schnittstelle ist bei *2*. **b** Nach Entfernung des Neuroms wird das Epineurium am proximalen und distalen Nervenstumpf über eine Strecke von etwa 1–2 cm abgetragen und der Nerv in Faszikelgruppen aufgespalten, deren Durchmesser dem des Spendernervs entspricht. Jede Faszikelgruppe besteht aus mehreren Einzelfaszikeln. **c** Spannungsfreie Interposition der Transplantate zwischen die Faszikelgruppen des Empfängernervs

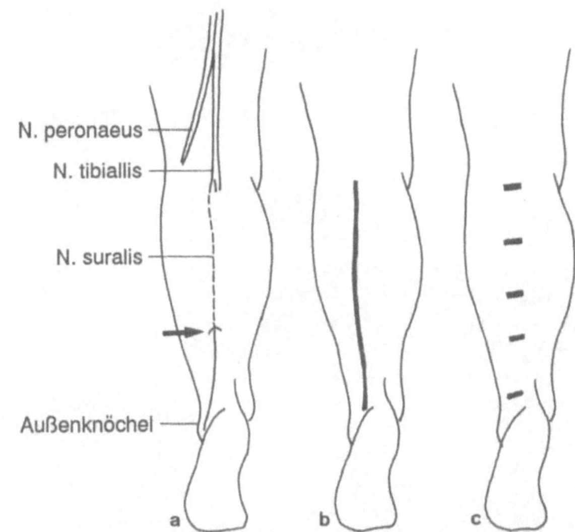

Abb. 2a–c. Verlauf des N. suralis am Unterschenkel **(a)** und alternative Schnittführungen zur Entnahme des Nervs **(b, c)**. **a** Der N. suralis verläßt den N. tibialis in der Kniekehle und tritt 11–20 cm proximal des Außenknöchels durch eine Lücke in der Fascia cruris *(Pfeil)* in die Subkutis. Er wird am besten hinter dem Außenknöchel aufgesucht. (In Anlehnung an Ortigüela et al. 1987). **b** Hautschnitt im Verlauf des Nervs. **c** Quere Hautinzisionen zur Nerventnahme. Die Ausdehnung der Schnittführung richtet sich nach der benötigten Länge und Zahl der Interponate

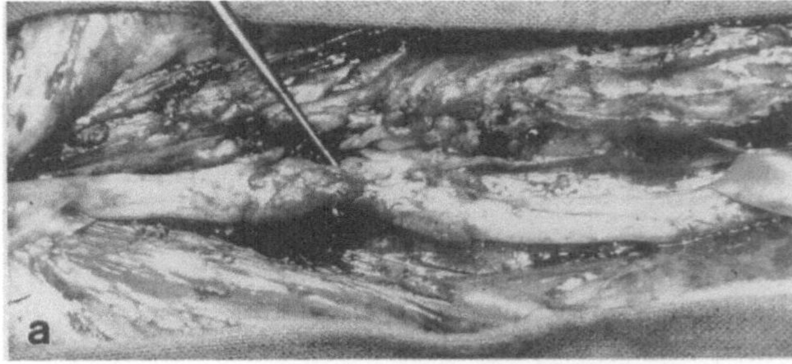

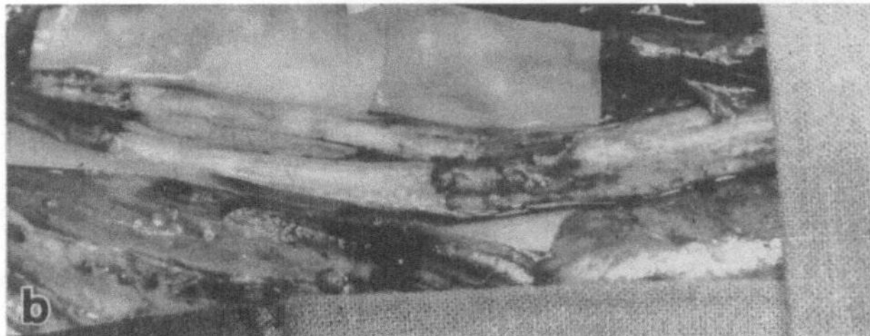

Abb. 3. a Operationssitus eines durchtrennten Nervs (N. medianus am Unterarm). Proximaler und distaler Nervenstumpf sind lediglich durch eine Bindegewebsbrücke miteinander verbunden, die kein Nervengewebe enthält. **b** Operationssitus nach autologer Transplantation. Transplantatlänge 3,5 cm

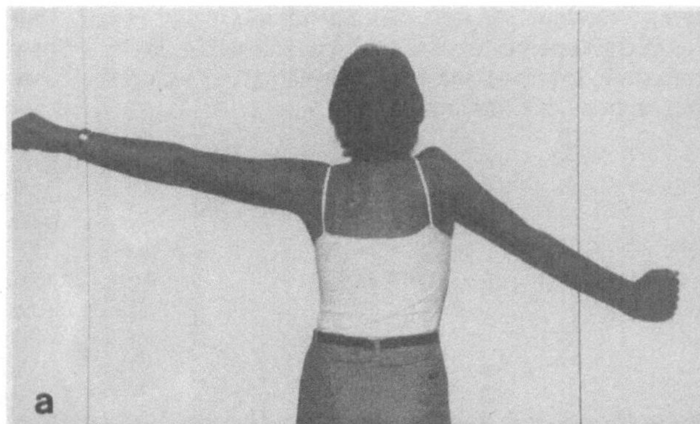

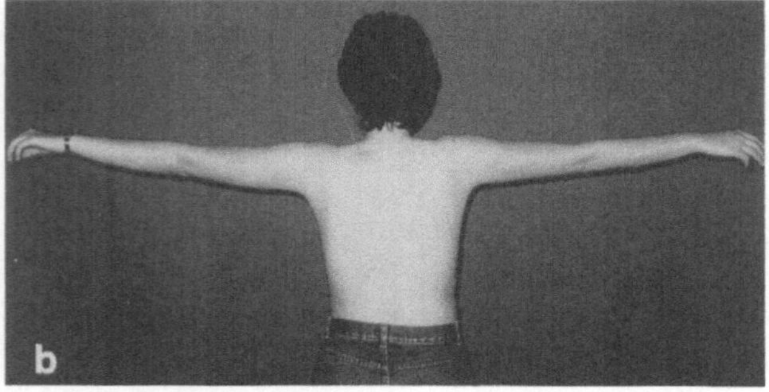

Abb. 4a, b. Funktionelles Ergebnis 1 Jahr **(a)** und 2 Jahre **(b)** nach autologer Transplantation der Wurzeln C4 zum N. suprascapularis und Truncus superior des Plexus brachialis rechts. Die Rekonstruktion erfolgte einen Tag nach Durchtrennung der C4-Wurzel wegen eines extraspinalen Neurofibroms dieser Nervenwurzel. Nach einem Jahr noch deutliche Abduktionsschwäche des rechten Arms, die sich nach einem weiteren Jahr ganz zurückgebildet hat. Sehr gutes funktionelles Ergebnis

4 Vorgänge nach der Transplantation

In der Folge einer Nervendurchtrennung degenerieren die Nervenfasern und ihre Markscheiden von der Schädigungsstelle bis in die Peripherie, jedoch nur eine sehr kurze Strecke (einige Ranviersche Schnürringe) proximalwärts. Diese Wallersche Degeneration läuft auch im Transplantat ab. Übrig bleiben die Schwannschen Zellen mit ihren Basalmembranen und die bindegewebigen Endoneuralrohre. Die Schwannschen Zellen teilen sich und ordnen sich in Zellverbänden, den sog. Büngnerschen Bändern. Diese Büngnerschen Bänder sind Leitstrukturen *und* wichtiges Milieu für die vom zentralen Nervenstumpf auswachsenden Axone. In ein Transplantat, das lediglich aus Bindegewebe besteht, nicht aber Schwannsche Zellen und ihre Basalmembranen enthält, wachsen Axone und Schwannsche Zellen zwar auch hinein und darüber hinaus. Die Überbrückung des Transplantats dauert aber länger und ist von minderer Qualität, verglichen mit einem autologen Interponat. Schon am 3.–5. Tag nach Transplantation sprossen Gefäße aus dem proximalen und distalen Nervenanteil in das Transplantat ein, später auch aus dem umgebenden Gewebe [11, 28, 33, 34]. Und nach 3 Wochen bilden sich Anastomosen zwischen den einzelnen Gefäßgruppen. Damit ist das Transplantat wieder vaskularisiert. Neurovaskuläre Transplantate, also Nerventransplantate mit ihren Hauptgefäßen, haben in der peripheren Nervenchirurgie eine ganz untergeordnete Bedeutung. Sie sind nur dann gerechtfertigt, wenn es sich um ein sehr langes Transplantat in einem besonders stark vernarbten und schlecht durchbluteten Gewebe handelt [3].

Die Regenerationskapazität der Axone des zentralen Nervenstumpfs ist praktisch unbegrenzt. Mit der Wiederherstellung der Kontinuität des Nerven ist die Voraussetzung geschaffen, daß die Axone bis in die Peripherie auswachsen und ihre Endorgane erreichen können und daß der Nerv und damit die von ihm versorgten Muskeln und sensiblen Hautareale ihre Funktion zurückerlangen. Bis dahin ist aber ein langer Weg mit vielen Hindernissen zurückzulegen. Im Gegensatz zur End-zu-End-Naht müssen bei der Transplantation zwei Nahtstellen überbrückt werden. Das dauert jeweils vier Wochen. Und jeder Nahtbereich beinhaltet die Möglichkeit, daß Axone nicht in die Endoneuralrohre oder Büngnerschen Bänder einwachsen, sondern in das zwischen den Faszikeln liegende Gewebe und damit funktionell verloren sind. Ein weiteres Hindernis liegt in dem vielfältigen Wechsel der Faszikeltopographie, die vor allem bei gemischten Nerven sehr wichtig ist. Sowohl anatomisch als auch funktionell ändert sich das

Faszikelmuster eines Nervs schon auf kurzer Strecke ganz erheblich [31]. In vitro haben motorische Axone zwar eine Präferenz für die Innervation distaler motorischer Nervenstümpfe [4, 5], doch ist eine solche selektive Wiedervereinigung von Nervenfasern in einem gemischten Nerv in der klinischen Praxis weitestgehend unmöglich. Zwar wäre es im Interesse einer möglichst guten funktionellen Erholung nach Nerventransplantation wünschenswert, korrespondierende Faszikel im proximalen und distalen Nervenstumpf wieder miteinander zu vereinigen [12]. Eine exakte anatomische Wiederherstellung eines durchtrennten peripheren Nerven durch eine Transplantation, d.h. eine völlige Wiederherstellung seines ursprünglichen Faszikelmusters, ist jedoch aufgrund der genannten inneren Topographie der peripheren Nerven unmöglich. Diese Änderung der Faszikelordnung führt bei einem gemischten Nerv, der aus motorischen und sensiblen Anteilen besteht, zu funktionellen Fehlverbindungen: Ein von zentral nach peripher auswachsendes Axon kann in ein für ein sensibles Axon vorgesehenes Endoneuralrohr einwachsen. In der Peripherie an einem Tastkörperchen angelangt, ist es nutzlos, da ein sensibles Endorgan nur durch ein sensibles Axon erfolgreich innerviert werden kann. Gleiches gilt für die motorischen Endplatten und damit die Skelettmuskelfasern. Sie können nur durch motorische Axone erfolgreich reinnerviert werden. In einem gemischten Nerv sind solche funktionellen Fehlverbindungen um so weniger wahrscheinlich, da dort sensible und motorische Anteile zunehmend voneinander getrennt sind. Bei rein motorischen oder rein sensiblen Nerven spielen diese Überlegungen keine wesentliche Rolle. Die Regenerationsgeschwindigkeit der Nervenfasern beträgt anhaltsweise 1 mm täglich oder 3 cm im Monat.

5 Schlußbemerkung

Nerventransplantationen sind in vielen Fällen erfolgreich. Die Erfolgsquote hängt von verschiedenen Faktoren ab. Grundsätzlich hat die Rekonstruktion eines rein motorischen oder eines rein sensiblen Nervs eine bessere Prognose als die eines gemischten Nervs, da die Möglichkeit funktioneller Fehlverbindungen bei jenen ausscheidet. Je weiter distal die Rekonstruktion erfolgt, desto besser ist das Ergebnis: einmal nimmt die Möglichkeit der erwähnten Fehlverbindungen in die Peripherie ab, und zum anderen ist die Strecke bis zu den Erfolgsorganen kürzer als bei einer Rekonstruktion proximal. Ein weiterer Faktor ist die Zeit. Mit zunehmend späterer Nerven-

rekonstruktion wird das Ergebnis schlechter. Zwar kennen wir keinen exakt definierten kritischen Zeitpunkt. Wir können aber davon ausgehen, daß ein quergestreifter Muskel, der eineinhalb bis zwei Jahre ohne Nervenversorgung geblieben ist, sich wesentlich schlechter erholt als ein Muskel, der schon früher durch regenerierende Axone reinnerviert worden ist. Ein Muskel ist nicht nur während der Zeit von Nervendurchtrennung bis Nervenrekonstruktion denerviert, sondern jenseits der Rekonstruktion so lange, bis die Axone an den motorischen Endplatten, dem Kontaktort zwischen terminalem Axon und Muskelfaser angekommen sind.

Ist es klar, daß ein Nerv durchtrennt ist, dann sollte die Rekonstruktion möglichst bald erfolgen, d.h. nach zwei bis drei Wochen. Es gibt keinen logischen Grund, dann etwa ein halbes Jahr abzuwarten, ob die Regeneration nicht von selbst erfolgt. Ein durchtrennter Nerv erholt sich bei uns Menschen nie von selbst, d.h. ohne daß der Nerv rekonstruiert wird. Ein ebenfalls nicht unbedeutender Faktor ist die operative Technik: Atraumatische mikrochirurgische Operationstechnik ist unverzichtbare Voraussetzung jeder Nervenrekonstruktion.

Literatur

1. Bailes JE, Kline DG, Ciric I, Hudson AR, Cozzens JW (1990) Primate peripheral nerve anastomosis with CO_2-Laser. In: Samii M (ed) Peripheral nerve lesions. Springer, Berlin Heidelberg New York, pp 161–164
2. Bain JR, Mackinnon SE, Hudson AR, Falk RE, Falk JA, Hunter RT (1988) The peripheral nerve allograft: A dose-response curve in the rat immunosuppressed with Cyclosporin A. Plast Reconstr Surg 82:447–455
3. Breidenbach WC (1988) Vascularized nerve grafts. A practical approach. Orthop Clin N Amer 19:81–89
4. Brushart TME (1988) Preferential reinnervation of motor nerves by regenerating motor axons. J Neurosci 8:1026–1031
5. Brushart TME, Seiler WA (1987) Selective reinnervation of distal motor stumps by peripheral motor axons. Exper Neurol 97:289–300
6. Dellon AL, Mackinnon SE (1988) An alternative to the classical nerve graft for the management of the short nerve gap. Plast Reconstr Surg 82:849–856
7. Fawcett JW, Keynes RJ (1986) Muscle basal lamina: a new graft material for peripheral nerve repair. J Neurosurg 65:354–363
8. Gattuso JM, Davies AH, Glasby MA, Gschmeissner SE, Huang CLH (1988) Peripheral nerve repair using muscle autografts. Recovery of transmission in primates. J Bone & Joint Surg (Br) 70-B:524–529
9. Gschmeissner SE, Gattuso JM, Glasby MA, Huang CLH (1988) Functional reinnervation of muscles after nerve repair with muscle grafts. Demonstration using a new combined stain. Neuroorthop 5:1–9
10. Glasby MA, Gschmeissner S, Hitchcock RJI, Huang CLH (1986) Regeneration of the sciatic nerve in rats. The effect

of muscle basement membrane. J Bone & Joint Surg (Br) 68-B:829–833

11. Hassler O (1969) Vascular reactions after experimental nerve section, suture, and transplantation. Acta Neurol Scand 45:335–341

12. Hudson AR, Morris J, Weddell G, Drury A (1972) Peripheral nerve autografts. J Surg Res 12:267–274

13. Hudson AR (1991) Persönliche Mitteilung

14. Jacoby W, Fahlbusch R, Mackert B (1970) Transplantation lyophilisierter homoioplastischer Nerven zur Überbrükkung peripherer Nervendefekte beim Menschen. Vorläufige Mitteilung. Fortschr Med 88:183–184

15. Jacoby W, Fahlbusch R, Mackert B, Wieser H (1971) Fortschritte in der Behandlung peripherer Nervenverletzungen. 1. Diagnostik, Nervennaht. Fortschr Med 89:181–184

16. Jacoby W, Fahlbusch R, Mackert B, Braun B, Rolle J, Schnell R (1972) Überbrückung peripherer Nervendefekte mit lyophilisierten und desantigenisierten homologen Transplantaten. Münch Med Wochenschr 112:586–589

17. Kuhlendahl H, Mumenthaler M, Penzholz M, Röttgen P, Schliack H, Struppler A (1972) The treatment of peripheral nerve injuries with homologous nerve grafts. Acta Neurochir (Wien) 26:339

18. Mackinnon SE, Hudson AR, Bain JR, Falk RE, Hunter DA (1987) The peripheral nerve allograft: An assessment of regeneration in the immunosuppressed host. Plast Reconstr Surg 79:436–444

19. Mackinnon SE, Dellon AL (1988) Surgery of the peripheral nerve. Thieme, Stuttgart New York

20. Mackinnon SE, Dellon AL (1990) Clinical nerve reconstruction with a bioabsorbable polyglycolic acid tube. Plast Reconstr Surg 85:419–424

21. Millesi H (1968) Zum Problem der Überbrückung von Defekten peripherer Nerven. Wiener Med Wochenschr 118:182–187

22. Millesi H, Berger A, Meissl G (1971) Fascicular nerve grafting. Using a microsurgical technique. In: Hueston JT (ed) Transactions of the Vth International Congress of Plastic and Reconstructive Surgery, Melbourne 22.–26. 2. 1971. Butterworths Melbourne 1971, pp 586–592

23. Millesi H, Meissl G, Berger A (1972) The interfascicular nerve-grafting of the median and ulnar nerves. J Bone & Joint Surg (Am) 54-A:727–750

24. Millesi H, Meissl G, Berger A (1976) Further experience with interfascicular grafting of the median, ulnar, and radial nerves. J Bone & Joint Surg (Am) 58-A:209–218

25. Nishihira S, McCaffrey TV (1989) Repair of motor nerve defects: Comparison of suture and fibrin adhesive techniques. Otolaryngol Head Neck Surg 100:17–21

26. Norris RW, Glasby MA, Gattuso JM, Bowden REM (1988) Peripheral nerve repair in humans using muscle autografts. A new technique. J Bone & Joint Surg (Br) 70-B:530–533

27. Ortigüela ME, Wood MB, Cahill DR (1987) Anatomy of the sural nerve complex. J Hand Surg 12-A:1119–1123

28. Penkert G, Samii M (1990) Revascularization of free autologous nerve grafts. In: Samii M (ed) Peripheral nerve lesions. Springer, Berlin Heidelberg New York, pp 143–148

29. Philipeaux JM, Vulpian A (1870) Note sur les essais de greffe d'un troncon du nerf lingual entre les deux de l'hypoglosse. Arch Phys Norm Pathol 3:618

30. Pollock LJ, Golseth JG, Mayfield F, Arieff AJ, Liebert E, Oester YT (1947) Spontaneous regeneration of severed nerves. J Amer Med Assoc 134:330–333

31. Sunderland S (1945) The internal topography of the radial, median and ulnar nerves. Brain 68:243–299

32. Sunderland S (1991) Nerve injuries and their repair. A critical appraisal. Churchill Livingstone, Edinburgh London Melbourne New York

33. Tarlov IM, Epstein JA (1945) Nerve grafts: The importance of an adequate blood supply. J Neurosurg 2:49–71

34. Weiss P, Taylor AC (1946) The viability of isolated nerve fragments and its modification by methylene blue. J Cell Comp Physiol 27:87–103

European Archives of   Suppl. 1992/I
Oto-Rhino-Laryngology
© Springer-Verlag 1992

Implantate in der Mittelohrchirurgie

G. Geyer

Universitäts-HNO-Klinik (Direktor Prof. Dr. J. Helms), Josef-Schneider-Str. 11, W-8700 Würzburg

Inhaltsverzeichnis

1   Einleitung 185
2   Rekonstruktion der Trommelfell-Gehör-
     knöchelchenkette mit allogenem Gewebe 187
3   Rekonstruktion der Trommelfell-Gehör-
     knöchelchenkette mit xenogenem Gewebe 191
4   Rekonstruktion der Gehörknöchelchenkette
     mit alloplastischen Werkstoffen 192
4.1 Metallische Mittelohrimplantate 192
4.2 Synthetische Mittelohrimplantate (Kunststoffe) . . 192
4.2.1 High density polyethylene sponge –
      HDPS (Plastipore) 192
4.2.2 Polytetrafluorethylen – PTFE
      Kohlenstoff-Komposit (Proplast) 194
4.3 Keramische Mittelohrimplantate 194
4.3.1 Aluminiumoxid-Keramik (Frialit) 195
4.3.2 Kohlenstoff-Werkstoff 196
4.3.3 Maschinell bearbeitbare Glaskeramik (Bioverit) . . 197
4.3.4 Bioaktive Glaskeramik (Ceravital) 197
4.3.5 Bioglas (Bioglass) 199
4.3.6 Phosphatarme, bioaktive Glaskeramik (Macor) . . 199
4.3.7 Calciumphosphat-Keramik
      – dichtes Hydroxylapatit 200
4.4 Ionomerzement (Ionos Ossicle) 201
5   Zusammengesetzte Mittelohrprothesen 203
5.1 Prothesen aus allogenem Gewebe und
     synthetischem Material 203
5.2 Prothesen aus autogenem/allogenem Knochen und
     keramischem Material 203
5.3 Prothesen aus autogenem/allogenem Gewebe und
     Tantaldraht 203

5.4 Prothesen aus Hydroxylapatit und einem
     Teflon- oder Plastipore-Schaft 203
5.5 Prothesen aus bioaktiver Glaskeramik und
     Aluminiumoxid-Keramik 203
6   Implantate in der Otosklerose-Chirurgie 203
7   Rekonstruktion der hinteren Gehörgangswand . . . 204
7.1 Allogenes Gewebe 204
7.2 Polytetrafluorethylen – PTFE
     Kohlenstoff-Komposit (Proplast) 204
7.3 Bioaktive Glaskeramik (Ceravital) 205
7.4 Poröses Hydroxylapatit 205
7.5 Tricalciumphosphat-Keramik (TCP) 206
7.6 Ionomerzement (Ionocem) 206
8   Verkleinerung der Mastoidhöhle 207
8.1 Allogenes Gewebe 207
8.2 Polymethylmethacrylat (PMMA) 207
8.3 Hydroxylapatit-Granulat 208
8.4 Tricalciumphosphat-Keramik (TCP) 208
8.5 Hydroxylapatit/Tricalciumphosphat-Keramik-
     Gemenge (Triosite) 209
8.6 Ionomerzement-Granulat (Ionogran) 209
9   Rekonstruktion des Trommelfells mit
     alloplastischem Werkstoff (Polyactive) 209
10   Paukenröhrchen 210
11   Rekonstruktion des Mittelohrdaches 211
12   Transplantat/Implantat und Infektion 211
Literatur 212

1 Einleitung

*Voraussetzungen
der rekonstruktiven Mittelohrchirurgie*

Die bahnbrechende Mitteilung Wullsteins [359], daß sich mit Hilfe des freien Gewebetransplantates nahezu jeder Defekt des Trommelfells ergänzen und eine völlig offene Pauke schließen lasse, hat die Entwicklung rekonstruktiver Techniken in der Mittelohrchirurgie ermöglicht. Nach den Prinzipien der Ohrchirurgie – aufgestellt von Wullstein und Zöllner – wird ein sicheres, trockenes sowie ein hörendes Ohr angestrebt [50, 339]. Bei der Sanierung ist es gelegentlich notwendig, wichtige Strukturen wie Ossikel, Gehörgangswand, Trommelfell oder die knöcherne Begrenzung der Mittelohrräume zu entnehmen [180].

Transplantation

Autogenes Gewebe wird bei Rekonstruktionsmaßnahmen anderen Materialien vorgezogen. Die Verfügbarkeit und Verwendung allogenen Gewebes kann wegen der mancherorts bestehenden Transplantationsgesetze eingeschränkt sein [136, 180]. Bedingt durch die Übertragungsmöglichkeit transplantatassoziierter Erkrankungen, wie z.B. AIDS, werden häufiger alloplastische Materialien verwendet [75]. Nach Schuknecht [307] sollte nicht vergessen werden, daß der Zustand des Mittelohres und die Geschicklichkeit des Chirurgen ebenso wichtig für das Operationsresultat sind wie das verwendete Transplantat- oder Implantatmaterial.

Biokompatibilität

Über die Biokompatibilität eines Implantatmaterials entscheiden nicht nur seine chemisch-physikalischen und biochemischen Eigenschaften, sondern auch die anatomisch-physiologischen Gegebenheiten des Implantatlagers. Ein in der Kardiochirurgie verwendetes Prothesenmaterial hat anderen Anforderungen gerecht zu werden als ein Material, das zum Knochen-, Band- oder Zahnersatz benutzt wird [155]. Da Implantatmaterialien immer mit lebenden Geweben Kontakt haben, wird die Bezeichnung „Gewebekompatibilität" vorgeschlagen [264]. An Materialien, die z.B. in die gelegentlich bakteriell kontaminierten Mittelohrräume implantiert werden, werden besondere Anforderungen gestellt [124]. Es wird deshalb ergänzend die Verwendung des Begriffes der „Mittelohrkompatibilität" empfohlen [176]. Mit der Bezeichnung „Biostabilität" läßt sich das Materialverhalten, abhängig von der Implantationsdauer, beurteilen [165].

Implantatintegration

Irritationsfrei wachsendes, lokales Gewebe ist ein wichtiges histologisches Kriterium für die Verträglichkeit eines Implantatmaterials. Z.B. läßt sich dies an der Mukosaabdeckung einer Prothese oder an der Knochenneubildung unmittelbar neben einem osseointegrierten Implantat ablesen [187]. Der Zustand des bedeckenden Epithels ist kein verläßliches Kriterium für die Biokompatibilität eines Werkstoffes. So lassen beispielsweise die persistierende Fremdkörperreaktion bei Plastipore (s. 4.2.1) sowie die Einkapselung und Teilresorption von Proplast (s. 4.2.2) bei regelrechter Mukosabedeckung an der Verträglichkeit des Werkstoffes zweifeln [37, 213]. Eine

schnelle Epithelisierung kann das Implantat vor einer Besiedelung mit Mikroorganismen schützen [16, 37, 118]. Das spezialisierte Bindegewebe Knochen vermag einen Fremdkörper durch Einkapselung zu integrieren (Osseointegration). Ist das Material im Körper mobil, so bildet sich eine „Pseudarthrose" mit dem benachbarten Gewebe [71].

Anforderungen an eine Mittelohrprothese

An eine Mittelohrprothese werden folgende Anforderungen gestellt:

1. Sie soll eine schallharte Übertragung ermöglichen sowie eine sichere Plazierung in der Pauke, speziell auf der Fußplatte, gestatten.
2. Es sollte keine knöcherne Fixation (z.B. am Fazialiskanal) eintreten.
3. Die Anbindung an das Trommelfell sollte stabil und ohne Gefahr einer Perforation sein [97].

Bewertung von Operationsergebnissen

Tympanoplastiktypen nach Wullstein [360]. Die von Wullstein aufgestellte Einteilung der Tympanoplastik in die Typen I bis V ermöglicht eine Definition der operativen Eingriffe im Mittelohr. Zusätzliche Maßnahmen, z.B. Tympanoplastik Typ III mit einer Überhöhung des Steigbügels, werden ergänzend beschrieben.

Bellucci-Klassifikation [21]. Die Bellucci-Klassifikation (1973), unterteilt in die Gruppen I bis IV, gibt Auskunft über den präoperativen Zustand eines Ohres. So lassen z.B. häufig wiederkehrende Infekte des oberen Respirationstraktes mit Otorrhoe (Bellucci II) eine schlechtere Ausheilung des Ohres erwarten als ein über Jahre infektfreies Mittelohr (Bellucci I). Die Prognose läßt sich am ehesten bei der ohrmikroskopischen Untersuchung abschätzen [255].

Die Berücksichtigung beider Klassifikationen (Bellucci und Wullstein) hilft bei der Bewertung von Operationsergebnissen. Außerdem sollten die Rekonstruktionsart und die Nachbeobachtungszeit übereinstimmen [10, 293].

Eigenschaften von Mittelohrprothesen lassen sich nur unter Berücksichtigung des Ohrzustandes bewerten. Synthetische Prothesen werden z.B. über einen Zeitraum von 8 Jahren bei einer Bellucci-Klassifikation I und II in 2% der Fälle und bei einer Klassifikation III und IV in 16% der Fälle (n = 500) abgestoßen [77].

Ein-/zweizeitiges Vorgehen („staging")

Die einzeitige sanierende und gehörverbessernde Operation ist empfehlenswert, da in mehr als ⅔ der Fälle die Ohren mit einem Eingriff auszuheilen sind [11, 65, 143, 180]. Bei unzureichendem Hörgewinn wird nach ca. 1 Jahr revidiert [248].

Die Mittelohrfunktion kann auch nach vollständiger Stabilisierung des Ohrzustandes in einem geplanten zweiten Eingriff wiederhergestellt werden. Das Implantatmaterial wird dann weniger beansprucht und degradierbares Implantatmaterial hält länger [124, 291]. Nach vollständiger Ausheilung sind bessere funktionelle Ergebnisse zu erwarten [47, 58, 296]. Bei Rekonstruktion der hinteren Gehörgangswand wird ein bis zu 2 Jahren dauerndes Intervall empfohlen [125].

Implantatabstoßung

Bisher ist nicht geklärt, nach welcher Implantationszeit ein Material als „erfolgreich" implantiert gelten kann [121]. Derzeit werden 5 Jahre als Richtlinie angegeben [169, 179]. Die Abstoßung alloplastischer Materialien wird hauptsächlich durch Oberflächensowie biomechanische Eigenschaften (Design, intraoperatives Modelling, Spannung bei der Implantation, Verankerung des Implantates), Tubenfunktion, Qualität der Mittelohrschleimhaut und des Trommelfells beeinflußt [179, 187]. Retraktion und Tubendysfunktion sind meist die Vorläufer einer Prothesenextrusion [296]. Bei der Bewertung prothetischen Materials sollten die Anzahl der ein- und zweizeitigen Eingriffe sowie die Implantationsdauer vermerkt werden. Gelegentlich wird eine niedrige Extrusionsrate bei einer großen Zahl entfernter Prothesen beschrieben. Die Gründe für Prothesenentfernungen sollten angegeben werden, da Implantate auch kurz vor der Extrusion entfernt werden können [179].

Hörfunktion

Aus einem lange Zeit stabilen Hörvermögen läßt sich schließen, daß keine Dislokation der Prothese eingetreten ist und sich keine übermäßige, schwingungsbehinderte Narbenbildung entwickelt hat. Eine langsam zunehmende Schalleitungskomponente kann auf eine Resorption des Implantatmaterials hinweisen. Eine gute Ankoppelung der Prothese zwischen Paukenabdeckung und Steigbügel(-resten) ist wesentlich für ein befriedigendes Hörresultat. Ein unter Spannung eingesetztes Implantat verbessert das Hör-

ergebnis [3]. Bei instabilen Mittelohrverhältnissen besteht ein fluktuierendes Hörvermögen mit einer vermehrten Neigung zur Lateralisation des Gehörknöchelchenersatzes.

Implantatmaterialien

In runden Klammern werden mögliche Bezugsquellen für alloplastische Implantatmaterialien angegeben. Die Auswahl der Herstellerfirmen ist zufällig und erhebt keinen Anspruch auf Vollständigkeit.

2 Rekonstruktion der Trommelfell-Gehörknöchelchenkette mit allogenem Gewebe

In der Literatur wird konserviertes Gewebe überwiegend als Transplantat bezeichnet. Abweichend davon wird darauf hingewiesen, daß die artspezifischen Substanzen des übertragenen Gewebes ausgefällt werden und der Knochen nur mehr als Platzhalter im Gefüge einer Kette funktioniere [259]. Marquet betrachtet die konservierte Trommelfell-Gehörknöchelchenkette als biologisch inert [236].

In den folgenden Abschnitten werden allogene Gewebe einheitlich als Transplantat bezeichnet, da sie ihre antigenen Eigenschaften beim Konservierungsprozeß nicht immer vollständig verlieren.

Allogene Gehörknöchelchentransplantate haben sich seit ihrer Einführung durch House et al. im Jahre 1966 bewährt [zit. nach 208]. Allogene Ossikel können nach inzwischen jahrzehntelanger Erfahrung als funktionell gleichwertig mit autogenen Knöchelchen betrachtet werden [11].

Verwendetes Gewebe

Seit 1966 wird über die Transplantation der Trommelfell-Gehörknöchelchenketten von Leichen berichtet [26, 233]. Andere allogene Materialien sind Dentin, Septum- oder Rippenknorpel sowie Meniskusanteile [298]. Dentin eignet sich als Ossikelersatz [136, 137, 370]. Allogener (und auch autogener) Knorpel erweicht langfristig und ist deshalb als schallübertragende Struktur nicht immer zuverlässig [174, 329]. Gleichwohl werden vorgeformte allogene, in Alkohol konservierte Knorpeltransplantate von anderen Autoren empfohlen [59, 60]. Mit Septumknorpel, konservierter Dura [253] sowie allogener Faszie in Kombination mit Fibrinkleber [332] kann die Pauke abgedeckt werden. Autogene und allogene Knochenchips werden im Mittelohr schlecht toleriert. Die Fragmente werden kürzer, erweichen und runden ab [269]. Gelegentlich wird die Kette mit tiefgefrorenen Knochenteilchen aus dem Femurkopf- oder -schaft rekonstruiert [45]. Neuerdings wird Ossikelersatz aus der Labyrinthkapsel gewonnen [238].

Transplantatgewinnung

Soll eine ganze Ossikelkette gewonnen werden, so ist der transkranielle oder transmeatale Zugangsweg zu empfehlen [236]. Das Gewebe wird innerhalb von 12 Stunden nach dem Tode entnommen. Die Trommelfell-Gehörknöchelchenkette mit Bändern und Sehnen bleibt erhalten. Bei der Präparation wird nur die Gehörgangshaut angefaßt [7].

Konservierung

Konservierungsmittel. Die Gewebekonservierung in 70%igem Äthylalkohol wird, beim Vergleich unterschiedlicher Konservierungsstoffe, im Rattenmittelohr am besten vertragen [80]. Die Trommelfellschichten schrumpfen im Alkohol unterschiedlich und verschieben sich gegeneinander. In Cialit-Lösung wird das Trommelfell strukturlos [80]. Die organische Quecksilberverbindung Cialit hat sich in einer Konzentration 1 : 5000, bewährt. Vor der Verwendung muß das Gewebestück etwa 10 min gewässert werden — größere Knorpel- oder Knochenstücke mehrere Stunden. Bei Geweben von Ossikelgröße sind nach 10 min 60 bis 90% des Cialit ausgewaschen [79]. In Formalin als Vorfixierung (4%iges wäßriges Formaldehyd) bleibt die Trommelfellstruktur gut erhalten [80].

Konservierungstechnik. Zur Konservierung der Transplantate wird das Gewebe bis zu 2 Wochen in 4%igem Formalin gelagert (Härtung). Die anschließende Aufbewahrung in Cialit-Lösung 1 : 5000 erhält die Biegsamkeit und Geschmeidigkeit des Trommelfells.

Ein Trommelfell sollte nicht länger als 2 Monate bei 1 bis 2 °C aufbewahrt werden [52, 63, 235, 236]. Die Einstellung der Lösung auf einen pH-Wert von 5,6 hat sich bewährt [52, 200, 260]. Vor dem Einsetzen in das Mittelohr wird das lose Epithel abgesaugt [7, 369].

Die Konservierung in 70%igem Alkohol (häufige Methode in angloamerikanischen Ländern, z.B. Knochenbank der University of California) führt zu einer Schrumpfung und Härtung des Trommelfelltransplantats [52].

Alternativ zu alloplastischen Materialien werden gefriergetrocknete, allogene Ambosse angeboten. Die Knöchelchen aus gefrorenen Felsenbeinen werden mit Ethylenoxid sterilisiert und erneut bei −70 °C eingefroren [319].

In Cialit-Lösung eingelegte Dentinossikel werden präoperativ 20 min gewässert. Das Autoklavieren schützt vor einer möglichen Übertragung von Krankheitserregern [136].

Konservierungseffekt. Die Konservierungsmethode beeinflußt die osteogenetische Potenz und die Antigenität des Gewebes. Verfahren, die die Natur der Proteine nicht grundlegend verändern, erhalten dem Gewebe bis zu einem gewissen Grade die antigenen Eigenschaften [51, 198, 214].

Cialit zerstört die Transplantationsantigene partiell, Alkohol, Formaldehyd, Formaldehyd/Cialit verändern oder zerstören sie [89]. Die Kombination aus Veränderung und Reduktion der Antigenität durch die Konservierung, die geringe Antigenität (bzw. geringe Menge des übertragenen Gewebeantigens) und die spezielle Implantationsregion (geringer Gewebekontakt) begünstigen eine Art Immuntoleranz gegenüber dem allogenen Transplantat [208, 215, 330, 343, 344, 345, 346]. Wird die Schwelle, bei der das gesamte Immunsystem aktiviert wird, nicht erreicht, so kommt es zu keiner Immunantwort [66, 89].

Die Aussagen über die Wirkung von Cialit-Lösung auf die osteogenetischen Eigenschaften des Knochens sind unterschiedlich. Bei Lagerung in 4%iger Cialit-Lösung sei nach 1 bis 17 Wochen keine Osteoneogenese mehr vorhanden [24]. Abweichend davon wird über einen vollständigen Erhalt der osteogenetischen Eigenschaften des Knochens bei Cialit-Konservierung berichtet [198, 201].

Gefriertrocknung erhält die osteogenen Eigenschaften und kann die Antigenität großer Knochenimplantate vermindern [358].

Transplantatfunktion. Auf der Unterseite bildet die Kollagenschicht des Trommelfelltransplantats die Schiene für das Mittelohrepithel, auf der Außenseite für Fibroblasten und Epithel [225, 344, 345]. Eine intakte Basalmembran erleichtert die Wanderung der Epithelzellen [43, 63]. Der partielle Erhalt des Netzwerkes der Lamina propria [115] ließ sich in einer rasterelektronenmikroskopischen Studie zeigen (Transplantat 1 Jahr in Cialit 1 : 5000) [369]. Die Vitalität des Transplantatgewebes ist für seine Funktion unwesentlich [344, 345]. Entscheidend ist, daß ein Defekt so lange geschlossen bleibt, bis er überwachsen ist [44, 344, 345]. Das konservierte, gehärtete Gewebe weist, im Vergleich mit frischem Ge webe (z.B. Faszie), eine gute Barrierefunktion gegen einwachsendes Epithel auf [44, 63].

Die allogenen Ossikel bilden zunächst ein avitales Schallübertragungssystem. Die Revitalisierung vollzieht sich unterschiedlich schnell. Die meisten Ossikel bleiben jahrelang avital. Tote Ossikel scheinen sehr resistent gegen Resorption zu sein, wenn sie in das Mittelohr implantiert werden. Eine Erklärung könnten die kleinen Kontaktflächen des Transplantats mit dem Wirtsgewebe sein [208, 344, 345].

Tierexperimentelle Untersuchungsergebnisse

Trommelfell-Gehörknöchelchenkette. In Cialit, Alkohol oder Formalin aufbewahrte Teile der menschlichen Trommelfell-Gehörknöchelchenkette heilen im Affen-, Katzen- und Kaninchenmittelohr ein. Nach initialer Entzündung wird das allogene Gewebe vom Organismus „angenommen" [225]. Nach vorausgehender Sensibilisierung des Empfängerorganismus kann eine zeitlich verzögerte Abstoßung des Transplantats ausgelöst werden [zit. nach 51, 198, 199].

Gehörknöchelchen. Nach 9 Monaten sind ins Rattenmittelohr transplantierte Ossikel resorbiert [289]. In der Meerschweinchenbulla werden konservierte Ossikel nach 8 Monaten vollständig durch körpereigenes Gewebe ersetzt. Beim Menschen sind nach diesem Intervall erste Ansätze zur Knochenneubildung erkennbar [329]. Die Markierung mit einem Fluorochrom (Tetracyclin) weist nach 28 Tagen im Katzenmittelohr auf eine Knochensubstitution hin; sie ist zwischen dem 3. und 6. Monat mit einem Knochenremodeling assoziiert [22, zit. nach 167].

Knochen. In der Bulla des Meerschweinchens wird transplantierter, autogener Knochen umgebaut, während der allogene (nicht konservierte) überwiegend resorbiert wird [20, 225]. Im Kaninchenmittelohr bildet sich an den Rändern neuer Knochen [152]. Der Konservierungsprozeß setzt die antigene Wirkung der Transplantate herab. Das Material wird nicht nekrotisch, die Zellen des Wirtsorganismus besiedeln das Transplantat [153]. Durch tritiummarkierte Aminosäuren läßt sich zeigen, daß die Proteine des Knochentransplantats teilweise in die neue Matrix inkorporiert werden [154].

Knorpel. Im Kaninchenmittelohr ist allogener Knorpel nach kurzer Zeit von Bindegewebe umwachsen, das auf der perichondriumfreien Seite in den Knorpel eindringt. Die Interzellularsubstanz wird ausgelaugt und bindegewebig ersetzt. Nach 4 Wochen bildet sich vereinzelt Knochen [342].

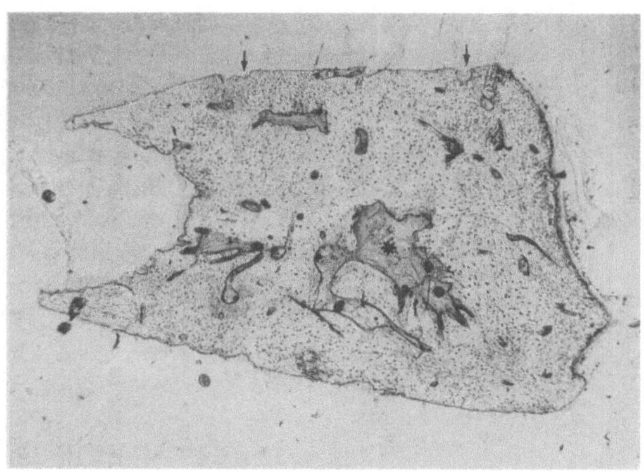

Abb. 1. Allogenes Gehörknöchelchen nach 9,5 Jahren im Mittelohr. *Pfeile:* Konturunregelmäßigkeit bei sonst erhaltener äußerer Form, *: Knochenumbauzone mit weitem Gefäßsinus (human, Hartschnitt, Giemsa, 33 µm, 25fach)

Dentin. Im Rattenmittelohr wird frisches und in Cialit konserviertes Dentin in die Ossikelkette integriert. Das Gewebe wird kontinuierlich resorbiert [331].

Transplantate im menschlichen Mittelohr

Trommelfell-Gehörknöchelchenkette. Eine primär entzündliche Antwort des Organismus (Lymphozyten) läßt erkennen, daß das Kollagen des Cialit-fixierten Trommelfells eine Restantigenität aufweist. Diese Reaktion klingt meist rasch ab und das klinische Resultat wird nicht durch eine Abstoßung beeinträchtigt [225].

Gehörknöchelchen. Ossikel ändern aufgrund ihrer speziellen histologischen Struktur — sie gehören zum härtesten Knochen im Organismus — ihre Gestalt kaum [268] (Abb. 1). Diese strukturelle Integrität gewährleistet ihr langes Überleben im Mittelohr [208].

Nach 2 Jahren im Mittelohr zeigen Ossikel einen unterschiedlichen Knochenumbau. In 50% sind Resorptionserscheinungen makroskopisch und in 95% mikroskopisch zu erkennen. Die Umbauvorgänge sind bei großflächigem Gewebekontakt — der Anbindungsstelle am Trommelfell — am auffallendsten. Die Veränderungen sind unabhängig vom Ohrzustand und möglicherweise als Hinweise auf eine ablaufende Abwehrreaktion zu werten [334].

Umbauvorgänge in allogenen Prothesen verlaufen langsam innerhalb der vorgegebenen Form [267, 326]. Die Menge des abgelagerten Knochens steht in keinem Zusammenhang mit der Transplantationsdauer [208, 307]. Bis zu 20 Jahre im Mittelohr befindliche Ossikel zeigen bei unveränderter Form einen

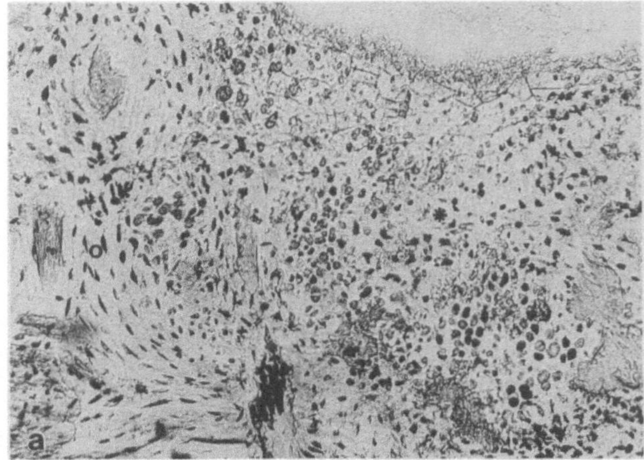

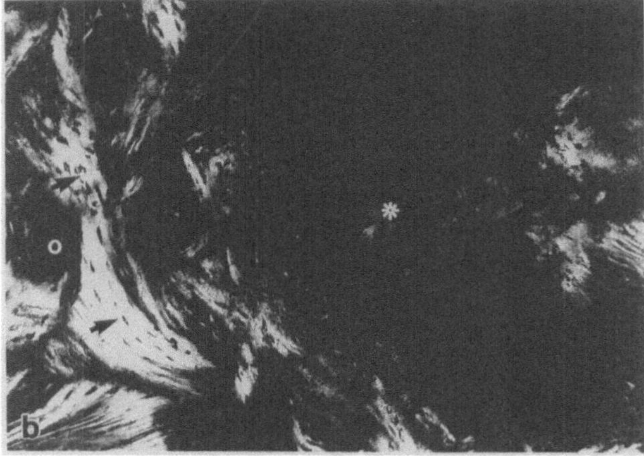

Abb. 2. a Allogenes Gehörknöchelchen nach 2 Jahren im Mittelohr. Erhaltene Kontur. Vitaler (O), avitaler (*) Bezirk (human, Hartschnitt, Giemsa, 35 μm, 112fach). **b** Polarisation. Vitaler Anteil (O) mit regelrechter, lamellärer Struktur *(Pfeile)*. Avitaler Bezirk (*)

unterschiedlichen Knochenumbau. Während das autogene Ossikel meist bis zu 75% knöchern ersetzt ist, weist das allogene in der Regel Areale toten Knochens auf. Die kollagene Matrix behält im polarisierten Licht ihre regelhafte, lamelläre Struktur [218] (Abb. 2a, b). Allerdings läßt sich beobachten, daß 10 Jahre im Mittelohr befindliche allogene Ossikel sich völlig knöchern erneuert haben können [208].

Lokale mechanische Belastung begünstigt die Knochenneubildung in allogenen Gehörknöchelchen. Der Vorgang ist vergleichbar mit der Knochenneubildung nach Einfügen autogenen Knochengewebes in den Bereich einer funktionell beanspruchten Gelenkregion [8, 251, 262].

Bei der Revaskularisierung von autogenem und allogenem Knochengewebe folgt das wirtseigene Granulationsgewebe den Havers'schen Kanälen oder erweitert sie durch Resorption [74, 208, 209, 327].

Knochen. Knochenchips werden zwar inkorporiert, jedoch auch umgebaut, und verlieren so ihre ursprüngliche Gestalt [268]. Kortikalisknochen scheint sich zur Rekonstruktion der Ossikelkette zu eignen. Bei einer Nachbeobachtungsdauer von ca. 4 Jahren wird in fast allen Fällen über gute anatomische und funktionelle Resultate berichtet. Die Knochentransplantate sind mit normaler Mukosa bedeckt und werden von Osteoblasten rekolonisiert [104, 229].

Knorpel. Allogener Knorpel wird nicht durch körpereigenes Gewebe ersetzt [268]. Devitaler Knorpel ist zwar klinisch brauchbar, mit einer partiellen Resorption und teilweise knöchernem Umbau muß gerechnet werden [zit. nach 74].

Dentin. Die gute Verträglichkeit und die geringe Resorption sind wahrscheinlich durch den hohen Apatitgehalt bedingt [136]. In Einzelfällen läßt sich eine Resorption des Materials unter intaktem Trommelfell beobachten [107].

Besonderheit der Trommelfell-Gehörknöchelchenkette. Im Hammer-Amboß-Gelenk werden statische Druckereignisse abgepuffert [236]. Bei einer Columellainterposition funktioniert die Kette lediglich als ungedämpfter Drucktransmitter. Bisher kann kein Rekonstruktionsmaterial für das Mittelohr die morphologischen und physiologischen Charakteristiken einer normalen Kette bieten [6, 7]. Eine Drahtfeder, welche die physiologische Kettenfunktion imitieren soll, ist in der Entwicklungsphase [223].

Die Transplantation des kompletten oder partiellen Trommelfell-Ossikel-Komplexes gestattet es, die ursprüngliche anatomische Situation annähernd wiederherzustellen [26, 234, 235, 249]. Die pathologischen Veränderungen können großzügig beseitigt werden, und es wird kein ggf. suspektes Gewebe für rekonstruktive Maßnahmen zurückgehalten [236].

Marquet nutzte das Verfahren immer, Wehrs in 90%, gelegentlich wird die Technik bei total leerem Mittelohr angewendet [225, 260, 272]. Andere Autoren setzen in Ausnahmefällen ein allogenes Trommelfell ein [180] oder indizieren die Transplantation eines allogenen Trommelfells mit Hammergriff erst nach mißlungener Faszienplastik [78]. Von einer Transplantation allogenen Trommelfellgewebes in ein entzündetes Gebiet wird abgeraten, da mit einer Resorption zu rechnen ist [225]. Nach entsprechender Vorbehandlung ist die Transplantation in ein entzündetes Mittelohr erfolgversprechend [225].

Die hintere Gehörgangswand wird erhalten oder z.B. mit autogenem Kortikalisknochen rekonstruiert [236]. So läßt sich ein anatomisch regelrechtes Transplantatbett für die Trommelfell-Gehörknöchelchenkette schaffen. Das konservierte Transplantat sollte bereits einen Tag vor der Operation gewässert und dann zusätzlich eingeklebt werden [180]. Bei vollständigem Kettenverlust ist eine zweizeitige Operation zu erwägen [272].

Werden Teile der Kette eingesetzt (Hammer oder Amboß), so sollten sie wegen der Verwachsungsneigung nicht bei enger ovaler Nische verwendet werden. Eine exstensive Bearbeitung mit der Fräse führt zu einer frühzeitigen Resorption des Transplantats und fördert die Adhäsionsneigung [180, 269]. Die Ossikel werden, wie auch die Dentinprothesen, etwa 20 min vor der Transplantation ausgiebig in physiologischer Kochsalzlösung gewässert [136].

Klinische Ergebnisse

Trommelfell-Gehörknöchelchenkette. Trotz primär guter Einheilung kann das Transplantat nach Monaten noch abgestoßen werden. Wahrscheinlich wird in manchen Fällen die immunologische Toleranz durchbrochen [343, 345]. Die Einheilungsquoten werden mit 65% [322], 70% [202] und 90 bis 95% [224, 225] angegeben. Frühperforationen treten häufig innerhalb der ersten Monate auf. Transplantate scheinen Infektionen gegenüber nur geringe Widerstandskraft zu besitzen [249]. Einheilungsquoten von 60 bis 70% wurden bei Transplantation ohne Berücksichtigung des Ohrzustandes beobachtet [249, 322].

Eine Frühperforationsrate in 17% der Fälle, Spätperforationen in 14% der Fälle und eine Myringitis in 8% der Fälle nach insgesamt 6 Jahren erscheinen bedenklich [260, 322]. Für einige Autoren sind die 5-Jahresergebnisse enttäuschend. Die Übertragung der Ossikel en bloc bietet offenbar keinen Vorteil gegenüber der üblichen Ossikelrekonstruktion [2, 111] oder der Verwendung von Perichondrium oder Faszie [266].

Die Nachbeobachtungszeit von Marquet und Wehrs über mehr als 16 (1800 Fälle) bzw. 14 (800 Fälle) Jahre bleiben, ebenso wie die hohe Erfolgsquote (Einheilung in bis zu 95% der Fälle), unerreicht [225].

Gehörknöchelchen. Die Ergebnisse bei der Verwendung allogener Ossikel sind übereinstimmend günstig. 270 Tympanoplastiken mit allogenen Gehörknöchelchen ergaben bessere anatomische und funktionelle Resultate als eine Vergleichsgruppe mit alloplastischen Implantaten [55, 225]. Unverträglichkeitserscheinungen wurden nicht beobachtet [323, 325]. Nach 17jähriger Beobachtungszeit wurden Extrusionsraten von 2% angegeben [57].

Die Langzeitresultate bezüglich des Hörvermögens werden im allgemeinen besser als bei Verwendung synthetischer Ossikel beurteilt [225]. Nach Rekonstruktion der Kette mit allogenen Ambossen bei weitgehend reizfreiem Ohr bestand in 75% der Fälle eine Schalleitung von weniger als 10 dB [232]. Gefriergetrocknete Ossikel zeigten in mehr als 75% eine Schalleitungskomponente von weniger als 10 dB [319].

Dentin-Ossikel neigen nicht zur Extrusion. Bei Revisionen sind die Prothesen von normaler Schleimhaut überwachsen, an der Oberfläche zeigen sich geringe Resorptionserscheinungen [134].

3 Rekonstruktion der Trommelfell-Gehörknöchelchenkette mit xenogenem Gewebe

Das bekannteste xenogene Knochenersatzmaterial ist der „Kieler" Knochenspan. Im Spanmaterial verbleibt Gerüstkollagen, das dem Werkstoff seine Festigkeit verleiht. Es ist auch die Ursache für ausgeprägte immunologische Fremdkörperreaktionen [203].

Tierexperimentelle Untersuchungsergebnisse. Im Kaninchenmittelohr führt xenogener Knorpel zu Entzündungen. Er degeneriert anschließend [342]. In das Meerschweinchenmittelohr transplantiertes Kalbspericard behält auch nach 13 Wochen seine Gewebestruktur [116, 263]. Cialit-konservierte menschliche Trommelfelle werden im Mittelohr des Meerschweinchens zunächst durch Granulationsgewebe stabilisiert. Das xenogene Gewebe epithelisiert sich unter langsamem Umbau der Faserschicht auf beiden Seiten [5].

Transplantate im menschlichen Mittelohr. Das Trommelfell aus der Vena jugularis des Kalbes besteht hauptsächlich aus denaturierten Kollagenfasern. Die Antigenität soll durch Elimination des Proteins auf ein minimales Niveau reduziert sein [372]. Das Gewebe dient als Schiene für aufwachsendes Bindegewebe. Gefäße sprossen ein und Epithel wächst auf beiden Seiten des Trommelfells entlang [95, 371].

Klinische Ergebnisse. Die Kalbsvene kann, unabhängig vom Ohrzustand, transplantiert werden [370]. Ein infektfreies Ohr (Klassifikation nach Bellucci I) wird jedoch vorgezogen [14]. In 95% der Fälle gelingt die Einheilung (n = 1500) bei einer Nachbeobachtungszeit von 9 Jahren [370]. Mit Kalbspericard als Trommelfellersatz läßt sich in mehr als 90% der Fälle

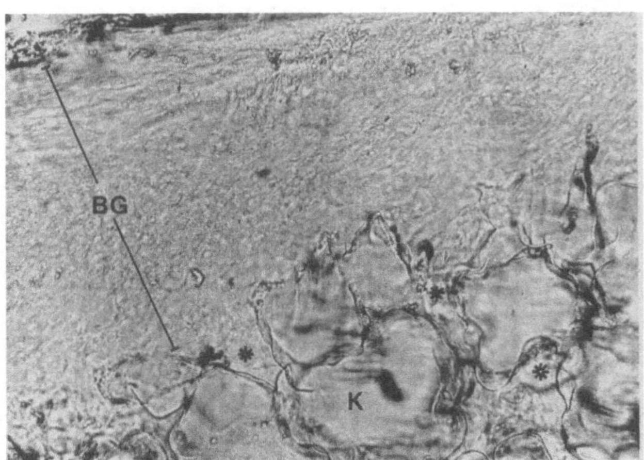

Abb. 3. Kunststoffprothese *(K)* 10 Jahre postoperativ. *BG:* fibröse Bindegewebsschicht auf der Oberfläche, *: Einwachsen von Gewebe in das interkonnektierende Porensystem (human, Hartschnitt, Giemsa, 100 µm, 280fach)

ein dauerhafter Trommelfellverschluß erzielen [116, 263]. Günstige Resultate werden auch bei der Transplantation von trockener Kalbsserosa gesehen [190, 191].

4 Rekonstruktion der Gehörknöchelchenkette mit alloplastischen Werkstoffen

Beim Einsatz alloplastischen Materials entfallen die Probleme, die sich bei der Verwendung allogenen Leichenmaterials ergeben können. Als Implantate bieten sich Metalle, Kunststoffe und Keramiken an. Jedes Material verursacht bei der Implantation zunächst eine Entzündung; sie leitet den Reparationsprozeß im Gewebe ein. Bestimmte Zellen des Bindegewebes (Makrophagen, Fremdkörperriesenzellen) werden dabei aktiviert. Die Prozesse, die an der Kontaktzone zwischen Empfängergewebe und Implantat, dem sogenannten „Interface", ablaufen, bestimmen das spätere Schicksal des Implantats [132].

4.1 Metallische Mittelohrimplantate

Metallimplantate haben sich bei reizlosen Mittelohrverhältnissen, so z.B. in der Stapeschirurgie, bewährt.

Goldbeschichtete Paukenröhrchen werden in dem häufig bakteriell kontaminierten und gelegentlich infizierten Operationsgebiet gut toleriert.

Prothesen aus reinem Gold werden, speziell geformt, als Amboßersatz („Bell"-Prothese) (Kurz Medizintechnik, Tübinger Str. 3, 7409 Dußlingen) und als Columella („Aerial"-Prothese) (Kurz Medi-

zintechnik, Tübinger Str. 3, 7409 Dußlingen) angeboten. Ein Golddrahtviereck unterfängt den Hammergriff oder die Paukenabdeckung. Zur Stabilisierung wird zwischen Metall und Paukenabdeckung eine Knorpelscheibe eingeschoben. Die mediale Anbindung der Prothese erfolgt durch Aufsetzen des glockenförmig verbreiterten Schafts auf den Stapeskopf [273]. Fehlt die Stapessuprastruktur, so wird das Implantat unmittelbar der beweglichen Fußplatte aufgesetzt.

Bei lupenendoskopischen Kontrollen zeigen sich Goldprothesen von zarter Schleimhaut überzogen [328]. Bisher wurden bei insgesamt 172 Fällen 3 Extrusionen beschrieben [273].

Ein aus Stahldraht geformter Ossikelersatz (Drahtkörbchen) hat sich wegen der aufwendigen Herstellungsmethode und der Extrusionsrate nicht durchgesetzt [98]. Federförmige Drahtprothesen, die das Innenohr vor Druckbelastung schützen sollen, werden erprobt [223].

4.2 Synthetische Mittelohrimplantate (Kunststoffe)

Mit dem porösen Polyethylen (HDPS − high density polyethylene sponge) steht in der Mittelohrchirurgie ein Material zur Verfügung, das aufgrund seiner inerten Natur als besonders gewebeverträglich angesehen wird [zit. nach 9]. Als vorteilhaft gilt, daß Bindegewebe in die Poren des Plastipore (Richards GmbH, Osterbrooksweg 71, 2000 Hamburg-Schenefeld) einwachsen kann [76]. Diese Porosität soll auch bei Proplast (Richards GmbH, Osterbrooksweg 71, 2000 Hamburg-Schenefeld), einem Komposit [166] aus Teflon (PTFE) und Kohlenstoff, die Verträglichkeit verbessern helfen [9, 266, 312]. In der Literatur werden Plastipore und Proplast meist zusammen abgehandelt, da sie ähnliche Gewebeantworten hervorrufen (Abb. 3). Chemisch handelt es sich jedoch um unterschiedliche Implantatmaterialien [166].

4.2.1 High density polyethylene sponge − HDPS (Plastipore)

Materialbeschreibung und Bewertung der Eigenschaften. Der in der Mittelohrchirurgie verwendete, hochpolymere Werkstoff (HDPS − high density polyethylene sponge) − Plastipore − weist ein Leervolumen von mehr als 50% auf, die Porengröße schwankt zwischen 30 bis 40 µm [166]. Polycel (Zimmer Chirurgie, Waldstr. 23, 6057 Dietzenbach 2) ist ein poröses Polyethylen, das durch Modifikation des Herstellungsverfahrens gewebefreundlicher als Plastipore sein soll [187].

Plastipore und Proplast werden als die am wenigsten reaktiven Materialien angesehen. Das National Bureau of Standards (NBS) in den USA hat ultrahochmolekulares Polyethylen als Standard-Vergleichssubstanz etabliert, mit dem alle anderen polymeren Materialien bezüglich ihres Verhaltens bei Kontakt mit Geweben verglichen werden [61, 312].

Plastipore läßt sich im Vergleich mit Proplast besser bearbeiten; Proplast neigt zur Fragmentation [271, 324]. Hohlschaftprothesen sind nützlich, weil sie sich dem Stapesköpfchen leicht aufsetzen lassen [46, 271].

Prothesendesign. Die Form von Plastipore-Prothesen trägt drei häufigen anatomischen Situationen Rechnung. Bei gekippter Stapessuprastruktur wird ein gebogener Schaft unmittelbar auf die Fußplatte aufgesetzt. Sehr kurze Distanzen zwischen Paukenabdeckung/Hammergriff und Stapes werden durch eine Hohlschaftprothese überbrückt. Der Hohlschaft ist in eine Perforation der Plattform eingelassen. Bei sehr engen Verhältnissen in der ovalen Nische gewährleistet ein Drahtkern in einem dünnen Plastipore-Schaft ausreichende Stabilität [46, 248]. Die Prothese läßt sich so beliebig formen. Der an der Prothesenschmalseite befindliche Metallkern erlaubt eine präzise Fixierung auf der Fußplatte [61]. Ein Verrutschen der Prothesenplattform unter dem Trommelfell soll durch eine aus der Plattenformebene herausragende, stiftförmige Erhebung verhindert werden. Eine Aussparung in einem Knorpelscheibchen nimmt den Stift auf [114, 248].

Integration des Implantats. Die Poren des Implantats werden zunächst von Granulationsgewebe mit Fremdkörperriesenzellen infiltriert. Die Epithelisierung der Oberfläche schließt sich an. Die schlechte Blutversorgung im Zentrum der Prothese führt stellenweise zur Nekrose der Zellen mit sekundärer Kalzifikation [230]. Eine fibröse Kapsel um die Prothese mit anschließender Epithelisierung wird als vorteilhaft angesehen, da die Position der Prothese stabilisiert wird [75, 94, 324].

Tierexperimentelle Untersuchungsergebnisse. Nach 3 Monaten ist die Prothese im Mittelohr des Meerschweinchens von einer dünnen, fibrösen Hülle umgeben, die sie in der Umgebung verankert. Die Poren sind mit Makrophagen, Riesenzellen vom Fremdkörpertyp und Fibroblasten angefüllt [110].

HDPS verankert sich besser am Knochen als Proplast und weist eine bessere Form- und Strukturstabilität auf. Einwachsendes Gewebe verursacht eine geringe Strukturdilatation des Materials [25].

Grund für die Entwicklung der Polycel-Prothesen mit Drahtkern war die häufige Dislokation des Stiftes auf der Fußlatte. Die Polycel-Prothesen zeigen im Tierversuch eine stabilere Verbindung zur Fußplatte als z.B. Ceravital-Prothesen [302].

Die histologischen Resultate von Polycel mit ausgeprägter, begleitender Fremdkörperreaktion unterscheiden sich nicht vom Plastipore [67].

Verhalten im menschlichen Mittelohr. Makroskopisch zeigen die explantierten Proplast- und Plastipore-Prothesen keine Destruktionen [205, 207, 208, 230]. Die Veränderungen sind auf das mikroskopische Niveau beschränkt [207]. Sie sind von einer unterschiedlich dicken, bindegewebigen Hülle umgeben [64, 208, 230]. Die Proplast-Einscheidung scheint dünner als bei Plastipore-Prothesen [208]. Nach 6 Wochen bis 4 Jahren Implantationsdauer sind nicht alle Explantate mit Gewebe bedeckt [207].

Mikroskopisch sind die Poren nach längerer Liegezeit im Mittelohr mit Fibroblasten, Kapillaren, Kollagenfasern und vielkernigen Riesenzellen angefüllt [9, 94, 207, 230, 231, 268]. Es besteht eine Mikrodesintegration von Polyethylen [340]. Größere Partikeln werden nicht phagozytiert. Die vereinzelt phagozytierten, kleinen Partikeln können Abbauprodukte sein oder von der Bearbeitung der Prothese herrühren. Diese Beobachtungen gelten für Polycel-, Plastipore- und Proplast-Prothesen in gleicher Weise [230]. In den kleinen Poren des Plastipore findet sich weniger Gewebe als in Proplast [207]. In den Poren extrudierter Prothesen können regelmäßig Bakterien nachgewiesen werden. Die günstigen Wachstumsbedingungen für Mikroben werden auf eine ischämische Nekrose des Gewebes in den Poren zurückgeführt [93]. Die ausgeprägten Fremkörperreaktionen werfen die Frage auf, ob derartige Prothesen weiter verwendet werden sollten [67, 87, 91, 205, 213, 271].

Prothesenanbindung

Trommelfell/Paukenabdeckung. Die hohen Extrusionsraten der Plastipore-Prothesen lassen sich durch eine Verstärkung der Paukenabdeckung, z.B. mit Knorpel, an der Anbindungsstelle des Implantats reduzieren [9, 208, 271]. Eine Überlappung des Prothesentellers um mindestens 1 mm wird empfohlen [318].

Steigbügelfußplatte. Zur Stabilisierung des Prothesenschaftes auf der Fußplatte kann diese punktuell perforiert werden. Der eingeführte Plastipore-Stift quillt und stabilisiert so den Implantatschaft. Ein zweizeitiges Vorgehen nach Ausheilen der chronischen Mittelohrentzündung und Abdeckung der Pauke ist bei diesem Vorgehen erforderlich [61, 310, 315].

Abstoßung der Mittelohrprothesen. Ein zweizeitiges Vorgehen und eine Verstärkung des Trommelfells durch Knorpelinterposition reduzieren die Extrusionsrate [46, 76, 87, 294, 295, 297, 318, 320]. Eine verkippte Prothese kann mit ihren scharfen Kanten den Knorpel arrodieren und zu einer Ausstoßung führen. Ist das Hörvermögen gut, kann die Extrusion abgewartet werden [46]. Gelegentlich wandert der Knorpel unter der Paukenabdeckung, so daß der Prothesenteller abrutscht [77]. Die Angaben über Extrusions- und Dislokationsraten, die zu einer operativen Revision führen (5-Jahresresultate), reichen von 5% [46, 48] bis zu 83% der Fälle [87, 88].

Hörfunktion. Eine stabilisierende Knorpelscheibe erlaubt es, eine Prothese unter etwas größerer Spannung einzusetzen; es resultieren bessere Hörergebnisse [47, 271, 296]. Das Hörvermögen ist kurzzeitig stabil, nimmt aber, wie auch bei anderen alloplastischen Werkstoffen beobachtet, im Laufe der Jahre stetig ab [47, 206, 294, 296, 320].

4.2.2 Polytetrafluorethylen – PTFE Kohlenstoff-Komposit (Proplast)

Materialbeschreibung und Bewertung der Eigenschaften. Polytetrafluorethylen (PTFE) – bekannt unter dem Namen Teflon – ist ein Kunststoff, der durch Polymerisation aus Tetrafluorethylen entsteht. Durch Zumischen von Kohlenstoffteilchen bildet sich das PTFE-Komposit Proplast. Das Material enthält Poren, die 70 bis 90% seines Volumens einnehmen und deren Porengröße von 100 bis 500 μm differiert. Diese Poren stehen untereinander in Verbindung. Hierdurch kann der Werkstoff leicht mit Körperflüssigkeiten benetzt werden [166, 310].

Wie beim Plastipore sollen die Prothesen durch Einwachsen von Bindegewebe vor einer Dislokation geschützt werden [166, 313].

Tierexperimentelle Untersuchungsergebnisse. Im Katzenmittelohr werden Implantate aus Proplast von einer fibrösen, narbengleichen Gewebekapsel umfaßt. Nach 2 Wochen sind die Prothesen – wie beim Plastipore – im Mittelohr stabilisiert [338]. In den Poren lassen sich Fibroblasten und Makrophagen nachweisen [110, 213]. In der Umgebung von Proplast nehmen Makrophagen und Fremkörperriesenzellen Fragmente aus PTFE und Kohlefasern auf [207, 324]. Diese Resultate lassen Zweifel an der Langzeitstabilität des Werkstoffs aufkommen [213].

Verhalten im menschlichen Mittelohr. Die explantierten Prothesen sind nicht beschädigt [208]. Im Laufe von Monaten wird das Implantat durch fibröses Bindegewebe eingekapselt. Es lassen sich vielkernige Riesenzellen, multiple Histiocyten, Makrophagen, aber keine Fibroblasten nachweisen [187, 230, 231]. Als Ursache für die chronische Entzündung wird die Porengröße, die einen Fremdkörper imitiert und so eine chronische Entzündung unterhalten kann, angesehen [187]. Plastipore und Proplast sind regelmäßig mit einer lokalen chronischen Fremdkörperreaktion assoziiert [91]. In den Explantaten lassen sich in Riesenzellen Prothesenbruchstücke zeigen [208].

Prothesenanbindung/Extrusion. Knorpelinterposition kann die Extrusionsrate der Prothesen reduzieren, sie wird nach 15 Jahren mit 10 bis 15% angegeben. Ohne Knorpelverstärkung liegt sie im gleichen Intervall bei nahezu 60% der Fälle [65, 175]. Extrusionen sind überwiegend mechanisch bedingt (z.B. Perforation durch scharfe Prothesenkanten) [93]. Die Langzeitstabilität der Prothesen wird trotz der moderaten, histiozytären Reaktion als befriedigend betrachtet [92].

Hörfunktion. Die initial guten Hörresultate verschlechtern sich nach 1 bis 2 Jahren deutlich [122]. Kurz nach der Operation beträgt die Schalleitungskomponente z.B. weniger als 20 dB. Über Bindegewebebrücken kann die Prothese an das Trommelfell, die Fußplatte, aber auch mit zunehmendem Funktionsverlust an das Promontorium fixiert werden [65, 311].

4.3 Keramische Mittelohrimplantate

Einteilung der Biokeramiken

Die Biokeramiken lassen sich in bioinerte Keramiken (z.B. Aluminiumoxid-Keramik, synthetische Kohlenstoffwerkstoffe), oberflächenaktive Keramiken (z.B. Bioglas und Apatit) und resorbierbare Keramiken (Tricalciumphosphat-Keramik) einteilen [172].

Bei bioinerten Materialien kann mit den verfügbaren Methoden kein Lösungsvorgang gemessen werden [140]. Vertreter sind die Oxidkeramiken und verschiedene Modifikationen des Kohlenstoffs [141].

Knochenersatzmaterialien, die Ionen in die Umgebung abgeben und den Remodeling-Prozeß des angrenzenden Knochens positiv beeinflussen, werden als bioaktiv bezeichnet [140]. Zu diesen Materialien zählen einige calciumphosphatenthaltende Gläser und Keramiken [141] (Abb. 4).

Bioaktive Keramiken lassen sich in 2 Gruppen, die Biogläser und Calciumphosphat-Keramiken, unterteilen [15].

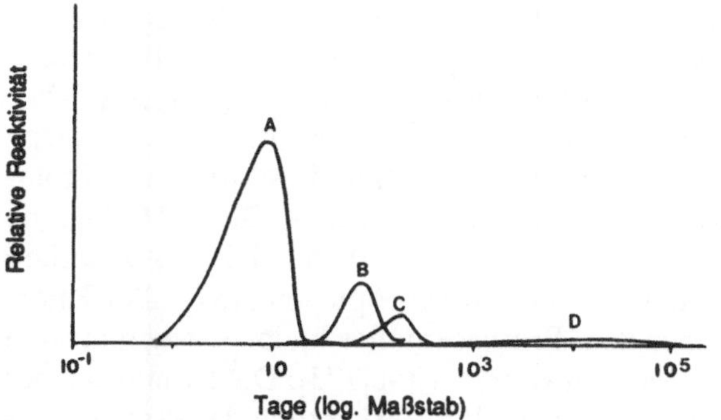

Abb. 4. Vergleich der relativen Reaktivität von Biomaterialien. *A:* resorbierbare Biokeramiken, z.B. Tricalciumphosphat-Keramik, *B:* mäßig oberflächenaktive Bioglas-Keramiken, z.B. Bioglas 45S5, *C:* gering oberflächenaktive Bioglas-Keramik, z.B. Bioglas 45-S-F, *D:* nahezu inerte Biokeramik, z.B. Aluminiumoxid-Keramik [mod. nach 145]

Bioglas. Oberflächenaktive Gläser und Glaskeramiken gehen eine direkte chemische Bindung mit lebenden Geweben ein [148].

Calciumphosphat-Keramiken. Die Calciumphosphat-Keramiken gehören zu den am besten untersuchten Knochenersatzmaterialien. Das Calcium: Phosphat-Verhältnis in Hydroxylapatit ist immer größer als 1,67. Hydroxylapatit (Ca_{10} $(PO_4)_6$ $(OH)_2$) ist kristallographisch als Apatit charakterisiert [120, 210]. Jedes reine Calciumphosphat wird als Tricalciumphosphat bezeichnet, dessen Verhältnis Calcium zu Phosphat 1,50 ist. „Whitlockit" ist die Niedrigtemperaturform des Tricalciumphosphats (Ca_3 $(PO_4)_2$). Es unterscheidet sich von anderen TCP-Keramiken durch die Präsenz von Magnesium- und Wasserstoff-Ionen, durch seine Struktur und seine geringe Löslichkeit [150].

Dichte Keramiken degradieren nicht meßbar. Die Porosität der Materialien spielt eine größere Rolle als das Calcium:Phosphat-Verhältnis [347]. Feine Partikeln, die sich von der gesinterten Keramik durch physico-chemische Kräfte lösen, werden intrazellulär aufgenommen oder durch Zellen aufgelöst [210]. Bei schneller Degradation gelangen diese Partikeln in die Lymphknoten [119, 120, 141].

4.3.1 Aluminiumoxid-Keramik (Frialit)

Materialbeschreibung. Die Aluminiumoxid-Keramik gehört zu den Oxidkeramiken, die in einer Hochtemperaturbehandlung verfestigt werden. Die Rohstoffe enthalten kein Siliziumoxid, so daß keine glasige Bindephase entsteht. Technisch genutzte Eigenschaften sind Temperaturbeständigkeit, Isoliervermögen, Härte und Korrosionsbeständigkeit. Die Ausgangsmaterialien werden gemahlen, mit organischen Bindemitteln versetzt und nach dem Formen bei 1650 bis 1850 °C gesintert. Die Aluminiumoxid-Keramik (Friedrichsfeld AG, Postfach 71 02 61, 6800 Mannheim 71) besteht zu mehr als 99,7% aus reinem Aluminiumoxid, der Rest aus Magnesiumoxid. Bei der Sinterung bildet sich ein polykristalliner, solider Block aus Korund-Mikrokristallen. Diese Zelleinheiten haben eine Größe von 5 µm und sind porenlos dicht gepackt. Bezogen auf die Kristallstruktur ist Korund identisch mit Rubin und Saphir [140, 178, 185, 364]. Rubin und Saphir enthalten geringe farbbeeinflussende Mengen an Chrom-, Eisen- oder Titanoxid [185, 247]. Zur besseren röntgenologischen Darstellung kann die Aluminiumoxid-Keramik mit Yttrium angereichert werden [365].

Bearbeitung des Werkstoffs. Der Werkstoff wird mit handelsüblichen Diamantfräsen bearbeitet. Das Material kann durch seine Festigkeit beliebig geformt werden und splittert beim Beschleifen nicht [176, 178]. Kleine Schleifpartikeln werden abgespült. Es wird so einer vermehrten Phagozytoseaktivität vorgebeugt [176, 187]. Das Material sollte nicht mit Metallklemmen gefaßt werden; Abriebpartikeln haften leicht an dem harten Aluminiumoxid und können so die Verträglichkeit der Prothesen vermindern [181, 185].

Verhalten im Organismus. Aluminiumoxid-Keramik ist der Prototyp der bioinerten Keramik (Oxidkeramik). Trotzdem kann ein Partikeltransport über Gefäße und das retikulo-endotheliale System festgestellt werden. Die Partikel werden ohne Entzündungszeichen in Makrophagen abgelagert [117].

Tierexperimentelle Untersuchungsergebnisse. 1 Woche nach Implantation der Keramik im Mittelohr des Kaninchens zeigt sich eine entzündliche Infiltration mit Neutrophile und Eosinophile; sie ist nach 3 Wochen rückläufig [367]. Vereinzelt finden sich Fremdkörperreaktionen, die wahrscheinlich durch Bohrrückstände verursacht sind [176, 187]. Die Keramik wird von einer zarten Mukosa überzogen. In der subepithelialen Schicht finden sich aktive Fibroblasten und Kollagenfasern, die den Korundkristallen unmittelbar anhaften [86, 176, 181, 268, 352].

Verhalten im menschlichen Mittelohr. Die Prothesen sind nach einem Monat bindegewebig eingehüllt. Das Weichgewebe zeigt eine geringe Infiltration durch Entzündungszellen. Fremdkörperriesenzellen sind nicht nachweisbar. Nach 6 bis 9 Monaten hat die Mukosabedeckung ein normales Aussehen [367].

Prothesendesign. Eine Riffelung der Endplatten-oberfläche soll ein Verrutschen unter der Paukenab-deckung verhindern. Bei Nachuntersuchungen in den Furchen des Prothesentellers − Regionen ge-ringerer Spannung [176] − werden regelmäßig Blut-gefäße gesehen; sie gelten als wichtiger Faktor für die Ernährung des Trommelfelltransplantats [178, 187]. Die Kanten des Prothesentellers werden vor der Im-plantation abgerundet, da am Übergang vom Pro-thesenteller zur Paukenabdeckung Ernährungsstö-rungen des Gewebes auftreten können [183]. Die Prothese wird z.B. als Hohlschaft (PORP 5 mm) und als Columella (TORP 8 mm) [176] angeboten. Bin-degewebe soll in den Hohlschaft einwachsen und die Prothese medial stabilisieren [182]. Eine konvex ab-gerundete Telleroberfläche vermeidet Knickbildun-gen der Paukenabdeckung am Tellerrand [363].

Die Dislokation der Prothese unter dem Trom-melfell kann auch durch eine stiftförmige Erhebung auf dem Prothesenteller vermieden werden. Der Stift fixiert ein Knorpelscheibchen, das zwischen Prothe-senteller und Paukenabdeckung eingeschoben wird [379].

Prothesenanbindung

Stapesköpfchen. Die Aluminiumoxid-Keramik-Hohlschaftprothese kann an der Schmalseite für die Aufnahme der Stapediussehne mit einer Kerbe ver-sehen werden [176]. Zwischen Prothese und Stapes-köpfchen entwickelt sich eine Bindegewebsschicht, die aus biomechanischen Gründen wesentlich dicker als die den Prothesenschaft umgebende Mukosa ist [176, 178, 183, 187]. Diese verdickte Bindegewebs-schicht entspricht einer Pseudarthrose, wie sie sich bei Relativbewegungen am (Implantat-Gewebe)-In-terface bildet. Ein Interface ohne Relativbewegung gestattet die Bildung normalen, lasttragenden Kno-chengewebes an der Implantatoberfläche [141].

Stapesfußplatte. Eine stabile Fixation des Prothesen-schaftes auf der Fußplatte ist schwierig. Es gibt bis jetzt keinen Hinweis, daß sich bioaktive Materialien, wie bioaktive Glaskeramik, Bioglas oder Hydroxyla-patit knöchern stabil auf der Fußplatte verankern. Bei Aluminiumoxid-Keramik-Prothesen wird die Auflage von Perichondrium oder Faszie auf die Fuß-platte empfohlen [184]. In einem Fall wurde eine Fraktur der Fußplatte bei fehlender Gewebedeckung beobachtet [187].

Trommelfell/Paukenabdeckung. Bei konvex abge-rundetem Prothesenteller und Abdeckung mit Tem-poralisfaszie wird keine vermehrte Extrusion des Im-

plantats beobachtet [363]. Grundsätzlich scheint das Auflegen einer Knorpelscheibe auf den Prothesen-teller die Abstoßungsrate zu senken [364, 374, 379]. Bei ungünstigen Mittelohrverhältnissen (Bellucci-Klassifikation [21] Stufe III und IV) sollte das Trom-melfell immer verstärkt werden. Diese Maßnahme erfolgt auch bei großer seitlicher Distanz zwischen Hammergriff und Stapesköpfchen [187]. Der Knor-pel über dem Prothesenteller bleibt − wie bioptisch belegt werden kann − vital [373]. Die Ernährung des Trommelfells kann bei Verkantung der Prothese ge-fährdet sein. Eine drohende Extrusion kündigt sich durch ein dünnes, gefäßloses Häutchen über dem Rand des Prothesentellers an [187, 373].

Klinische Ergebnisse. Bei rezidivierenden Infekten und Belüftungsstörungen des Mittelohres stößt sich die Prothese am häufigsten ab [364]. Es kann deshalb vorteilhaft sein, die Schalleitung erst bei ausgeheil-tem Mittelohr zu rekonstruieren [365, 366]. Andere Autoren verzichten auf ein zweizeitiges Vorgehen [266, 364]. Knorpelscheibchen zwischen Prothesen-teller und Paukenabdeckung reduzieren die Absto-ßungsrate (z.B. von 16 auf 5%) und verbessern die Hörergebnisse [374, 379]. Bei knorpelig verstärktem Trommelfell kann die Prothese zugunsten der audio-logischen Resultate unter leichter Spannung implan-tiert werden. In der Regel sollte ein Implantat die Trommelfellebene nicht überragen [373].

Hörfunktion. Nach Ersatz des Ambosses beträgt die Differenz zwischen Knochen- und Luftleitung − nach einer Nachbeobachtungszeit von 5 Jahren − in 40% der Fälle weniger als 10 dB. Der Schalleitungs-anteil beim Columellatyp liegt nach 3 Jahren in ca. 30% der operierten Ohren konstant bei weniger als 10 dB.

In einer Nachuntersuchung von bis zu 6 Jahren postoperativ findet sich für TORPs und PORPs un-verändert eine Schalleitungskomponente von weni-ger als 20 dB [364].

Das lange Zeit konstant bleibende Hörvermögen ist als Hinweis auf den stabilen Ohrzustand der nach-untersuchten Patienten sowie die Haltbarkeit des im-plantierten Werkstoffes zu werten. Indirekt läßt sich daraus schließen, daß die Prothesen im Laufe der Zeit in ihrer Beweglichkeit (z.B. durch Narben oder Dislokation) nicht eingeschränkt werden.

4.3.2 Kohlenstoff-Werkstoff

Materialbeschreibung. Kohlenstoff- oder Graphit-werkstoffe (Schunk Kohlenstofftechnik GmbH, Postfach 64 20, 6300 Gießen 1) werden im allgemeinen in polykristalliner Form hergestellt. Eine weitere technische Form von Kohlenstoff oder Graphit ist Pyrokohlenstoff oder Pyrographit. Wegen des aufwendigen Herstellungsprozesses wird dieses Verfahren nur zur Oberflächenveredelung polykristalliner Kohlenstoffe verwendet. Glaskohle (Glaskohlenstoff) ist gasdicht und besitzt eine extrem hohe Härte. Die Kohlenstoff- oder Graphitfaser ist eine weitere technische Kohlenstofform. Sie wird in Form kohlefaserverstärkter Materialien (Verbundwerkstoffe), z.B. in der Raumfahrt, eingesetzt [308].

Tierexperimentelle Untersuchungsergebnisse. Graphitblöcke, poröser Pyrolithkohlenstoff und poröser, mit Kohlefasern verstärkter Kohlenstoff zeigen ausgeprägte Fremdkörperreaktionen nach Implantation in das Mausmittelohr [181]. Lediglich Glaskohlenstoff wird gut toleriert [160, 181, 187]. Abweichend davon wird im Mittelohr des Kaninchens Glaskohlenstoff von einer dicken Fibrosekapsel umgeben. Es entwickeln sich Entzündungen und in Implantatnähe finden sich Kohlenstoffpartikeln [212]. Im Ratten- und Meerschweinchenmittelohr wird von einer guten Verträglichkeit des Glaskohlenstoffs und des kohlenstoffverstärkten Kohlenstoffs (CFRC: carbon fibre reinforced carbon) berichtet [31, 32].

Verhalten im menschlichen Mittelohr. Im menschlichen Mittelohr werden die Glaskohlenstoffprothesen in mehr als 30% kurzfristig abgestoßen [31, 160]. Bei den CFRC-Prothesen liegt die Rate bei bis zu 50% [31, 32]. Der einzige Kohlenstoffwerkstoff, der sich als Ossikelersatz zu eignen scheint, ist Feinkorngraphit (Schunk Kohlenstofftechnik GmbH Fachinformation Kohlenstoff und Graphit 03.05/01.86). Die Porengröße ist mit 0,1 bis 0,3 μm zu gering, um das Einwachsen von Gewebe zu gestatten. Der Werkstoff läßt sich mit einer Diamantfräse leicht den anatomischen Erfordernissen anpassen [149].

Klinische Ergebnisse. Nach mehr als 3jähriger Beobachtungszeit sind bei Feinkorngraphit-Implantaten keine entzündlichen Veränderungen festzustellen. Die Implantate sind meist mit glattem Gewebe bedeckt, das dem Graphit nicht adhärent ist [149]. Auf dem Stapesköpfchen wird die Prothese durch zarte, bindegewebige Adhäsionen stabilisiert. Die geringe Masse des Kohlenstoffs soll günstige audiologische Resultate erbringen [168].

4.3.3 Maschinell bearbeitbare Glaskeramik (Bioverit)

Die Bioaktivität der Bioverit-Glaskeramiken kann beim Herstellungsprozeß abgestuft werden. Bisher wurden 4 verschiedene Typen (I–IV) entwickelt; Bioverit I und II werden bereits klinisch eingesetzt. Die maschinell bearbeitbare, bioaktive Glaskeramik (Bioverit I) wird u.a. zur Rekonstruktion knöcherner Schädelstrukturen empfohlen [73, 156]. Bioverit II ist eine CaO und P_2O_5-arme inerte Glaskeramik mit einer sehr geringen Oberflächenlöslichkeit. Sie setzt sich aus 43–50% Siliziumoxid, 26–30% Aluminiumoxid, 11–15% Magnesiumoxid, 3–5,5% Natriumoxid, 4–6% Kaliumoxid, 3,3–4,8% Fluorion, 0,01–0,6% Chlorion, 0,1–3% Calciumoxid und 0,1–5% Phosphorpentoxid zusammen (Angaben in Gew.-%). Die gute Bearbeitbarkeit wird auf den Gehalt an Phlogopitkristallen zurückgeführt. Das Material läßt sich mit konventionellen diamantierten Schleifkörpern leicht bearbeiten. Der Werkstoff hat sich als Mittelohrimplantat bei der Rekonstruktion der Gehörknöchelchenkette bewährt [156]. Die Prothesen werden neuerdings als Komnbinationsimplantate mit bioaktivem Prothesenteller und bioinertem Schaft angeboten (Fa. Covoc, Hochbergweg 22, 1000 Berlin 45).

4.3.4 Bioaktive Glaskeramik (Ceravital)

Materialbeschreibung. Glaskeramik ist ein Werkstoff auf Glasbasis, der durch eine gesteuerte Keramisierung entsteht. Durch Wärmebehandlung wird die Glasphase, auch als unterkühlte Schmelze bezeichnet, bis zu 90% in eine feinkörnige, kristalline Form übergeführt. Besondere Eigenschaften sind die Temperaturwechselbeständigkeit und der geringe thermische Ausdehnungskoeffizient [247].

Bioaktive Keramik besteht aus Silikophosphaten, die mit Natrium- und Magnesiumoxiden ca. 3 Stunden lang bei 1600 °C gesintert werden. Die Oberfläche dieser Keramiktypen wird bei Kontakt mit organischen Flüssigkeiten angelöst. Eine weniger lösliche Modifikation dieses Werkstoffes enthält weniger Natriumoxid und wird mit Kalium- und Magnesiumoxid angereichert [53]. Nach kurzzeitiger, initialer Lösungsphase (oberflächenaktive Glaskeramik) stabilisiert sich die Oberfläche [33, 34]. Diese nicht poröse Calcium-Silikat-Keramik-Variante – Ceravital (Friedrichsfeld GmbH, Postfach 71 02 61, 6800 Mannheim) – ist für die bioaktiven Glaskeramiken repräsentativ [30]. Ceravital setzt sich aus 40 bis 50% Silizium-, 10 bis 15% Phosphorpent-, 30 bis 35% Calcium-, 5 bis 10% Natrium-, 0,5 bis 3,0% Kalium- und 2,5 bis 5,0% Magnesiumoxid zusammen (Angaben in Gew.-%).

Bearbeitung. Ceravital wird mit handelsüblichen Diamantfräsen beschliffen. Im Gegensatz zum polykristallinen Hydroxylapatit weisen die oberflächen-

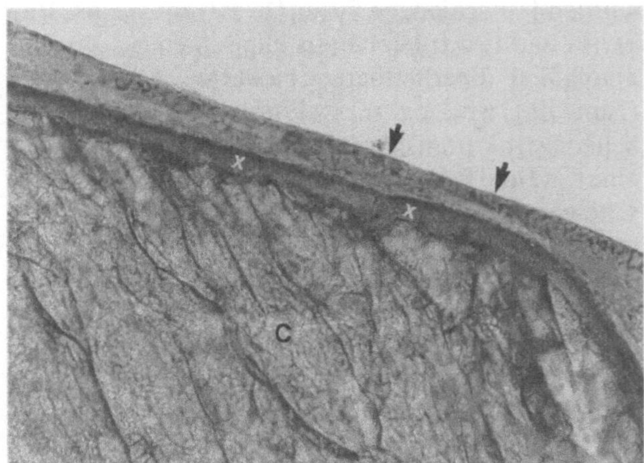

Abb. 5. Ceravital-Mittelohrprothese *(C)* nach 2 Jahren. *X:* amorphe, calciumphosphatreiche Zwischenschicht, *Pfeile:* Weichgewebebedeckung (human, Hartschnitt, Giemsa, 40 µm, 280fach)

aktive Glaskeramik und Bioglas eine amorphe Glasstruktur auf. Hierdurch bilden sich leichte Sprünge, und es können Materialteile absplittern [288].

Prothesendesign. Die Prothese wird als PORP (4 mm) und TORP (8 mm) angeboten [275]. Die angedeutete Querrille auf dem exzentrisch aufsitzenden, rechteckigen Prothesenteller wird für die Aufnahme des Hammergriffs mit einer kleinen Diamant-Kugelfräse erweitert.

Oberflächenaktivität und Gewebeanbindung. Die porenlose, bioaktive Glaskeramik (Ceravital) besteht aus Silizium-, Phosphorpent-, Natrium-, Kalium- und Magnesiumoxid. Nach der Implantation treten aus der Keramik Natrium-Ionen in das Lagergewebe aus. Wasserstoff-Ionen werden aufgenommen. An der Oberfläche bildet sich ein siliziumreicher Gelfilm (3 µm) aus. Der pH-Wert steigt an. In diesem Milieu entsteht ein amorpher Calciumphosphat-Film (20 µm), in dem Hydroxylapatit auskristallisiert. Es entwickelt sich ein inniger, bindegewebsfreier Verbund – ein echtes Anwachsen des Implantats z.B. mit dem Lagerknochen [75, 141, 145, 146, 147, 148, 277, 283, 286]. In der dünnen Gelschicht der Implantatoberfläche können sich auch Kollagenfasern des Weichgewebes, z.B. Mittelohrschleimhaut, verankern [148, 286]. Idealerweise verhindert ein durch chemische Abläufe stabilisiertes „Interface" eine weitere Auflösung des Implantatmaterials [148] (Abb. 5).

Verhalten im Organismus (Zellkultur). In der Fibroblastenzellkultur wird das bioaktive Implantatmaterial schnell von faserigem Gewebe umschlossen.

Apatitkristalle und Partikel aus der Glasphase des Implantats sind zwischen die Fasern eingestreut [30]. Das Calcium:Phosphat-Verhältnis in der oberflächlichen Schicht ist identisch mit dem eines normalen trabekulären Knochens. Allerdings zeigt diese Calciumphosphat-Schicht die anorganische Phase des Knochens nur chemisch und nicht morphologisch. Mechanisch bleibt die Calciumphosphat-Schicht brüchig und kann leicht von dem darunter gelegenen Calcium-Silikat-Implantat disloziert werden [352]. Im Vergleich mit formschlüssigen Werkstoffen wie PMMA und Aluminiumoxid-Keramik läßt sich oberflächenaktive Glaskeramik sehr viel schwerer ausstoßen. Das Implantat reißt nicht an der Zement-Knochen-Grenze ab, sondern an der Übergangszone mit knochenähnlicher Elementverteilung [54].

Tierexperimentelle Untersuchungsergebnisse. Im Kaninchenmittelohr verursacht die implantierte Glaskeramik keine Entzündungsreaktion. Die Mukosa wächst auf die freiliegenden Implantate auf und bedeckt sie innerhalb von 8 Tagen mit einer dünnen Schicht. Bei Lücken zwischen Implantat und Knochen entsteht eine knöcherne Verbindung ohne bindegewebige Zwischenschicht. Die Keramik löst sich bei Gefäßkontakt oberflächlich auf. In 2 Jahren werden bis etwa 60 µm abgebaut. Der Defekt füllt sich unter normaler Mukosa mit Knochen. Fehlendes Knochenremodeling unter der Mukosa kann im Laufe von 2 Jahren zu einer Degradation bis zu 450 µm führen [275, 283].

Implantate im menschlichen Mittelohr. Nach bis zu 8 Jahren im menschlichen Mittelohr kann ein Abbau der schleimhautbedeckten Oberfläche von mehr als 50 µm vorliegen. Bei Mittelohreiterungen kann eine Lysetiefe bis zu 500 µm entstehen und auch ein vollständiger Abbau der Implantate erfolgen [277, 285, 286].

Prothesenanbindung

Stapesköpfchen (PORP). Zwischen dem stirnseitig ausgekehlten Prothesenschaft und dem Steigbügelköpfchen entwickelt sich eine bindegewebig gelenkige Verbindung.

Stapesfußplatte (TORP). Bei fehlender Stapessuprastruktur wird der Schaft unmittelbar auf die bewegliche Fußplatte aufgesetzt [276, 283, 286]. Knöcherne Verwachsungen oder Fußplattenfrakturen wurden bisher nicht beobachtet [143].

Trommelfell/Paukenabdeckung. Durch Einfügen von Knochenstaub zwischen Paukenabdeckung (Faszie, Perichondrium) und Implantat entwickelt sich eine knöcherne, stabilisierende Zwischenschicht [277, 286]. Eingeleitet wird der bioaktive Klebeeffekt zwischen Keramik und Weichgewebe oder Knochen durch einsprossende Kollagenfibrillen. Möglicherweise vermag diese bis zu 40 µm dicke Schicht, die Härte der darüberliegenden Keramik zu dämpfen. Die relativ geringe Extrusionsneigung der bioaktiven Glaskeramik ließe sich so erklären [30].

Klinische Ergebnisse. 1300 einzeitig implantierte Ceravital-Prothesen verhielten sich bei direktem Kontakt mit dem Trommelfell wie autogene Ossikel [270].

Andere synthetische Materialien haben, im Vergleich mit Ceravital, eine wesentlich höhere Extrusionsrate (z.B. 19% versus 4%) [99, 100]. Nach 5 Jahren liegt der Anteil der Abstoßungen, meistens bei Medialverlagerung der Paukenabdeckung, zwischen 3 und 9% der Fälle, die meisten Ohren zeigen dann Belüftungsstörung [19, 277, 283].

Gelegentlich bilden sich an scharfen Kanten des Implantats Epitheldefekte. Ist das Hörvermögen nicht beeinträchtigt, so kann bei infektfreiem Ohrzustand abgewartet werden [286]. Nach längerer Nachbeobachtungszeit kann die Schalleitungskomponente zunehmen. Ursachen sind Cholesteatomrezidive, Infektionen, Schleimhautveränderungen und Kontakt zum Promontorium. Die an Explantaten sichtbare Prothesenkorrosion findet sich vermehrt bei rezidivierenden Mittelohrinfektionen [19, 143, 270].

Hörfunktion. Die Ceravital-Prothesen erbringen funktionell ebenso gute Resultate wie allogene Ossikel [19, 30, 102]. Die Schalleitung beträgt z.B. bei TORPs weniger als 20, bei PORPs weniger als 16 dB [99, 100]. Beim Columellatyp sind die Hörergebnisse wesentlich besser als bei Verwendung allogener Ossikel [102, 283].

Nach 2 bis 3 Jahren kann, bei sonst guter Verträglichkeit, auch bei infektfreiem Ohr der Hörverlust zunehmen. Die progrediente Hörminderung wird mit der Auflösung der Glaskeramik in Zusammenhang gebracht [13]. Abweichend davon wird von einer weitgehenden Stabilität des Hörvermögens auch nach 5jähriger Implantationszeit berichtet [246, 252].

Das Problem der progressiven Resorption von Glaskeramik-Prothesen ist noch nicht gelöst. Die Langzeitstabilität könnte bei einer Implantationsdauer von mehr als 5 Jahren problematisch werden [270].

Als Konsequenz aus diesen Beobachtungen ist eine Prothese in Entwicklung, welche die Stabilität des Schaftes durch Verwendung von Aluminium-oxid-Keramik gewährleisten soll. Der Teller enthält eine Ceravital-Beschichtung, um die Anbindung der Prothese an die Paukenabdeckung zu verbessern [279, 280].

4.3.5 Bioglas (Bioglass)

Unter den von Hench [147] entwickelten und getesteten Bioglaszusammensetzungen eignet sich das 45S5 Bioglass (American Biomaterials Corp., Princeton, NJ) für eine Implantation in das Mittelohr [148, 239, 240].

Materialbeschreibung. Bioglass ist ein bioaktives, transparentes Glas, dessen Oberfläche sich mit lebendem Gewebe verbindet. Im Vergleich mit der bioaktiven Glaskeramik (Ceravital) enthält Bioglas (Bioglass) keine Magnesiumoxid- und Kaliumkomponente. 45S5 setzt sich aus 45,0% Siliziumoxid, 6,0% Phosphorpentoxid, 24,5% Calciumoxid und 24,5% Natriumoxid zusammen (Angaben in Gew.-%) [145].

Bioglass ist leichter als Ceravital zu bearbeiten, da es beim Beschleifen mit handelsüblichen Diamantfräsen nicht splittert.

Verhalten im Organismus. Im Mittelohr der Maus werden die Implantate mit einer dünnen − stellenweise nur 1 bis 2 Kollagenfaser dicken − Kapsel umschlossen. 21 Tage nach der Implantation ist das Material von normaler Schleimhaut bedeckt [240]. An der Trommelfellunterseite verbindet sich Bioglass über eine dünne Kollagenschicht mit dem Weichgewebe [148]. Im immobilen knöchernen Implantatlager des Hundemittelgesichtes entwickelt sich eine knöchern stabile Verbindung [241].

Im menschlichen Mittelohr sind die Prothesen nach einem Jahr von normaler Mittelohrschleimhaut überwachsen. Die Prothesenoberfläche zeigt keine Lyse [239].

4.3.6 Phosphatarme, bioaktive Glaskeramik (Macor)

Materialbeschreibung. Macor (Richards GmbH, Osterbrooksweg 71, 2000 Hamburg-Schenefeld) ist eine phosphatarme Biokeramik, die sich aus 46% Siliziumoxid, 16% Aluminiumoxid, 10% Kaliumoxid, 17% Magnesiumoxid, 7% Boroxid und 4% Fluor zusammensetzt (Angaben in Gew.-%) [301].

Tierexperimentelle Untersuchungsergebnisse. Im Kaninchenmittelohr sind die Prothesen nach 9 Monaten fest mit der Bullawand verwachsen. Eine dünne, faserige Gewebeschicht, die unter einem flachen Epithel liegt, bedeckt die Implantate. Es läßt sich nicht abschätzen, ob durch Boroxid-, Magnesiumoxid- und Fluorverbindungen eine Innenohrfunktionsstörung verursacht werden kann [186, 187, 301]. Andere Autoren finden weder ein Knochenwachstum im angrenzenden Gewebe, noch eine knöcherne Fixation. In Rattenfemora sind die Implantate nach 10 Monaten von Fremdkörperreaktionen mit Makrophagen an der Oberfläche begleitet [131, 258, 284].

Im menschlichen Mittelohr weisen Partikeln unter einer fibrösen Kapsel nach 4 Monaten auf einen Degradationsprozeß hin. Die fehlende Anwachsneigung am Knochen verhindert Fixationen der Ossikel [130].

Macor wird klinisch als Stapesersatz bei der Otosklerose verwendet. Die Keramikstifte haben einen Durchmesser von 0,7 und eine Länge von 3,5 bis 4,5 mm. Sie werden mit einem Kelch versehen, der zur Aufnahme des Processus lenticularis dient. Die Schmalseite wird auf das Faszienläppchen gestellt, mit der das Vestibulum verschlossen wurde. Bisher 700 komplikationslose Stapesersatzplastiken sprechen für die Mittelohrkompatibilität und Stabilität des Werkstoffs im infektfreien Ohr [304, 305].

4.3.7 Calciumphosphat-Keramik –
dichtes Hydroxylapatit

Calciumphosphat-Keramiken können, je nach Verwendungszweck, mit unterschiedlicher Neigung zur Bioresorption hergestellt werden [204]. Die solide Form besteht aus einem extrem dichten Material mit wenigen Zwischenräumen. Mikroporöses Material kann abgebaut werden. Die makroporöse Form gestattet das Einwachsen von Knochen und ist nur wenig biodegradabel. Ein Werkstoff aus makro- und mikroporösen Anteilen läßt Knochen in die Poren einwachsen und kann z.T. abgebaut werden [85].

Hydroxylapatit. Hydroxylapatit (Richards GmbH, Osterbrooksweg 71, 2000 Hamburg-Schenefeld) gehört zur Gruppe der Calciumphosphat-Keramiken. Mit der Summenformel $Ca_{10}(PO_4)_6(OH)_2$ ist Hydroxylapatit den kalzifizierten Gewebekristallen am ähnlichsten. Das Calcium:Phosphat-Verhältnis ist mit 1,67 etwas niedriger als bei mineralisiertem Knochen. Bei den biologischen Apatiten kommt ergänzend u.a. eine Carbonatkomponente hinzu [69].

Herstellungsprozeß. Das Calciumphosphat-Pulver wird in eine vorgegebene Form gepreßt. Die dichte, polykristalline Form des Hydroxylapatit entsteht durch Sinterung bei etwa 1300 °C. Die Porengröße beträgt ca. 3 µm, der Porenanteil liegt bei weniger als 5%. Die makroporöse Form wird ebenfalls bei 1300 °C gesintert. Durch Vorbehandlung mit H_2O_2 entsteht eine Porengröße von ca. 100 µm, der Porenanteil beträgt weniger als 30% [38, 204]. Mikroporosität liegt bei einer Porengröße von weniger als 10 µm vor, Makroporosität bei einer Größe von 100 bis 500 µm. Höhere Temperaturen vermindern die Mikroporosität und führen zu einer stabileren Keramik [69].

Verhalten im knöchernen Implantatbett. Bei dem „nicht biodegradablen" Hydroxylapatit wird unmittelbar nach der Implantation eine mikroskopische Schicht des biologischen Apatits auf dem Hydroxylapatit gebildet. Von hier aus kommt es zu einem normalen Knochenremodeling [141]. Durch Auflagerung von Calciumsalzen auf die Hydroxylapatit-Oberfläche und durch die damit verbundene, oberflächliche Biodegradation ist Hydroxylapatit in der Lage, partiell am normalen Knochenstoffwechsel teilzunehmen [39, 69]. Die feste Verbindung zum Knochen entsteht durch ein bilaterales Kristallwachstum, einerseits vom Knochen, andererseits aus der Kristallphase der Keramik [39]. Beim Remodellierungsprozeß wird Geflechtknochen in lamellären Knochen umgewandelt und die Keramik in die Formation des Havers'schen Systems einbezogen [72, 210].

Zur Rekonstruktion der Gehörknöchelchenkette wird dichtes Hydroxylapatit benutzt. Die Mikroporosität beträgt weniger als 5% bei einer Porengröße von 3 µm. Das fragile Material ist für diesen Zweck ausreichend stabil [192, 237, 368]. Es werden Prothesen mit einem Schaftdurchmesser von 0,8 und 1,3 mm angeboten [1].

Tierexperimentelle Untersuchungsergebnisse. Im Mittelohr von Katzen sind die zwischen Paukenabdeckung und Stapeskopf implantierten Prothesen nach 30 Tagen vollständig mit Bindegewebe bedeckt, nach 60 Tagen nimmt die Vaskularisierung bei nur geringer Entzündungs- und Fremdkörperreaktion zu. Wie in einem mobilen Implantatlager zu erwarten, entwickelt sich eine bindegewebige, gelenkige Verbindung zwischen Stapeskopf und Implantat [362].

Verhalten im menschlichen Mittelohr. Das dichte Hydroxylapatit verhindert ein Einwachsen von Knochengewebe mit nachfolgender Fixation [228]. Mittelohrimplantate sind nach bis zu 2 Jahren von einer dünnen, fibrösen Kapsel umgeben. Am Interface sind einzelne gelöste Kristalle sowie vereinzelt Makrophagen bei sonst normaler Schleimhautbedekkung zu sehen. Das Gewebe setzt sich aus Kapillaren, Fibroblasten und zufällig orientierten Kollagenfasern zusammen [37, 72, 159, 165].

Paukenabdeckung und Prothesendesign. Um einer möglichen Drucknekrose des Trommelfells vorzubeugen, werden die Ränder des Prothesentellers abgerundet. Zur Stabilisierung des Implantats unter dem Hammergriff wird eine Rille eingefräst [368]. Bei der „double notch"-Prothese nach Wehrs ist es empfehlenswert, die scharfen Kanten am Übergang vom Schaft zum Teller abzutragen, da hier häufig Perforationen der Epithelbedeckung beobachtet werden [221].

Die Prothese nach Grote [124] wird zwischen Trommelfell und Hammergriff eingeschoben [122, 124]. Die Verstärkung der Paukenabdeckung, z.B. mit Knorpel, sei nicht erforderlich, da Hydroxylapatit wegen seiner Ähnlichkeit mit lebendem Knochen in der Regel nicht abgestoßen werde [123, 125, 128]. Bei einem Epitheldefizit über dem Prothesenteller können die Implantate aus dichtem Hydroxylapatit bei nicht entzündetem Ohr und gutem Hörvermögen belassen werden [222]. Der Columella-Typ der Prothese neigt bei fehlendem Hammergriff eher zur Extrusion [125].

Hörfunktion. Mit der Technik nach Grote [122, 124] läßt sich bei Implantation von TORPs oder PORPs in 60% der Fälle ein Luft-Knochenleitungsschluß von weniger als 20 dB erzielen. Fehlt ausschließlich der Amboß, so wird in 83% der Fälle eine Luft-Knochenleitungsdifferenz von weniger als 20 dB angegeben, fehlt zusätzlich die Stapessuprastruktur, so beträgt sie in 75% der Fälle weniger als 20 dB. 170 zweizeitig operierte Patienten wiesen über einen Zeitraum von 8 Jahren keinen zunehmenden Hörverlust auf. Das lange Zeit stabile Hörvermögen zeigt, daß die von einem Prothesenmaterial geforderte Biofunktionalität gewährleistet ist [41].

4.4 Ionomerzement (Ionos Ossicle)

Materialbeschreibung. Das Knochenersatzmaterial Ionomerzement (Ionocem) (Fa. Ionos, Am Griesberg 2, 8031 Seefeld/Obb.) entsteht durch die Reaktion eines Calcium-Natrium-Fluor-Aluminium-Silikat-Pulvers mit der wäßrigen Lösung eines Polyacrylsäure/Polymaleinsäuregemisches. Die Verfestigung und Erhärtung des Ionomerzements beruht auf einer Neutralisationsreaktion zwischen der Polycarbonsäure und dem basischen Glaspulver. Das Prinzip besteht darin, daß die Säure aus dem Glas Metall-Ionen herauslöst, die zur Vernetzung der Polysäure dienen

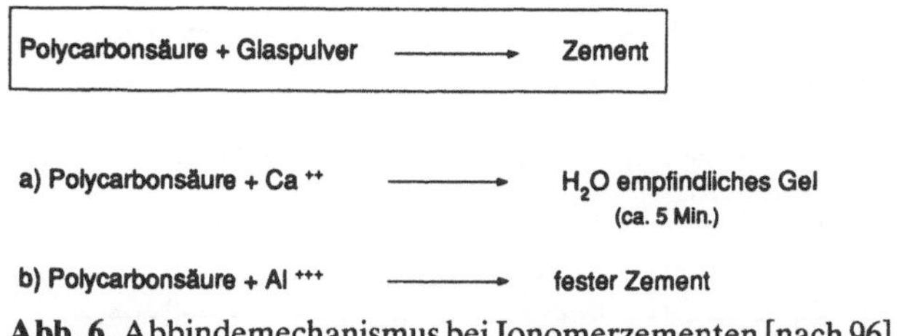

Abb. 6. Abbindemechanismus bei Ionomerzementen [nach 96]

[356]. Wasser bildet das Reaktionsmedium, die Zugabe von Weinsäure erlaubt eine Verbesserung der Bearbeitungs- und Verfestigungscharakteristik. Diese ausschließlich ionische Reaktion läuft in 3 Schritten ab [96] (Abb. 6).

Der ausgehärtete Zement ist ein Komposit [354]. Der Füllstoff nimmt selbst an der Reaktion teil und die Polymermatrix ist ein polymeres Metallsalz. Die Bezeichnung Komposit ist aus der Dentalmedizin übernommen. Komposit-Kunststoffe sind als Werkstoffe mit einer organischen Kunststoffmatrix definiert, in die anorganische Füllstoffe eingelagert sind [216].

Herstellung der Gehörknöchelchen. Abweichend vom Anmischvorgang mit dem Maxicap-System der Fa. Ionos (s. 7.6) wird mit einer speziellen Anmischtechnik der Einschluß von Luftblasen mit der Gefahr einer Stabilitätseinbuße vermieden. Röntgenologische Qualitätskontrollen gewährleisten die Verwendung luftblasenfreier Implantate [105].

Bearbeitung des Werkstoffes. Die Implantate werden wie keramisches Material unter ständiger Spülung mit handelsüblichen Diamantfräsen beschliffen. Die Rohlinge lassen sich durch Fräsen in die gewünschte Form bringen, ohne daß bei der Bearbeitung die Gefahr einer Absplitterung von Implantatteilen besteht.

Prothesendesign. Der Schaft der Prothese ist rund und verjüngt sich nach peripher. Der Prothesenteller weist zur Achse des Schaftes hin einen Winkel von α 75° auf. Die Oberfläche des Tellers ist glatt und zu den Kanten hin abgerundet. Eine Querrille zur Aufnahme des Hammergriffs wird, den individuellen anatomischen Erfordernissen entsprechend, eingefräst. Die technische Zeichnung der Ionos Ossicle 5- und 7-mm-Rohlinge ist ein Beispiel für die mögliche Form von Gehörknöchelchenprothesen. Sie ist stellvertretend für andere Prothesenformen dargestellt (Abb. 7).

Tierexperimentelle Untersuchungsergebnisse. Das Überwachsen mit Mittelohrschleimhaut beginnt un-

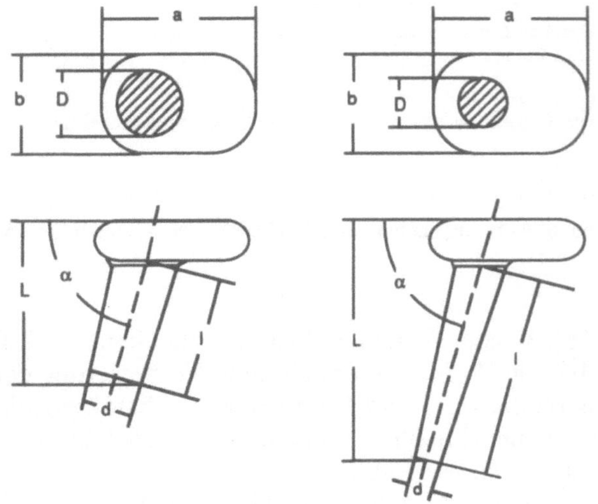

a: 5,5 mm   d: 1,8 mm   l: 5 mm   α: 75°
b: 3,5 mm   D: 2,3 mm   L: 6 mm

a: 5,5 mm   d: 0,8 mm   l: 7 mm   α: 75°
b: 3,5 mm   D: 1,8 mm   L: 8,5 mm

Abb. 7. Technische Zeichnung Ionos Ossicle (5 und 7 mm) [105]

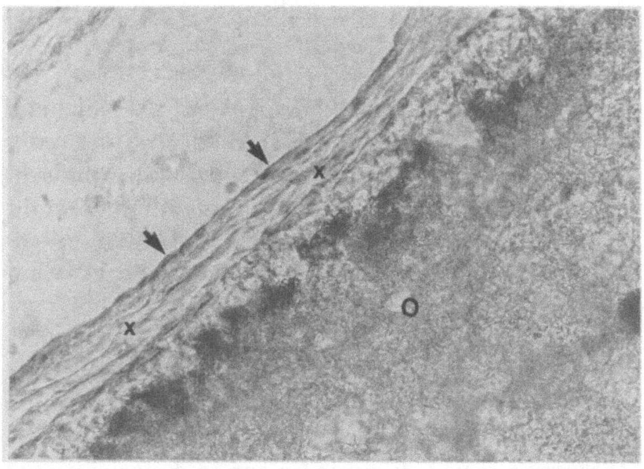

Abb. 8. Ionos Ossicle (5 mm) *(O)* nach 6,5 Monaten im Mittelohr. *X:* subepitheliale Gefäß-Bindegewebsschicht, *Pfeile:* Epithel (human, Hartschnitt, Giemsa, 30 µm, 448fach)

mittelbar nach dem Einsetzen des ausgehärteten Zementstiftes. Im Kaninchenmittelohr ist er bei Kontakt mit der Paukenabdeckung und der Stapessuprastruktur am 28. Tag vollständig von einer, nur einige Zellagen einnehmenden, fibrösen Bindegewebsschicht bedeckt. Die Mukosa ist nach dieser Zeit verdickt, gefäßreich und das Epithel einschichtig. Die Zahl der anfangs beobachteten Makrophagen nimmt mit zunehmender Versuchsdauer ab. Nach 336 Tagen umscheidet eine dünne, aus wenigen Zellagen bestehende Mukosa die Implantate [105].

Verhalten im menschlichen Mittelohr. Die Implantate sind nach unterschiedlichen Implantationszeiten makroskopisch unverändert. Die locker dem Zement aufliegende Mukosa läßt sich bei der Entnahme nur in Ausnahmefällen erhalten. Sie ist im reizlosen Mittelohr bei zarter Gefäßzeichnung glatt und dünn. Die Oberfläche des Zementes weist keine Lysen auf. Die vereinzelt in der Mukosa zu beobachtenden Glaspartikeln dürften von der Bearbeitung des Materials herrühren (Abb. 8).

Prothesenanbindung

Trommelfell/Paukenabdeckung. Ein noch vorhandener Hammergriff wird vom Prothesenteller unterfangen, ohne daß das Trommelfell verstärkt werden muß. Sonst ist eine Knorpelstabilisierung der Paukenabdeckung empfehlenswert.

Stapesköpfchen. Zwischen dem Stapesköpfchen und dem Prothesenmaterial bildet sich eine bindegewebige, gelenkige Schicht im Sinne einer Pseudarthrose aus.

Fußplatte. Bei ausgedünnter Fußplatte kann Bindegewebe oder Perichondrium zwischen Schaftende und Knochen eingeführt werden; diese zusätzliche Maßnahme ist jedoch nicht grundsätzlich erforderlich.

Technik. Die Implantate sind als Rohlinge zu beziehen und werden erst intraoperativ in die gewünschte Form gebracht. Bei der Bearbeitung ist auf eine ausreichende Umgebungsfeuchte zu achten, da das Material bei Austrocknung an der Oberfläche (ohne Stabilitätsverlust) craqueliert. Die Feuchte im Mittelohr genügt, um eine Oberflächenveränderung zu verhindern. Auch bei starker Ausdünnung des Werkstoffs (z.B. Schaftverschmälerung bei weit vorspringendem Fazialiswulst) genügt die Stabilität der Prothese den mechanischen Anforderungen im Mittelohr.

Klinische Ergebnisse. Bei dem prinzipiell einzeitig geplanten Vorgehen liegt die Revisionsrate − mehr als 700 Prothesen wurden innerhalb von 3 Jahren eingesetzt − bei weniger als 50 Fällen. 5 Prothesenextrusionen waren mit einer persistierenden Ohreiterung verbunden. Prothesenfern bildeten sich 10 Rezidivperforationen aus, in den übrigen Fällen waren die Prothesen verkippt und verursachten so eine Schalleitungsschwerhörigkeit.

Hörfunktion. Die Schalleitungskomponente liegt bei einer Bellucci-Klassifikation I bei alleinigem Ersatz des Ambosses in den meisten Fällen innerhalb von 10 bis 20 dB, bei fehlendem Hammergriff innerhalb von 25 dB. Fehlt die Stapessuprastruktur bei funktionstüchtigem Hammergriff, so sind die durchschnittlichen audiologischen Resultate wesentlich besser als bei zusätzlich fehlendem Hammergriff. Eine Klassifikation des Ohrzustandes II oder III nach Bellucci verschlechtert die durchschnittlichen audiologischen Ergebnisse und begünstigt die Lateralisationsrate der Prothese [105].

5 Zusammengesetzte Mittelohrprothesen

Durch Zusammenfügen geeigneter Materialien lassen sich die vorteilhaften Eigenschaften der einzelnen Werkstoffe, so z.B. die Stabilität von Aluminiumoxid-Keramik oder die Gewebefreundlichkeit autogener Ossikel, nutzen.

5.1 Prothesen aus allogenem Gewebe und synthetischem Material

In die Bohrung eines auto- oder allogenen Ossikels wird ein Teflonstift eingeführt. Die als Amboßersatz vorgesehene Prothese wird als „Ossicle Cup – PORP", die als Columella dienende Prothese als „Ossicle Cup – TORP" bezeichnet. Die Verwendung dieses semibiologischen Implantats soll die Anbindung an die Paukenabdeckung verbessern [309].

Ein Polycel-Stift wird in den Kortikalisknochen eingelassen und auf der Fußplatte fixiert. Der Knochen wird dem Trommelfell angelegt [18].

Autogener Kortikalisknochen wird auf die Enden eines Polyethylenröhrchens gesteckt und die Columella zwischen Paukenabdeckung und Fußplatte eingestellt [23].

5.2 Prothesen aus autogenem/allogenem Knochen und keramischem Material

Auf einen Schaft aus bioaktiver Glaskeramik (Ceravital) wird ein auto- oder allogenes Ossikelteil aufgesteckt. Hierbei wird die bekannte Verträglichkeit der Ossikel bei Trommelfellkontakt genutzt. Eine exakte Positionierung des dünnen Glaskeramik-Schaftes auf der Fußplatte erbringt gute Hörergebnisse [254].

Ossikel können bei fehlender Stapessuprastruktur mit dem Fazialiskanal oder dem Promontorium verwachsen. Der keramische Werkstoff allein kann das Trommelfell perforieren. Eine aus einem Macor-Stift und einem Knochenstück oder einem Ossikel zusammengesetzte Prothese soll diese Nachteile beseitigen. Die Fußplatte, auf der der Keramikstift steht, wird üblicherweise mit Faszie abgedeckt [303].

5.3 Prothesen aus autogenem/allogenem Gewebe und Tantaldraht

Bei fehlender Kette kann z.B. Stahldraht (5 × 0) an einem Knorpelstab oder einem Ossikel befestigt werden. In das freie Drahtende wird ein Bindegewebsstückchen eingeknotet und die Prothese zwischen Paukenabdeckung und Fußplatte eingestellt [97].

5.4 Prothesen aus Hydroxylapatit und einem Teflon- oder Plastipore-Schaft

Eine „eiförmig" gefräste Prothesenplattform wird mit einer Bohrung versehen, die einen Schaft aus synthetischem Material aufnimmt. Die Prothese ist, je nach Schaftdurchmesser, als PORP oder TORP zu verwenden. Eine Knorpelscheibe wird üblicherweise nicht zwischen Paukenabdeckung und Hydroxylapatit eingeschoben [27, 28].

5.5 Prothesen aus bioaktiver Glaskeramik und Aluminiumoxid-Keramik

Die Prothese besteht aus bionierter Aluminiumoxid-Keramik. Lediglich die Oberfläche des Prothesentellers ist mit Ceravital beschichtet [279]. Aluminiumoxid-Keramik verwächst nicht mit dem benachbarten Knochengewebe [73]. Die oberflächenaktive Glaskeramik geht mit der Paukenabdeckung eine chemisch stabile Verbindung ein [30, 276].

6 Implantate in der Otosklerose-Chirurgie

Hörverbessernde Eingriffe mit Eröffnung des Innenohres werden nur bei entzündungsfreiem Ohr durchgeführt. Bei dieser Indikation haben sich Metalle und Teflon bewährt [124, 213, 265, 266]. Die gute Langzeitverträglichkeit des alloplastischen Materials wird wahrscheinlich durch den geringen Gewebekontakt nach der Implantation begünstigt [265].

Verwendete Materialien. Als Steigbügelersatz kann z.B. ein Teflon-Piston auf ein Venentransplantat [76] oder ein speziell geformter Macor-Stift (0,7 mm Durchmesser, Länge 3,5 bis 4,5 mm) auf Faszie in der ovalen Nische plaziert (s. 4.3.6) werden [304, 305]. Bewährt haben sich die Platinband- oder Draht-Teflon-Prothesen. Die Platinband-Teflon-Prothese mit einer Länge von 4,5 mm und einem Pistondurchmesser von 0,6 mm wird nahezu allen Situationen gerecht. Für die Stapesplastik bei der Otosklerose oder Tympanosklerose, der Malleovestibulopexie bei fixierter Fußplatte und fehlendem Amboß sowie der Promotorialfensterung bei unzugänglicher ovaler Nische sind Prothesen unterschiedlicher Länge erhältlich. Ein zu langer Platinband-Teflon-Piston läßt sich mit einem Skalpell unter mikroskopischer Kontrolle kürzen.

Verhalten im Kernspintomographiegerät. Auf den paramagnetischen Stahldraht einer Schuknecht-Prothese wirken im 0,5 Tesla Kernspintomographiegerät kaum meßbare Kräfte ein. Bei Platin muß die Magnetisierbarkeit als noch geringer angesehen werden. Bei den heute verwendeten Piston-Prothesen ist eine den Patienten gefährdende Bewegung des Implantats noch unwahrscheinlicher [170]. Eine thermische Schädigung des Labyrinths kann vernachlässigt werden [350].

Verhalten im menschlichen Mittelohr. Metallprothesen werden schnell von normaler Mittelohrschleimhaut überwachsen [360].

Klinische Ergebnisse. Granulombildungen sind am ehesten auf unbemerkte Verunreinigungen (Fusseln) bei der Implantation zurückzuführen [143]. Ein Bericht von Plester (1986) [zit. nach 180] über 1040 Stapesrevisionen gibt u.a. Hinweise auf Eigenschaften des Implantatmaterials: Bei Kunststoffprothesen fällt die Zahl der Fistelbildung in mehr als 5% der Fälle auf, während die Fistelung bei Draht-Bindegewebs-Prothesen vernachlässigt werden kann. Ein otospongiöser Wiederverschluß wird bei diesem Prothesentyp allerdings in 16% der Fälle gefunden. Bei der Verwendung einer dem langen Amboßschenkel breitflächig anliegenden Platinband-Teflon-Prothese sind Lockerungen seltener als bei der Draht-Bindegewebs-Prothese.

Glasscock [113] findet z.B. bei 82 Revisionen die meisten Perilymphfisteln bei Kunststoffprothesen, assoziiert mit dem größten Innenohrfunktionsverlust. Die meisten Versager mit 40% sind allerdings auf technische Fehler zurückzuführen und nicht materialbedingt.

7 Rekonstruktion der hinteren Gehörgangswand

Zur besseren Übersicht und wegen der Ausdehnung des Cholesteatoms ist gelegentlich eine partielle oder vollständige Entfernung der hinteren Gehörgangswand notwendig. Erhält man sie (Zweihöhleneingriff), so liegen die Rezidivquoten, speziell bei Jugendlichen, zwischen 25 und 50% der Fälle [180, 292]. Die osteoplastische Tympanotomie, bei der die

hintere Gehörgangswand passager entfernt wird, gewährleistet einen besseren Überblick über die Mittelohrräume [82].

Nachteile einer Mastoidhöhle können z.B. rezidivierender Schwindel [220], Pflegebedürftigkeit und auch eine Beeinträchtigung des Hörvermögens sein [133]. Bei tympanoplastischen Maßnahmen wird deshalb angestrebt, möglichst naturgetreue Verhältnisse wiederherzustellen [351].

Bei stabiler, normaler Mittelohrfunktion und großem Mastoid ist die Rekonstruktion der hinteren Gehörgangswand sinnvoll.

7.1 Allogenes Gewebe

Konservierter Knorpel kann z.B. bei sehr großen Mastoidhöhlen oder in Situationen, in denen ein Zweihöhleneingriff nicht indiziert ist, als Gehörgangswandersatz eingefügt werden [321, 333]. Die Stabilisierung der Gehörgangswand gelingt mit allogenem Knieknorpel [349] oder konservierter Dura sowie Knochen- oder Knorpelchips [256]. Ergänzend sollte die rekonstruierte Gehörgangswand mit einem Palva-Lappen bedeckt werden [333].

In der Meerschweinchenbulla wird konservierter Knorpel von Bindegewebe und Knochen umgeben, das Volumen bleibt konstant [348]. Im menschlichen Mittelohr wird allogener Knorpel bindegewebig eingescheidet. Nekrosen entwickeln sich nicht, der Knorpel verliert allerdings seine Struktur und verkalkt lokal [287, 348].

7.2 Polytetrafluorethylen – PTFE Kohlenstoff-Komposit (Proplast)

Proplast kann nicht nur zur Rekonstruktion der Ossikelkette verwendet werden, sondern wird auch als Ersatz der Gehörgangshinterwand implantiert [311]. In Stirnhöhlen und Mastoiden bei Katzen und Affen ist Proplast nach 9 Monaten bindegewebig in das umliegende Gewebe integriert [188].

Beim Patienten wird eine leicht konkave Proplast-Scheibe zwischen Gehörgangsdach und -boden eingepaßt. Mit einem gestielten Periostlappen und Faszie wird das Implantat bedeckt. Bei vollständiger Weichgewebebedeckung heilt das Implantat komplikationslos ein [189, 194, 314].

Klinische Ergebnisse. Mit dieser Technik konnte Shea eine dauerhafte Weichgewebebedeckung in 68% der Fälle erzielen: Der Autor rekonstruierte den Gehörgang unabhängig vom Ohrzustand und der Zahl der vorausgegangenen Operationen [314]. Die

Epithelschicht auf dem Kunststoff erweist sich als sehr verletzlich und neigt nach längeren postoperativen Zeiten zur Atrophie [122, 127]. Rezidivierende Mittelohrinfekte führen leicht zu einer Abstoßung der Gehörgangswandprothese [189, 194].

7.3 Bioaktive Glaskeramik (Ceravital)

Bioaktive Glaskeramik geht im immobilen Implantatbett eine chemisch stabile Verbindung mit dem benachbarten Knochen ein. Daher eignet sich das Material neben Hydroxylapatit zur Rekonstruktion der hinteren Gehörgangswand. Die exakte Anpassung ist technisch aufwendig [268].

Operationstechnik. Die präformierte, gewölbte Prothese wird lückenlos zwischen Gehörgangsdach und Gehörgangsboden eingefügt. Bei einer Spalte von etwa 1 mm kann es zum Einwachsen von Epithel kommen [83, 286]. Die vordere Prothesenfläche wird üblicherweise vollständig mit Faszie und/oder Perichondrium bedeckt und ein Palva-Lappen auf die Keramik geschwenkt [278]. Knochenkrümel zwischen Weichgewebe und Prothese sollen das Anwachsen des Gewebes begünstigen [217]. Als nachteilig wird das (zeit-)aufwendige Einpassen des Prothesenrohlings angesehen [83].

Lange Zeit implantierte Gehörgangswände lassen zunehmend die ursprüngliche (histologische) Keramikstruktur nicht mehr erkennen. Die Struktur ähnelt immer mehr der amorphen Schicht, die sich bei Gewebekontakt auf der Materialoberfläche ausbildet (Abb. 9).

Klinische Ergebnisse. Nach 4 Wochen ist der äußere Gehörgang meist komplett und dauerhaft epithelisiert [278]. Bei Epitheldehiszenzen von 1 mm retrahiert sich das Epithel zunehmend. Belüftungsstörungen führen zu einer Ausdünnung des subepithelialen Gewebes an den Prothesenkanten. Bei unbelüftetem Mastoid obliteriert die Höhle bindegewebig hinter der Prothese [286]. Epithelisierungsdefizite im äußeren Gehörgang bedürfen bei sonst entzündungsfreiem Ohrzustand keiner Therapie [283, 284]. Defekte in der Epitheldecke, die in bis zur Hälfte der Fälle auftreten können, lassen sich aber auch durch nachträgliches Einschwenken eines gestielten Weichgewebelappens verschließen [83].

7.4 Poröses Hydroxylapatit

Für den Gehörgangswandersatz wird poröses Knochenersatzmaterial (s. 4.3.6) verwendet, da dieses in

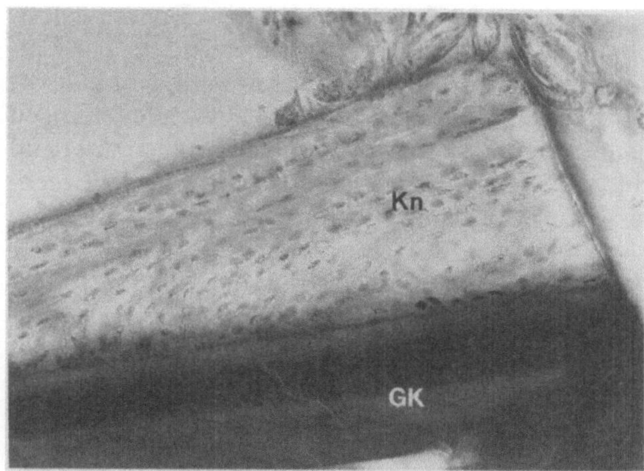

Abb. 9. Gehörgangswandprothese aus bioaktiver Glaskeramik *(GK)* nach 10 Jahren. *GK:* amorphe GK ohne typische Strukturmerkmale. *Kn:* knöchern ersetzte GK oder der GK aufgewachsener Knochen (human, Hartschnitt, Giemsa, 250 μm, 175fach)

den Organismus integriert werden kann [122]. Als Wandersatz hat sich z.B. Hydroxylapatit mit einer Mikroporosität von 3 μm (5%) und einer Makroporosität von 100 μm (30%) bewährt [125, 129, 228]. Nach Herstellerangaben ist in 15 bis 30% mit Variationen der Makroporosität von 150 bis 350 μm zu rechnen [288].

Verhalten im Organismus. Die poröse Hydroxylapatit-Keramik mit einem Porendurchmesser von 100 bis 200 μm dient als passive Matrix für einwachsenden Knochen [41, 85].

Die Poren vergrößern sich innerhalb eines Jahres um bis zu 20 μm. Mit Fluorochromen läßt sich zeigen, daß Knochen nicht nur in der Peripherie, sondern auch im Zentrum des Porensystems abgelagert wird [40, 41]. Nach einem Monat sind die Poren bis zu 50% mit Bindegewebe belegt, das nach 56 Monaten größtenteils knöchern ersetzt ist [40].

Tierexperimentelle Untersuchungsergebnisse. Im Rattenmittelohr haben die Makroporen nach 14 Tagen um mehr als 60% zugenommen. Multinukleäre Riesenzellen, die sonst im nicht entzündeten Ohr fehlen, sprechen für eine Biodegradation des Werkstoffes. Eine Funktionseinbuße ist damit nicht zwangsläufig verbunden [35, 37]. In der Meerschweinchenbulla sind die Poren des makroporösen Hydroxylapatit nach etwa 13 Monaten mit Knochen angefüllt. Mikrobewegungen führen − wie auch bei anderen Knochenersatzmaterialien − zu einer fibrösen Einkapselung [165]. Bei der Infektion mit Staphylococcus aureus im Mittelohr von Ratten sind bei der makro- und mikroporösen Form gelegentlich Partikeln im

Zytoplasma von Zellen zu erkennen. Die Implantatoberfläche wird nicht erkennbar verändert. Die Entzündung scheint sich vorwiegend an der Implantatperipherie abzuspielen [38]. Mittelohrentzündungen beim Menschen haben oft chronischen Charakter und sind schwerer, so daß bei der Übertragung der Ergebnisse Zurückhaltung geboten ist [37].

Implantate im menschlichen Ohr. Explantierte Gehörgangswände mit mikro-/makroporösem Hydroxylapatit zeigen meist kollagengefüllte Mikroporen, die Makroporen sind überwiegend mit Knochen belegt [41]. Infektionen verursachen eine geringe Biodegradation des Implantats und Ersatz durch Wirtsgewebe [129, 228]. Ist die Calciumphosphat-Keramik mit dem angrenzenden Knochen verwachsen, so ist die Bindung so stark, daß das Material bei Krafteinwirkung bricht [42]. Die gute Integration des Hydroxylapatit ist daran zu erkennen, daß der Werkstoff bei Revisionen mit der Fräse angebohrt werden muß [129].

Operationstechnik. An der Hydroxylapatit-Gehörgangswand können z.B. Mittelohrprothesen gelenkig angebracht werden. Einer Prothesendislokation, z.B. durch Narbenzug, soll so vorgebeugt werden [122]. Die Prothesenkanten werden zwischen Dach und Boden des Gehörganges in eingefrästen Hohlkehlen, wie Nut und Feder, stabil verkeilt [90, 122, 219, 222]. Bei ungenügender Prothesenstabilisierung ist eine knöcherne Integration nicht gewährleistet [222]. Ein z.B. kranial gestielter Periostlappen, Trommelfellteile, die Auskleidung der Mastoidhöhle sowie freie oder gestielte Faszienlappen werden zur Bedeckung der Gehörgangsseite der Keramik benutzt [90, 122, 219, 222]. Mit der alloplastischen Gehörgangswand kann die Pauke beliebig tief gestaltet werden. Adhäsionen kann so vorgebeugt werden [122]. Die Kontur der Gehörgangswand läßt sich bei kleineren Defekten mit zurechtgeschliffenen, porösen Hydroxylapatit-Rohlingen wiederherstellen [29].

Klinische Ergebnisse. Die Gehörgangshaut über dem Implantat hat nach einigen Monaten ein normales Aussehen [122]. Ein Epithelisierungsdefizit läßt sich mit einem gestielten Weichgewebelappen zuverlässig decken [228]. Gelegentlich gelingt es, durch konservative Nachbehandlung den Defekt zu verschließen [90, 129, 220].

7.5 Tricalciumphosphat-Keramik (TCP)

Tricalciumphosphat-Keramik ist eine kombinierte makro- (100 µm) und mikro- (1−20 µm) degradierbare Calciumphosphat-Keramik [375].

Im Mittelohr des Hausschweines sind die Tricalciumphosphat-Keramik-Implantate nach 18 Monaten ohne Entzündung integriert [380]. Der Knochen kann im ersatzstarken Implantatlager des Hypotympanon des Hausschweines an das Implantat heran- und in die Poren einwachsen [378].

Im menschlichen Ohr ist das Implantat nach einem Jahr nur partiell in das knöcherne Lager integriert. Das osteogene Potential des Implantatbettes (Gehörgangsboden, Gehörgangsdach) ist so gering, daß kein Knochen an der Gehörgangswandprothese entlang- oder in die Poren einwächst [378, 380].

Tricalciumphosphat-Keramik wird vom Rande her resorbiert. Die zur Bedeckung des Werkstoffs verwendete Mastoidhöhlenauskleidung atrophiert und ist die häufigste Revisionsursache [377]. Kleine, mit Tricalciumphosphat-Keramik rekonstruierte Attikwanddefekte werden vom Rande her flächig überwachsen und der Knochen füllt die Keramikporen aus [376]. Größere Gehörgangsdefekte lassen sich nicht mit Tricalciumphosphat-Keramik decken. Die Keramik löst sich in der Mitte auf und die Gehörgangshaut sinkt mit der Gehörgangswand zurück [187, 378].

7.6 Ionomerzement (Ionocem)

Ionomerzemente (s. 4.4) haben die einzigartige Eigenschaft, daß sie unter feuchten Bedingungen permanent an Hartgeweben haften. Auch wenn der exakte Mechanismus noch nicht geklärt ist, so ist sicher, daß die Bindung chemischer Natur ist [355]. Wahrscheinlich demineralisieren die freien Wasserstoff-Ionen die Oberfläche des freiliegenden Knochens. Dieser oberflächliche Demineralisationsprozeß ist reversibel. Es wird angenommen, daß der Rekalzifizierungsprozeß des Knochens über die freien Calciumphosphat-Ionen am Zement-Knochen-Interface stattfindet [195, 196]. Bei der Abbindung handelt es sich um einen energieverbrauchenden Prozeß, so daß die exotherme Wärmeentwicklung gering ist. In kleinen Mengen zeigt der Ionomerzement nahezu keine Erwärmung. Die Dauer der Verarbeitungszeit beträgt z.B. bei 23 °C 5 min [105].

Bearbeitung. Nach der Aushärtung (ca. 10 min nach Anmischbeginn) ist der Zement mechanisch stabil mit dem angrenzenden Hartgewebe, z.B. dem Dach und Boden des knöchernen äußeren Gehörgangs, verbunden. Mit einer Diamantfräse läßt sich das Material wie ein keramischer Werkstoff beschleifen [105].

Verhalten im Organismus. Frisch angemischter Ionomerzement zeigt in einem standardisierten Knochen-

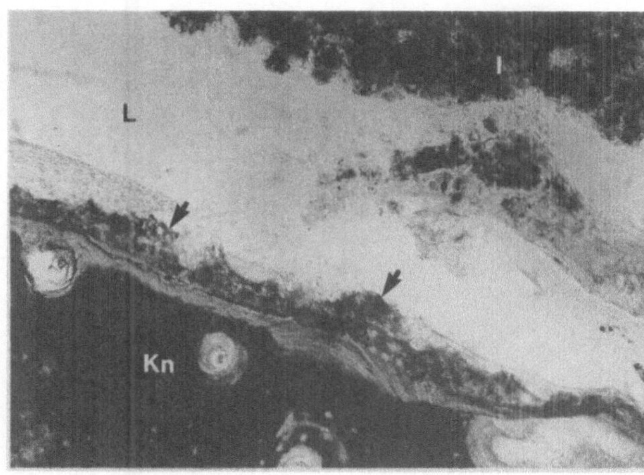

Abb. 10. Gehörgangswand aus Ionocem. Biopsie 255 Tage postoperativ. *I:* Ionomerzement, *Kn:* Felsenbeinknochen. *Pfeile:* am Knochen adhärenter Zement. *L:* Durch den Präparationsvorgang entstandene Zement-Knochenlücke (Hartschnitt, Kossa, 50 µm, 112fach)

defekt in der Baboon-Tibia bei einer 6 Wochen später entnommenen Biopsie in unmittelbarer Zementnähe Osteoblastenfunktion [196].

Bei der Rekonstruktion der seitlichen Attikwand des Kaninchens mit Ionomerzement wird der Knochen am Interface unterschiedlich schnell umgebaut. Das „Remodeling" hat am 28. Tage bereits begonnen, an den Zement heranwachsender, junger Knochen schließt die Lücke ohne bleibende, bindegewebige Zwischenschicht. Ergänzend zur initialen, lückenlosen Adhäsion des Zements am Knochen wächst Knochen manschettenförmig am Knochenersatzmaterial entlang; so wird eine zusätzliche Stabilisierung erzielt.

Bei der histologischen Präparation bleibt der Zement teilweise am Knochen haften, d.h., die Verbindung zwischen Gewebe und Zement ist so fest, daß ein Bruch im Zementkörper eintritt [105] (Abb. 10).

Anwendungstechnik. Die Pulverkomponente im Kapselkörper und die Flüssigkeitskomponente in einem Kissen sind anwendungsfertig vorbereitet (Maxicap-System). Nach dem Aktivieren werden Pulver und Flüssigkeit 10 s lang mechanisch gemischt. Eine zähflüssige Zementscheibe (Ionocem) wird als Ersatz der hinteren Gehörgangswand zwischen Gehörgangsboden und -dach eingefügt. Nach dem Aushärten kann der Rohling in situ beschliffen werden und der äußere Gehörgang erhält eine naturgetreue Form. Ein Palva-Lappen wird in den äußeren Gehörgang zur Bedeckung des Zements eingeschwenkt und die Paukenabdeckung in der üblichen Weise rekonstruiert. Gestielte Epithelreste der Mastoidhöhlenauskleidung können dem Weichgewebe ergänzend aufgelegt werden [105, 106].

Klinische Ergebnisse. Eine Dislokation der hinteren Gehörgangswand tritt bei dieser Technik nicht ein. Ein 3 Wochen postoperativ bestehendes Epitheldefizit über dem Zement schließt sich nicht spontan. Durch nachträgliches Einschwenken eines gestielten Weichgewebelappens läßt sich der Defekt zuverlässig decken. Am häufigsten muß wegen persistierender Minderbelüftung des Mittelohres, rezidivierender Ohreiterung und somit mangelnder Belüftung des Warzenfortsatzes mit einer Revision gerechnet werden. Günstige Resultate lassen sich, wie auch mit anderen Materialien, nur erzielen, wenn der präoperative Ohrzustand mit I oder II nach Bellucci zu klassifizieren ist [105].

8 Verkleinerung der Mastoidhöhle

Ziel der Obliteration/Verkleinerung einer Mastoidhöhle ist es, eine kleine, pflegeleichte Höhle zu schaffen. Füllmaterial irritiert das Implantatbett zunächst. Mit einer etwas verlängerten postoperativen Pflege sollte deshalb gerechnet werden [157, 159]. Zur Beurteilung der Qualität eines zur Höhlenverkleinerung verwendeten Materials können z.B. Kriterien herangezogen werden, die im Rahmen einer multizentrischen Studie zur Rehabilitation von Mastoidhöhlen festgelegt wurden [101]:

1. Qualität der Rekonstruktion: Vorliegen oder Fehlen einer Resorption.
2. Qualität des Epithels, welches das Material bedeckt.
3. Vorliegen oder Fehlen einer postoperativen Infektion.

Ergänzend können der Zustand der Mittelohrmukosa, bei Revisionen die Art des vorausgegangenen Eingriffs sowie die Lokalisation des implantierten Materials (Attik, Antrum, Mastoid) beurteilt werden.

8.1 Allogenes Gewebe

Allogene Knochenchips können durch Zumischung von autogenem Knochenmehl stabilisiert werden [316]. Knorpelchips zeigen in der Mastoidhöhle keinen Schwund [70], die Verkleinerung von Mastoidhöhlen mit konserviertem und sterilisiertem, allogenem Septumknorpel scheint sich zu bewähren [49].

8.2 Polymethylmethacrylat (PMMA)

Nachteile des Polymethylmethacrylat sind Monomertoxizität, Polymerisationswärme, Wasserauf-

nahme, Alterungsunbeständigkeit, Primärnekrose in
der Umgebung mit Reparationsphase sowie eine bindegewebige Trennschicht [274].

Ein PMMA-Derivat (Sulfix-6) (ALLO PRO
GmbH, Postfach 20 01 31, 4650 Gelsenkirchen) läßt
sich zur Obliteration einer exenterierten Mastoidhöhle verwenden [245]. Bei Kindern ist diese Methode ungeeignet, da das Schädelwachstum noch
nicht abgeschlossen ist [242], außerdem sollte bei ge-
ringstem Verdacht auf Residualepithel in der Höhle
nicht obliteriert werden [245].

Das eingefüllte und in situ erhärtete Polymerisat
wird mit Knorpel abgedeckt. Eine derartige Höhlenverkleinerung sollte einem erfahrenen Operateur
vorbehalten bleiben. Thermische oder monomertoxi-
ische Schäden sowie postoperative Komplikationen
werden nicht beschrieben [243, 244, 245].

8.3 Hydroxylapatit-Granulat

Zur Verkleinerung von Mastoidhöhlen hat sich Hydroxylapatit bewährt. Der Werkstoff weist ein Porenvolumen der Makroporen von 60% (100 bis 400
μm) und der Mikroporen von 6 bis 8% (<5 μm) [162]
auf.

Bei stabilem Kontakt mit dem Knochengewebe
sieht man den regelhaften Ablauf des Knochenremodeling mit Bildung von Geflechtknochen, lamellä-
rem Knochen sowie die Entwicklung Havers'scher
Systeme [163, 164]. Fehlt der Knochenkontakt, so
wird das Granulat von einer dünnen Bindegewebsschicht umfaßt [162]. Der Abbau des Granulats vollzieht sich über zelluläre und flüssigkeitsvermittelte
Mechanismen [163].

In der Bulla des Meerschweinchens wird das Material zunächst von Granulationsgewebe umwachsen. Nach anfänglich geringer Resorption füllen sich
die Poren nach 13 Monaten mit Knochen. Mikrobewegungen führen zu einer fibrösen Einkapselung,
unter der gelegentlich vielkernige Riesenzellen beobachtet werden können [165].

Operationstechnik. Die Techniken zur Mastoidhöh-
lenverkleinerung beim Menschen mit alloplastischen
Füllern ähneln sich. Ein mögliches Vorgehen wird an
dieser Stelle, stellvertretend für andere Materialien,
beschrieben.

Die Höhle wird bis in die Nähe des N. facialis her-
abgeschliffen und der Gehörgangseingang, z.B.
durch Entfernung von Conchaknorpel, erweitert.
Speziell der Sinus-Dura-Winkel wird z.B. mit Hydroxylapatit-Granulat angefüllt. Nach Faszienauflage
und Einschwenken eines Palva-Lappens wird die Gehörgangshaut zurückgeklappt. Die eingebrachte, mit

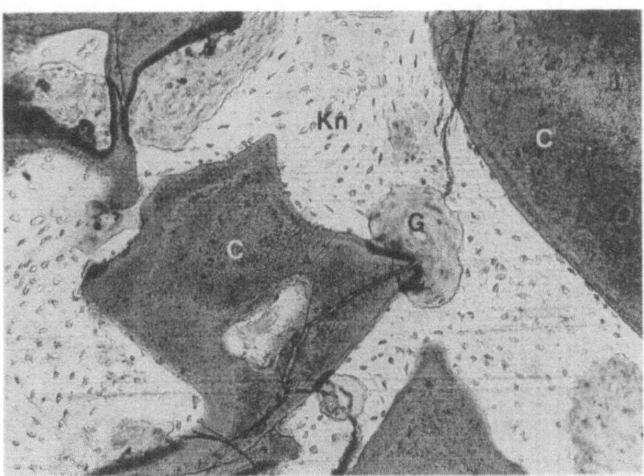

Abb. 11. Triosite nach 26 Monaten in der Mastoidhöhle. Cal-
ciumphosphat-Keramik-Partikeln *(C)*, teilweise knöchern
ersetzt und durch den neugebildeten Knochen *(Kn)* stabil verbunden, *G:* ernährendes Gefäßsystem (human, Hartschnitt,
Giemsa, 25 μm, 112fach)

einer Tetracyclinlösung getränkte Marbagelan-Tam-
ponade bleibt ca. 3 Wochen in situ. Nach dieser Zeit
sind die Wundheilungsvorgänge weitgehend abgeschlossen [157]. Da gelegentlich Granulatkörner
über den äußeren Gehörgang abgehen, kann das Material zusätzlich mit autogenem Knorpel abgedeckt
werden [135, 161]. Um die Vitalität z.B. freier Knorpeltransplantate zu gewährleisten, sollte es bei Auflage auf alloplastisches Material an den Rändern ausreichend Gewebekontakt aufweisen. Das Vermen-
gen des Granulats mit Knochenmehl und die Stabilisierung mit Fibrinkleber werden ergänzend empfohlen [103].

Klinische Ergebnisse. Nach 6 Monaten sind die ver-
kleinerten Mastoidhöhlen meist völlig trocken [158].
Wird das reine, makroporöse Hydroxylapatit-Granulat mit Fibrinkleber vermischt, so bleibt gelegentlich die Epithelisierung aus. Außerdem sind die Makroporen mit Fibrinkleber verstopft, so daß das für
den späteren Knochenumbau wichtige Granulationsgewebe nicht schnell genug in die Poren einwachsen
kann [157, 158, 159, 165, 281].

8.4 Tricalciumphosphat-Keramik (TCP)

Tricalciumphosphat-Keramik ist die allgemeine Bezeichnung für Hydroxylapatit-Verbindungen, die
willkürlich aus der Gruppe der Hydroxylapatite ausgewählt werden. Die Kristallstruktur der Niedrigtemperaturform β-Ca$_3$ (PO$_4$)$_2$ wird mit „Whitlockit"
bezeichnet. In der Humanmedizin findet die β-Modi-
fikation Verwendung, da diese Kristallstruktur der
des menschlichen Knochengewebes entspricht [300].

Die üblicherweise verwendete TCP-Keramik sowie das Material in Granulatform haben Mikroporen von 1 bis 20 μm und Makroporen um 100 μm. Das bioaktive TCP ist wegen seiner schnellen Degradation im Gewebe als Ossikel ungeeignet. Es wird hauptsächlich zur Füllung knöcherner Substanzdefekte angewendet [187]. Ein Gemenge aus TCP-Granulat und Hydroxylapatit-Granulat (s. 8.5) hat sich zur Verkleinerung von Mastoidhöhlen bewährt.

Voraussetzung für die Integration von TCP-Keramik ist ein schlüssiger Kontakt zu einem ersatzstarken, knöchernen Implantatlager [335, 357, 380]. Die aus TCP freigesetzten Calcium- und Phosphat-Ionen induzieren durch Anlösungsvorgänge, z.B. in der Katzenbullawand, Knochenneubildung bzw. Knochenanbau. Nach etwa 6 Monaten ist das Granulat von neugebildetem Knochen umgeben [257]. Im Hypotympanon des Hausschweines ist TCP-Keramik nach 18 Monaten integriert [380]. Im bindegewebigen Lager wird die Keramik narbig ersetzt, im knöchernen Lager entweder narbig oder knöchern [283].

Der Knochen des Felsenbeines oder des Stirnbeines ist für TCP-Keramik ein zu schwaches Implantatlager. Vor der knöchernen Stabilisierung sind Teile der TCP-Keramik resorbiert [177, 382]. Das Zumischen von Fibrinkleber zum Granulat behindert die unmittelbare Implantat-Knochenanbindung [282].

Zur Infektionsprophylaxe können die Poren und Lücken zwischen den Granulatkörnern mit einer antibakteriell wirksamen Lösung gefüllt werden [180, 361]. Auch im nicht sicher keimfreien Milieu scheint sich TCP-Granulat zur Höhlenverkleinerung zu eignen. Knochen bildet sich allerdings erst nach Abklingen der Entzündung [381].

8.5 Hydroxylapatit/Tricalciumphosphat-Keramik-Gemenge (Triosite)

Triosite (Zimmer Chirurgie GmbH, Siemensstr. 16, 6074 Rödermark) ist eine poröse, bioaktive, bi-phasische Keramik in Granulatform. Das Gemenge besteht zu 60% aus Hydroxylapatit und zu 40% aus Tricalciumphosphat-Keramik. 55% der Oberfläche ist porös. Die Poren haben eine Größe zwischen 400 und 600 μm.

Tricalciumphosphat-Keramik wird relativ schnell resorbiert oder durch Knochen ersetzt. Die Hydroxylapatit-Partikel bleiben als Füllstoff zunächst erhalten, werden vom Rande her z.T. abgebaut und durch neugebildeten Knochen ersetzt. Durch Zusammenwachsen entsteht ein stabiler Füllstoff-Knochenverbund, so daß Triosite, z.B. bei Revisionsoperationen, mit der Fräse wie Knochen beschliffen werden muß (Abb. 11).

8.6 Ionomerzement-Granulat (Ionogran)

Materialbeschreibung. Ionogran ist ein poröses Knochenersatzmaterial auf Ionomerbasis. Das Material besteht aus einer festen, porösen Calcium-Aluminium-Polycarboxylat-Matrix, in die Glaspartikel als reaktiv eingebundener Füllstoff eingebettet sind. Zur Verkleinerung von Mastoidhöhlen werden Granulatkörner von 0,5 bis 1 mm Durchmesser verwendet. Ionogran saugt schwammartig Flüssigkeit aus der Umgebung auf. Das interkonnektierende Porensystem gewährleistet den Flüssigkeitstransport durch das Knochenersatzmaterial [173].

Verhalten in der Mastoidhöhle. Ausgehend von dem über das Granulat geschwenkten Palva-Lappen wächst zellreiches Bindegewebe zwischen die Granulatkörner ein und stabilisiert sie in der Mastoidhöhle. Nach einem Jahr nimmt der Zellreichtum des Bindegewebes deutlich ab und der Gefäßreichtum zu. Das Füllmaterial bleibt bindegewebig umscheidet. Im ersatzschwachen Implantatlager des Mastoidknochens beginnt nach 6 Monaten zögernd Knochen an und zwischen die Granulatkörner zu wachsen. Nach diesem Intervall sind Glaspartikeln im Bindegewebe erkennbar, die aus den Granulatkörnern stammen könnten. Eine vermehrte phagozytäre Aktivität ist nicht zu sehen [105].

Technik. Das hydrophile Granulat wird in feuchtem Zustand in die aufzufüllenden Mastoidareale eingefügt. Über das Granulat wird ein Palva-Lappen geschwenkt, der ein Herausfallen der Körner verhindert. Eine Stabilisierung mit Gewebekleber ist nicht erforderlich [105].

Klinische Ergebnisse. Nach 3 Wochen ist das Granulat bindegewebig so weit auf der Unterlage und am Palva-Lappen stabilisiert, daß nur noch wenige lose Körner aus dem äußeren Gehörgang entfernt werden müssen. Auch bei unvollständiger Bedeckung mit Weichgewebe wird das Granulat von Epithel überwandert. Eine vollständige Epithelbedeckung ist in den meisten Fällen nach ca. 3 bis 6 Monaten zu sehen [105].

9 Rekonstruktion des Trommelfells mit alloplastischem Werkstoff (Polyactive)

Bei der Entwicklung eines vollständig alloplastischen Mittelohres werden Werkstoffe tierexperimentell und klinisch getestet, die als Trommelfellersatzmaterialien dienen können.

Polyactive ist ein biodegradables Copolymer, das sich aus 55% Polyethylenoxid und 45% Polybutylentheraphthalat zusammensetzt [126]. Der elastische Werkstoff verbindet sich mit Knochen [36].

Das Material dient als Gerüst für das Überwachsen mit Epithel und Mukosa. Der Werkstoff selbst wird in eine kollagene Mittelschicht umgebaut [126].

Abweichend von Silastik als Vergleichssubstanz wird das Material nicht nur von Gewebe überwachsen, sondern es wächst Fasergewebe in die Poren ein. Hierdurch wird eine bessere Implantatfixation erzielt [17]. Im Mittelohr von Ratten ist Polyactive nach einem Jahr zur Hälfte umgebaut. Am Polyactive-Knochen-Interface hat sich Hydroxylapatit eingelagert [36]. Der Degradationsprozeß verursacht keine Gewebeantwort, die auf eine Implantattoxizität hinweist.

Die Publikation der Ergebnisse von bisher 24 seit 1989 implantierten, künstlichen Trommelfellen ist in Vorbereitung [126].

10 Paukenröhrchen

Die Wiedereinführung der wegen ihrer hohen Komplikationsrate um die Jahrhundertwende verworfenen Paukendrainage geht auf Armstrong im Jahre 1954 zurück. Mit einem Vinylröhrchen wird das Ohr für einige Tage zwangsbelüftet [4].

An ein Paukenröhrchen werden folgende Anforderungen gestellt [336]:

1. Es sollte leicht zu implantieren sein.
2. Die Ansammlung von Detritus, der eine Obstruktion des Röhrchenlumens verursachen kann, sollte nicht begünstigt werden.
3. Ein Paukenröhrchen sollte so lange im Trommelfell bleiben, bis sich die pathologischen Veränderungen im Mittelohr wieder normalisiert haben.
4. Es sollte nur kurzzeitig eine Ohrabsonderung auftreten und das Material sollte keine Infektion begünstigen.

Aus mukoiden und auch aus serösen Mittelohrergüssen können Mikroorganismen angezüchtet werden [109, 138, 226, 227]. Das Verhalten des Prothesenmaterials im kontaminierten oder bakteriell infizierten Milieu ist deshalb bei der Beurteilung eines Werkstoffes zu berücksichtigen.

Beschreibung der Materialien. Die glatte Innenseite der Teflon-Röhrchen (Richards GmbH, Osterbrooksweg 71, 2000 Hamburg-Schenefeld) gewährleistet eine lange Funktionstüchtigkeit. Es kann sich nur wenig Sekret absetzen [12].

Dieser Effekt wird bei den goldbeschichteten Röhrchen (Kurz Medizintechnik, Tübinger Str. 3, 7409 Dußlingen) durch eine Diamantschliffbohrung erzielt, die auf der Innenoberfläche eine Spiegelglätte erzeugt. Einer Verkrustung oder Verlegung des Lumens soll so vorgebeugt werden [151].

Die geringe Benetzbarkeit von Glaskohlenstoffimplantaten verhindert ein Aufwachsen mesenchymaler Zellen, so daß sie lokal nicht epithelisiert werden. Der Werkstoff scheint sich deshalb als Material für Paukenröhrchen zu eignen [306].

Prothesenform und Implantationstechnik. Das Design des seit 1962 gewährten, kragenknopfförmigen Paukenröhrchens geht auf Sheehy zurück [317]. Unterschiedliche Prothesenformen (z.B. kragenknopf- oder spindelförmige Prothesen, T-förmige Röhrchen) sollen eine frühzeitige Extrusion verhindern.

Bei der „custommade"-Prothese wird ein Polyvinylschlauch durch Hitzeeinwirkung zur Kragenknopfform aufgestaucht [68]. Diese Herstellungsmethode sollte nicht mehr angewendet werden, da beim Schmelzvorgang unkontrolliert Monomere austreten und eine Schädigung des Trommelfellgewebes verursachen können [142].

Die radiäre Inzision des Trommelfells behindert die zentrifugale Epithelwanderung auf der Trommelfellaußenseite nicht. Durch eine quere Inzision soll das aufgestauchte Epithel eine frühzeitige Abstoßung des Implantats begünstigen [108]. Paukenröhrchen im vorderen unteren Quadranten gewährleisten die längste Drainagefunktion [12].

Klinische Ergebnisse. Das Auftreten einer Otorrhoe innerhalb der ersten Woche nach Implantation eines Paukenröhrchens wird als tolerabel angesehen. Bei einer vergleichenden Untersuchung mit goldbeschichteten Paukenröhrchen im linken und Teflonröhrchen im rechten Trommelfell ist das Lumen der „Goldröhrchen" häufiger verlegt; sie werden früher abgestoßen [336]. Nach Untersuchungen anderer Autoren und eigenen Beobachtungen scheint die antibakterielle Wirksamkeit ein baldiges Sistieren des postoperativen Ohrenflusses zu begünstigen [151]. Beim Vergleich von Glaskohlenstoffröhrchen mit konventionellen, goldbeschichteten Silberröhrchen verbleiben die erstgenannten mit 8 versus 6 Monaten etwas länger im Trommelfell. Das geringere Prothesengewicht der Glaskohlenstoffröhrchen soll für die besseren Hörergebnisse verantwortlich sein (Glaskohlenstoffröhrchen: 0,08 g, goldbeschichtete Röhrchen: 0,21 g) [306]. Bei den jahrelang verwendeten Polyethylenröhrchen werden häufiger Cholesteatome als z.B. bei Verwendung von Silikonkautschuk beobachtet [250].

11 Rekonstruktion des Mittelohrdaches

Knochen- und Duralücken zur mittleren und auch zur hinteren Schädelgrube entwickeln sich nach ausgedehnten Entzündungen, Traumen oder liegen kongenital bei Mißbildungen vor. Der schonende extradurale Verschluß von Defekten der Frontorhino-[211] und Laterobasis hat sich bewährt. Alternativ bietet sich bei den Laterobasisdefekten der aufwendigere transtemporale, extradurale Zugang an.

Allogenes Gewebe

Kleinere Knochenlücken können mit extradural eingefügter, konservierter Dura verschlossen werden. Das allogene Gewebe wird mit Humanfibrinkleber an der Dura fixiert. Auf diese Weise sistiert der Liquorfluß meistens. Cialit-konservierter Knorpel wird frühzeitig resorbiert [139], jedoch gelegentlich beim Verschluß von Dachdefekten, z.B. über eine „Minikraniotomie", eingelegt [81].

Kunststoffe

PTFE/Kohlenstoff-Komposit (Proplast). Vitales Duragewebe der Katze wächst in die Poren von Proplast ein und stabilisiert es. Die innere Oberfläche ist von schuppenartigen Zellen, die von der Dura ausgehen, bedeckt. Die Fremdkörperreaktion ist im Vergleich mit autogener Faszie gering [62].

Extended polytetrafluorethylen − E-PTFE (Gore-Tex). Das weiche Material weist eine hochporöse Mikrostruktur mit Fibrillen sowie Knoten und einem Porenanteil von 80 Vol.-% auf. Tierexperimentell verursacht der extradural implantierte Werkstoff eine Gewebereaktion mit zell- und gefäßreichem Granulationsgewebe. Gore-Tex (GORE & Co. GmbH, Hermann-Oberth-Str. 22, 8011 Putzbrunn/München) wird durch einsprossendes Knochengewebe im Implantatbett fixiert [299].

Keramische Materialien

Penta-Calciumhydroxidtriphosphat-Keramik. Penta-Calciumhydroxidtriphosphat wird neben der Verkleinerung von Mastoidhöhlen auch zur Reposition eines Duraprolapses, zur Fixierung loser Knochenfragmente sowie zur Rekonstruktion der Stirnhöhlenvorderwand empfohlen [361].

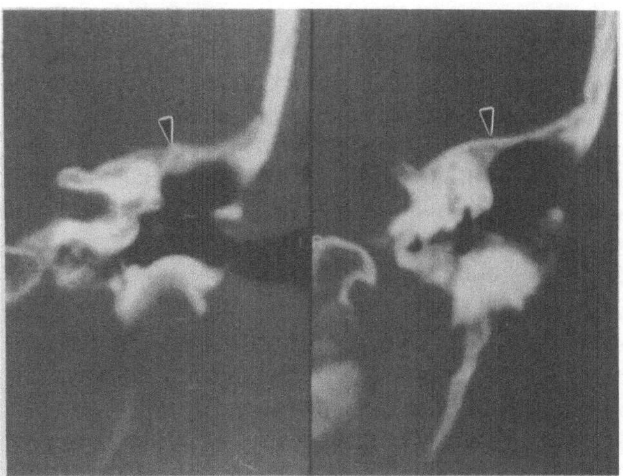

Abb. 12. Mit Ionocem abgedichtetes Pauken/Mittelohrdach *(Pfeile),* 1 Jahr postoperativ

Aluminiumoxid-Keramik. Mit extradural plazierten Aluminiumoxid-Keramik-Platten läßt sich der Hirninhalt zuverlässig stabilisieren [187].

Bioaktive Glaskeramik (Ceravital). Die Abstützung des Hirninhaltes durch extradurales Einfügen einer Platte aus bioaktiver Glaskeramik hat sich bewährt. Vergleichende Röntgenkontrollen der Laterobasis ergeben im Laufe der Jahre eine Transparenzzunahme des Implantats. Das Implantat wird wahrscheinlich im immobilen Lager des Felsenbeinknochens umgebaut und in den Knochen integriert [144]. Das Dach von Mastoidhöhlen ist regelmäßig vollständig epithelisiert und stabil.

Ionomerzement (Ionocem)

Knöcherne Verwerfungen am Boden der mittleren Schädelgrube gestatten es gelegentlich nicht, konservierte Dura auf transmastoidalem Zugang extradural so zu plazieren, daß die Duralücke wasserdicht verschlossen ist. In diesen Fällen läßt sich der Knochendefekt mit Ionomerzement (Ionocem) wasserdicht stabil verschließen. Ein vorübergehendes Sistieren des Liquorflusses bis zur Aushärtung des Zements ist wünschenswert, bei schichtweisem Einbringen keine unbedingte Voraussetzung [105] (Abb. 12).

12 Transplantat/Implantat und Infektion

Allogenes Gewebe und Infektion. Leichenspender sind in 64% der Fälle mit Staphylococcus epidermidis kontaminiert [193]. Solche Spender werden üblicherweise für die HNO-Chirurgie genutzt. Bei ausschließlicher Verwendung von Cialit-Lösung 1 : 5000 ist das Desinfektionsergebnis unzureichend [24, 197], da noch nach einer Woche Bakterien angezüchtet werden können. Das Gewebe ist ausreichend desinfiziert, wenn allogenes Gewebe 24 Stunden in 4%iger, wässeriger Formalinlösung gelagert, 20 min mit physiologischer Kochsalzlösung gespült und anschließend in Cialit-Lösung aufbewahrt wird [24, 197]. Eine 2tägige Lagerung in 70%igem Ethylalkohol und anschließender Aufbewahrung in 0,4‰iger Thiomersal-Ringerlösung genügen zur Desinfektion bei Erneuerung in einem 2tägigen Intervall [197].

Der Bezug konservierten allogenen Gewebes von Knochenbanken hat bei vielen Anwendern die Sorge vor einer möglichen Infektionsübertragung, speziell von AIDS, vermindert [55].

Desinfektionsmittel wie Formalin oder Alkohol sollen eine HIV-Übertragung ausschließen. Das HIV-Virus werde durch die genannten Substanzen zuverlässig inaktiviert, und zwar in Konzentrationen, die deutlich geringer seien als bei der Konservierung von Gewebe [84]. Cialit-Lösung 1 : 2000 zerstört freie HIV-Viren nach 5 min. Die in der Praxis eingesetzte, schwächere Lösung (1 : 5000) läßt Gewebezellen intakt. Eine vollständige Inaktivierung von HIV-Viren ist deshalb nicht sicher [171]. Demgegenüber wird nach 1monatiger Cialit-Konservierung eine Viruszerstörung angenommen, da nach dieser Zeit kein Viruswachstum mehr nachzuweisen ist.

Lösungsmittelgetrocknete Gehörknöchelchen sind nach Behandlung mit 3%igem H_2O_2 und Aceton wahrscheinlich frei von Viren, speziell von HIV. Das Tieffrieren von Geweben erscheint als einzige Konservierungsmaßnahme nicht geeignet, Viren zu zerstören [352].

Das HIV-Virus wird in die DNA der Wirtszelle integriert und kann dort unbegrenzt liegen. Weiter ist bekannt, daß die Monozyten im Knochenmark infiziert sein können. Da die Ossikel Mark enthalten, muß jeder Monozyt in der Markhöhle zerstört werden, um eine Übertragung sicher auszuschließen [112]. Bei der Implantation allogenen Gewebes ist deshalb eine Virusübertragung nicht ausgeschlossen [187, 340].

Ein Fall einer AIDS-Übertragung durch ein Knochenimplantat beweist, daß es sich nicht nur um eine theoretische Übertragungsmöglichkeit handelt [56]. Wegen der AIDS-Problematik haben einige Kliniken die Nutzung von Bankknochen vollständig eingestellt [112, 193, 289].

Jakob-Creutzfeldt Erkrankung. Zwei der meist gebrauchten Agentien zur Konservierung allogener Transplantate – Alkohol und Formalin – sind gegen das Agens, das die tödlich verlaufende Jakob-Creutzfeldt-Erkrankung auslöst, wirkungslos. Der Effekt von Cialit-Lösung ist nicht bekannt [112, 170]. Je ein Fall einer Übertragung der Jakob-Creutzfeldt-Erkrankung nach Transplantation von Pericard als Trommelfellersatz und von lyophilisierter Dura verdeutlichen die Problematik bei der Verwendung allogener Transplantatmaterialien [112, 337].

Literatur

1. Akaike T, Ohtani I, Suzuki T, Ogawa H (1991) Use of a new type of Apaceram-T in ossicular reconstruction. In: Transplants and implants in otology, Matsuyama, Japan, Abstracts, p 125
2. Altenau MM, Sheehy JL (1978) Tympanoplasty: cartilage prostheses – a report of 564 cases. Laryngoscope 88:895–904
3. Aritomo H, Goode R (1991) Comparative study of incus replacement prostheses using a temporal bone model. In: Transplants and implants in otology, Matsuyama, Japan, Abstracts, p 26
4. Armstrong BW (1954) A new treatment for chronic secretory otitis media. Arch Otolaryngol 59:653–654
5. Arold R, Schätzle W (1972) Tierexperimentelle Untersuchung von Einheilungsvorgängen heterologer Trommelfellimplantate. Arch klin exp Ohr Nas Kehlk Heilkd 201:189–200
6. Ars B, Ars-Piret N, Decraemer W (1988) Design of the most natural middle ear device. In: Babighian G, Veldman JE (eds) Transplants and implants in otology. Kugler & Ghedini, Amsterdam, p 27–34
7. Ars B, Decraemer W, Ars-Piret N (1987) Tympano-ossicular allografts: Morphology and physiology. Am J Otol 8:148–154
8. Austin DF (1971) Ossicular reconstruction. Arch Otolaryngol 94:525–535
9. Austin DF (1984) Columellar tympanoplasty. In: Grote JJ (ed) Biomaterials in otology. Martinus Nijhoff Publ, Boston, p 119–126
10. Austin DF (1985) Reporting results in tympanoplasty. Am J Otol 6:85–88
11. Austin DF (1985) Columellar tympanoplasty. Am J Otol 6:464–467
12. van Baarle PW, Wentges RT (1975) Extrusion of transtympanic ventilating tubes, relative to the site of insertion. ORL 37:35–40
13. Babighian G (1984) Our experience with Ceravital implants in middle ear surgery. In: Grote JJ (ed) Biomaterials in otology. Martinus Nijhoff Publ, Boston, p 242–247
14. Babighian G, Amadori M, Mengoli P, Smiroldo A (1988) Allo- and xenograft myringoplasty. In: Babighian G, Veldman JE (eds) Transplants and implants in otology. Kugler & Ghedini, Amsterdam, p 53–56
15. Bagot d'Arc M (1988) Use of bioactive ceramics in otosurgery. In: Babighian G, Veldman JE (eds) Transplants and implants in otology. Kugler & Ghedini, Amsterdam, p 253–255
16. Bakker D, van Blitterswijk CA, Hesseling SC, Daems W, Grote JJ (1990) The behavior of alloplastic tympanic membranes in Staphylococcus aureus-induced middle ear infection. II. Morphological study of epithelial reactions. J Biomed Mater Res 24:809–828

17. Bakker D, van Blitterswijk CA, Hesseling SC, Daems W, Grote JJ (1990) Tissue/biomaterial interface characteristics of four elastomers. A transmission electron microscopical study. J Biomed Mater Res 24:277–293
18. Bauer M (1988) Polycel-bone composite drum-to-footplate columella. Otolaryngol Head Neck Surg 98:305–309
19. Bebear JP, Lacher G, Bagot d'Arc M, Portmann D, Abbou S (1988) Comparative study of different inert materials for middle ear implants. In: Babighian G, Veldman JE (eds) Transplants and implants in otology. Kugler & Ghedini, Amsterdam, p 239–243
20. Beck CH, Franz H (1961) Das. Verhalten ins Mittelohr implantierter auto- und homoioplastischer Knochenspäne im Tierexperiment. Arch klin exp Ohr Nas Kehlk Heilkd 179:111–121
21. Bellucci RJ (1973) Dual classification of tympanoplasty. Laryngoscope 83:1754–1758
22. Benitez JT, McIntire CL (1968) Incus homografts: Viability and rate of bone repair by tetracycline labels and fluorescent microscopy in the cat. J Laryngol Otol 82:23–27
23. Berger F (1969) Schalldruckformation mittels kombinierter Knochen-Polyäthylenprothese. HNO 17:214
24. Berger T (1978) Bakteriologische Untersuchungen an homoioplastischen, in Cialit konservierten Gehörknöchelchen. Inaugural-Dissertation, Tübingen
25. Berghaus A, Mulch G, Handrock M (1984) Porous polyethylene and Proplast: their behavior in a bony implant bed. Arch Oto-Rhino-Laryngol 240:115-123
26. Betow K (1970) Transplantationen von Trommelfell und Gehörknöchelchenkette. De Gruyter, Berlin
27. Black B (1991) An advanced ossicular replacement prosthesis. Assessment of clinical trials in 250 cases. J Otolaryngol Soc Austral 6:360–364
28. Black B (1991) A universal ossicular replacement prosthesis: Clinical trials of 152 cases. Otolaryngol Head Neck Surg 104:210–218
29. Black B, Lomas A (1991) Reconstruction of attic defects with hydroxylapatite implants. J Otolaryngol Soc Austral 6:435–437
30. Blayney AW, Bebear JP, Williams KR, Portmann M (1986) Ceravital in ossiculoplasty: Experimental studies and early clinical results. J Laryngol Otol 100:1359–1366
31. Blayney AE, Romero Rio JA, Guilhaume A, Williams KR, Gabot d'Arc M, Portmann M (1988) Experimental and clinical aspects of carbon as a middle ear prosthesis. In: Babighian G, Veldman JE (eds) Transplants and implants in otology. Kugler & Ghedini, Amsterdam, p 299–304
32. Blayney AW, Romero Rio JA, Williams KR, Guilhaume A, Bagot d'Arc M, Portmann M (1988) Experimental clinical aspects of carbon as a middle ear prosthesis. Clin Otolaryngol 11:189–197
33. Blencke BA, Brömer H, Deutscher KK (1978) Compatibility and long-term stability of g glass-ceramic implants. J Biomed Mater Res 12:307–316
34. Blencke BA, Deutscher K, Brömer H (1980) Struktur und Eigenschaften des Implantatlagers von bioaktiven Glaskeramiken. In: Jäger M, Hackenbroch MH, Refior HJ (1980) Grenzschichtprobleme der Verankerung von Implantaten unter besonderer Berücksichtigung von Endoprothesen. Thieme, Stuttgart, p 176–180
35. van Blitterswijk CA, Bakker D, Grote JJ, Daems W (1986) The biological performance of calcium phosphate ceramics in an infected implantation site: II. Biological evaluation of hydroxyapatite during short-term infection. J Biomed Mater Res 20:1003–1015
36. van Blitterswijk CA, Bakker D, Hesseling SC, Grote JJ (1991) Polyactive: a bone-bonding polymer for reconstructive surgery. In: Transplants and implants in otology, Matsuyama, Japan, Abstracts, p 110
37. van Blitterswijk CA, Grote JJ (1990) Biocompatibility of clinically applied hydroxylapatite ceramic. Ann Otol Rhinol Larnygol Suppl 144:3–11
38. van Blitterswijk CA, Grote JJ, Kuypers W (1984) Hydroxyapatite in the infected middle ear. In: Grote JJ (ed) Biomaterials in otology. Martinus Nijhoff Publ, Boston, p 93–104
39. van Blitterswijk CA, Grote JJ, Kuijpers W, Blok-van Hoek CJ, Daems W (1985) Bioreactions at the tissue/hydroxyapatite interface. Biomaterials 6:243–251
40. van Blitterswijk CA, Grote JJ, Kuijpers W, Daems W, de Groot K (1986) Macropore tissue ingrowth: a quantitative and qualitative study on hydroxyapatite ceramic. Biomaterials 7:137–143
41. van Blitterswijk CA, Grote JJ, Lutgert HW, Koerten HK (1988) Biological performance of hydroxyapatite as otologic biomaterial: an evaluation of clinically applied hydroxyapatite. In: de Putter C, de Lange K, de Groot K, Lee AJC (eds) Advances in biomaterials, 8: Implant materials in biofunction. Elsevier, Amsterdam, p 221–226
42. van Blitterswijk CA, Hesseling SC, Koerten HK, Grote JJ (1991) The biocompatibility of clinically retrieved hydroxyapatite middle ear implants. In: Transplants and implants in otology, Matsuyama, Japan, Abstracts, p 126
43. Boedts D, de Cock M, Andries L, Marquet J (1990) A scanning electron-microscopic study of different tympanic grafts. Am J Otol 11:274–277
44. Boedts D, de Ridder L, de Cock M, Maes M (1988) Physical and histological properties of preserved tympanic allo- and xenografts. In: Babighian G, Veldman JE (eds) Transplants and implants in otology. Kugler & Ghedini, Amsterdam, p 35–44
45. Boudard P, Portmann M (1988) Reconstruction of the external auditory canal and obliteration of mastoid cavities using frozen bone allografts. In: Babighian G, Veldman JE (eds) Transplants and implants in otology. Kugler & Ghedini, Amsterdam, p 101–103
46. Brackmann DE (1986) Porous polyethylene prosthesis: continuing experience. Ann Otol Rhinol Laryngol 95:76–77
47. Brackmann DE, Sheehy JL (1979) Tympanoplasty: TORPS and PORPS: Laryngoscope 89: 108–114
48. Brackmann DE, Sheehy JL, Luxford WM (1984) TORPs and PORPs in tympanoplasty: A review of 1042 operations. Otolaryngol Head Neck Surg 92:32–37
49. Brask T (1991) Obliteration of the mastoid cavities with crushed homograft cartilage. In: International conference on the reality in ear surgery and otoneurosurgery, Abstracts. Maastricht, p 137
50. Brockman SJ (1961) Problems encountered in tympanoplastic surgery. Laryngoscope 71:859–866
51. van den Broek P, Kuijpers W (1974) The effect of preservation on the behaviour of homologous ossicular grafts. Acta Otolaryngol 77:335–343
52. van den Broek P, Kuypers W (1976) The preserved tympano-ossicular homograft. J Laryngol Otol 90:907–914
53. Brömer H, Käs H, Pfeil E (1976) Glaskeramisches Material mit Apatit-Kristallphase, insbesondere zur Verwendung für prothetische Zwecke, sowie Verfahren zu seiner Herstellung. Patentschrift Nr.: 2326100
54. Bunte M, Strunz V, Gross U, Brömer H, Deutscher K (1977) Vergleichende Untersuchungen über die Haftung

verschiedener Implantatmaterialien im Knochen. Dt Zahnärztl Z 32:825−828

55. Campbell EE (1990) Homograft tympanoplasty: a long-term review of 477 ears. Am J Otol 11:66−70

56. Center for Disease Control − CDC (1988) Transmission of HIV through bone transplantation: case report and public health recommendations. Morbidity and Mortality Weekly Report 37:597−599

57. Chiosonne E (1987) Homograft ossiculoplasty: long-term results. Am J Otol 8:545−550

58. Chobout JC (1987) Ossiculoplasties. Essai de comparaison de différents montages. Ann Oto-Laryngol 104:295−300

59. Chole RA (1982) Ossicular replacement with self-stabilizing presculptured homologous cartilage. Arch Otolaryngol 108:560−562

60. Chole RA (1987) Use of presculptered, banked cartilage transplants in ossicular reconstruction. Arch Otolaryngol Head Neck Surg 113:145−148

61. Chüden HG (1985) Total ossicular replacement with a porous ultra-high molecular weight prosthesis. Am J Otol 6:461−463

62. Clark R, Robertson J, Shea JJ, Tomoda K (1984) The closure of dural defects with Proplast. In: Grote JJ (ed) Biomaterials in otology. Martinus Nijhoff Publ, Boston, p 41−49

63. de Cock M, Andries L, Boedts D, Marquet J (1988) A scanning electron microscope study of preserved allograft tympanic membranes: a comparison with autogenous grafts, xenografts and the normal eardrum. Arch Oto-Rhino-Laryngol 245:16−21

64. Colletti V, Fiorino GF, Sittoni V (1984) Rilievi istopatologici su protesi in Proplast e in Plastipore. Acta Oto-Rhinol Ital 4:689−696

65. Colletti V, Fiorino FG, Sittoni V (1987) Minisculptered ossicle grafts versus implants: Long-term results. Am J Otol 8:553−559

66. Coulie PG, Ars B (1990) The puzzling success of allograft tympanoplasty. Possible immunological explanations. Acta Oto-Rhino-Laryngol Belg 44:3−5

67. Cousins V, Jahnke K (1987) Light and electronmicroscopic studies on Polycel ossicular replacement prostheses. Clin Otolaryngol 12:183−189

68. Cronauer KH, Draf W (1972) Zur Indikation und Methodik der sog. transmyringealen Paukendrainage. HNO 20:288−290

69. Daculsi G, Passuti N (1990) Bioactive ceramics, fundamental properties and clinical applications: the osseo-coalescence process. In: Heimke G (ed) Bioceramics 2. Deutsche Keramische Gesellschaft, Cologne, p 3−10

70. Decher H (1985) Radikalhöhlenverkleinerung durch homologe Knorpelchips. Laryng Rhinol Otol 64:423−426

71. Donath K, Hörmann K (1989) Biocompatibility of different implants. A morphological study. In: Tos M, Thomsen U, Peitersen E (eds) Cholesteatoma and mastoid surgery. Kugler & Ghedini, Amsterdam, p 1189−1192

72. Donath K, Rohrer MD, Hörmann K (1987) Mobile and immobile hydroxyapatite integration and resorption and its influence on bone. Oral Implantol 13:120−127

73. Eich AC, Kleinfeldt D, Lütz S, Scholtz HJ, Berger G, Glien W (1985) Der Einsatz der „Hermsdorfer Biokeramik" und der Biovitrokeramik AP 40 in der Mittelohrchirurgie − tierexperimentelle Prüfungen und erste klinische Erfahrungen. HNO-Prax 10:303−308

74. Eitschberger E (1980) Gefäßentwicklung in Ossikulatransplantaten und -implantaten. Laryng Rhinol Otol 59:238−243

75. Emmett JR (1989) Biocompatible implants in tympanoplasty. Am J Otol 10:215−219

76. Emmett JR, Shea JJ (1978) Surgical treatment of tympanosclerosis. Laryngoscope 88:1642−1648

77. Emmett JR, Shea JJ, Moretz WH (1986) Long-term experience with biocompatible ossicular implants. Otolaryngol Head Neck Surg 94:611−616

78. Epstein GH, Sataloff RT (1986) Biologic and nonbiologic materials in otologic surgery. Otolaryngol Clin North Amer 19:45−53

79. Eversheim W, Helms J, Steinbach E (1971) Tierexperimentelle Untersuchungen zur Verträglichkeit von Cialit im Gewebe. Arch klin exp Ohr Nas Kehlk Heilkd 199:759−762

80. Feenstra L, Feenstra K (1975) Studies on tympanic membrane transplants. I. Tympanic homografts. ORL 37:149−160

81. Feenstra L, Sanna M, Zini C, Gamoletti R, Delogu P (1985) Surgical treatment of brain herniation into the middle ear and mastoid. Am J Otol 6:311−315

82. Feldmann H (1977) Osteoplastische Meato-Attiko-Antrotomie. Laryng Rhinol Otol 56:786−795

83. Filipo R, Barbara M (1988) Rehabilitation of radical cavities. In: Babighian G, Veldman JE (eds) Transplants and implants in otology. Kugler & Ghedini, Amsterdam, p 63−67

84. Foggia DA, McCabe BF (1990) Homograft tympanoplasty: the IOWA experience. Am J Otol 11:307−309

85. Frame JW, Brady CL (1987) The versatility of Hydroxyapatite blocks in maxillofacial surgery. Br J Oral Maxillofac Surg 25:452−464

86. Friedberg P, Reck R (1983) Histologische Untersuchungen an Aluminiumoxidkeramik im Kaninchenmittelohr. Laryng Rhinol Otol 62:391−393

87. Frootko NJ (1984) Causes of ossiculoplasty failure using porous polyethylene (Plasti-pore) prostheses. In: Grote JJ (ed) Biomaterials in otology. Martinus Nijhoff Publ, Boston, p 169−176

88. Frootko NJ (1984) Failed ossiculoplasty using porous polyethylene (Plasti-pore) prostheses. J Laryngol Otol 98:121−126

89. Frootko NJ (1987) Immune responses in allograft tympanoplasty. In: Veldman JE, McCabe BF (eds) Oto-immunology. Kugler Publ, Amsterdam, p 119−124

90. Funasaka S, Matsumoto K (1984) Use of sintered hydroxylapatite and inert collagen in middle ear surgery. In: Grote JJ (ed) Biomaterials in otology. Martinus Nijhoff Publ, Boston, p 281−289

91. Galic M, Jahnke K (1982) Über die Reaktion der menschlichen Mittelohrschleimhaut nach Implantation von Kunststoffen. Laryng Rhinol Otol 61:30−34

92. Gamoletti R, Bellomi A, Sanna M, Zini C (1984) Plastipore ossicular prostheses. ORL 46:69−73

93. Gamoletti R, Bellomi A, Sanna M, Zini C, Scandellari R (1984) Histology of extruded Plasti-Pore ossicular prostheses. Otolaryngol Head Neck Surg 92:342−345

94. Gamoletti R, Sanna M, Bellomi A, Zini C (1984) The histologic appearance of Plastipore ossicular prostheses. In: Grote JJ (ed) Biomaterials in otology. Martinus Nijhoff Publ, Boston, p 199−202

95. Gamoletti R, Zini C, Sanna M, Bacciu S (1988) Biologic and histologic aspects of the molded tympanic xenograft. In: Babighian G, Veldman JE (eds) Transplants and implants in otology. Kugler & Ghedini, Amsterdam, p 45−48

96. Gasser O (1987) Glasionomerzement: Gegenwart und Zukunft aus werkstoffkundlicher Sicht. Schweiz Mschr Zahnmed 97:328−335

97. Gerhardt HJ (1969) Die kombinierte Knorpel-Draht-Bindegewebeprothese in der Tympanoplastik. Laryng Rhinol Otol 48:227–233

98. Gerlach H (1971) Variationen einer Drahtspirale als Schalltransformation bei der Tympanoplastik. Laryng Rhinol Otol 50:543–548

99. Gersdorff M (1985) Notre expérience des prothèses ossiculaires en Céravital. Rev Laryngol 106:329–334

100. Gersdorff M, Andre M (1986) A comparative study of the clinical results obtained with Plastipore and ceramic ossicular prostheses in otologic surgery. Arch Oto-Rhino-Laryngol 243:20–23

101. Gersdorff M, Decat M, Diggouj N, Vilain J, Guerin P (1991) Revalidation of radical mastoidectomy cavities: european multicentre study. In: Transplants and implants in otology, Matsuyama, Japan, Abstracts, p 47

102. Gersdorff M, Maisin JP, Munting E (1986) Comparative study of the clinical results obtained by means of Plastipore and ceramic ossicular prosthesis and bone allografts. Am J Otol 7:294–297

103. Gersdorff M, Robillard T (1987) Revalidation of radical mastoidectomy cavities: reconstruction with bone dust and biomaterials. Am J Otol 8:133–135

104. Gersdorff M, Vilain J, Maisin JP, Munting E, Delloye C (1989) Bone allografts in reconstructive middle ear surgery. Arch Oto-Rhino-Laryngol 246:94–96

105. Geyer G (1990) Glasionomerzement als Knochenersatzmaterial in der Ohrchirurgie – tierexperimentelle und klinische Untersuchungen. Habilitationsschrift, Würzburg

106. Geyer G, Helms J (1990) Reconstructive measures in the middle ear and mastoid using a biocompatible cement – preliminary clinical experience. In: Heimke G, Soltész U, Lee AJC (Eds) Advances in biomaterials, 9: Clinical implant materials. Elsevier, Amsterdam, p 529–535

107. Gibb AG (1972) Dentine as a material for ossicular reconstruction in tympanoplasty. Arch Otolaryngol 96:346–349

108. Gibb AG (1980) Long-term assessment of ventilation tubes. J Laryngol Otol 94:39–51

109. Giebink SC, Mills EL, Huff JS, Edelman CK, Weber ML, Juhn SK, Quie PG (1979) The microbiology of serous and mucoid otitis media. Pediatrics 63:915–919

110. Gjuric M, Mladina R, Koscak J (1987) Die Plastipore-Prothese im Tierexperiment. Laryng Rhinol Otol 66:522–525

111. Glasscock ME, House WF, Graham M (1972) Homograft transplants to the middle ear. A follow-up report. Laryngoscope 82:868–881

112. Glasscock ME III, Jackson G, Knox GW (1988) Can acquired immunodeficiency syndrome and Creutzfeld-Jakob disease be transmitted via otologic homografts? Arch Otolaryngol 114:1252–1255

113. Glasscock ME III, McKennan KX, Levine SC (1987) Revision stapedectomy surgery. Otolaryngol Head Neck Surg 96:141–148

114. Gomulinksi L, Toutée S, Letrouit P, Aurensan M (1987) Notre experience d'une nouvelle prothèse de remplacement ossiculaire: la prothèse de Moretz. Rev Laryngol 108:521–525

115. Greenfield EC (1977) The homograft myringoplasty and the lamina propria of the tympanic membrane. Laryngoscope 87:1731–1739

116. Griesemer C, Pfaltz CR, Werdenberg D (1985) Perikard – erste Erfahrungen mit einem neuen Ersatzmaterial für die Tympanoplastik. ORL 8:201–206

117. Griffiths MV (1979) Biomaterials in reconstructive head and neck surgery. Clin Otolaryngol 4:363–376

118. Gristina AG, Barth E, Webb LX (1987) Microbial adhesion and molecular mechanisms in biomaterial and compromised tissue centered infection. In: Pizzoferrato A, Marchetti PG, Ravaglioli A, Lee AJC (eds) Advances in biomaterials, 7: Biomaterials and clinical applications. Elsevier, Amsterdam, p 661–674

119. de Groot K (1983) Ceramics based on calciumphosphates. In: Vincenzini P (ed) Materials science monographs, 17: Ceramics in surgery. Elsevier, Amsterdam, p 79–90

120. de Groot K (1984) Calciumphosphate ceramics: biomaterials for middle ear implants. In: Grote JJ (ed) Biomaterials in otology. Martinus Nijhoff Publ, Boston, p 80–83

121. de Groot K, Tencer A, Waite P, Nichols J, Kay J (1988) Significance of the porosity and physical chemistry of calcium phosphate ceramics. Ann New York Acad Sci 523:272–277

122. Grote JJ (1984) Tympanoplasty with calciumphosphate. In: Grote JJ (ed) Biomaterials in otology. Martinus Nijhoff Publ, Boston, p 274–280

123. Grote JJ (1986) Reconstruction of the ossicular chain with hydroxyapatite implants. Ann Otol Rhinol Laryngol 95:10–12

124. Grote JJ (1987) Reconstruction of the ossicular chain with hydroxyapatite prostheses. Am J Otol 8:396–401

125. Grote JJ (1990) Reconstruction of the middle ear with hydroxylapatite implants: long-term results. Ann Otol Rhinol Laryngol Suppl. 144:12–16

126. Grote JJ (1991) Total alloplastic middle ear implants, first results. In: Transplants and implants in otology, Matsuyama, Japan, Abstracts, p 12

127. Grote JJ, Kuijpers W (1983) Use of biomaterials in reconstructive ear surgery. In: Rubin LR (ed) Biomaterials in reconstructive surgery. Mosby, p 987–995

128. Grote JJ, Kuypers W, de Groot K (1981) Use of sintered hydroxylapatite in middle ear surgery. ORL 43:248–254

129. Grote JJ, Lutgert HW (1989) Cavity reconstruction with a hydroxyapatite canal wall prosthesis. In: Tos M, Thomsen J, Peitersen E (eds) Cholesteatoma and mastoid surgery. Kugler & Ghedini, Amsterdam, p 1013–1018

130. Grundschober F, Pauler M, Eschberger J, Plenk H jr (1984) Soft and hard tissue response to Macor glass ceramic. In: Ducheyne P, van der Perre G, Aubert AE (eds) Biomaterials and biomechanics. Elsevier, Amsterdam, p 253–258

131. Hamersma H, Engelbrecht HG (1984) Macor ceramics in the middle ear. In: Grote JJ (ed) Biomaterials in otology. Martinus Nijhoff Publ, Boston, p 248–249

132. Hamm-Pauler M (1990) Biocompatible Materialien in der Mittelohrchirurgie. Biomed Techn 35:234–235

133. Hartwein J (1988) Die akustischen Eigenschaften der Radikalhöhle (Messungen an einem Modell mit variablem Volumen). Arch Oto-Rhino-Laryngol Suppl II:51–52

134. Hartwein J, Donath K, Koch (1989) Erste Erfahrungen mit der Dentin-Ossikel-Prothese (DOP). Laryngo-Rhino-Otol 68:204–208

135. Hartwein J, Hörmann K (1990) A technique for the reconstruction of the posterior canal wall and mastoid obliteration in radical cavity surgery. Am J Otol 11:169–173

136. Hartwein J, Koch U (1988) Dentine-ossicular prosthesis (DOP). In: Babighian G, Veldman JE (eds) Transplants and implants in otology. Kugler & Ghedini, Amsterdam, p 143–145

137. Hartwein J, Koch U (1988) Dentin-Ossikel-Prothesen (DOP) – ein Konzept des Gehörknöchelchenersatzes. Laryng Rhinol Otol 67:106–109

138. Healy GB, Teele DW (1977) The microbiology of chronic middle ear effusions in children. Laryngoscope 1472–1478

139. Heermann J (1987) Palisaden-Knorpelplastik des Trommelfells, der Gehörgangswand und zur Reposition prolabierter Dura im Ohr und Siebbein. Zentralbl HNO-Heilkd 133:939

140. Heimke G (1983) Bioinert ceramics. In: Vincenzini P (ed) Materials science monographs, 17: Ceramics in surgery. Elsevier, Amsterdam, p 33—47

141. Heimke G (1984) Ceramic implant materials, possible applications and their limits. In: Grote JJ (ed) Biomaterials in otology. Martinus Nijhoff Publ, Boston, p 50—61

142. Helms J (1980) Die heutige Indikation zur Einlage eines Paukenröhrchens. Vortrag 40. Jahrestagung der Vereinigung Westdeutscher HNO-Ärzte, Bonn

143. Helms J (1991) pers. Mitteilung

144. Helms J, Geyer G (1989) Alloplastic materials in skull base reconstruction. In: Janecka IP, Sekhar LN (eds) Surgery of cranial base tumors: a color atlas, im Druck

145. Hench LL, Ethridge EC (1982) Biomaterials. An interfacial approach. Biophysics and bioengineering series, 4. Academic Press, New York

146. Hench LL, Paschall HA (1973) Direct chemical bond of bioactive glass-ceramic materials to bone and muscle. J Biomed Mater Res Symp 4:25—42

147. Hench LL, Splinter RJ, Allen WC, Greenlee TK (1971) Bonding mechanisms at the interface of ceramic prosthetic materials. In: Hall CW, Hulbert SF, Levine SN, Young FA (eds) Biomedical materials Symposium, 20: Bioceramics — engineering in medicine. John Wiley & Sons, New York, p 117—141

148. Hench LL, Wilson J, Merwin G (1984) Bioglass implants for otology. In: Grote JJ (ed) Biomaterials in otology. Martinus Nijhoff Publ, Boston, p 62—69

149. Herberhold C, Sprüth A, Mudring-Mockenhaupt C (1988) Middle ear ossicle replacement with graphite prostheses. In: Babighian G, Veldman JE (eds) Transplants and implants in otology. Kugler & Ghedini, Amsterdam, p 257—259

150. Heughebaert JC, Bonel G (1986) Composition, structures and properties of calcium phosphates of biological interest. In: Christel P, Meunier A, Lee AJC (eds) Advances in biomaterials, 6: Biological and biomechanical performance of biomaterials. Elsevier, Amsterdam, 9—14

151. Heumann H, Steinbach E, Seuffer R (1982) Über die Anwendbarkeit von Paukenröhrchen aus Edelmetall. Laryng Rhinol Otol 61:17—19

152. Hildmann H (1976) Tierexperimentelle Modelluntersuchung zur Verkleinerung von Radikaloperationshöhlen mit homologem konserviertem Knochengewebe. Laryng Rhinol Otol 55:812—816

153. Hildmann H, Koburg E, Steinbach E (1972) Über das Schicksal cialitkonservierter Homoiotransplantate im Mittelohr. — Autoradiographische Untersuchungen an Fascie und Knochen. Arch klin exp Ohr Nas Kehlk Heilkd 202:666—670

154. Hildmann H, Steinbach E, Koburg E (1974) The fate of bone transplants in the middle ear. An autoradiographic study in rabbits. J Laryngol Otol 88:531—537

155. Hobkirk JA (1977) Tissue reactions to implanted vitreous carbon and high purity sintered alumina. J Oral Rehab 4:355—368

156. Höland W, Vogel W, Schubert T, Schulze KJ, Carl G, Götz W, Gummel J (1990) Structure and properties of Bioverit glass ceramics. In: Heimke G (ed) Bioceramics 2. Deutsche Keramische Gesellschaft, Cologne, p 97—104

157. Hörmann K (1987) Radikalhöhlenverkleinerung mit Hydroxylapatit. Laryng Rhinol Otol 66:526—528

158. Hörmann K (1988) Hydroxyapatite. A new technique for a trouble-free open cavity. In: Babighian G, Veldman JE (eds) Transplants and implants in otology. Kugler & Ghedini, Amsterdam, p 317—321

159. Hörmann K (1989) Hydroxypapatite — Studies on application in ear surgery. In: Oonishi H, Aoki H, Sawai K (eds) Bioceramics. Ishiyaku Euro Amerikca, Tokyo, p 118—123

160. Hörmann K (1990) Carbon implants-animal experiments and follow-up in human middle ear. In: International conference on long term results and indications in otology and otoneurosurgery, Courchevel, France, p 32

161. Hörmann K (1991) Obliteration of radical cavities. In: International conference on the reality in ear surgery and otoneurosurgery, Abstracts. Maastricht, p 141

162. Hörmann K, Bernecker F, Donath K (1989) Biokompatibilität von Hydroxylapatit-Implantaten — Tierexperimentelle Untersuchungen. Arch Oto-Rhino-Laryngol Suppl II:237

163. Hörmann K, Donath K (1986) Hydroxylapatit-Einheilungsmuster eines Implantatmaterials. Arch Oto-Rhino-Laryngol Suppl II:125—127

164. Hörmann K, Donath K (1987) Is hydroxyapatite ceramic an adequate biomaterial in ossicular chain reconstruction? Am J Otol 8:402—405

165. Hörmann K, Donath K (1988) Hydroxyapatite. A morphological study. In: Babighian G, Veldman JE (eds) Transplants and implants in otology. Kugler & Ghedini, Amsterdam, p 95—100

166. Homsy CH (1984) On alloplasts for otology. In: Grote JJ (ed) Biomaterials in otology. Martinus Nijhoff Publ, Boston, p 9—17

167. Hoover L, Liu C, Kohan I (1986) Prefabricated ossicular homografts in middle ear reconstructions. Clin Otolaryngol 11:109—120

168. Huettner W, Claes LE (1990) Carbon based materials in medical applications. In: Figueiredo JL et al. (eds) Carbon fibers filaments and composites. Netherlands, Kluwer, p 337—365

169. Hughes GB (1987) Ossicular reconstruction: A comparison of reported results. Am J Otol 8:371—374

170. Hüttenbrink KB, Große-Nobis W (1987) Experimentelle Untersuchungen und theoretische Betrachtungen über das Verhalten von Stapes-Metall-Prothesen im Magnetfeld eines Kernspintomographen. Laryng Rhinol Otol 66:127—130

171. Hüttenbrink KB, Weidenfeller P (1990) Sind Cialit-konservierte Ossikel als Mittelohrimplantate bakteriologisch noch vertretbar? Laryngo-Rhino-Otol 69:327—332

172. Hulbert SF, Hench LL, Forbes D, Bowman LS (1983) History of bioceramics. In: Vincenzini P (ed) Materials science monographs, 17: Ceramics in surgery. Elsevier, Amsterdam, p 3—29

173. IONOS med Produkte GmbH & Co KG (1989) Fachinformation Knochenersatzmaterial V-Os. Seefeld

174. Iwanaga M, Mori H, Yamamoto E, Toda Y, Fukumoto M (1986) The fate of homologous nasal septal cartilages in tympanoplasty. Acta Otolaryngol 101:306—313

175. Jackson CG, Glasscock ME, Schwaber MK, Nissen J, Christiansen SG, Smith PG (1983) Ossicular chain reconstruction: The TORP and PORP in chronic ear disease. Laryngoscope 93:981—988

176. Jahnke K (1984) Otologic surgery with aluminiumoxide ceramic implants. In: Grote JJ (ed) Biomaterials in otology. Martinus Nijhoff Publ, Boston, p 205—209

177. Jahnke K (1984) Zur Eignung keramischer Werkstoffe für die rekonstruktive Chirurgie des Gesichtsschädels und des Mittelohres. In: Rettig HM (ed) Biomaterialien und Nahtmaterial. Springer, Berlin, p 66—72

178. Jahnke K (1985) Tympanoplasty with bio-inert and bio-active ceramics. Rev Laryngol 106:339–342
179. Jahnke K (1987) Extrusion of middle ear implants. Clin Otolaryngol 12:227–232
180. Jahnke K (1987) Fortschritte der Mikrochirurgie des Mittelohres. HNO 35:1–13
181. Jahnke K (1987) Ceramic implants in ear-, nose- and throat-surgery. In: Vincenzini P (ed) Materials science monographs, 39: High tech ceramics. Elsevier, Amsterdam, p 207–217
182. Jahnke K (1991) Special techniques using ceramic implants for ossicular chain reconstruction. In: International conference on the reality in ear surgery and otoneurosurgery, Abstracts. Maastricht, p 58
183. Jahnke K, Galic M (1980) Zur Verträglichkeit bioinerter Aluminiumoxidkeramik im Mittelohr. Arch Oto-Rhino-Laryngol 227:624–627
184. Jahnke K, Plester D (1980) Praktische Hinweise zur Anwendung von Mittelohr-Implantaten aus Aluminiumoxid-Keramik. HNO 28:115–118
185. Jahnke K, Plester D, Heimke G (1979) Aluminiumoxid-Keramik, ein bioinertes Material für die Mittelohrchirurgie. Arch Oto-Rhino-Laryngol 223:373–376
186. Jahnke K, Schmidt C (1984) Histological studies on the suitability of Macor-ceramic middle ear implants. In: Grote JJ (ed) Biomaterials in otology. Martinus Nijhoff Publ, Boston, p 74–79
187. Jahnke K, Schrader M, Silberzahn J (1990) Osseo-integrated implants in otorhinolaryngology. In: Heimke G (ed) Osseointegrated implants, II: Implants in oral and ENT surgery. CRC Press, Boca Raton, p 287–332
188. Janeke JB, Komorn RM, Cohn AM (1974) Proplast in cavity obliteration and soft tissue augmentation. Arch Otolaryngol 100:24–27
189. Janeke JB, Shea JJ (1976) Proplast implants used in otology and in facial reconstructive surgery. SA Med J 50:781–783
190. Jansen C (1973) Heterologous tympanoplasty. Trans Am Acad Ophthalmol Otolaryngol 77:111–116
191. Jansen C (1984) Three years of experience with ceramic prosthesis. In: Grote JJ (ed) Biomaterials in otology. Martinus Nijhoff Publ, Boston, p 290–293
192. Jarcho M (1989) The future of hydroxylapatite ceramics. In: Oonishi H, Aoki H, Sawai K (eds) Bioceramics. Ishiyaku Euro America, Tokyo, p 57–61
193. Jerosch J, Castro WHM, Granrath M, Rosin H (1990) Knochenbank in der BRD: Ergebnisse einer Befragung. Unfallchirurg 93:334–338
194. Johns AN (1981) The use of Proplast in reconstruction of the posterior meatal wall. J Laryngol Otol 95:899–904
195. Jonck LM, Grobbelaar CJ, Strating H (1989) Biological evaluation of glassionomer cement (KETAC-O) as an interface material in total joint replacement. A screening test. Clin Mater 4:201–224
196. Jonck LM, Grobbelaar CJ, Strating H (1989) The biocompatibility of glassionomer cement in joint replacement: bulk testing. Clin Mater 4:85–107
197. Junghannß U, Steuer W, Findeisen P (1985) Bakteriologische Untersuchungen zur Konservierung von Knochenimplantaten. Laryng Rhinol Otol 64:489–491
198. Kastenbauer ER (1972) I. Tierexperimentelle Untersuchungen über das immunologische Verhalten allogener Gehörknöchelchen-Transplantate. Arch klin exp Ohr Nas Kehlk Heilkd 201:332–350
199. Kastenbauer ER (1972) Tierexperimentelle Untersuchungen über das Verhalten verschiedener Transplantate im Mittelohr. Immunologische Fragen bei der Tympanoplastik mit Allotransplantaten. Arch klin exp Ohr Nas Kehlk Heilkd 202:646–649
200. Kastenbauer ER (1983) Konservierung und Anwendungsmöglichkeiten allogener (homologer) Transplantate im Hals-Nasen-Ohrenbereich. HNO 31:371–380
201. Kastenbauer ER, Hochstraßer K (1973) V. Der Einfluß des Konservierungsmittels Cialit auf die Proteinlöslichkeit und die Antigenität von allogenen und xenogenen Gehörknöchelchen- und Trommelfelltransplantaten. Arch klin exp Ohr Nas Kehlk Heilkd 203:225–231
202. Kastenbauer ER, Prechtel K (1973) IV. Die Transplantation menschlicher Trommelfelle im allogenen und xenogenen System. Arch klin exp Ohr Nas Kehlk Heilkd 203:217–224
203. Katthagen BD, Mittelmeier H (1984) Vergleichende tierexperimentelle Untersuchungen über die induktive Knochenregeneration mit pyrolisiertem enteiweißtem Knochenimplantat. In: Rettig HM (ed) Biomaterialien und Nahtmaterial. Springer, Berlin, p 177–183
204. Kent JN, Zide MF (1984) Wound healing: bone and biomaterials. Otolaryngol Clin North Amer 17:273–319
205. Kerr AG (1981) Proplast and Plastipore. Clin Otolaryngol 6:187–191
206. Kerr AG (1984) Six years experience of Plastipore. Clin Otolaryngol 9:361–367
207. Kerr AG, Brennan GP, Smyth GDL (1984) Proplast and Plastipore in the middle ear. In: Grote JJ (ed) Biomaterials in Otology. Martinus Nijhoff Publ, Boston, p 161–168
208. Kerr AG, Smyth GDL, Lang J, Brennan GP (1987) The long-term fate of allografts and alloplasts in clinical otology. In: Veldman JE, McCabe BF (Eds) Oto-immunology. Kugler Publ, Amsterdam, p 97–106
209. Khan NA, Donhuijsen K (1975) Histomorphologische Untersuchungen an otologischen Homoio-Transplantaten (Amboß, Knorpel und Faszie). HNO 23:210–212
210. Klein CP, Driessen AA, de Groot K, van den Hooff A (1983) Biodegradation behavior of various calcium phosphate materials in bone tissue. J Biomed Mater Res 17:769–784
211. Kley W (1968) Die Unfallchirurgie der Schädelbasis und der pneumatischen Räume. Arch klin exp Ohr Nas Kehlk Heilkd 191:1–216
212. Krummel FJ, Reck R, Meyer A (1987) Verträglichkeit von Glaskohlenstoffimplantaten im Mittelohr – tierexperimentelle Ergebnisse. Laryng Rhinol Otol 66:409–411
213. Kuijpers W (1984) Behaviour of bioimplants in the middle ear. An experimental study. In: Grote JJ (ed) Biomaterials in otology. Martinus Nijhoff Publ, Boston, p 18–28
214. Kuijpers W, van den Broek P (1975) Biological considerations for the use of homograft tympanic membranes and ossicles. Acta Otolaryngol 80:283–293
215. Kuijpers W, Veldman JE, van den Broek P (1987) Immunobiology of allografts in the middle ear. In: Veldman JE, McCabe BF (eds) Oto-immunology. Kugler Publ, Amsterdam, p 107–117
216. Kullmann W (1990) Atlas der Zahnerhaltung mit Glas-Ionomer-Zementen und Komposit-Kunststoffen. Hanser, München
217. Lacher G (1985) La reconstruction du conduit auditif externe totale et partielle en Céravital. Rev Laryngol 106:335–337
218. Lang J, Kerr AG, Smyth GDL (1989) Transplanted ossicles after two decades. J Laryngol Otol 103:471–472
219. Lenis A (1988) Treatment of the intractable chronically draining mastoid cavity with hydroxylapatite covered with temporalis flap. Laryngoscope 98:1271–1272

220. Lenis A (1990) Hydroxylapatite canal wall reconstruction in patients with otologic dilemmas. Am J Otol 11:411–414

221. Lenis A (1990) Middle ear reconstruction with modified hydroxylapatite prosthesis. Laryngoscope 100:1020–1021

222. Lenis A (1991) Pers. Mitteilung

223. Lenkauskas E (1990) Reconstruction of the ossicular chain using a multistrand wire spring prosthesis. Am J Otol 11:290–296

224. Lesinski SG (1983) Homograft tympanoplasty in perspective. A long-term clinical-histologic study of formalin-fixed tympanic membranes used for the reconstruction of 125 severely damaged middle ears. Laryngoscope 93, Suppl 32:1–37

225. Lesinski SG (1987) Transplantation in clinical otology. In: Veldman JE, McCabe BF (eds) Oto-immunology. Kugler Publ, Amsterdam, p 81–95

226. Liu YS, Lang R, Lim DJ, Birck HG (1976) Microorganisms in chronic otitis media with effusion. Ann Otol Rhinol Laryngol Suppl 25:245–249

227. Lundgren K, Rundcrantz H (1976) Microbiology in serous otitis media. Ann Otol Rhinol Laryngol Suppl 25:152–155

228. Lutgert HW, van Blitterswijk CA, Grote JJ (1988) Reconstruction of the external ear canal and middle ear with Hydroxyapatite Implants. In: de Putter C, de Lange GL, de Groot K (eds) Advances in biomaterials, 8: Implant materials in biofunction. Elsevier, Amsterdam, p 93–98

229. Maisin JP, Munting E, Delloye C, Gersdorff M (1989) Les homogreffes osseuses lyophilisées dans la chirurgie de l'oreille moyenne: Nouvelles perspectives. Rev Laryngol 110:495–497

230. Makek M, Mattox DE, Schmid S, Fisch U (1988) Histopatholgy of synthetic ossicular prostheses. In: Babighian G, Veldman JE (eds) Transplants and implants in otology. Kugler & Ghedini, Amsterdam, p 231–237

231. Makek M, Mattox DE, Schmid S, Fisch U (1988) Histology of synthetic ossicular prostheses. Arch Otolaryngol Head Neck Surg 114:1127–1130

232. Mann W, Hoffmann R (1988) Tympanoplastik mit Amboßinterposition. Laryng Rhinol Otol 67:31–33

233. Marquet J (1966) Reconstructive microsurgery of the eardrum by means of a tympanic membrane homograft. Acta Otolaryngol 62:459–464

234. Marquet J (1968) Myringoplasty by eardrum transplantation. Laryngoscope 78:1329–1336

235. Marquet J (1977) Homoiotransplantationen von Trommelfell und Gehörknöchelchenkette. HNO 25:157–163

236. Marquet J (1988) Allograft tympanoplasty today. In: Babighian G, Veldman JE (eds) Transplants and implants in otology. Kugler & Ghedini, Amsterdam, p 17–25

237. Matsumoto Y, Yanagihara N (1991) Mastoid obliteration using hydroxyapatite block. In: transplants and implants in otology, Matsuyama, Japan, Abstracts, p 68

238. McGee M (1990) Non-ossicle homograft bone prostheses in the middle ear. Laryngoscope 100, Suppl 51:1–13

239. Merwin GE (1986) Bioglass middle ear prosthesis: Preliminary report. Ann Otol Rhinol Laryngol 95:78–82

240. Merwin GE, Wilson J, Hench LL (1984) Current status of the development of Bioglass ossicular replacement implants. In: Grote JJ (ed) Biomaterials in otology. Martinus Nijhoff Publ, Boston, p 220–228

241. Merwin GE, Rodgers LW, Wilson J, Martin RG (1986) Facial bone augmentation using bioglass in dogs. Arch Otolaryngol Head Neck Surg 112:280–284

242. Meuser W (1982) Vollständige Obliteration des Warzenfortsatzes mit Kunststoff. Laryng Rhinol Otol 61:560–564

243. Meuser W (1982) Obliterating the mastoid cavity with plastic bone cement. In: Cholesteatoma and mastoid surgery. Proceedings IInd international conference, Tel Aviv, Israel. Kugler Publ, Amsterdam, p 503–508

244. Meuser W (1984) Permanent obliteration of old radical mastoid cavities combined with tympanoplasty. J Laryngol Otol 98:31–35

245. Meuser W (1985) The extenterated mastoid: a problem of ear surgery. Am J Otol 6:323–325

246. Meyer A (1985) Ergebnisse nach hörverbessernden Operationen mit bioaktiver Glaskeramik. Inaugural-Dissertation, Mainz

247. Meyers großes Taschenlexikon in 24 Bänden (1981). Lexikonredaktion des Bibliographischen Instituts (Hrsg). Bibliographisches Institut, Mannheim

248. Moretz WH, Emmett JP, Shea JJ jr, Shea JJ III (1986) Ossicular prostheses with peg-top fixation of interposed tissue. Otolaryngol Head Neck Surg 94:407–409

249. Moriyama H, Aoki K, Honda Y (1985) Homografts of the tympanic membrane with malleus; histological study in cat. Auris Nasus Larynx 12:73–80

250. Münker G (1976) Ergebnisse der Behandlung des sekretorischen Mittelohrkatarrhs durch Adenotomie und Paukenröhrchen – eine Zehn-Jahres-Übersicht. Arch Oto-Rhino-Larngol 213:403–406

251. Müsebeck K, Falk P (1963) Über knöcherne Druckstrukturen in reponierten und homologen Steigbügeln und in Knochenspänen. Arch klin exp Ohr Nas Kehlk Heilkd 181:279–290

252. Niparko JK, Kemink JL, Graham MD, Kartush JM (1988) Bioactive glass ceramic in ossicular reconstruction: a preliminary report. Laryngoscope 98:822–825

253. Packer P, Mackendrick A, Solar M (1982) What's best in myringoplasty: Underlay or overlay, dura or fascia? J Laryngol Otol 96:25–41

254. Palva T, Johnsson LG, Kohonen A (1987) Ceramic prostheses used as a columella. Clin Otolaryngol 12:33–38

255. Palva T, Kärjä J (1970) Eustachian-tube patency in chronic ears. Acta Otolaryngol 263:25–28

256. Palva T, Ylikoski J, Makinen J (1978) Use of lyophilized dura in aural surgery. ORL 40:129–138

257. Pauler M, Grundschober F, Plenck H jr (1985) Knochenmehl und Keramik zur Verkleinerung der Radikalhöhle. In: Majer EH, Zrunek M (Hrsg) Aktuelles in der Otorhinolaryngologie 1984. Thieme, Stuttgart, p 254–255

258. Pauler M, Plenck H (1984) Macor ceramic in soft and hard tissue. In: Grote JJ (ed) Biomaterials in Otology. Nijhoff Publications, Boston, p 70–73

259. Paulsen K (1974) Über die Verwendung vorgefertigter Knochenprothesen zur Wiederherstellung der defekten Schallübertragung. HNO 22:66–67

260. Perkins R (1970) Human homograft otologic tissue transplantation buffered formaldehyde preparation. Trans Am Acad Ophthalmol Otolaryngol 74:278–282

261. Perrin A, Mendoza R, Baril C, Receveur M, Roulleau P (1987) Résultats anatomiques a long terme des homogreffes tympaniques. A propos de 170 cas. Ann Oto-Laryngol 104:535–539

262. Pesch HJ (1988) Avitale Transplantate des Binde-/Stützgewebes im Tierexperiment (vergleichende histologische Untersuchungen). Vortrag, 26. Jahrestagung der Deutschen Gesellschaft für Plastische und Wiederherstellungschirurgie e.V., Homburg/Saar

263. Pfaltz CR, Griesemer C (1985) Pericard: A new biomaterial for tympanoplasty. Am J Otol 6:266−268
264. Plenk H Jr (1987) Standard for hard tissue evaluation. In: Pizzoferrato A, Marchetti PG, Ravaglioli A, Lee AJC (eds) Advances in biomaterials, 7: Biomaterials and clinical applications. Elsevier, Amsterdam, p 777−781
265. Plester D (1970) Fortschritte in der Mikrochirurgie des Ohres in den letzten 10 Jahren. HNO 18:33−40
266. Plester D (1984) History of middle ear implants. In: Grote JJ (ed) Biomaterials in otology. Martinus Nijhoff Publ, Boston, p 1−5
267. Plester D, Jahnke K (1981) Ceramic implants in otologic surgery. Am J Otol 3:104−108
268. Plester D, Jahnke K (1988) Long term evaluation of ossiculoplasty with allografts and biomaterials. In: Babighian G, Veldman JE (Hrsg) Transplants and implants in otology. Kugler & Ghedini, Amsterdam, p 155−161
269. Plester D, Steinbach E (1977) Histologic fate of tympanic membrane and ossicle homografts. Otolaryngol Clin North Amer 10:487−499
270. Polsak R, Reck R, Störkel S (1989) Histologische Untersuchungen an Ceravital-Titan-Keramik im Kaninchenmittelohr. Arch Oto-Rhino-Laryngol Suppl II:237−238
271. Portmann M, Bebear JP, Bagot d'Arc M, Diogo de Paiva A (1984) Comparative study of different ossicular prostheses in tympanoplasty (Proplast, Plastipore, Ceravital). Analysis of clinical results, histopathological and hearing in the long term (250 cases). In: Grote JJ (ed) Biomaterials in otology. Martinus Nijhoff Publ, Boston, p 177−186
272. Pulec JL, Sheehy JL (1973) III. Tympanoplasty: Ossicular chain reconstruction. Laryngoscope 83:448−465
273. Pusalkar A, Steinbach E, Plester D (1991) Gold implants in middle ear reconstruction surgery. In: Transplants and implants in otology, Matsuyama, Japan, Abstracts, p 104
274. Raveh J, Stich H, Kehrer B (1982) Tierexperimentelle Erfahrungen nach Anwendung eines neuen Materials − Biozement − zur Osteoplastik und Alloimplantatfixation. Chirurg 53:719−731
275. Reck R (1980) Bioaktive Glaskeramik in der Ohrchirurgie. Tierexperimentelle Untersuchungen und klinische Ergebnisse. Habilitationsschrift, Mainz
276. Reck R (1983) Bioactive glass ceramic: a new material in tympanoplasty. Laryngoscope 93:196−199
277. Reck R (1985) 5 Jahre klinische Erfahrungen mit Ceravitalprothesen im Mittelohr. HNO 33:166−170
278. Reck R (1985) Rekonstruktion der hinteren Gehörgangswand mit Ceravitalprothesen. HNO 33:162−165
279. Reck R (1990) Surface activated aluminium oxid ceramic: result of long term evaluation of Ceravital prostheses. In: International conference on long term results and indications in otology and otoneurosurgery. Courchevel, France, p 30
280. Reck R, Aurbach G, Vizethum F (1991) Ceravital-Al203-Compound-Gehörknöchelchenprothesen: Experimentelle und klinische Untersuchungen. Poster, Deutsche Gesellschaft HNO-Heilkunde, Kopf-Halschirurgie, Aachen
281. Reck R, Bernal-Sprekelsen M (1989) Der Einfluß von Fibrinkleber auf die Einheilung von Hydroxylapatit-Keramik. HNO 37:112−116
282. Reck R, Bernal-Sprekelsen M (1989) Fibrinkleber und Tricalciumphosphat-Implantate in der Mittelohrchirurgie. Eine tierexperimentelle Studie. Laryngo-Rhino-Otol 68:152−156
283. Reck R, Helms J (1984) Fundamental aspects of bioglass and surgery with bioactive glass ceramic implants. In: Grote JJ (ed) Biomaterials in otology. Martinus Nijhoff Publ, Boston, p 230−241
284. Reck R, Helms J (1985) The bioactive glass ceramic Ceravital in ear surgery. Am J Otol 6:280−283
285. Reck R, Störkel S (1986) Die Bedeutung der Mittelohrpathologie für die Entwicklung von Mittelohrprothesen. Zentralbl HNO-Heilkd 133:16
286. Reck R, Störkel S, Meyer A (1987) Langzeitergebnisse der Tympanoplastik mit Ceravital-Prothesen im Mittelohr. Laryng Rhinol Otol 66:373−376
287. Redli M, Sauter K (1985) Vorläufige Erfahrungen mit lyophilisiertem Knorpel zur Rekonstruktion der hinteren Gehörgangswand. ORL 8:196−200
288. Richards Technical Publication No. 62-7279 (1985) Hydroxylapatite implant material for middle ear reconstruction. Memphis, Tennessee
289. Robin PE, Clegg RT (1980) Homografts in tympanoplasty: Will they be a disaster? An experimental study. Clin Otolaryngol 5:311−313
290. Röder W, Müller WE, Merz H (1991) Ist Ozon zur Sterilisierung HIV-infizierter Knochen geeignet? Unfallchirurg 94:50−51
291. Sadé J (1988) Ossiculoplasty, bone and couplers. In: Babighian G, Veldman JE (eds) Transplants and implants in otology. Kugler & Ghedini, Amsterdam, p 119−128
292. Sadé J, Berco E, Fuchs C (1986) Results of preservation of the posterior canal wall in cholesteatoma surgery as related to middle-ear aeration. J Laryngol Otol 100:1351−1358
293. Sadé J, Kremer S, Luntz M (1988) Incudal lesions and the „Tripod". In: Babighian G, Veldman JE (eds) Transplants and implants in otology. Kugler & Ghedini, Amsterdam, p 147−154
294. Sanna M, Gamoletti R, Magnani M, Bacciu S, Zini C (1982) Enhanced biofunctionality of Plastipore ossicular prostheses with the use of homologous cartilage. Am J Otol 4:138−141
295. Sanna M, Gamoletti R, Magnani M, Bortesi G, Russo A (1988) TORPs and PORPs. A long-term follow-up study. In: Babighian G. Veldman JE (eds) Transplants and implants in otology. Kugler & Ghedini, Amsteram, p 287−290
296. Sanna M, Gamoletti R, Magnani M, Zini C (1984) Plastipore prostheses for ossicular chain reconstruction in tympanoplasty. In: Grote JJ (ed) Biomaterials in otology. Martinus Nijhoff Publ, Boston, p 187−198
297. Sanna M, Gamoletti R, Scandellari R, Delogu P, Magnani M, Zini C (1985) Autologous fitted incus versus Plastipore PORP in ossicular chain reconstrcution. J Laryngol Otol 99:137−141
298. Scandellari R, Bacciu S, Delogu P, Magnani M, Gamoletti R, Zini C (1988) Ossicular chain reconstruction with chondroprostheses. In: Babighian G, Veldman JE (eds) Transplants and implants in otology. Kugler & Ghedini, Amsterdam, p 135−141
299. Schadel A (1989) Der Gore-Tex Patch als Ersatz für die lyophilisierte Dura. Zentralbl HNO-Heilkd 137:177
300. Schadel A, Ganzer U (1989) Experimentelle Untersuchungen zur Obliteration ausgedehnter Ohrradikalhöhlen mit einem neuartigen Keramikgranulat. Laryngo-Rhino-Otol 68:571−575
301. Schmid C (1984) Licht- und elektronenmikroskopische Untersuchungen über die Biokompatibilität von Macor-Keramik im Mittelohr. Inaugural-Dissertation, Tübingen
302. Schmid S, Felix H, Böhmer A (1988) Histologische Untersuchung der Verbindung von Polycel- und Ceravital-Implantaten zur Stapesfußplatte beim Kaninchen. HNO 36:221−225

303. Schobel H (1990) Eine neue Prothese für den Totalersatz der Gehörknöchelchenkette: Die Compoundprothese. Zentralbl HNO-Heilkd 138:701–702

304. Schobel H (1990) Otosklerosechirurgie mit Keramikprothesen ohne Bügel. Zentralbl HNO-Heilkd 139:145

305. Schobel J (1989) Eine neue Technik in der Otosklerosechirurgie. Erste Erfahrungen bei 500 Fällen mit Prothesen ohne Draht oder Bügel. Zentralbl HNO-Heilkd 137:499–500

306. Schrader M, Jahnke K (1990) Vitreous carbon: A new material for middle ear ventilation tubes. Clin Otolaryngol 15:355–362

307. Schuknecht HF, Shi SR (1985) Surgical pathology of middle ear implants. Laryngoscope 95:249–258

308. Schunk Kohlenstofftechnik GmbH (1986) Fachinformation „Schunk Kohlenstoff und Graphit, Herstellung – Materialeigenschaften". 03.05/01.86

309. Schuring AG, Lippy WH, Warren OH (1983) Solving ossicular problems in tympanoplasty. Laryngoscope 93:1151–1154

310. Shea JJ (1984) Plastipore Torp with Peg. In: Grote JJ (ed) Biomaterials in otology. Martinus Nijhoff Publ, Boston, p 153–154

311. Shea JJ, Emmett JR (1978) Biocompatible ossicular implants. Arch Otolaryngol 104:191–196

312. Shea JJ, Emmett JR (1984) Polyethylene Torps and Porps in otologic surgery. In: Grote JJ (ed) Biomaterials in otology. Martinus Nijhoff Publ, Boston, p 137–152

313. Shea JJ, Homsy CA (1974) The use of Proplast in otologic surgery. Laryngoscope 84:1835–1845

314. Shea JJ jr, Malenbaum BT, Moretz WH jr (1984) Reconstruction of the posterior canal wall with Proplast. Otolaryngol Head Neck Surg 92:329–333

315. Shea JJ, Moretz WH (1985) Peg-tip fixation of Plasti-Pore TORP. Otolaryngol 93:279–280

316. Shea MC, Gardner G, Simpson ME (1972) Mastoid obliteration using homogenous bone chips and autogenous bone paste. Trans Am Acad Ophthalmol Otolaryngol 76:160–172

317. Sheehy JL (1964) Collar button tube for chronic serous otitis. Trans Am Acad Ophthalmol Otolaryngol 68:888–889

318. Sheehy JL (1984) TORPs and PORPs: personal experiences. A report on 446 operations. In: Grote JJ (ed) Biomaterials in otology. Martinus Nijhoff Publ, Boston, p 127–136

319. Smith MF, McElveen JT (1982) Lyophilized partial ossicular replacement allografts. Ann Otol Rhinol Laryngol 91:538–540

320. Smyth GDL (1984) Porps and Torps versus allografts after five years. In: Grote JJ (ed) Biomaterials in otology. Martinus Nijhoff Publ, Boston, p 155–160

321. Smyth GDL, Dowe AC (1971) Cartilage canalplasty. Laryngoscope 81:786–792

322. Smyth GDL, Kerr AG (1969) Tympanic membrane homografts. J Laryngol Otol 83:1061–1066

323. Smyth GDL, Kerr AG (1970) Cartilage homografts. Experimental and clinical aspects. Acta Oto-Rhino-Laryngol Belg 24:53–59

324. Spector M, Teichgraeber JF, Per-Lee JH, Jackson RT (1984) Tissue response to porous materials used for ossicular replacement prostheses. In: Grote JJ (ed) Biomaterials in otology. Martinus Nijhoff Publ, Boston, p 29–40

325. Sprem N (1977) Über die Homoiotransplantation des Ambosses. HNO 25:93–95

326. Steinbach E (1972) Diskussionsbemerkung zu Kastenbauer ER: Tierexperimentelle Untersuchungen über das Verhalten verschiedener Transplantate im Mittelohr. Immunologische Fragen bei der Tympanoplastik mit Allotransplantaten. Arch klin exp Ohr Nas Kehlk Heilkd 202:646

327. Steinbach E (1973) Vergleichende Untersuchungen an Gehörknöchelchen und Knochentransplantaten beim Kaninchen und Menschen. Habilitationsschrift, Tübingen

328. Steinbach E, Pusalkar AG, Plester D (1990) Gehörknöchelchenersatz durch Goldprothesen. Zentralbl HNO-Heilkd 139:133

329. Steinbach E, Weber G (1970) Vergleichende Untersuchungen über das Verhalten von homoioplastischen, in Cialit konservierten Gehörknöchelchen nach Implantation im Mittelohr des Meerschweinchens und des Menschen. Arch klin exp Ohr Nas Kehlk Heilkd 196:130–133

330. Stewart IA, Heslop BF (1979) The immunological status of allografts in the middle ear. Acta Otolaryngol 87:539–544

331. Stewart IA, Kuijpers W, Gibb AG (1976) Dentine as an ossicular substitute. Acta Otolaryngol 81:450–461

332. Straehler-Pohl HJ, Koch U (1981) Verschluß von Rezidivperforationen des Trommelfells mit cialit-konservierter Faszie und humanem Fibrinkleber. Laryng Rhinol Otol 60:109–112

333. Strauss P (1974) Der Wiederaufbau der hinteren Gehörgangswand mit homoiologem Septumknorpel – Erste Ergebnisse. Laryng Rhinol Otol 53:24–32

334. Strauss P, Ickler P (1980) Knochenneubildung und Knochenabbau konservierter menschlicher Ambosse im Mittelohr. Laryng Rhinol Otol 59:298–303

335. Strub JR, Gaberthüel TW (1978) Trikalziumphosphat und dessen biologisch abbaubare Keramik in der parodontalen Knochenchirurgie. Eine Literaturübersicht. Schweiz Mschr Zahnheilkd 88:80–85

336. Tami TA, Kennedy KS, Harley E (1987) A clinical evaluation of gold-plated tubes for middle-ear ventilation. Arch Otolaryngol Head Neck Surg 113:979–980

337. Tange RA (1991) A tragic case of Creuzfeldt-Jakob disease in otology. In: International conference on the reality in ear surgery and otoneurosurgery, Abstracts. Maastricht, p 34

338. Teichgraeber JF, Spector M, Jackson RT, Per-Lee JH (1982) Porous polyethylene and porous polytetrafluorethylene-graphite fiber otologic implants in the middle ear of cats: a histological evaluation. Trans Ann Meeting Soc Biomater, Orlando, Florida

339. Thorburn I (1971) Long term results of middle ear reconstructive surgery. J Laryngol Otol 85:1227–1237

340. Tomoda K (1985) Histopathological studies in the long-term evaluation of Plastipore prostheses. Arch Oto-Rhino-Laryngol 242:119–128

341. Tos M (1991) Use of allograft stapes in middle ear surgery. In: Transplants and implants in otology, Matsuyama, Japan, Abstracts, p 107

342. Uttenweiler V (1975) Tierexperimentelle Untersuchungen von cialitkonservierten homoiologen und heterologen Knorpeltransplantaten in die Bulla des Kaninchens. Inaugural-Dissertation, Tübingen

343. Veldman JE, Kuijpers W (1981) Antigenicity of tympanoossicular homografts of the middle ear: Analyses of immune response to viable and preserved grafts in animal models. Otolaryngol Head Neck Surg 89:142–152

344. Veldman JE, Kuijpers W (1987) Immunobiology of tympanoplasty. In: Bernstein J, Ogra P (eds) Immunology. Raven, New York, p 179–204

345. Veldman JE, Kuijpers W (1988) Experimental and clinical immunology of allograft tympanoplasty. An overview. In: Babighian G, Veldman JE (eds) Transplants and implants in otology. Kugler & Ghedini, Amsterdam, p 3–16

346. Veldman JE, Kuijpers W, Overbusch HC (1978) Middle ear implantation: its place in the immunohistophysiology of lymphoid tissue. Clin Otolaryngol 3:93–102

347. Wagner W, Wahlmann UW, Heidemann D (1987) Tissue reaction and biodegradation behavior of various calcium phosphate materials. In: Pizzoferrato A, Marchetti PG, Ravaglioli A, Lee AJC (eds) Advances in biomaterials, 7: Biomaterials and clinical applications, Elsevier, Amsterdam, p 609–614

348. Waller G, Pesch HJ, Weidenbecher M, Niqué M (1976) Meatoplastik mit allogenem, konserviertem Knorpel. Histomorphologische Modellstudie im Tierexperiment. Arch Oto-Rhino-Laryngol 214:135–142

349. Wehrs R (1972) Symposium on ear surgery. III. Reconstructive mastoidectomy with homograft knee cartilage. Laryngoscope 82:1177–1188

350. White DW (1987) Interaction between magnetic fields and metallic ossicular prostheses. Am J Otol 8:90–92

351. Wigand ME (1967) Wiederaufbau von Kuppelraum und Antrum bei der Tympanoplastik. Arch klin exp Ohr Nas Kehlk Heilkd 188:249–253

352. Williams KR, Blayney AW, Frootko NJ, Ashton BA (1985) A scanning electron microscopy study of the interface between ceramics and bone. Biomaterials 6:269–272

353. Wilmes E, Gürtler L, Wolf H (1987) Zur Übertragbarkeit von HIV-Infektionen durch allogene Transplantate. Laryng Rhinol Otol 66:332–334

354. Wilson AD (1974) Alumino-silicate polyacrylic acid and related cements. Br Polym J 6:165–179

355. Wilson AD, McLean JW (1988) Glass-Ionomer cement. Quintessence, Chicago

356. Wilson AD, Prosser HJ (1982) Biocompatibility of the glass ionomer cement. J Dent Assoc South Africa 37:872–879

357. Winter TP (1987) Rekonstruktionen im Gesichtsschädel mit poröser Tricalciumphosphatkeramik und osteogenetischen Substanzen. Inaugural-Dissertation, Tübingen

358. Wright JLW, Colman BH (1973) Freeze-dried bone as a meatal implant. Acta Otolaryngol 75:159–164

359. Wullstein H (1952) Funktionelle Operationen im Mittelohr mit Hilfe des freien Spaltlappen-Transplantates. Arch klin exp Ohr Nas Kehlk Heilkd 1651:422–435

360. Wullstein H (1968) Operationen zur Verbesserung des Gehörs. Thieme, Stuttgart

361. Wullstein SR, Schindler K, Döll W (1984) Further observations on application of „Plasticin" in ear surgery – six years of experience. In: Grote JJ (ed) Biomaterials in otology. Martinus Nijhoff Publ, Boston, p 250–261

362. Yamanaka E, Yanagihara N, Nakajima T, Ebihara M (1988) Hydroxyapatite ossicular prosthesis in the cat middle ear. In: Babighian G, Veldman JE (eds) Transplants and implants in otology. Kugler & Ghedini, Amsterdam, p 305–315

363. Yamamoto E (1985) Aluminium oxide ceramic ossicular replacement prosthesis. Ann Otol Rhinol Laryngol 94:149–152

364. Yamamoto E (1988) Ceramic implants in middle ear surgery. In: Babighian G, Veldman JE (eds) Transplants and

365. Yamamoto E, Iwanaga M (1984) Aluminium ceramics as columella materials in ossicular reconstruction. In: Grote JJ (ed) Biomaterials in otology. Martinus Nijhoff Publ, Boston, p 210–219

366. Yamamoto E, Iwanaga M (1986) Ossiculoplasty failure with ceramic ossicular replacement prosthesis. ORL 48:332–337

367. Yamamoto E, Iwanaga M (1987) Soft tissue reaction to ceramic ossicular replacement prosthesis. J Laryngol Otol 101:897–904

368. Yanagihara N, Saiki T, Yamanaka E, Gyo K (1988) Use of hydroxyapatite in ossiculoplasty. In: Babighian G, Veldman JE (eds) Transplants and implants in otology. Kugler & Ghedini, Amsterdam, p 277–284

369. Zenev I, Betow CH (1985) Scanning electronic microscopy of cialit-preserved total middle-ear grafts. J Laryngol Otol 99:1201–1208

370. Zini C (1970) Homotransplantation de dent en tympanoplastie. Rev Laryngol 91:258–261

371. Zini C, Bacciu S, Scandellari R (1988) Molded tympanic xenografts (Parmatymp). Surgical techniques. In: Babighian G, Veldman JE (eds) Transplants and implants in otology. Kugler & Ghedini, Amsterdam, p 49–51

372. Zini C, Sanna M, Bacciu S, Delogu P, Gamoletti R, Scandellari R (1985) Molded tympanic heterograft. An eight-year experience. Am J Otol 6:253–256

373. Zöllner CH (1985) Aluminiumoxid-Keramik-Implantate (Typ Tübingen) in der Mittelohrchirurgie. Laryng Rhinol Otol 64:233–237

374. Zöllner CH (1987) Interposed cartilage as a precaution against extrusions of ceramic ossicular replacement implants. Ann Otol Rhinol Laryngol 96:207–209

375. Zöllner CH, Beck CHL, Heimke G (1983) Resorbierbare, poröse Trikalziumphosphat-Keramik in der Mittelohrchirurgie. Laryng Rhinol Otol 62:270–275

376. Zöllner CH, Büsing CM (1984) TCP-Keramik als Wandersatz in der Mittelohrchirurgie. Befunde am Hypotympanon des Hausschweines sowie am menschlichen Mittelohr. In: Rettig H (Hrsg) Biomaterialien und Nahtmaterial. Springer, Berlin, p 72–76

377. Zöllner CH, Büsing CM (1986) How useful is tricalcium phosphate ceramic in middle ear surgery? Am J Otol 7:289–293

378. Zöllner CH, Büsing CM, Strutz J (1984) TCP-Implantate in der Mittelohrchirurgie. Laryng Rhinol Otol 63:220–225

379. Zöllner CH, Strutz J (1987) Mittelohrimplantate (Typ Tübingen) aus Al_2O_3-Keramik. Laryng Rhinol Otol 66:517–521

380. Zöllner CH, Strutz J, Beck CHL, Büsing CM (1984) Are porous, tricalcium phosphate ceramic implants suitable for middle ear surgery? An experimental study of the pig's hypotympanon, with additional preliminary clinical results. In: Grote JJ (ed) Biomaterials in otology. Martinus Nijhoff Publ, Boston, p 262–273

381. Zöllner CH, Strutz J, Beck CHL, Büsing CM (1982) Ist die poröse Trikalziumphosphat-Keramik als Ersatz von knöchernen Wänden in der Ohrchirurgie geeignet? Laryng Rhinol Otol 61:667–673

382. Zöllner CH, Strutz J, Beck CHL, Büsing CM, Jahnke K, Heimke G (1983) Verödung des Warzenfortsatzes mit poröser Trikalziumphosphat-Keramik. Laryng Rhinol Otol 62:106–111

European Archives of   Suppl. 1992/I
Oto-Rhino-Laryngology
© Springer-Verlag 1992

Biokompatibilität der Cochlear-Implants

E. Lehnhardt

Hals-Nasen-Ohrenklinik der Medizinischen Hochschule Hannover
(Direktor: Professor Dr. Dr. E. Lehnhardt), Konstanty-Gutschow-Straße 8, W-3000 Hannover 61

Inhaltsverzeichnis

1   Einleitung 223

2   Biokompatibilität der Materialien 223
2.1   Extrakochleäre Materialien 223
2.2   Infektionsweg Mittelohr 224
2.3   Extrakochleäre Fixation 224
2.3.1 Glasionomerzement 224
2.3.2 Dacron-Mesh 225

3   Funktionelle Biokompatibilität 225
3.1   Kontakt Elektrode – Hörnerv 225
3.2   Intrakochleäre Entzündung 226

3.3   Intrakochleäre Materialien 226
3.4   Intrakochleärer Zugang 227
3.5   Kochleanahe Fixation 228
3.6   Neurale Elemente 228
3.7   Platin-Elektroden 229
3.8   Intrakochleäre Gewebsreaktionen 229

4   Humanhistologische Befunde 230

5   Klinische Befunde 230

6   Zusammenfassung 232

Literatur 232

1 Einleitung

Die Implantation einer Innenohrprothese, wenn sie dauerhaft und funktionstüchtig bleiben soll, setzt voraus, daß
- die umhüllenden Materialien vom Organismus toleriert werden,
- durch das Einführen des Elektrodenträgers nicht zusätzliche Strukturen geschädigt werden,
- das operative Vorgehen eine primäre, komplikationslose Heilung gewährleistet,
- die elektrische Stimulation der Hörnervenfaser adäquat und auch auf Dauer nicht schädigend ist,
- die spätere Infektionsgefahr vom Mittelohr her über das Implantat in die Liquorräume des Innenohres und die Meningen in engen Grenzen zu halten ist.

2 Biokompatibilität der Materialien

2.1 Extrakochleäre Materialien

Die Implantation eines Fremdkörpers löst eine entzündliche Reaktion des Körpers aus, die zur Bildung einer bindegewebigen Kapsel um den Fremdkörper herum führt (Abb. 1). Die Gewebsreaktion ist bedingt durch die mechanische Irritation sowohl während der Operation als auch später durch die äußere Form des Implantats, insbesondere wenn zusätzlich ein anhaltender Bewegungsreiz besteht. Um solche Reaktionen möglichst gering zu halten, sollten die Materialien weitgehend inert sein. Zur anhaltend entzündlichen oder gar unkontrollierten Reaktion können vor allem Monomerreste und Metallionen Anlaß geben. Die diesbezüglichen Eigenschaften des für Cochlear Implants zumeist verwendeten Silastik oder von Keramik referiert M. Schaldach (s.S. 27 ff.). Die reizlose Einheilung setzt schließlich eine fehlende Infektion während des Eingriffs voraus und das Vermeiden einer Infektion via Tube und Mittelohr nach dem Eingriff.

Das Cochlear Implant erfordert neben optimaler Gewebsverträglichkeit eine absolute Abdichtung des Implantat-Interieurs gegen die Gewebsflüssigkeit, jedenfalls der aktiven elektronischen Elemente. Die Dichtigkeit ist durch Kunststoffe allein nicht gegeben, verlangt vielmehr eine keramische oder metallische Kapsel, z.B. Titan. Diese Forderung ist, wie negative Beobachtungen in der Vergangenheit ergeben haben, nur bei produktionstechnisch aufwendigen Implantaten erfüllt.

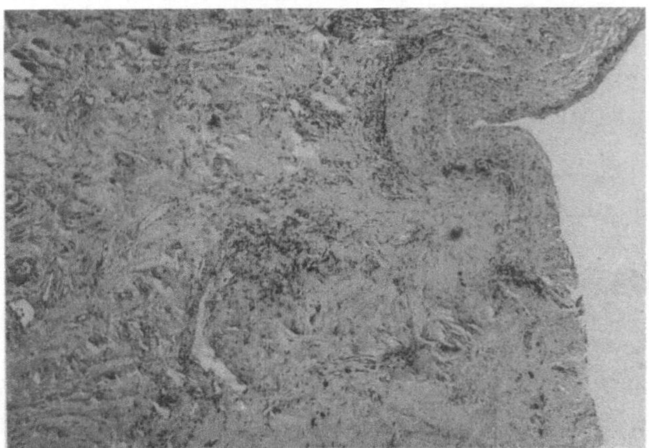

Abb. 1. Histologischer Befund HE, 4fach: Bindegewebige Fremdkörperkapsel mit einzelnen Rundzellinfiltraten. Am rechten Bildteil der Übergang zum Implantat

2.2 Infektionsweg Mittelohr

Eine Besonderheit des Cochlear Implants stellt der Durchtritt des Elektrodenträgers durch das Mittelohr in die Schnecke dar. Hier bleibt über die Tube und die Paukenhöhle eine Verbindung zur Außenwelt und insofern ein möglicher Infektionsweg zum Labyrinth. Dies war insbesondere bei Kindern mit der Neigung zu häufigen Mittelohrentzündungen zu befürchten. Die Eintrittsstelle des Elektrodenträgers könnte den Übertritt der Infektion in das Innenohr begünstigen [15] — und damit die Entstehung einer Labyrinthitis oder gar einer labyrinthogenen Meningitis. Tatsächlich aber haben sowohl Tierversuche als auch klinische Erfahrungen gezeigt, daß die Schnecke mit Elektrodenträger nicht weniger widerstandsfähig gegen Infektionen aus dem Mittelohr ist als die „nicht-implantierte" Schnecke [4, 10, 12, 17, 23]. Eine besondere Vorsicht ist allerdings während der Heilungsphase unmittelbar im Anschluß an die Implantation gegeben; für diese Zeit ist deshalb eine antibiotische Prophylaxe angezeigt.

Das Risiko könnte unterschiedlich sein für die Insertion entweder durch das runde Fenster oder durch eine „Kochleostomie" unmittelbar anterior der Nische. Im Tierversuch hatte sich der bindegewebige Verschluß des Zugangs durch das runde Fenster über einen Beobachtungszeitraum bis zu 23 Wochen in gleicher Weise effektiv gegen eine Infektion erwiesen wie der nach der Öffnung der Basalwindung vor der Rundfensternische [8].

Die Furcht vor mittelohrbedingten Komplikationen im Sinne einer Labyrinthitis oder gar labyrinthogenen Meningitis ist auch bei Kleinkindern kaum berechtigt. Selbst wenn es einmal zu einer Infektion des Mittelohres kommt, ist nach Inokulationsversuchen an der Katze mit Streptococcus pyogenes, Staphylococcus aureus sowie mit Streptococcus pneumoniae und Pseudomonas aeruginosa das „implantierte" Innenohr nicht zusätzlich gefährdet. Das den Zugang zur Cochlea abdichtende Gewebe und selbst der Bindegewebsschlauch, der sich innerhalb der Basalwindung um den Elektrodenträger gebildet hatte, reagierten mit einer Zunahme der fibrösen Elemente, und nur die subepithelialen Anteile ließen ein Ödem mit leukozytärer Infiltration erkennen (Lit. bei [4]).

In diesem Zusammenhang interessiert auch die Gewebeverträglichkeit eventuell zur Abdichtung zu verwendender Kunststoffe. Im Rahmen der Inokulationsversuche mit Staphylococcus aureus hatte sich gezeigt, daß z.B. Dacron-Velour zu einer erheblichen entzündlichen Reaktion und zu einer hohen Infektionsrate auch des Innenohres führte. Bei der Abdichtung mit Teflon-Filz dagegen — zusammen mit Muskelstückchen — blieben solche Reaktionen aus. Das zusätzliche Verwenden von Kunststoffen hier hat sich als unnötig — und eventuell als nachteilig — erwiesen.

2.3 Extrakochleäre Fixation

Für die Fixation des Implantats werden neben gebräuchlichem Nahtmaterial auch Glasionomerzement und Dacron-Mesh verwendet.

2.3.1 Glasionomerzement

Der zur Fixation des Elektrodenträgers verwendete Glasionomerzement entsteht durch die Neutralisationsreaktion eines alkalischen Kalzium-Aluminium-Fluoro-Silikatglases mit einer Polycarbonsäure; unphysiologisch hohe Temperaturen bleiben dabei aus. Der Ionomerzement ist monomerfrei und auch insofern biokompatibel; „ionomer" leitet sich her aus ionischem Polymer. Glasionomerzement wurde 1971 in die Zahnheilkunde eingeführt [38].

Die Aushärtung des Zements ist steuerbar innerhalb von wenigen Minuten. Frisch angemischter Zement kann zwischen bereits ausgehärtetem Zement und Knochen eine feste Verbindung herstellen. Der Zement ist gegen Liquor und Feuchtigkeit stabil — selbst im aggressiven Mundmilieu. Der Verbund zum Knochen liegt in der Größenordnung von $1-2$ N/mm^2 [40]. Die Schrumpfung während des Abbindens soll zu vernachlässigen sein. Wie Monomere so fehlen auch Irritatoren.

Möglicher Nachteil des Glasionomerzements ist eine leichte initiale Azidität; um sie zu vermeiden, wird er in einem Kapselsystem angeboten, das eine

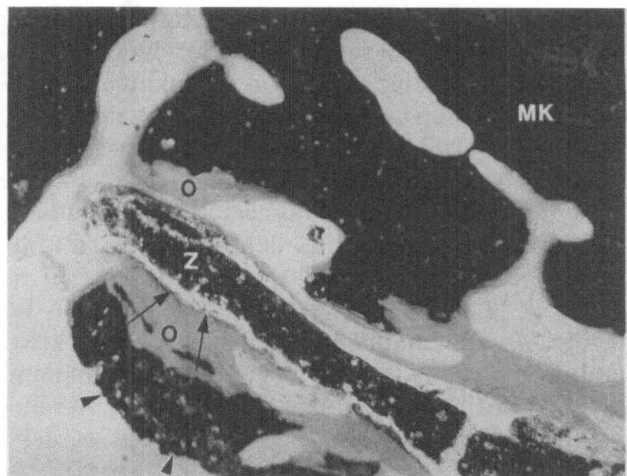

Abb. 2. Biopsie vom Planum eines Patienten. Der Knochen *(Pfeilspitzen)* ist manschettenförmig über den Ionomerzement *(Z)* gewachsen. Osteoid *(O)* ist adhärent am Zementsaum *(Pfeile)* 57 μm, Kossa, 96fach, Implantatdauer 16,5 Monate (aus [14])

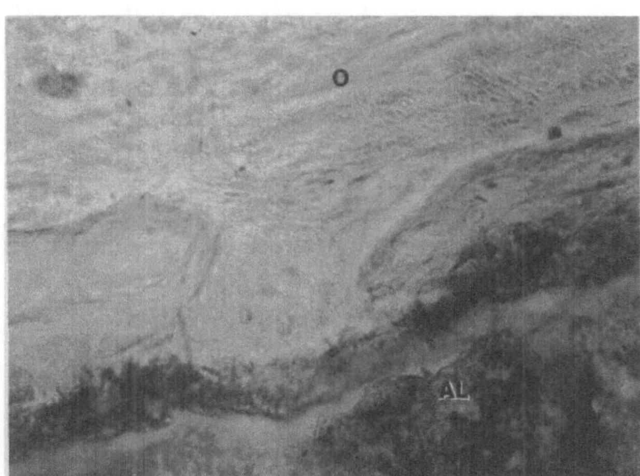

Abb. 3. Osteoid *(O)* ist mit dem Zement (*AL* unterer Bildteil) eine so feste Verbindung eingegangen, daß bei der Präparation eine schmale Zementschicht abgespalten wurde. (Tierversuch Schnitt K 71 li. 16, 77 μm, Giemsa, 306fach, Versuchsdauer 168 Tage; aus [14])

einfache Handhabung in spezieller Mischvorrichtung gewährleistet[1]; für das Verwenden beim Cochlear Implant sollte die Schüttelzeit 20 Sekunden betragen, damit der Zement hinreichend pastös ist. Untersuchungen in Mikrodiffusionskammern haben keine toxische Wirkung und keinen hemmenden Einfluß auf die Funktionen der knochenbildenden Zellen erkennen lassen. Eher scheint durch die Gegenwart des

Zements die Osteoblastenfunktion gefördert zu werden [19]. Auf der Zementoberfläche waren im Bulktest normale Hämopoese und Osteoblastenaktivität nachweisbar; dies soll sowohl das vollständige Fehlen von fibrösem Gewebe als auch die feste Knochenhaftung erklären.

Neuer Knochen scheint dazu zu neigen, den ionomeren Zement flächenhaft zu überwachsen. Knochenzellausläufer würden das Osteoid am Zement in einem so innigen Verbund fixieren, daß bei der Präparation für histologische Schnitte Teile des Zements am Osteoid haften bleiben [14] (Abb. 2 und 3).

2.3.2 Dacron-Mesh

Für die Fixation des Package oder des Elektrodenträgers außerhalb der Schnecke wird vielfach Dacron-Mesh verwendet. Dacron ist ähnlich biokompatibel wie Silikon − vgl. Ref. Schaldach −, es löst zwar eine mäßige lymphozytäre und monozytäre Reaktion in seiner Umgebung aus [4, 36], die sich jedoch in so engen Grenzen hält, daß sie klinisch nicht in Erscheinung tritt. In der Form eines Maschengeflechts ist Dacron geeignet als Fixationsschlaufe für den zarten und flexiblen Elektrodenträger.

3 Funktionelle Biokompatibilität

3.1 Kontakt Elektrode − Hörnerv

Eine funktionell entscheidende Besonderheit der Cochlea-Implantation bilden die Reaktionen auf den Kontakt zwischen Elektroden und Hörnerv sowie auf die langanhaltende elektrische Stimulation der Nervenfasern.

Der „Kontakt" zum Hörnerv ist kein direkter, sondern wird vermittelt durch die Innenohrlymphe oder durch reaktive Gewebsformationen. Die Reaktionen des Innenohres auf die Platinelektroden und die Silastikhülle des Elektrodenträgers sind deshalb zunächst unabhängig von der − späteren − elektrischen Stimulation zu sehen, und sie werden auch bestimmt vom Trauma der Elektrodeninsertion in die Schnecke. Solange ausschließlich beidseits vollständig taube Patienten implantiert werden, kann die Reaktion des Corti-Organs und hier insbesondere der Haarzellen unberücksichtigt bleiben. Für eventuell erweiterte Indikationen, d.h. für die Implantation auch bei Resthörigen oder sehr Schwerhörigen dagegen könnte gerade die Überlebensmöglichkeit der Haarzellen − und die Minimierung des intrakochleären Traumas − besondere Bedeutung erlangen [21].

---

[1] Technical information given by IONOS Medizinische Produkte GmbH & Co. KG, W-8031 Seefeld/Germany

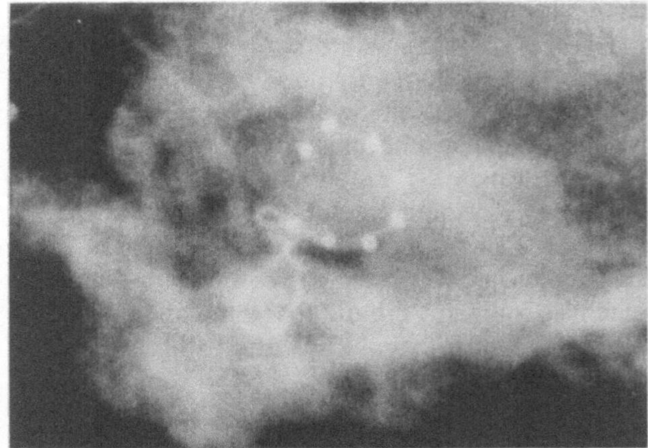

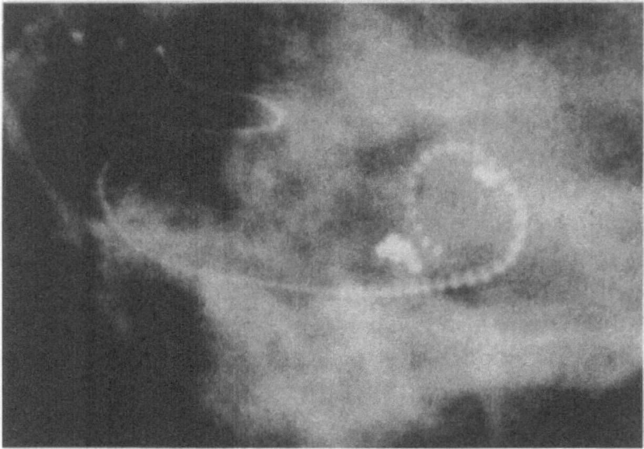

Abb. 4. Röntgenbild des Pat. Stephan G. von 1991 mit 8-Kanal-Elektrodenträger *(oben)*, Zustand nach Extraktion des Elektrodenträgers mit Abriß aller 8 Kugelelektroden: 6 gehäuft in der Schneckenbasis, 2 nebeneinander in der 1. Windung liegend. Trotzdem ließ sich der 22-Elektrodenträger mühelos einführen. Speech tracking am 5. 9. 91: Trotz des Extraktionstraumas ohne Lippenlesen 20 WpM, mit Lippenlesen 65 WpM. Die Beobachtung stützt die Annahme, daß nicht die Dendriten in der leicht verletzlichen Basilarmembran, sondern die Ganglienzellen im Modiolus den elektrischen Stimulus aufnehmen

3.2 Intrakochleäre Entzündung

Die häufigste Reaktion im Versuch an der implantierten Katze war eine lokalisierte milde Entzündung, die zu einer feinen fibrösen, schlauchförmigen Einkapselung des Elektrodenträgers führte [6]. Weitergehende entzündliche Veränderungen waren wahrscheinlich Folge einer geringfügigen Infektion während der Implantation. Absolut sterile Operationsbedingungen sind also Voraussetzung für die Bildung eines möglichst dünnen Narbenschlauchs um den Elektrodenträger herum. Hierzu mag auch die äußere Gestalt der Elektrodenträger beitragen in dem Sinne, daß eine glattwandige Form ohne herausragende Elektroden ein geringeres Einführungstrauma, weniger fixierende Narben und gegebenenfalls später eine komplikationslose Austauschbarkeit

erlauben. Die Möglichkeit einer Reimplantation aber ist eine der Voraussetzungen für die Cochlear-Implant-Versorgung schon von Kleinkindern, weil wegen der großen Lebenserwartung die Wahrscheinlichkeit eines Defekts oder auch der technische Fortschritt zu berücksichtigen sind.

Dies wurde in einem klinischen Beispiel deutlich, das zugleich die „Toleranz" der Schnecke und wohl insbesondere des Modiolus demonstriert. Dem 54jährigen Patienten war ein Elektrodenträger in die Schnecke implantiert worden, an dem 8 Kugelektroden an dünnen Platinfäden hingen; das Implantat war defekt, der Elektrodenträger sollte entfernt, das Implantat durch eines anderer Bauart ersetzt werden. Die Extraktion − bei glattwandigem Elektrodenträger extrem leicht zu bewerkstelligen − gestaltete sich so schwierig, daß schließlich erst unter kräftigem Zug der Elektrodenträger nachgab − aber ohne die 8 Kugelelektroden! Sie waren in der Schnecke verblieben, 6 von ihnen angehäuft am Anfang der Basalwindung (oder im Vestibulum?), die restlichen 2 verteilt weiter in der Tiefe der Schnecke (Abb. 4). Zur allgemeinen Überraschung ließ sich trotzdem der neue − glattwandige − Elektrodenträger in ganzer Länge ohne Schwierigkeiten einführen, und der Erfolg mit dem neuen Gerät ist exzellent: Speech tracking ohne Lippenlesen schon nach dem ersten Trainingskurs = 20 Wörter pro Minute (WpM).

Das Beispiel bestätigt zugleich, daß die Stimulus-Aufnahme weniger durch die Dendriten innerhalb der Lamina spiralis ossea erfolgt, weil sie hier während der unsanften Extraktion des Elektrodenträgers zum Teil sicher verletzt wurde, sondern durch die mehr geschützt im Modiolus angeordneten Spiralganglienzellen. Interessant wird das Langzeitergebnis sein im Hinblick auf die Frage, ob die Ganglienzellen trotz der vermuteten Läsion der Dendriten in der Lamina spiralis ossea auf Dauer funktionstüchtig bleiben.

3.3 Intrakochleäre Materialien

Silastic MDX − 4 − 4210 hatte sich im Tierversuch als biokompatibles Material zur Implantation auch in die Schnecke erwiesen; die geweblichen Veränderungen blieben auf eine milde fibröse Reaktion mit geringer lymphozytärer Infiltration beschränkt, Leukozyten fehlten [4, 36]. Demgegenüber löste Dacron als Netz oder Velour innerhalb der Schnecke deutlichere und auch leukozytäre Reaktionen aus; dies ließ Dacron für den intrakochleären Elektrodenträger nicht geeignet erscheinen, wohl aber für die Fixation des Elektrodenträgers im Warzenfortsatz (s. Kap. 2.3.2).

Das Insertionstrauma ist in erster Linie abhängig von den mechanischen Eigenschaften des Elektrodenträgers und damit von einer gelungenen Kombination aus Steifheit, um ihn dirigieren und vorschieben zu können, und einer hinreichenden Flexibilität, die den Vorschub durch die spiralige Windung der Schnecke ermöglicht [27, 30, 37]. Das Trauma sollte möglichst klein gehalten sein, um einen zusätzlichen Verlust neuronaler Elemente und das Entstehen bindegewebiger sowie eventuell knöchern fester Narben zu vermeiden, die wiederum die Chance einer eventuell später notwendigen Reimplantation beeinträchtigen. Die notwendige Flexibilität ist nach den derzeitigen Erkenntnissen am ehesten gewährleistet, wenn der Elektrodenträger aus mehreren sehr dünnen, einzeln isolierten Drähten aufgebaut ist, die sich um einen Silastikträger winden. Wenn dann der Durchmesser vorn wegen der dort geringeren Zahl der zuführenden Drähte kleiner gehalten ist, wird hier auch die Flexibilität und weiter hinten − bei zunehmender Zahl von Drähten − die Steifheit größer sein. Diese mechanischen Eigenschaften sind allerdings anfällig insofern, als jede Formänderung z.B. durch Verbiegen der vorderen Anteile oder unsanftes Fassen mit dem Zängelchen kaum mehr zu korrigieren und damit die möglichst weiche Einführung behindert sind.

Bei weiteren Vorschubversuchen sind Verletzungen des Endosts und vor allem des Ligamentum spirale durch eine Drehung des Implantats um 90° am linken Ohr im Uhrzeigersinn und rechts gegen den Uhrzeiger zu vermeiden. Solche Verletzungen könnten zu unerwünschten Narben und eventuell auch zu zusätzlicher Schädigung der noch funktionstüchtigen neuralen Elemente führen − auch ein Faktum der Biokompatibilität, das sich bei dem empfohlenen Vorgehen und bei optimalen mechanischen Eigenschaften des Elektrodenträgers allerdings kaum negativ auswirkt [5].

Jede Form von „Gewalt"anwendung zur vermeintlichen Überwindung eines Widerstands verbietet sich selbstverständlich im Hinblick auf die zarten Strukturen des Innenohres, da ihre Verletzung die Chance auf einen möglichst optimalen funktionellen Gewinn zu reduzieren droht; bedenkt man allerdings, daß die Positionierung der Elektroden auch in der Scala vestibuli − versehentlich oder bei Teilobliteration bewußt − angeblich nicht wesentlich ungünstigere Ergebnisse bringt, dann könnte selbst die Perforation der Basilarmembran durch den Elektrodenträger nicht von grundsätzlichem Nachteil sein.

Diese Beobachtung wäre eine weitere Stütze für die Annahme, daß der elektrische Stimulus nicht an den − gegebenenfalls in der Basilarmembran zerrissenen − Dendriten angreift, sondern unmittelbar an den Zellen des Ganglion spirale. Übrigens wurden gleiche Schäden beim Verwenden unterschiedlich geformter Elektroden gesehen [9, 20, 29, 33] − jedoch immer nur nach dem Versuch, einen Widerstand innerhalb der Scala tympani zu überwinden.

Aus klinischer Erfahrung ist bislang die Frage offen, ob Zerreißungen der Dendriten tatsächlich zu einem progredienten Wiederverfall des schon erworbenen Hörgewinns führen. Nach histologischen Befunden am Versuchstier wäre ein solcher Verlauf anzunehmen; er entspräche der über einen längeren Zeitraum sich entwickelnden retrograden Degeneration der dem Schädigungsbereich zugeordneten proximalen Neuriten (Lit. siehe 8). Tatsächlich scheinen die Zellen des menschlichen Spiralganglions derartige Schäden eher zu überleben als nach tierexperimentellen Befunden anzunehmen war [16, 39]. Schließlich ist zumeist nicht bekannt, inwieweit in der tauben Schnecke die Dendriten noch erhalten sind, so daß die Fraktur der Lamina spiralis ossea ohne negative Auswirkungen auf die Zellen des Ganglion spirale bleiben könnte. Histologische Befunde an verstorbenen Cochlear-Implant-Patienten haben in der Gegend der Zerreißung zwar leichte Gewebsreaktionen, jedoch keinen zusätzlichen Verlust neuraler Elemente erkennen lassen [7, 18].

3.4 Intrakochleärer Zugang

Um eine möglichst feinfühlige Einführung des Elektrodenträgers zu gewährleisten und um so intrakochleäre Traumen zu vermeiden, ist es notwendig, die Anatomie des runden Fensters und der basalen Scala tympani genau zu kennen und zu berücksichtigen. Soweit der Zugang durch die Rundfensternische gewählt wird, ist ihr anterio-inferiorer Überhang zu entfernen, der posterio-superiore dagegen zu belassen. Auf diese Weise wird die vertikale Ebene der Fenstermembran zugänglich, während die horizontale, die sehr nahe der Lamina spiralis ossea liegt, hinter dem posterio-superioren Überhang verborgen bleibt. Anschließend ist die Crista fenestrae abzutragen, da sie das Entlanggleiten des Elektrodenträgers an der Außenwand der Basalwindung stören und ihn den Modiolus mit der Lamina spiralis ossea berühren lassen würde.

Wird ein Zugang zur Scala tympani anterio-inferior des runden Fensters bevorzugt, dann sollte diese Öffnung weniger einem Bohrloch als einer „Fensterung" entsprechen: Kochleostomie. Dazu wird von latero-inferior her die abfallende Rundung des Promontoriums unmittelbar vor der Rundfensternische flächenhaft in medio-superiorer Richtung angeschliffen, bis das Endost als weißlicher Punkt die Eröff-

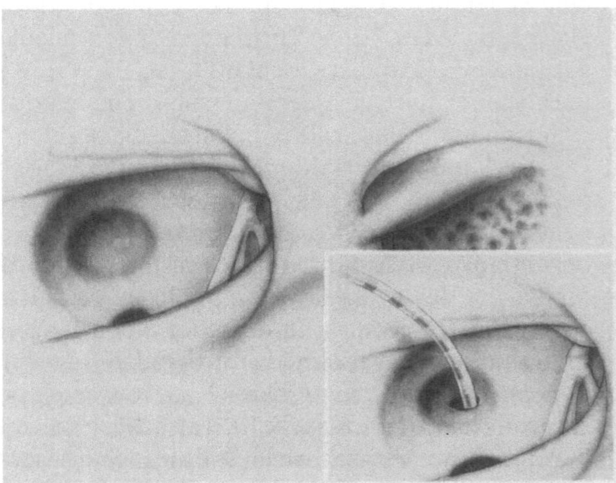

Abb. 5. Kochleostomie unmittelbar vor der Rundfensternische, um den N. facialis nicht darstellen zu müssen und um die
Operationsdauer möglichst kurz zu halten

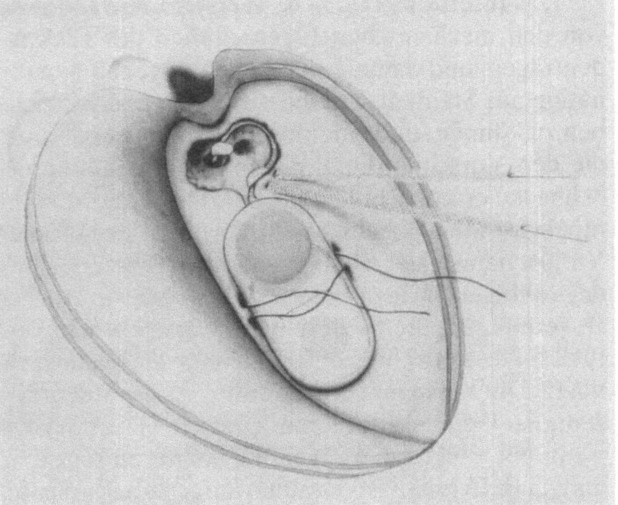

Abb. 6. Fixation des Elektrodenträgers mit Ionomerzement an
der hinteren Gehörgangswand und mit Dacron-Mesh nahe des
Empfänger-Stimulators sowie am Übergang zum Magneten mit
Prolen

nung der Basalwindung anzeigt. Sie wird mit einer
0,6 mm Diamantkugel nach vorn und unten erweitert auf einen Zugang von etwa 1 mm Durchmesser.

Wahrscheinlich wird durch diesen Zugang vor
der Rundfensternische die Kurvatur der Basalwindung leichter überwunden als beim Zugang durch das
runde Fenster. Außerdem läßt sich so das Freilegen
des N. facialis vermeiden und damit zeitsparend ope-
rieren (Abb. 5).

3.5 Kochleanahe Fixation

Die Fixation des Elektrodenträgers möglichst nahe
der Cochlea stellt eine Forderung für den Funktions-
erhalt des Implantats dar, insbesondere bei CI-ver-
sorgten Kleinkindern. Soweit hierfür Glasionomerzement verwendet wird, ergibt sich die Frage seiner
Biokompatibilität nicht nur hinsichtlich der allgemeinen Gewebsreaktion (s. 2.3.1), sondern speziell auch
der benachbarten Nerven (N. facialis und Chorda
tympani) und eventuell auch der Fasern und Gan-
glionzellen des Hörnervs. Um der während der Abbindereaktion kurzzeitig auftretenden Azidität
grundsätzlich zu begegnen, sollte jeder direkte Kontakt mit neuralen Strukturen vermieden werden. Bezüglich der Hörnervenfasern und -ganglienzellen ist
diese Forderung insofern gegenstandslos, als sich das
unmittelbare Auftragen des Zements auf die Rundfensternische oder die Kochleostomie schon aus anderen Gründen verbietet. So würde dadurch eine
eventuelle Reimplantation erschwert, weil der Zement den Eingang in den intrakochleären Bindegewebsschlauch um den Elektrodenträger herum kaum
noch erkennen ließe; seine Identifizierung ist aber

notwendig, um die neuen Elektroden wieder auf gleichem Wege einzuführen.

Der Kontakt zum N. facialis und zur Chorda tympani läßt sich vermeiden, indem der Elektrodenträger am kaudalen Ende des Chorda-Fazialis-Winkels
gegen den Knochen gedrängt und indem der Zement
nicht zu flüssig aufgetragen wird. Das Anheften
sollte bei Kleinkindern zugleich möglichst weit medial gelegen sein, also nahe dem Anulus osseus, um
so dem noch zu erwartenden Längenwachstum des
äußeren Gehörganges Rechnung zu tragen (Abb. 6).

3.6 Neurale Elemente

Eine funktionelle Besonderheit des Cochlear Implants ist die Reaktion der neuralen Elemente auf die
langanhaltende elektrische Stimulation. Sie wird bestimmt durch die Ladung, die von der Elektrode an die
neurale Membran abgegeben wird und dort zur Depolarisation führt. Der Ort der Depolarisation ist abhängig von der Geometrie der Elektrode und der Polarität
der abgegebenen Ladung [26]. Um eine Schädigung
des Gewebes zu vermeiden, werden kurze biphasi-
sche Stromimpulse verwendet, deren positive und negative Ladung ausgeglichen ist [22, 28]. Die notwendige Sicherheit gegen die Bildung elektromechani-
scher Produkte ist durch das Verwenden von Platinelektroden, Pulslängen von 100–200 µs und einer maximalen Ladungsdichte von 300 µC cm^{-2} geometrisch
pro Phase gegeben. Die Lösung von Platinionen aus
der Elektrodenfläche ist in proteinhaltigem Milieu

signifikant geringer als in Wasser [34]. Dies ist wichtig, weil die pro Phase abzugebende Ladung korreliert mit dem Grad neuraler Degeneration [3, 32]. Allerdings ist bislang weder genau bekannt, welche maximalen Stimuluslevel biologisch noch absolut sicher sind, noch weiß man, welche Mechanismen der neuralen Schädigung zugrundeliegen.

Das Ausmaß einer bindegewebigen Reaktion in der Umgebung der Elektroden scheint weniger von Intensität und Dauer der elektrischen Reizung abzuhängen als vom Vorliegen einer wenn auch geringgradigen Infektion. Nach Versuchen an der Katze erhöht sich durch sie die Reizantwortschwelle der elektrisch evozierten Hirnstammpotentiale, ohne daß diese Änderung mit dem Ausmaß der neuralen Degeneration korreliert. Die endostale Neubildung von Knochen innerhalb der Scala tympani ist an diesem Schwellenanstieg ursächlich nicht beteiligt. Übrigens ist − im Versuch an hörenden Katzen − auch das Überleben des Corti-Organs abhängig vom Ausbleiben jeglicher Infektion: die elektrische Stimulation allein führt nicht zum Ausfall der Haarzellen [8].

Grundsätzlich Gleiches gilt für die Ganglienzellen und Nervenfasern. Ihr Untergang ist wiederum Folge einer Infektion, und er korreliert nicht mit der Dauer oder der Intensität elektrischer Stimulation, weder morphologisch noch objektiv funktionell. Die im Versuch an der Katze von verschiedenen Autoren verwendeten Stromimpulse hatten eine Ladungsdichte von 32 μC cm^{-2} bis zu 40−50 μC cm^{-2} geometrisch pro Phase (Literatur siehe bei [8]). Dies gilt für relativ großflächige Elektroden von 0,1−1,0 mm^2.

3.7 Platin-Elektroden

Die Pt-Elektroden lassen auch im rasterelektronenmikroskopischen Bild keine stimulusinduzierten Korrosionen erkennen, selbst nicht nach etwa 2000 Stunden der Reizung im Tierversuch oder nach etwa 10 000 Stunden beim Menschen [7]. Entsprechendes gilt für den Silastikträger; Veränderungen seiner Oberfläche würden wahrscheinlich ihrerseits zu geweblichen Reaktionen führen [2, 11], deren Ausmaß jedoch ebenfalls nicht bestimmt wird durch die elektrische Stimulation, sondern wie oben beschrieben − durch den Grad begleitender Entzündung. Gewebliche Reaktionen in der Umgebung der Elektroden lassen eine Änderung der Elektroden-Impedanz erwarten. Tatsächlich ist eine solche Änderung während der ersten 12−20 Tage nach der Implantation zu beobachten, dann aber bleibt die Impedanz konstant. Ihre Höhe spiegelt die Dichte und Kontinuität der Bindegewebskapsel um den Elektrodenträger

wider. Die Eigenschaft der Bindegewebskapsel wird wiederum nicht bestimmt von Dauer und Intensität der elektrischen Stimulation oder von Veränderungen an der Elektrodenoberfläche. Die gewebliche Reaktion ist vielmehr, wie entsprechende Tierversuche [8] bestätigen, lediglich ausgelöst durch die primär operationsbedingte Entzündung oder gar Infektion.

3.8 Intrakochleäre Gewebsreaktionen

Die Dichtigkeit und die Kontinuität des den Elektrodenträger umgebenden fibrösen Schlauchs, also die Reaktion des Organismus auf die implantationsbegleitende Entzündung, ist wiederum abzulesen an der Höhe der elektrischen Impedanz. Kurzzeit-Schwankungen der Impedanz könnten Ausdruck davon sein, daß seitens des fibrösen Schlauches die effektive Fläche der Elektroden reduziert und die Ladungsdichte angehoben wird; daraus könnten elektrochemische Produkte wie lokalisierte Gasblasen oder Eiweißkomplexe resultieren, deren Abbau dann die kurzzeitigen Impedanzänderungen hervorrufen würden. Die Stimulation sollte aber möglichst unabhängig von der Impedanz sein; dies ist eher bei einer stromkonstanten als bei einer spannungskonstanten Stimulation gewährleistet.

Generell also dürfen Langzeitreizungen neuralen Gewebes mit Ladungsdichten von weniger als 40−50 μC cm^{-2} geometrisch pro Phase als sicher gelten, pulsatile Stimulation und relativ große Elektrodenoberfläche vorausgesetzt; die genannten Werte liegen weit unter denen, von denen elektrochemische Reaktionen zu erwarten sind: 300 μC cm^{-2} geometrisch pro Phase für Platinelektroden. Treten schon bei niedrigen Werten neurale Schäden auf, dann sind sie als Folge der elektrischen Reizung der neuralen Strukturen zu deuten und nicht chemischer Noxen im Gefolge unerwünschter elektrochemischer Reaktionen.

Bezüglich der Biokompatibilität nur beiläufig von Interesse ist die Frage, mit welchen Veränderungen der Körper auf in Intensität, Pulsrate und Dauer übermäßige elektrische Reize reagiert, weil die Einhaltung bestimmter Vorschriften und Grenzen selbstverständlich sein sollte. Andernfalls zeigt sich die Überlastung − ausweislich elektrisch evozierter auditiver Hirnstammpotentiale − in einem Rückgang der Amplitude und einem Anstieg der Latenz und dies insbesondere während tierexperimenteller Perioden von Anoxie. Offensichtlich liegt die obere Grenze zulässiger Intensität weit oberhalb des Pegels maximaler auditiver Behaglichkeit [24].

4 Humanhistologische Befunde

Die bislang referierten Befunde stammen aus Tierexperimenten; sie werden von wenigen Sektionsbefunden bestätigt [7, 13, 18]. Aus ihnen geht zum Beispiel hervor, daß sich Silber für die Elektroden verbietet, weil es zu ausgedehnten Knochenneubildungen, zu Schwarzfärbungen der membranösen Strukturen und wahrscheinlich auch zu neuraler Degeneration (im Vergleich zum nichtimplantierten Gegenohr) führt. Ob auch der Endolymphhydrops von dem verwendeten Silberdraht verursacht wurde, blieb unklar. Jedenfalls bestätigen diese Befunde die Bioinkompatibilität von Silber [11, 25, 31].

Die Perforation der Basilarmembran mit Positionierung der (Einzel-)Elektrode in der Scala vestibuli war nicht von Knochenneubildung begleitet. In einem anderen Fall mit offensichtlich erheblichem Insertionstrauma hatte sich viel neuer Knochen gebildet, jedoch nicht in der Nähe der Pt/Ir-Elektroden, die für die elektrische Stimulation benutzt worden waren. Interessanterweise fehlten hier die Dendriten weitgehend.

In einem vierten Fall war das mehrkanalige Implantat über 27 Monate täglich ≈ 12 Stunden benutzt worden, insgesamt also über 10 000 Stunden. Der Elektrodenträger lag in ganzer Länge in der Scala tympani, das Insertionstrauma war gering gewesen. Viel neuer Knochen fand sich am runden Fenster, nicht jedoch in der Umgebung der stimulierenden Pt-Elektroden entsprechend den schon beschriebenen tierexperimentellen Befunden [35].

Damit wird auch für das Cochlear Implant beim Menschen bestätigt, daß das Innenohr auf die Langzeit-Stimulation nicht mit Knochenneubildung reagiert, wenn mit biphasischen Stromimpulsen und ausgeglichener Entladung gearbeitet wird. Der neue Knochen am runden Fenster konnte sowohl Folge des Bohrens mit der Diamantkugel als auch der für die Ertaubung ursächlichen Meningitis gewesen sein. Die Autoren [7] werteten diese Knochenneubildung am runden Fenster als effektive Dichtung zwischen Cochlea und Mittelohr.

Die Ganglienzellpopulation war hier auf $\approx 10\%$ reduziert gewesen — interessanterweise am wenigsten in der Umgebung des Elektrodenträgers und nicht dort am deutlichsten, wo am stärksten und andauerndsten elektrisch stimuliert worden war.

5 Klinische Befunde

Auch die Klinik hat inzwischen hinreichende Hinweise auf die Biokompatibilität des Cochlear Implants geliefert. Sie erstrecken sich auf die — äußerlichen — Oberflächenmaterialien, auf die Reaktion der Fasern oder Ganglienzellen des Hörnerven und auf den funktionellen Nutzen.

Die Inertheit der Materialien spiegelt sich in der Regelmäßigkeit komplikationsloser Einheilung wider — streng aseptische Operationsbedingungen, schonende und zügige Operationstechnik sowie großflächige Aufdeckung des Operationsfeldes vorausgesetzt. So haben wir in mehr als 300 Patienten Komplikationen nur bei Pat. Nr. 8 und Nr. 25 gesehen. In beiden Fällen war das Operationsfeld unseres Erachtens zu klein gehalten gewesen. Zusätzlich hatte sich bei der Pat. Nr. 8 der zu frühe Druck der äußeren Induktionsspule ausgewirkt, die damals noch mittels Federbügel gehalten wurde. Der Patient Nr. 25 war als Kind nach einer nekrotisierenden Scharlachotitis ertaubt und bot damit ein zu nachhaltig vorgeschädigtes Implantatbett.

Bei Verwendung eines Hautschnitts, der allseits weit vom Implantat entfernt bleibt (Abb. 7), sind insoweit Sekundärheilungen nicht zu erwarten, jedenfalls nach eigenen Beobachtungen an jetzt 300 Patienten.

Streng aseptische Operationsbedingungen sollten Selbstverständlichkeit sein. Man kann sie durch Verwenden eines laminar flow entlang der einen Operationstischseite unterstützen [7] oder durch mehrfache Spülungen des Operationsfeldes mit einem Antibiotikum, z.B. Tetracyclin. Auch das Feuchthalten der Wundränder während des Eingriffs sollte zu den chirurgischen Regeln gehören.

Das Streben nach einer nicht unnötig langen Operationsdauer — und damit offener Wunde — äußert sich in einer sinnvollen Planung der Operationsabfolge. So sollte das Operationsmikroskop erst

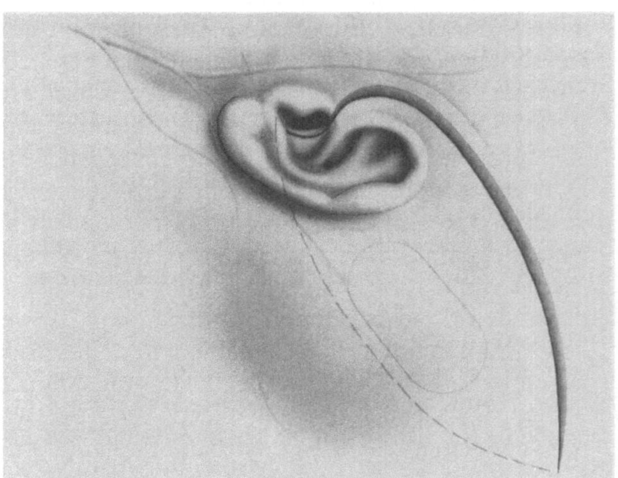

Abb. 7. Hautschnitt weitab vom Implantat als Vorsorge komplikationsloser Einheilung. Linkes Ohr, von dorsal (Operateur) gesehen

dann verwendet werden, wenn die Kleinheit der anatomischen Verhältnisse dies verlangt, d.h. erst ab Darstellung des kurzen Amboßschenkels. Alle mit bloßem Auge zu bewältigenden Schritte sollten vorher abgeschlossen sein, nämlich die Mastoidektomie, soweit nötig, das Fräsen des Knochenbetts, des Grabens und der Bohrlöcher sowie das Durchziehen der Befestigungsfäden. Für die Fräsarbeiten sind möglichst große und gehärtete Fräsen zu verwenden, die Notwendigkeit des Fräsenwechsels ist schrittweise zu planen.

Die angeführten Hinweise zur Begrenzung der Operationsdauer gelten einer grundsätzlichen Forderung in der Implantationschirurgie. Wir glauben, daß diesem Bestreben auch unsere Empfehlung dient, den Elektrodenträger auf dem Wege einer Cochleostomie einzuführen anstelle des Zugangs durch das runde Fenster. Letztgenannter Weg führt zwangsläufig in die unmittelbare Nähe und eventuell zur Freilegung des N. facialis — ein Operationsschritt, der die Operationsdauer sicher nicht bewußt begrenzt.

Die Einhaltung dieser operationstechnischen Regeln war die Voraussetzung dafür, daß auch die der Cochlear-Implantation Hinweise brachten für

— die rasche funktionelle Bioverträglichkeit des Gesamtsystems,
— das bleibende Funktionieren der Wechselbeziehung Elektrode — Hörnervenfaser und
— den Langzeitgewinn an Sprachverständlichkeit.

Befriedigende oder erfreuliche Primärergebnisse spiegeln das komplikationslose Einheilen des Implantats, den Kontakt zwischen Elektrode und Hörnervenfaser sowie die Praktikabilität der Sprachverarbeitungs-Strategie wider. Optimale Bioverträglichkeit des Cochlear Implants vorausgesetzt, sind solche primären Befunde erst nach Anpassung des Systems, nach Anfangstraining und nach Gewöhnung an und Erfahrungen mit dem neuen Sprachverstehen zu beurteilen; dies wäre nach etwa einem halben Jahr gegeben. Einige wenige Patienten jedoch können schon nach dem Anfangstraining, d.h. nach 2—3 Wochen, offene Sprache ohne Lippenlesen verstehen mit 30—40 Wörtern pro Minute (WpM). Diese Erfahrung läßt annehmen, daß die Sprachsignalverarbeitung des Implantatsystems der des Innenohrs zumindest näherungsweise entspricht. Im gleichen Sinne ist die Beobachtung zu verstehen, daß auch taubgeborene Kleinkinder lernen, Wörter einer fremden Sprache ohne vorausgegangene Übung richtig nachzusprechen.

Die Wechselbeziehung Elektrode — Nervenfaser oder — Ganglienzelle äußert sich in den psychoakustischen Meßdaten und in der Konstanz einmal erhobener Befunde. Veränderungen dieser Daten könnten auf eine zunehmende Schädigung der neuralen Elemente als Folge der elektrischen Stimulation oder auf eine fortschreitende Gewebsreaktion zwischen Elektrode und Nervenfaser bzw. Ganglienzelle hinweisen. Soweit diesbezügliche Untersuchungsergebnisse vorliegen, bleiben die Stromstärken für die Empfindung der Hörschwelle und der „maximaler Behaglichkeit" zum mindesten über zwei Jahre nahezu konstant [1]. Dies gilt in gleicher Weise für den Dynamikbereich zwischen beiden Pegeln.

Mit der Konstanz der psychophysikalischen Daten als Ausdruck eines biologischen Gleichgewichts zwischen Elektrode und Nervenfaser oder Ganglienzelle geht über die Zeit eine Zunahme des Sprachverstehens einher. Dies zeigt sich überzeugend in einer Langzeitbeobachtung von 33 Patienten, deren Sprachverstehen wir über einen Zeitraum von 5 bis 6 Jahren ab Ende der ersten 2- bis 3wöchigen Rehabilitationsphase kontrollierten. Auch zu Beginn schon war einer dieser Patienten in Gruppe I einzustufen gewesen, d.h. er hatte ein offenes Sprachverstehen auch ohne Lippenlesen. 15 Pat. blieben anfangs in Gruppe II, konnten beim Speech tracking also nur über zusätzliches Lippenlesen folgen mit durchschnittlich >35 WpM. 17 Pat. waren in Gruppe III einzustufen mit <25 WpM trotz zusätzlichen Lippenlesens (Abb. 8). Nach 2 Jahren gehörten schon 15 Pat. in Gruppe I, nach 4 Jahren 19 und nach 5—6 Jahren 23 der 32 Pat., ≈69%. Nur 2 Pat. blieben auch dann noch in Gruppe III und 8 Pat. in Gruppe II.

Diese Auswertung berücksichtigt nicht die unterschiedlichen individuellen Prognosefaktoren wie vor allem Dauer und Genese der Taubheit; sie verdeutlicht aber die materielle und funktionelle Biokompatibilität des Cochlear Implants, ohne die der Lernprozeß im ZNS nicht möglich wäre.

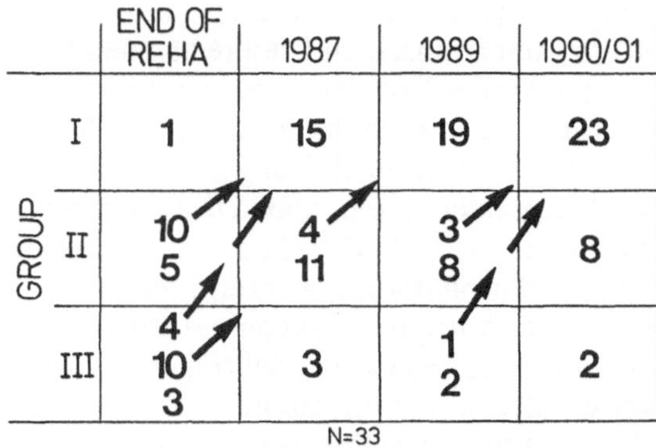

Abb. 8. Zunehmend gutes Sprachverstehen im Verlauf von 5—6 Jahren. 32 Patienten wurden über die Zeit kontrolliert. Sehr früh schon wies 1 Pat. ein offenes Sprachverstehen ohne Lippenlesen auf (Gruppe I); nach 5—6 Jahren waren es 23, entsprechend ≈69%

6 Zusammenfassung

Bezüglich der Biokompatibilität von Cochlear Implants ist zunächst sicherzustellen, daß ein Modell verwendet wird, das ausschließlich aus biokompatiblen Materialien gefertigt ist. Dies allein aber impliziert nicht, daß das so gefertigte Implantat auf Dauer funktionstüchtig ist. Die Prothese ist vielmehr als Ganzes zu werten einschließlich dem vorgesehenen Operationsort. Aktive Cochlear-Implantate müssen unter Bedingungen elektrischer Reizung bewertet werden. Dabei sind nicht nur die Effekte der elektrischen Reizung auf die Umgebung zu beurteilen, sondern auch die Biomaterialien der Prothese im Hinblick auf ihre Alterung und die Beeinflussung durch das umgebende Gewebe. Außerdem dürfte die Einführung einer flexiblen Scala-tympani-Elektrode einhergehen mit einem − wenn auch minimalen − Trauma der Schneckenstrukturen. Dieses kann nur minimiert werden, wenn die Einführung in dem Moment stoppt, an dem der erste Widerstand auftritt. Weiterhin haben experimentelle Studien gezeigt, daß der Übergang der Infektion vom Mittelohr in die Schnecke einen weitgehenden Verlust der Hörnervenfasern bewirken kann. Diese Studien ergaben jedoch auch, daß die Heilung am runden Fenster oder an der Kochleostomie zu einem Schutz gegen aufsteigende Infektionen führt. Diese Dichtung ist allerdings nicht effektiv für etwa die ersten zwei Wochen nach der Operation. Dies weist auf die Wichtigkeit strikt aseptisch-chirurgischen Vorgehens während der Operation und den Gebrauch prophylaktischer Antibiotika sowohl während als auch unmittelbar nach der Operation hin.

Versuche mit der elektrischen Reizung unter Verwendung sorgfältig kontrollierter entladungsbalancierter biphasischer Stromimpulse und einer Ladungsdichte bis zu $40-50\ \mu C\ cm^{-2}$ geometrisch per Phase haben gezeigt, daß die chronische Reizung nicht zu unerwünschten Effekten an den Hörnervenfasern oder der Kochlea insgesamt führt. Außerdem resultiert die chronische Reizung der Platinelektroden während solcher Reizung nicht in der Auflösung von Platin oder einem Abbau des umgebenden Silastikträgers. Schließlich scheint die Langzeitelektrodenimpedanzänderung während dieser chronischen Reizung zu korrelieren mit dem Ausmaß der fibrösen Einkapselung des Elektrodenträgers. Während Hinweise auf eine neurologische Schädigung durch die Platinelektroden selbst bei relativ geringer Entladungsdichte fehlen, ergaben sich Anhaltspunkte für einen kurzzeitigen oder möglicherweise auch dauernden Rückgang der Erregbarkeit der Hörnervenfasern, wenn diese mit zu hohen Stimulusintensitäten gereizt wurden. Wahrscheinlich sind diese stimulusinduzierten Veränderungen metabolischer Natur.

Die Histologie des Felsenbeins von Patienten, die mit einem Cochlear Implant, insbesondere dem Melbourne Multichannel-Implant versorgt wurden, bestätigen frühere experimentelle Befunde und zeigen, daß die langzeitelektrische Reizung der Schnecke nicht nachteilig auf die verbliebenen Hörnervenfasern einwirkt.

Sorgfältige Sicherheitsstudien sind ein notwendiger Bestandteil in der Entwicklung von neuralen und hier Cochlear-Implant-Prothesen, zumal diese sich auf komplexe Eigenschaften bezüglich der verschiedenen Materialien und der elektrischen Reizung neuraler Strukturen beziehen müssen.

Auch die Klinik hat inzwischen hinreichende Hinweise oder Beweise für die materielle und funktionelle Biokompatibilität erbracht: bei entsprechender operativer Technik regelmäßig primäre Einheilung, Konstanz der psychoakustischen Daten und über Jahre zunehmende Verbesserung des Sprachverstehens.

Literatur

1. Battmer RD, Lehnhardt E, Mohme-Hesse K (1988) Psychophysikalische Meßdaten und Sprachverstehen nach zwei Jahren mit der Clark/NUCLEUS-Prothese. HNO 36:188−192
2. Bernstein JJ, Johnson PF, Hench LL, Hunter G, Dawson WW (1977) Cortical histopathology following stimulation with metallic and carbon electrodes. Brain, Behavior and Evolution 14:126−157
3. Brown WJ, Babb TL, Soper HV, Lieb JP, Ottino CA, Crandall PH (1977) Tissue reactions to long-term electrical stimulation of the cerebellum in monkeys. J Neurosurg 47:366−379
4. Clark GM, Shepherd RK (1984) Cochlear implant round window sealing procedure in the cat. An investigation of autograft and heterograft materials. Acta Otolaryngol (Stockh) Suppl 410:5−15
5. Clark GM, Shepherd RK, Pyman BC, Webb RL, Franz B (1987a) The surgery for the insertion and reinsertion of the banded electrode array. Ann Otol Rhinol Laryngol 96, Suppl 128:10−12
6. Clark GM, Blamey PJ, Brown Am et al. (1987b) The University of Melbourne-Nucleus multi-electrode cochlear implant. Adv Otorhinolaryngol 38:1−189
7. Clark GM, Shepherd RK, Franz B K-H et al. (1988) The histopathology of the human temporal bone and auditory central nervous system following cochlear implantation in a patient. Correlation with psychophysics and speech perception results. Acta Otorhinolaryngol (Stockh) Suppl 448:5−65
8. Clark GM, Tong YC, Patrick JF (eds) (1990) Cochlear Prostheses. Churchill Livingstone, Edinburgh London Melbourne New York
9. Clifford AR, Gibson WRP (1987) The anatomy of the round window with respect to cochlear implant surgery. Ann Otol Rhinol Laryngol 96, Suppl 128:17−19

10. Cranswick NE, Franz B K-H, Clark GM, Shepherd RK, Bloom DM (1987) Middle ear infection postimplantation: response of the round window membrane to Streptococcus pyogenes. Ann Otol Rhinol Laryngol 96, Suppl 128:53−54

11. Dymond AM, Kaechele LE, Jurist JM, Crandall PH (1970) Brain tissue reaction to some chronically implanted metals. J Neurosurg 33:574−580

12. Franz B, Clark GM, Bloom DM (1984) Permeability of the implanted round window membrane. An investigation using horseradish peroxidase. Acta Otolaryngol (Stockh) Suppl 410:17−23

13. Galey FR (1984) Initial observations of a human temporal bone with a multi-channel implant. Acta Otolaryngol (Stockh) Suppl 411:38−44

14. Geyer G (1990) Glasionomerzement als Knochenersatzmaterial in der Ohrchirurgie. Tierexperimentelle und klinische Untersuchungen. Habilitationsschrift Würzburg

15. Goycoolea MV, Paparella MM, Goldberg B, Carpentier AM (1980) Permeability of round window membrane in otitis media. Arch Otolaryngol 1076:430−433

16. Hinojosa R, Marion M (1983) Histopathology of profound sensorineural deafness. Ann New York Ac Sci 405:459−484

17. House WF, Luxford MW, Courtney B (1985) Otitis media in children following the cochlear implant. Ear Hear Suppl 1:24−26

18. Johnsson L-G, House WF, Linthicum FH (1982) Otopathological findings in a patient with bilatewral cochlear implants. Ann Otol Rhinol Laryngol 91, Suppl 99:74−89

19. Jonck LM, Grobbelaar CJ, Strating H (1989) The biocompatibility of glass-ionomer cement in joint replacement: Bulk testing. Clinical Materials 4 (zit. n. Zöllner)

20. Kennedy DW (1987) Multichannel intracochlear electrodes: mechanism of insertion trauma. Laryngoscope 97:42−49

21. Laszig R (1989) Möglichkeiten eines funktionell-prothetischen Ersatzes des ertaubten Innenohres − eine klinische und experimentelle Studie. Habilitationsschrift Hannover

22. Lilly JC (1961) Injury and excitation by electrical currents. A. The balanced pulse pair waveform. In: Sheer DM (ed) Electrical stimulation of the brain. Univ of Texas Press, Austin

23. Luxford WM, House WF (1987) House 3M cochlear implant: surgical consideration. Ann Otol Rhinol Laryngol 96, Suppl 128:12−14

24. McCreery DB, Agnew WF (1983) Changes in extracellular potassium and calcium concentration and neural activity during prolonged electrical stimulation of the cat cerebral cortex at defined charge densites. Exper Neurology 79:371−396

25. McFadden JT (1969) Metallurgical principles in neurosurgery. J Neurosurg 31:373−385

26. McNeal DR (1976) Analysis of a model for excitation of myelinated nerve. IEEE Transact Biomedical Engineering 23:329−337

27. Merzenich MM, Kessler DK, Rebscher SJ, Schindler RA (1987) Progress in development and application of the University of California at San Francisco/Storz multichannel cochlear implant. Ann Otol Rhinol Laryngol 96, Suppl 128:122−125

28. Mortimer JT, Shealy CN, Wheeler C (1970) Experimental non destructive electrical stimulation of the brain and spinal cord. J Neurosurg 32:553−559

29. O'Reilly BF (1981) Trauma and realibility of placement of a 20 mm long model human scala tympani electrode array. Ann Otol Rhinol Laryngol 90, Suppl 82:11−12

30. Patrick JF, MacFarlane JC (1987) Characterization of mechanical properties of single electrodes and multielectrodes. Ann Otol Rhinol Laryngol 96 Suppl 128:46−48

31. Pudenz RH (1942) The use of tantalum clips for hemostasis in neurosurgery. Surgery 12:791−797

32. Pudenz RH, Agnew WF, Yuen TGH, Bullara LA (1977) Electrical stimulation of the brain. Light and electron microscopy studies. In: Hamprecht FT, Reswick JB (eds) Applications in neural prostheses. Dekker, New York

33. Rebscher SJ, Byers CL, Gray RF, Merzenich MM (1981) Development of multichannel electrodes for an auditory prosthesis. National Institutes of Health Quarterly Progress Report March 1. NIH Contract NS-7-2367. Coleman Memorial Laboratory, University of California, San Francisco

34. Robblee LS, McHardy J, Marston JM, Brummer SB (1980) Electrical stimulation with Pt electrodes. V. The effect of protein on Pt dissolution. Biomaterials 1:135−139

35. Shepherd RK, Clark GM, Black RC (1983) Chronic electrical stimulation of the auditory nerve in cats: physiological and histopathological results. Acta Otolaryngol (Stockh) Suppl 399:19−31

36. Shepherd RK, Webb RL, Clark GM et al. (1984) Implanted material tolerance studies for a multiple-channel cochlear prosthesis. Acta Otolaryngol (Stockh) Suppl 411:71−81

37. Sutton D, Miller JM, Pfingst BE (1980) Comparison of cochlear histopathology following two implant designs for use in scala tympani. Ann Otol Rhinol Laryngol 89, Suppl 69:11−14

38. Wilson AD, Kent BE (1971) The glass-ionomer cement: a new translucent dental filling material. J Appl Cem Biotechn 21; zit. nach Zöllner

39. Ylikoski J, Belal A, House WF (1981) Morphology of human cochlear nerve after labyrinthectomy. Acta Otolaryngol (Stockh) 91:161−166

40. Zöllner W (1991) Wissenschaftlicher Hintergrund des ionomeren Zements in der Schädelchirurgie. Vortrag Copenhagen Acoustic Neuroma Conference, Aug 25−29

European Archives of   Suppl. 1992/I
Oto-Rhino-Laryngology
© Springer-Verlag 1992

Trachealtransplantation beim Tier

A. Beigel

Universitäts-HNO-Klinik (Direktor: Prof. Dr. H. Rudert), Arnold-Heller-Str. 14, W-2300 Kiel

Inhaltsverzeichnis

1   Immunologische Vorbemerkungen 235

2   Stand der Literatur 236

3   Immunologische Untersuchungen über das vitale
     Trachealtransplantat 236
3.1   Einzelne Bestandteile der Trachea 236
3.1.1 Knorpel 236
3.1.2 Gefäße 237
3.2   Die Reaktion gegen das Trachealtransplantat
       insgesamt 237

3.2.1 Die Immunogenität des Trachealtransplantates . . 237
3.2.2 Überlebenszeiten nach experimenteller
       Trachealtransplantation 238
3.2.3 Morphologische Reaktionen am
       Trachealtransplantat 239

4   Immunologische Untersuchungen über Reaktionen
       gegen konserviertes Trachealgewebe 241

5   Schlußfolgerung und klinischer Ausblick 242
Literatur 242

1 Immunologische Vorbemerkungen

Medawar [92, 93, 94] erkannte als erster, daß das Schicksal übertragenen Fremdgewebes von immunologischen Abstoßungsreaktionen abhängig ist, und Billingham and Brent et al. [16] konnten 1956 klären, daß diese Abstoßungsreaktionen vom Grad der genetischen Differenz zwischen Spender und Empfänger, d.h. vom Histoinkompatibilitätsgrad abhängen.

Bei Wirbeltieren werden als Ursache für die Abstoßungsreaktionen gegen transplantierte kernhaltige Körperzellen sogenannte Transplantationsantigene angesehen, die von einer Genregion kontrolliert werden. Dieser Haupthistoinkompatibilitätskomplex (Major histocompatibility complex – MHC) wird bei der Ratte als RT1-Genregion [43] bezeichnet und kontrolliert das dem HLA-System des Menschen entsprechende wichtigste System der genetisch determinierten Transplantationsantigene auf den Oberflächen der kernhaltigen Körperzellen dieser Spezies [153].

Das bedeutet, daß bei den Stammkombinationen, die sich in der RT1-Genregion unterscheiden, der Grad der genetischen Differenzen, d.h. der Histoinkompatibilitätsgrad, stark, bei Stammkombinationen, die in der RT1-Genregion nicht differieren, dagegen der Histoinkompatibilitätsgrad nur schwach ausgeprägt ist. Je stärker der Histoinkompatibilitätsgrad zwischen Spender und Empfäner ist, d.h. je größer die genetische Differenz ist, desto heftigere Abstoßungsreaktionen sind gegen die Transplantate zu erwarten [16].

Aus diesen Erkenntnissen resultiert für alle transplantationsimmunologischen Untersuchungen die Forderung, daß immunologische Transplantationsversuche nur unter genauer Kenntnis der genetischen Differenz von Spender und Empfänger durchgeführt werden sollten und daß diese genetische Differenz bei der Variation anderer Parameter konstant gehalten werden sollte. Die Erfüllung dieser Forderung ist nur dann gewährleistet, wenn die Transplantationen zwischen Tieren verschiedener Inzuchtstämme, wie sie bei Ratten oder Mäusen zur Verfügung stehen, durchgeführt werden. Auf Eingriffe und Medikationen, die das Immunsystem beeinflussen könnten, wie Cortison, Cytostatika usw., sollte verzichtet werden. Aus methodologisch-anatomischen Gründen [57, 111] bietet sich das Rattenmodell für transplantationsimmunologische Untersuchungen bei der Übertragung von Luftröhrensegmenten an.

2 Stand der Literatur

Erste experimentelle Untersuchungen über eine mögliche Trachealtransplantation sind seit 1918 von Burket bekannt [24]. Seitdem ist sie Gegenstand vieler sich teilweise wiederholender Untersuchungen gewesen, so daß eine Fülle von Literaturmitteilungen über Trachealtransplantationen im Tierexperiment vorliegt.

Sie wurden bei verschiedensten Versuchstieren, vornehmlich bei Hunden [1, 2, 4, 14, 15, 24, 26, 30, 37, 52, 53, 67, 73, 95, 97, 98, 99, 103, 105, 107, 110, 117, 126, 136, 141], durchgeführt. Andere Autoren verwendeten Schweine [18, 79], Kaninchen [45, 46], Katzen [42], Meerschweinchen [96] und Ratten [122, 123, 124, 125].

Ebenso unterschiedlich wie die Versuchstiere waren die Ansätze dieser Autoren: Die Trachea wurde teils teilweise [1], teils total rekonstruiert [26], teils wurden als Modifikation unterschiedliche Endoprothesen zur inneren Schienung der Trachea [157] oder verschieden Lappenplastiken zur äußeren Bedeckung der Anastomosen [5, 97, 98, 99, 102, 103, 126] erprobt. Entsprechend differieren die Ergebnisse: sie reichen vom Tod aller Versuchstiere innerhalb von 2 Wochen [24, 107] über eine Überlebensrate von ca. 40% [4] bis zum vollständigen Überleben [1]. Längere Überlebenszeiten nach Trachealtransplantation waren mit Immunsuppression zu erzielen [45].

Alle diese Versuche wurden an nicht ingezüchteten Versuchstieren durchgeführt und deshalb dürften die Autoren die genetische Differenz zwischen Spender und Empfänger, deren grundlegenden Einfluß auf die Reaktionen gegen Fremdgewebe bereits von Billingham and Brent et al. [16] nachgewiesen wurde, in unkontrollierbarer Weise variiert haben. Allein durch diese Tatsache ist zu erklären, daß die Ergebnisse der Autoren unterschiedlich sind, sich teilweise widersprechen und deshalb nicht miteinander vergleichend zu interpretieren sind.

3 Immunologische Untersuchungen über das vitale Trachealtransplantat

Über immunologische Transplantationsversuche an Inzuchttieren liegen nur wenige Mitteilungen vor.

Nach heterotoper Transplantation allogener in Gewebekulturen aufbewahrter Trachea wiesen Lane Habicht et al. [83] ausgeprägte morphologische Zeichen einer akuten Abstoßung − Lymphozyteninfiltration und späterer Zelltod der transplantierten Zellen − nach. Sesterhenn und Rose führten als erste (1979) orthotope Trachealtransplantationen zwischen Tieren zweier Ratteninzuchtstämme durch und stellten nach kreuzweiser Übertragung eine hohe Überlebensrate der Tiere nur des einen Stammes fest [122, 123, 124, 125].

3.1 Einzelne Bestandteile der Trachea

Die Trachea ist aus mehreren Geweben (respiratorische Schleimhäute, Bindegewebe, Gefäße, Drüsen, Knorpel) zusammengesetzt, d.h. das Trachealtransplantat stellt ein sogenanntes Composite graft dar. Zur Klärung der Immunogenität des Trachealtransplantates müssen deshalb nicht nur die Reaktionen gegen das übertragene Organ in seiner histologischen Vielfalt, sondern auch die Reaktionen nach Transplantationen verschiedener einzelner Komponenten (Knorpel, Gefäße) behandelt werden.

3.1.1 Knorpel

Die Knorpeltransplantation ist seit langer Zeit Gegenstand intensiver Forschung. Eine Fülle von experimentellen Ergebnissen ist über Reaktionen gegen den transplantierten Knorpel publiziert worden. Sie sind widersprüchlich: einerseits wurde transplantierter vitaler Knorpel sowohl im Tierexperiment als auch im klinischen Resultat [33] häufig vom Empfänger toleriert − Gibson [49, 50] und Craigmyle [31, 32] stellten noch 8 Jahre nach der Transplantation im Knorpel Vitalitätszeichen fest −, andererseits zeigten sich im Transplantat nach einer gewissen Zeit Resorptionserscheinungen, oder aber der Knorpel wurde vom Empfänger in seiner Gesamtheit abgestoßen (Übersichten bei Kastenbauer [76], Krüger [80], Seiffert [119], Woodruff [154] und Zalzal [156].

Als Ursache für die offenbar schwachen Abstoßungsreaktionen gegen dieses avaskuläre Gewebe nimmt die Mehrzahl der Autoren an, daß bei einem Knorpeltransplantat die Chondrozyten die eigentlichen Transplantationsantigenträger sind. Sie werden durch die nicht antigen wirkende Knorpelmatrix vor dem Erkennen durch den immunologischen Apparat des Empfängers geschützt, d.h. der afferente Schenkel der Immunreaktionen ist geblockt [31, 32, 65, 66, 84, 100, 130].

Andere Autoren konnten dagegen nachweisen, daß bei allogenen Knorpeltransplantationen immunologisch kompetente Zellen auch in die Grundsubstanz vordringen und dort Resorptionserscheinungen bewirken. Sie folgerten daraus, daß auch die Knorpelgrundsubstanz selbst antigen wirke [64, 89, 150, 151].

Ebenfalls kontrovers wird der Einfluß einer Präsensibilisierung auf nachfolgende Reaktionen gegen Knorpeltransplantate diskutiert: im Gegensatz zu Craigmyle [31, 32], Langer und Gross [84] fanden Westhues [150, 151] und Elves [40] nach spezifischer Sensibilisierung des Empfängers eine massive Reaktion gegen ein anschließend transplantiertes Knorpelstück.

Auch bei diesen Versuchen wurde, wie bei der experimentellen Trachealtransplantation, selten auf den Einfluß der genetischen Differenz zwischen Spender und Empfänger auf die Reaktionen gegen das Knorpeltransplantat geachtet. Nur in zwei sich widersprechenden Mitteilungen gingen die Autoren auf dieses Problem ein: Stjernswärd [130] fand bei Mäusen Schäden am Knorpeltransplantat, die auf die Unterschiede der genetischen Differenz zwischen Spender und Empfänger zurückzuführen waren. Heyner konnte mit ihren Experimenten diese Befunde nicht bestätigen [65, 66].

In systematischen transplantationsimmunologischen Untersuchungen konnten v. Witzendorff und Beigel [11, 152] sowohl in vivo und in vitro bestätigen, daß allogene Knorpeltransplantate immunogen sind, denn eine Vorsensibilisierung mit allogenem Knorpelgewebe führte zu einer signifikant beschleunigten Abstoßung nachfolgender Hauttransplantate von Tieren desselben Spenderstammes und zu einer spezifischen Lyse im Mikrozytotoxizitätstest. Das Ausmaß der immunologischen Reaktion gegen Knorpeltransplantate hängt von der Größe der Transplantatoberfläche des allogenen Knorpelgewebes und von der spezifischen Vorsensibilisierung durch verschiedene Gewebe ab. Von besonderer klinischer Wichtigkeit ist der Nachweis, daß der unterschiedlich direkte Blutkontakt des Knorpeltransplantates in seinem Aufnahmelager die Reaktionen gegen das Transplantat auch unterschiedlich stark beeinflussen kann, ein Befund, der von früheren Autoren vermutet wurde [25, 49, 50, 121].

Immunhistologisch wurden Transplantationsantigene auf den Chondrozyten nachgewiesen.

Somit steht fest, daß das avaskuläre Gewebe Knorpel denselben transplantationsimmunologischen Gesetzen unterliegt, wie die anderen avaskulären Gewebe (z.B. Cornea [54]) auch. (Vgl. Referat Rettinger, S. 127 ff.)

3.1.2 Gefäße

Bei Versuchen an Tieren derselben Inzuchtstämme, die bei der Knorpel-, der Cornea- und der Trachealtransplantation verwandt wurden, konnte nachgewiesen werden, daß die Gefäße denselben transplan-

tationsimmunologischen Gesetzen, wie auch alle anderen Gewebe unterliegen, d.h. die Reaktion gegen Gefäßtransplantate sind ebenfalls abhängig vom Grad der genetischen Differenz zwischen Spender und Empfänger und von dem Sensibilisierungsgrad des Empfängers [137].

3.2 Die Reaktionen gegen das Trachealtransplantat insgesamt

3.2.1 Die Immunogenität des Trachealtransplantates

Es liegen systematische transplantationsimmunologische Untersuchungen bei Ratten aus denselben Inzuchtstämmen, bei denen auch die anderen Transplantationsverusche mit den einzelnen Geweben der Trachea (Knorpel, Gefäße) und mit dem anderen avaskulären Gewebe „Cornea" vorgenommen wurden, vor. Damit wurde es auch bei der Trachealtransplantation möglich, unter Beibehaltung desselben Empfängerstamms und durch die Verwendung zweier vom Empfängerstamm unterschiedlich genetisch differenter Spenderstämme den Grad der Histoinkompatibilität entweder konstant zu halten oder systematisch zu verlieren. Die Reaktionen der Empfänger gegen die Trachealtransplantate konnten somit entweder auf die Unterschiede in der genetischen Differenz zwischen Trachealtransplantatspender und -empfänger zurückgeführt werden oder es wurde möglich, durch die Konstanthaltung dieser genetischen Differenz andere die Abwehrreaktionen beeinflussende Parameter gezielt zu untersuchen [6, 7, 8, 9, 10].

Das Trachealtransplantat übt sowohl orthotop als auch heterotop übertragen ebenso wie seine einzelnen Gewebsanteile (Knorpel, Gefäße) eine ausgeprägte immunogene Wirkung auf den Empfängerorganismus aus. Der Nachweis wurde sowohl in vivo (beschleunigte Abstoßung eines nachfolgenden Hauttransplantates desselben Spenderstammes) als auch in vitro (Lymphozytotoxizitätstest [135] geführt [8] (Abb. 1). Ein Hinweis auf eine herabgesetzte sog. organspezifische Antigenität des Trachealtransplantates, wie sie bei anderen Geweben diskutiert wird [36], ergab sich nicht.

Mit Hilfe monoklonaler Antikörper ist es möglich geworden, immunhistologisch spenderspezifische (bei der Ratte RT1) Transplantationsantigene darzustellen [3, 48, 51, 68, 78, 87, 88, 91]. Es konnte gezeigt werden, daß vor allem das Schleimhautepithel der Trachea im verstärkten Ausmaße Träger von Transplantationsantigenen ist und somit hauptsächlich die immunologischen Abwehrreaktionen gegen das Trachealtransplantat bedingt.

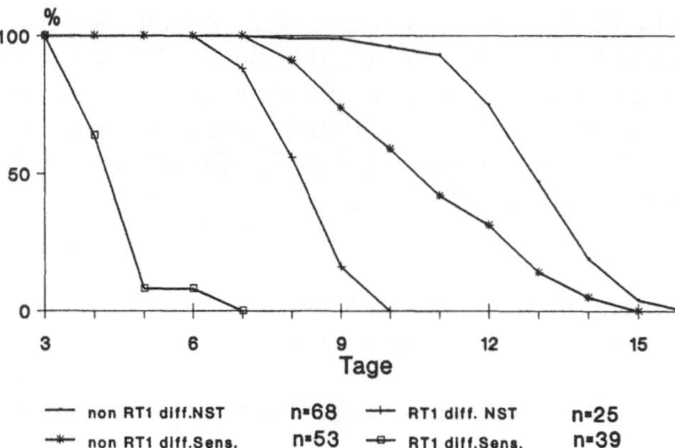

Abb. 1. Überlebenszeiten von Hauttransplantaten nach vorheriger Übertragung von Trachealsegmenten heterotop unter Variation des Histoinkompatibilitätsgrades bei Ratteninzuchtstämmen. *non RT1-different:* schwach genetisch differente Stammkombination; *RT1-different:* stark genetisch differente Stammkombination; *NST:* Normalabstoßung von Hauttransplantaten; *Sens:* Überlebenszeiten der Hauttransplantate nach Sensibilisierung durch Trachealgewebe

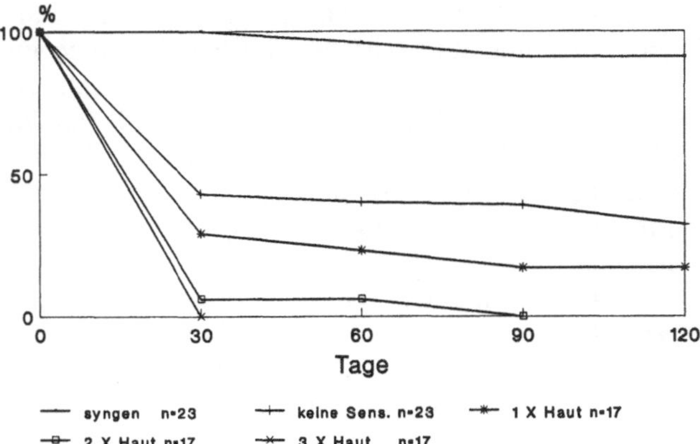

Abb. 3. Überlebenszeiten von Ratten aus Inzuchtstämmen nach orthotoper Transplantation von 4 Trachealringen bei Variation des spezifischen Sensibilisierungsgrades durch Hauttransplantate desselben Spenderstammes bei starker genetischer Differenz. *syngen:* syngene Kontrolltransplantation; *keine Sens.:* Überlebenszeiten nach allogener Transplantation; *1X Haut:* Überlebenszeiten nach allogener Transplantation und Vorsensibilisierung durch 1 Hauttransplantat

der Empfänger signifikant verkürzt. Wird der Grad der Histoinkompatibilität, d.h. der genetischen Differenz zwischen Spender und Empfänger, verstärkt, so sind auch die Abwehrreaktionen gegen das Trachealtransplantat heftiger, so daß die Überlebensraten jeweils wesentlich niedriger werden [7] (Abb. 2).

Einfluß des Sensibilisierungsgrades. Wichtig für die Transplantationschirurgie ist die Frage, in wieweit Präsensibilisierungen Einfluß auf die Abwehrreaktionen gegen ein später übertragenes Organ nehmen [138, 139].

Eine große Bedeutung für die Überlebenszeiten der Empfänger kommt dem spezifischen Sensibilisierungsgrad des Empfängers vor der Trachealtransplantation zu: je höher der Sensibilisierungsgrad des Empfängers ist, desto kürzer sind die Überlebenszeiten der Empfängertiere (Abb. 3).

Auch hier zeigt sich der wichtige Einfluß der genetischen Differenz auf die Reaktionen gegen das Trachealtransplantat: bei der schwach genetisch differenten Stammkombination führt erst eine dreifache, bei der stark genetisch differenten schon eine zweifache Vorsensibilisierung mit Haut zum Tode aller Versuchstiere.

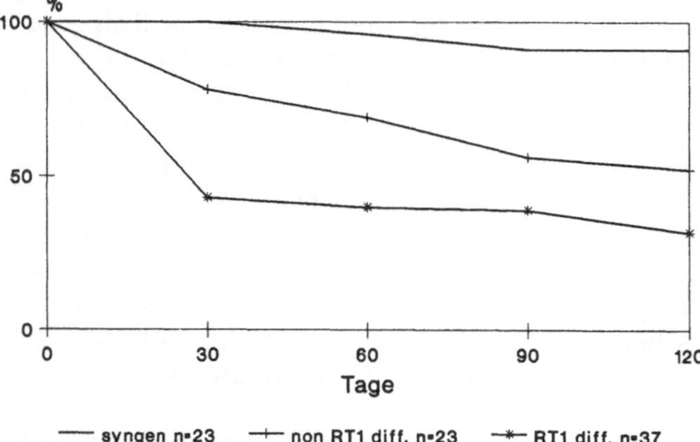

Abb. 2. Überlebenszeiten von Ratten aus Inzuchtstämmen nach orthotoper Transplantation von 4 Trachealringen bei Variation des Histoinkompatibilitätsgrades. *syngen:* syngene Kontrolltransplantation; *non RT1-diff.:* non RT1-, d.h. schwach genetisch differente Stammkombination; *RT1-diff.:* RT1-, d.h. stark genetisch differente Stammkombination

3.2.2 Überlebenszeiten nach experimenteller Trachealtransplantation

Einfluß von genetischer Differenz. Die immunogene Wirkung des Trachealtransplantates auf den Empfängerorganismus führt nach allogener Transplantation zu heftigen Abwehrreaktionen gegen das transplantierte Organ, die ihrerseits wiederum signifikante Funktionseinschränkungen des Trachealtransplantates bedingen. Nach orthotoper Transplantation syngener Luftröhrenstücke überlebt der größte Teil der Versuchstiere [6]. Nach allogener Trachealtransplantation sind dagegen die Überlebenszeiten

Einfluß der Transplantatlänge. Einen äußerst wichtigen Einfluß auf die Überlebenszeiten nach Trachealtransplantationen nimmt die Länge des Transplantates [6]. Bei den syngenen Kontrollversuchen überlebten nahezu alle Tiere die Transplantation von 4 Trachealringen. Die Überlebensraten nach Übertragung von 6 oder von 8 Trachealringen waren geringgradig

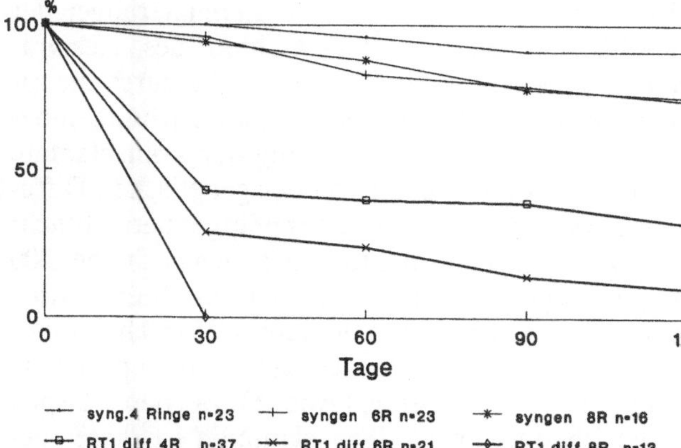

Abb. 4. Überlebenszeiten von Ratten aus Inzuchtstämmen nach orthotoper Transplantation von 4 Trachealringen und Variation der Länge des Transplantates bei starker genetischer Differenz. *syngen:* syngene Kontrolltransplantation mit 4, 6 oder 8 Ringen umfassenden Transplantat; *RT1 diff 4R:* Überlebenszeiten nach allogener Transplantation von 4 Trachealringen

niedriger. Nach allogener Transplantation nahmen sie in beiden Stammkombinationen in signifikanter Abhängigkeit von der Transplantatgröße ab (Abb. 4). Die Überlebenszeiten waren in der schwach allogenen deutlich länger als in der stark genetisch differenten Kombination.

3.2.3 Morphologische Reaktionen am Trachealtransplantat

Kurzzeitergebnisse. Nach Trachealtransplantationen fanden nahezu alle Autoren Infiltrationen der Wandung des Transplantates mit Rundzellen und Granulozyten, ein weitestgehend nekrotisches respiratorisches Epithel und Knorpelresorptionen. Bei den Tieren dagegen, die die Transplantation lange überlebten, war teilweise wieder ein Flimmerepithel im Transplantatlumen [29] zu beobachten, das bei Hunden nach Autotransplantation [30] schon am 23. Tag nach Allotransplantation 30–70 Tage später auftrat (95. Tag). Andere Autoren sahen dagegen das Transplantat vier Monate nach Trachealtransplantation nur von einem epithelialen Bezug überzogen [52, 53]. Bei heterotoper Transplantation von skelettierten xenogenen – Kaninchen-Tracheen, die dann mit Zellsuspensionen respiratorischen Epithels versehen wurden, wurde bei Nacktmäusen das Auftreten neuen Flimmerepithels beobachtet [70, 71].

Sesterhenn und Rose [125] fanden bei ihren Experimenten an Ratten aus Inzuchtstämmen 280 Tage nach Transplantation in der Trachealwandung Rundzellen, Granulozyten und teilweise Knorpelresorptionen. Das Lumen war mit einem respiratorischen Epithel ausgekleidet.

Nach den Angaben in der Literatur scheint somit das respiratorische Epithel des Trachealtransplantates zunächst zu einem großen Teil zugrunde zu gehen, später jedoch wieder zu regenerieren. Für die Entstehung dieser Epithelschäden am Trachealtransplantat werden grundsätzlich zwei Mechanismen diskutiert:

– Eine Ischämie, die durch den Vaskularisationsabbruch des Transplantates im Verlaufe der Übertragung bedingt wird. In der Literatur sind von Fuchsig an Katzen [47], Bikfalvi an Hunden [14, 15] und von Lametschwandtner und Staindl an Schweinen [81, 82, 115, 127, 128, 129] Schleimhautschäden nach ausgiebiger Mobilisation und Skelettierung des Trachealrohres beschrieben worden. Kornmesser [79] führte das Versterben seiner Versuchstiere nach autogener Transplantation von mehr als 4–5 Trachealringen ebenso wie Neville nach Übertragung von 5 Trachealringen [105] primär auf Vaskularisationsschäden am Trachealtransplantat zurück. Verschiedene Autoren verwandten zur Vermeidung durchblutungsbedingter Schäden gestielte Omentum-Lappen [5, 97, 98, 99, 102, 103, 126].

Schäden dieser Art an der Rattentrachea konnten bei Kontrollversuchen nicht gefunden werden. Weder nach ausgiebigster Mobilisation, noch nach syngener Transplantation waren Schleimhautnekrosen zu erkennen [6]. Die Überlebensraten nach syngener Trachealtransplantation waren entsprechend hoch: mehr als 120 Tage überlebten 90% der Versuchstiere, die 4 Trachealringe und immerhin 75% der Versuchstiere, die sogar 8 Trachealringe übertragen bekamen.

– Immunologische Reaktionen. Im Gegensatz zu der syngenen Kontrolltransplantation sind im allogenen System schon 8 Tage nach der Übertragung deutliche morphologische Schäden an den Transplantaten anzutreffen. Das Ausmaß dieser morphologischen Veränderungen steht in Abhängigkeit vom Histoinkompatibilitätsgrad und dem Sensibilisierungsgrad des Empfängers.

Durch histochemische Untersuchungen wird eine funktionelle Gewichtung der Schäden an dem respiratorischen Epithel möglich [13, 19, 23, 34, 55, 114, 116]. Bei syngener Transplantation nimmt die für die mucociliare Clearance äußerst wichtige Glykoproteinproduktion [28] nur im geringen Ausmaße ab. Im allogenen System dagegen ist die Funktionseinbuße der Schleimhaut wesentlich stärker und bei der stark allogenen Stammkombination ist die Glykoproteinproduktion wiederum geringer als bei der schwach allogenen Stammkombination. Bei Tieren, die die Transplantation nicht überlebten, ist überhaupt keine Glykoproteinproduktion mehr nachweisbar [22, 148].

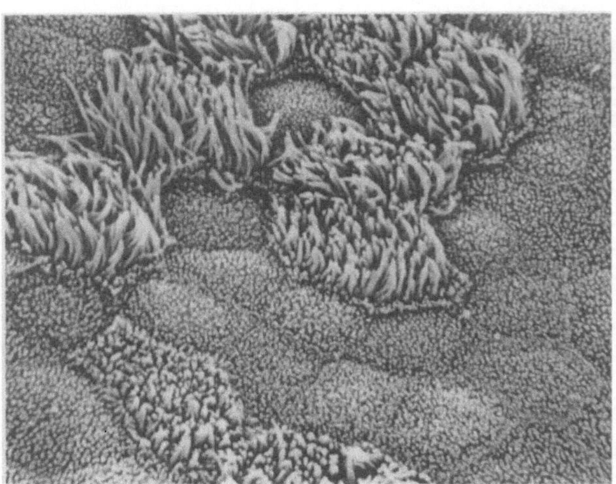

Abb. 5. Respiratorisches cilientragendes Epithel wächst in einen plattenepithelialen Bezirk bei einem stark genetisch differenten Trachealtransplantat ein. REM × 1200. (Für die Überlassung der Abbildung sei Herrn Prof. Dr. B. Tillmann, Kiel, sehr herzlich gedankt.)

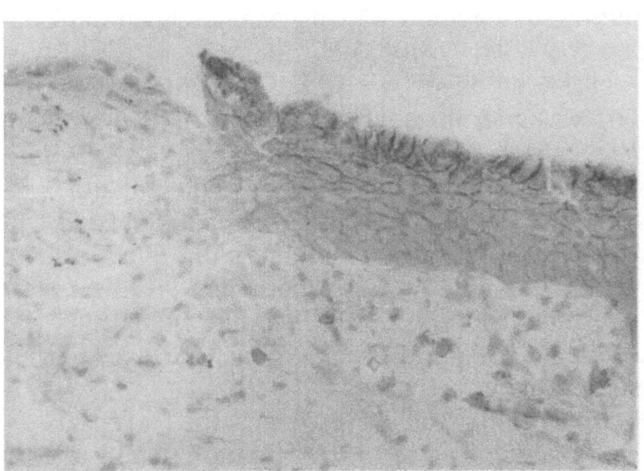

Abb. 6. Darstellung von RT1 Ac-Transplantationsantigenen mit Hilfe monoclonaler Antikörper. Eine genaue Differenzierung zwischen Spender- und Empfängerepithel ist möglich; die Spenderschleimhaut ist *dunkel,* das Empfängerepithel dagegen *nicht angefärbt.* Kryostatschnit, × 350 [10]

Langzeitergebnisse

Lymphgefäße. Nach einem Zeitraum von länger als 200 Tagen waren die Trachealtransplantate wieder an das Lymphgefäßsystem angeschlossen. Elektronenmikroskopische Untersuchungen ergaben den Nachweis von Lymphgefäßen in den übertragenen Luftröhrensegmenten.

Schleimhaut. Vor allem nach der Transplantation kurzer Luftröhrensegmente (4 Trachealringe) sind bei den 200 Tage und länger überlebenden Tieren die Transplantate wieder mit einem respiratorischen

Epithel ausgekleidet. Genaue Differenzierungen der oberflächenbildenden Zellschichten des Respirationstraktes sind in besonderem Maße durch die rasterelektronenmikroskopische Untersuchung möglich [140]. Die Reepithelisierung der Transplantate variiert in Abhängigkeit von der genetischen Differenz zwischen Spender und Empfänger beträchtlich: stark allogene Transplantate sind auch nach über 200 Tagen in der Mehrzahl mit einem gemischten Epithel ausgekleidet, d.h. neben dem respiratorischen Flimmerepithel ist eine zusätzliche plattenepitheliale Komponente anzutreffen (Abb. 5). Bei den schwach genetisch differenten Transplantaten ist dieses gemischte Epithel zwar auch in bis etwa 120 Tage nach der Transplantation nachzuweisen, wird aber bis zum 300. Tag vollständig durch ein respiratorisches Epithel ersetzt [6] (Abb. 5).

Durch immunhistologische Anfärbungen der spenderspezifischen Transplantationsantigene sind klare Differenzierungen zwischen den Schleimhäuten des Spender- und des Empfängerstammes möglich (Abb. 6). Auf der regenerierten Schleimhaut der stark allogenen Transplantate sind spenderspezifische Transplantationsantigene nicht mehr nachweisbar. Das bedeutet, daß die Schleimhaut des Trachealtransplantates abgestoßen und durch eine empfängereigene Schleimhaut ersetzt wird [10]. Es kann somit nach Trachealtransplantation eine okkulte Abstoßung der Schleimhaut stattfinden, die in funktionell tolerablen, d.h. mit dem Leben des Empfängers zu vereinbarenden Gesetzen verläuft.

Von wichtiger physiologischer Bedeutung ist die Fähigkeit der Ersatzschleimhaut, die für die mucociliare Clearance wichtige Glykoproteinproduktion aufrecht zu erhalten [72, 147]. In den Abschnitten

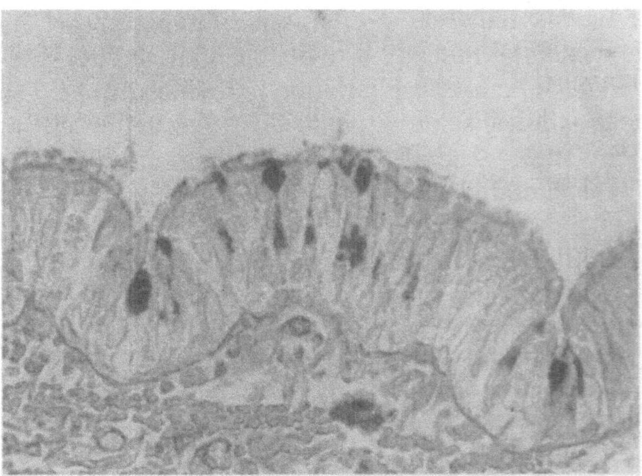

Abb. 7. Schwach allogenes Trachealtransplantat 190 Tage nach Transplantation. Das regenerierte intakte respiratorische Epithel zeigt eine deutlich erkennbare Glykoproteinproduktion *(dunkel angefärbt).* × 560 [148]

mit einem normalen neuen Flimmerepithel findet sowohl in der Schleimhaut des Transplantates, als auch in den subepithelialen Drüsen eine normale Glykoproteinproduktion statt (Abb. 7). In den Arealen gemischten Epithels mit einer starken plattenepithelial metaplastischen Komponente, wie sie vor allem in den stark allogenen Transplantaten angetroffen werden, ist eine Glykoproteinproduktion dagegen histochemisch nicht nachweisbar [22, 148].

4 Immunologische Untersuchungen über Reaktionen gegen konserviertes Trachealgewebe

Das vitale Trachealtransplantat ruft eindeutige immunologische Abwehrreaktionen des Empfängers hervor, deren Beherrschung Probleme mit sich bringt [12]. Deshalb wäre es von großem klinischem Nutzen, Verfahren zu entwickeln, mit denen die Immunogenität des Organs Trachea einerseits aufgehoben würde, andererseits das biologische Verhalten des Trachealtransplantates möglichst unverändert bliebe. Gleichzeitig wäre es wünschenswert, durch geeignete Konservierungsmaßnahmen eine Möglichkeit zu schaffen, jederzeit Zugriff zu dem zu übertragenden Material zu haben.

Die bisher angegebenen Methoden der Gewebekonservierung sind äußerst unterschiedlich [58, 59, 108]: sie reichen von der Aufbewahrung der Gewebe in den quecksilberhaltigen Konservierungsmitteln Cialit [39, 41, 69, 77, 104, 132, 133] und Merthiolat [61, 63], über die Aufbewahrung in Formalin [86, 109, 146], in Alkohol [106], die Strahlenkonservierung [90, 155], die Konservierung und Tiefgefrierung des Knorpels in Luft, flüssigem Stickstoff [38], die Aufbewahrung in Plasma- oder Ringer-Lösung [35] bis zur Lyophilisierung [74, 144] des Gewebes oder in seiner Einbettung in dem Kunststoff Palakos. Eine Übersicht über die unterschiedlichsten und derzeit gebräuchlichsten Methoden der Gewebekonservierung und der Anwendung dieser konservierten Gewebe im HNO-Bereich findet sich bei Kastenbauer [76].

Unter der Annahme, daß die derart vorbehandelten Gewebe nicht mehr vital und deshalb auch nicht mehr antigen seien, beschäftigen sich die meisten Autoren nur mit dem biologischen Schicksal dieser Gewebe ohne Berücksichtigung immunologischer Fragestellungen [56, 58, 59, 134, 142, 143, 145]. Einzelne Untersuchungen über Vitalität und Antigenität der unterschiedlich konservierten Gewebe erbrachten jedoch widersprüchliche Resultate und reichen von einer totalen Avitalität [85] bis zu einer

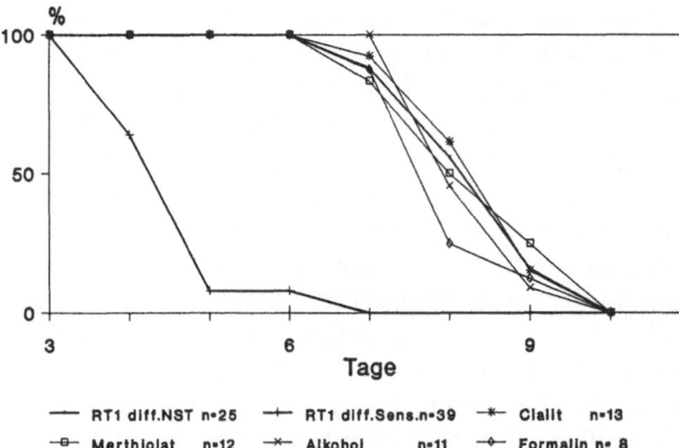

Abb. 8. Überlebenszeiten von Hauttransplantaten nach vorheriger Übertragung von Trachealsegmenten heterotop unter Variation des Konservierungsverfahrens (Cialit, Merthiolat, Alkohol, Formalin) bei stark genetisch differenten Ratteninzuchtstämmen. *RT1-different:* stark genetisch differente Stammkombination; *NST:* Normalabstoßung von stark genetisch differenten Hauttransplantaten; *Sens:* Überlebenszeiten der Hauttransplantate nach Sensibilisierung durch Trachealgewebe; *Cialit:* Überlebenszeiten der Hauttransplantate nach vorheriger Übertragung von Cialit-konserviertem Trachealgewebe des stark genetisch differenten Spenderstammes

Restvitalität [21, 86, 120] und einer geringen Restantigenität [75, 77].

Zur Klärung dieser unterschiedlichen Angaben in der Literatur wurden bei stärkster genetischer Differenz innerhalb der Spezies Ratte die gleichen Transplantationsversuche wie bei vitalen Trachealtransplantaten durchgeführt [9].

- Darstellung von Transplantationsantigenen bei konservierten Geweben.
- Überprüfung der Abstoßungsgeschwindigkeit von Hauttransplantaten desselben Spenders, von dem das zuvor übertragene konservierte allogene Trachealsegment stammte.
- Vergleich der Überlebensraten nach orthotoper Übertragung konservierter syngener oder stark allogener Trachealsegmente ohne und mit maximaler Vorsensibilisierung.
- in-vitro-Nachweis spezifisch sensibilisierter Lymphozyten nach Übertragung konservierter stark allogener Tracheen (Lymphozytotoxizitätstest).

Sämtliche immunologischen Nachweismethoden verliefen sowohl in vivo als auch in vitro negativ: Transplantationsantigene waren im Gegensatz zu den vitalen bei den konservierten Luftröhrensegmenten immunhistologisch nicht mehr nachweisbar. Entsprechend waren die Abstoßungsgeschwindigkeiten der Hauttransplantate desselben Spenderstammes, von dem das zuvor konservierte allogene Trachealsegment stammte, unverkürzt (Abb. 8). Im

Lymphozytotoxizitätstest waren nach Übertragung konservierter Tracheen keine spezifisch sensibilisierten Lymphozyten nachzuweisen und die Überlebensraten nach Transplantation konservierter syngener und stark allogener Trachealsegmente zeigten auch nach maximaler spezifischer Vorsensibilisierung keine Unterschiede. Somit kann zumindest im stark allogenen System eine sogenannte verbliebene Antigenität der mit zytotoxischen Konservierungsmitteln behandelten Trachealsegmente ausgeschlossen werden [6, 9]. Deshalb wird in der Mehrheit des Schrifttums die Übertragung konservierter vitaler Tracheen als Implantation bezeichnet, denn bei der Übertragung konservierter allogener Tracheen wird kein vitales und immunogenes Gewebe mehr transplantiert. (Vgl. Referat Hammer und Bujía, S. 3 ff.)

In der Literatur reichen die Mitteilungen nach experimenteller Übertragung konservierter Trachealsegmente von dem Versterben [17, 52, 53] über das teilweise Überleben [81, 82, 127, 128, 129] bis hin zum völligen Überleben aller Versuchstiere [27, 63, 149]. Auch bei den Versuchen der Kieler Arbeitsgruppe waren die Überlebensraten aller Kollektive nach Implantation konservierter Tracheen signifikant verkürzt. Als Ursache hierfür ist ein Verlust der mucociliaren Clearance anzunehmen: eine Glykoproteinproduktion fehlte bei den direkt übertragenen Trachealimplantaten völlig und war auch im Langzeitversuch bei den überlebenden Tieren nur in den wenigsten Fällen nachweisbar [148].

Immunologische Abwehrreaktionen gegen konservierte Trachealsegmente konnten ausgeschlossen werden. Deshalb kommt nur die Behandlung der Gewebe mit den zytotoxischen Konservierungsmitteln vor der Implantation als Ursache für den Verlust der Glykoproteinproduktion in Betracht.

chealtransplantate und die daraus folgenden unspezifischen Sequenzereignisse zu beeinflussen. Bei der Transplantation vitaler Trachealsegmente können neue Medikationsschemata, wie Immunsuppression, zur Beherrschung der immunologischen Abstoßungsreaktion entwickelt werden [45]. In eigenen Versuchen wurden unterschiedliche Immunsuppressiva zur Beherrschung der Abstoßungsreaktionen gegen Trachealtransplantate erprobt. Durch eine gezielte Behandlung, u.a. mit Cyclosporin A, konnten signifikante Verlängerungen der Überlebensrate der transplantierten Tiere erreicht werden [118]. Einige Autoren versuchen, die Antigenität des Trachealtransplantates zu verringern, indem sie vor der Transplantation die die meisten Transplantationsantigene tragende Schleimhaut entfernen und nur das Trachealskelett transplantieren [20, 70, 71], andere übertragen Trachealskelette, die sie zuvor mit in Gewebekulturen angezüchtetem konservierten respiratorischen Epithel inokuliert haben [146] und weiterhin könnten die unterschiedlichen Konservierungsverfahren variiert werden.

Es liegen vereinzelte Publikationen des Trachealersatzes beim Menschen teils mit vitalen teils mit konservierten Tracheen vor: von Rose wurde ein Fall von vitaler Trachealtransplantation berichtet [112, 113]. Herberhold konnte in jüngster Zeit gute Resultate nach Übertragung Merthiolat-konservierter Trachealsegmente mitteilen [60, 61, 62]. Bujia et al. konnten bei einem dieser Patienten ebenfalls keinen Hinweis auf immunologische Abwehrreaktionen gegen das konservierte Implantat finden [22a]. Durch die Etablierung weiterer experimenteller Modelle scheint die Lösung des Problems „Trachealersatz" für die Klinik in Aussicht zu stehen.

5 Schlußfolgerung und klinischer Ausblick

Durch systematische transplantationsimmunologische Versuche zur Abklärung der Reaktionen gegen vitale und unterschiedlich konservierte orthotop und heterotop transplantierte Trachealsegmente an Ratteninzuchtstämmen ohne Begleitmedikation wurde nachgewiesen, daß sowohl das Trachealtransplantat in seiner Gesamtheit als auch seine einzelnen Gewebekomponenten eine deutliche immunogene Wirkung auf den Empfängerorganismus ausüben. Bei Transplantationen dieser Gewebe müssen deshalb immunologische Abwehrreaktionen berücksichtigt werden.

Von klinischer Wichtigkeit wären weitere experimentelle Ansätze, um die Reaktionen gegen die Tra-

Literatur

1. Alonso WA, Bridger GP, Bordley JE (1972) Tracheal transplantation in dogs. Laryngoscope 82:204−209
2. Aronstam EM, Nims RM, Winn DF (1961) Studies in segmental replacement of the thoracic trachea. J Surg Res 1:108−110
3. Baert J, Frederix M (1986) Immunhistochemical study on the presence of immunglobulins in globule leucocytes in the tracheal epithelium of rats. Acta Anat 125:233−237
4. Bailey BJ, Kosoy J (1970) Observations in the development of tracheal prostheses and tracheal transplantation. Laryngoscope 80:1553−1565
5. Balderman SC, Weinblatt GSO (1987) Tracheal autograft revascularisation. J Thorac Cardiovasc Surg:434−441
6. Beigel A (1986) Trachealtransplantation Untersuchungen zur immunologischen Reaktivität nach Übertragung vitaler und konservierter Trachealsegmente. Thieme Verlag, Stuttgart New York

7. Beigel A, Müller-Ruchholtz W (1984) Tracheal transplantation II. Influence of genetic difference and degree of sensitization on reactions to the tracheal transplant. Arch Otorhinolaryngol 240:217–225

8. Beigel A, Müller-Ruchholtz W (1984) Tracheal transplantation I. The immunogenic effect of rat tracheal transplants. Arch Otorhinolaryngol 240:185–192

9. Beigel A, Wottge HU, Müller-Ruchholtz W (1991) Immunologische Reaktionen gegen konservierte Trachealtransplantate? Untersuchungen bei Ratteninzuchtstämmen. Laryngol Rhinol Otol (im Druck)

10. Beigel A, Steffens-Knutzen R, Müller B, Schumacher U, Stein H (1984) Tracheal Transplantation III. Demonstration of transplantation antigens on the tracheal mucosa of inbred rat strains. Arch Otorhinolaryngol 241:1–8

11. Beigel A, v Witzendorff B, Werner J, Müller-Ruchholtz W (1990) Der Einfluß verschiedener Parameter auf die Überlebensraten von Knorpeltransplantaten. Symposiumsband der Nordwestdeutschen Tagung 1990 in Lübeck. Hrsg. B. Schlenter (im Druck)

12. Berlinger NT, Freeman TJ (1989) Acute airway obstruction due to necrotizing tracheobronchial aspergillosis in immunocompromised patients: a new clinical entity. Ann Otol Rhinol Laryngol 98:18–720

13. Bhalla DK, Crocker TT (1986) Tracheal permeability in rats exposed to ozone. An electron microscopic and autoradiographic analysis of the transport pathway. Am Rev Respir Dis 134:572–579

14. Bikfalvi A (1968) Experimentelle Untersuchungen zur Überbrückung großer Defekte am Tracheo-Bronchialsystem. Arch Klin Chir 322:913–918

15. Bikfalvi A (1970) Etudes expèrimentales du rètablissement de la continuitè de l'arbre trachèobronchique par greffes. Bronches 20:155–178

16. Billingham RE, Brent L, Medawar PB (1956) Quantitative studies of tissue transplantation immunity III. Actively acquired tolerance. Phil Trans Roy Soc 239:357–414

17. Björk VO, Rodriquez LE (1958) Reconstruction of the trachea and its bifurcation. J Thorac Surg 35:596–603

18. Bonaccorsi P (1965) L'importanza della detersione in eparina dell' omoinnesto nella chirurgia sperimentale tracheale. Boll Soc Med Chir 79:1405–1421

19. Bradford MM (1976) A rapid and sensitive method for the quantitation of nicrogram quantities of protein utilizing the principle of proteindye binding. Anal Biochem 72:248–254

20. Brody AR, Hook GE, Cameron GS, Jetten AM, Butterick CJ, Nettesheim P (1987) The differentiation capacity of Clara cells isolated from the lungs of rabbits. Lab Invest 57(2):219–229

21. Broek vd P, Kuijpers W (1974) The effect of preservation on the behaviour of homologous grafts. Acta Otolaryng 77:335–343

22. Büchert R (1991) Untersuchungen zur Sekretproduktion der Trachealschleimhaut nach Transplantationen bei Ratten aus Inzuchtstämmen. Med Diss, Kiel

22a. Bujia J, Pitzke P, Wilmes E, Hammer C (1991) Immunologisches Verhalten von konservierten menschlichen Trachealtransplantaten: Immunologische Überwachung eines menschlichen Transplantatempfängers. Arch Otorhinolaryngol Suppl 1991/II:122–123

23. Bumm P, Schauer R (1982) Zur Bedeutung menschlicher Speichel- und Schleimhautmuzine im Bereich der oberen Luft- und Speisewege. HNO 30:414–419

24. Burket WC (1918) Transplantation of the trachea. John Hopk Hops Bull 29:35–40

25. Campbell CJ, Ishida H, Takahashi H, Kelly F (1963) The transplantation of articular cartilage. J Bone Joint Surg 45:1579–1592

26. Carter MG, Strieder JW (1950) Resection of the trachea and bronchi. J Thoracic Surg 20:613–627

27. Cevese PG, D'Amico D, Piazza M et al. (1979) Experimental studies with preserved tracheal heterologous implants. Surg Italy 9:140–144

28. Christensen B (1987) Vergleichende histochemische und ultra strukturelle Untersuchungen über die durch Tiloron und durch Suramin induzierbare Mokopolysaccharidose bei der Ratte. Med Diss, Kiel

29. Connolly JE, Richards V (1951) The homotransplantation of trachea in dogs. Surg Forum 1:47–53

30. Correll NO, Beattle EJ (1956) The characteristics of regeneration of respiratory epithelium. Surg Gynecol Obstet 103:209–211

31. Craigmyle MBL (1958) Antigenicity and survival of cartilage homografts. Nature 182:1248

32. Craigmyle MBL (1960) A study of cartilage homografts in rabbits sensitised by a skin homograft from the cartilage donor. Transplant Bull 26:150–153

33. Dahlke H, Dociu N, Zehm S (1977) Das intratracheale Verhalten des Haut-Knorpel-Transplantates aus der Ohrmuschel. Laryngol Rhinol Otol 56:969–976

34. Dalham T (1970) Ciliary motility studies. Arch Intern Med 126:424–427

35. Date M (1990) Experimental studies on canine tracheal preservation. Nippon Geka Gakkai Zasshi 91(11):1740–1748

36. Davies HFS, Taylor JE, Daniel MR, Wakerley (1976) Differences between pig tissues in the expression of major transplantation antigens: Possible relevance for organ allografts. J Exp Med 143:987–992

37. Davies OG, Edmiston JM, McCorkle HJ (1951) The repair of experimental tracheal defects with fresh and preserved homologous tracheal grafts. J Thorac Cardiovasc Surg 23:367–376

38. Deschamps C, Trastek VF, Ferguson JL, Martin WJ, Colby TV, Pairolero PC, Payne WS (1989) Cryopreservation of canine trachea: functional and histological changes. Ann Thorac Surg 47(2):208–212

39. Eitschberger E, Heine WD, Gammert C (1977) Zur Übertragung von Gehörknöchelchen. (Eine tierexperimentelle Studie mit vergleichender Histologie). Laryngol Rhinol Otol 56:574–582

40. Elves MW (1974) A study of the transplantation antigens on chondrocytes from articular cartilage. J Bone Joint Surg 56:178–185

41. Eversheim W, Helms J, Steinbach E (1971) Tierexperimentelle Untersuchungen zur Verträglichkeit von Cialit im Gewebe. Arch Ohr-, Nas-, Kehlk-Heilk 199:759–762

42. Farrington WT, Hung WC, Binns PM (1977) Experimental tracheal homografting. J Laryngol Otol 91:101–110

43. Festing MFW (1979) Inbred stains in biochemical research. Macmillian Press, London and Basingstoke

44. Festing WT, Hung WC, Binns PM (1977) Experimental tracheal homografting. J Laryngol Otol 91:101–110

45. Flemming I, Hommerich KW (1968) Homotransplantation der Trachea im Tierexperiment. Arch Klin Exp Ohr-, Nas-, Kehlk-Heilk 191:724–727

46. Flemming I, Hommerich KW (1974) Tracheal stenosis, development and the latest state of experimental surgery. J Fr Otorhinolaryngol 23:387–392

47. Fuchsig P (1960) Zur Klinik und Pathologie der narbigen Trachealstenose und Rezidivoperationen. Langenbecks Arch Klin Chir 205:145–156

48. Galfrè G, Milstein C, Wright B (1979) Rat x rat hybrid myelomas and a monoclonal anti-Fd portion of mouse IgG. Nature 277:131–133

49. Gibson T (1953/54) Cartilage. Transpl Bull 1:85–86

50. Gibson T (1965) Cartilage grafts. Brit Med Bull 21:153–156

51. Götze D, Vollmers HP (1979) Reactivity of monoclonal antibodies specific for H-2 antigenic determinants with cells of wild mice. Immunol Rev 47:207–218

52. Greenberg SD (1958) Tracheal homografts in dogs. Arch Otolaryngol 67:577–586

53. Greenberg SD (1960) Tracheal reconstruction: An experimental study. Arch Otolaryngol 72:565–574

54. Gronemeyer U, Müller-Ruchholtz W (1971) Allogene Hornhauttransplantation bei Inzuchtratten. II. Einfluß von Vorsensibilisierungen. 71. Zusammenkunft der Deutschen Ophthalm Gesellsch Heidelberg

55. Guslandi M (1981) Sialic acid and mucus rheology. Clin Chem Acta 117:3–5

56. Handrock M, Flemming I, Hommerich KW, Lenz H, Mann HJ, Reig F, Sauer H (1971) Das Gewebsverhalten transplantierten Knorpels nach verschiedenen Konservierungsverfahren. Arch Ohr-, Nas-, Kehlk-Heilk 199:752–755

57. Hebel R, Stromberg MW (1976) Anatomy of the laboratory rat. The Williams & Wilkins Company, Baltimore

58. Hellmich S (1970) Die Verträglichkeit konservierter homoioplastischer Knorpelimplantate in der Nase. Laryngol Rhinol Otol 49:742–749

59. Hellmich S (1974) Der Einfluß unterschiedlicher Konservierungsmethoden auf die biologische Qualität von Knorpelimplantaten. Laryngol Rhinol Otol 53:711–717

60. Herberhold C (1986) Verwendung von konservierten homologen Luftröhrentransplantaten in der Chirurgie der Trachealstenose. In: Kastenbauer E, Wilmes E, Mess K (Hrsg) Das Transplantat in der Plastischen Chirurgie

61. Herberhold C, Franz B, Breipohl W (1980) Chemisch-konservierte menschliche Trachea als Prothesenmaterial zur Deckung trachealer Defekte. Laryngol Rhinol Otol 59:453–457

62. Herberhold C, Westhofen M, Rauchfuss A (1983) Zur Transplantation konservierter homologer Trachealsegmente. Arch Otorhinolaryngol Suppl 1983:342

63. Herberhold C, Zepp K (1977) Konservierte homologe Trachealsegmente zur Deckung von Luftröhrendefekten im Tierexperiment. Arch Otorhinolaryngol 216:598–599

64. Herman JH, Dennis MV (1976) Polydispersity of human articular cartilage proteoglycan antigens. J Rheumatol 3:390–399

65. Heyner S (1969) The significance of the intercellular matrix in the survival of cartilage allografts. Transplantation 8:666–677

66. Heyner S (1973) The antigenicity of cartilage grafts. Surg Gyn Obst 136:298–305

67. Holle HJ, Viereck HJ, Schautz R, Otto H (1956) Grenzen und Möglichkeiten der Trachealplastik. Langenbecks Arch Dtsch Z Chir 283:540–560

68. Howard JC, Butcher GW, Galfrè G, Milstein C, Milstein CP (1979) Monoclonal antibodies as tools to analyse the serological and genetic complexities of major transplantation antigens. Immunol Rev 47:139–174

69. Ilberg v C, Kitano S, Schmidt A (1977) Das Cialit-konservierte Trachealtransplantat. Laryngol Rhinol Otol 56:814–823

70. Inayama Y, Hook GE, Brody AR, Cameron GS, Jetten AM, Gilmore LB, Gray T, Nettesheim P (1988) The differentiation potential of tracheal basal cells. Lab Invest 58(6):706–717

71. Inayama Y, Hook GE, Brody AR, Jetten A, Gray T, Mahler J, Nettesheim P (1989) In vitro and in vivo growth and differentiation of clones of tracheal basal cells. Am J Pathol 134(3):539–549

72. Iravani J (1971) Physiologie und Pathophysiologie der Cilientätigkeit und des Schleimtransportes im Tracheobronchialbaum. Pneumol 144:93–112

73. Jackson TL, O'Brien EJ, Tuttle W, Meyer J (1950) The experimental use of homogenous tracheal transplants in the restoration of continuity of the tracheobronchial tree. J Thorac Cardiovasc Surg 20:598–612

74. Kaiser D, Vaterrodt H, Trötschler H, Strey M (1979) Lyophilisierte Trachea im Tierversuch. I. Eine experimentelle Studie zum homoioplastischen Trachealersatz. Prax Klin Pneumol 33:962–968

75. Kastenbauer E, Hochstrasser K (1973) Der Einfluß des Konservierungsmittels Cialit auf die Proteinlöslichkeit und die Antigenität von allogenen und xenogenen Gehörknöchelchen- und Trommelfelltransplantaten. Arch Klin Exp Ohr-, Nas- u. Kehlk-Heilk 203:225–231

76. Kastenbauer ER (1983) Konservierung und Anwendungsmöglichkeiten allogener (homologer) Transplantate im Hals-Nasen-Ohrenbereich. HNO 31:371–380

77. Kastenbauer ER, Hochstrasser K (1973) Der Einfluß des Konservierungsmittels Cialit auf die Proteinlöslichkeit und die Antigenität von allogenen und xenogenen Gehörknöchelchen- und Trommelfelltransplantaten. Arch Klin Exp Ohr-, Nas- u. Kehlk-Heilk 203:225–231

78. Köhler G, Howe SC, Milstein C (1976) Fusion between immunoglobulin-secreting and nonsecreting myeloma cell line. Eur J Immunol 6:292–295

79. Kornmeser HJ (1970) Tierexperimentelle Untersuchungen mit Reimplantationen kompletter Trachealsegmente. Arch Klin Exp Ohr-, Nas- u. Kehlk-Heilk 196:354–356

80. Krüger E (1964) Die Knorpeltransplantation. Carl Hauser Verlag, München

81. Lametschwandtner A, Staindl O, Lametschwandtner-Albrecht U, Grunt T (1983) Die Vaskularisation der zervikalen Trachea und ihre klinische Relevanz. HNO 31:387–394

82. Lametschwandtner A, Staindl O, Tholo S (1980) Ergebnisse heterologer Trachealtransplantationen im Tierexperiment. III. Licht-, raster- und transmissionselektronenmikroskopische Langzeitbefunde. HNO 28:37–42

83. Lane BP, Habicht GS, Jasper GS (1977) Lymphocyte-Epithelium interaction during rejection of nonisogenecic rat tracheal grafts. Am J Pathol 86:71–80

84. Langer F, Gross AE (1974) Immunogenicity of allograft articular cartilage. Bone Joint Surg 56:297–304

85. Laskin DM, Sarnat BG (1953) The metabolism of fresh, transplanted and preserved cartilage. Surg Gynecol Obstetr 96:493–499

86. Lavishcheva GI, Balaba TJ, Torbenko VP, Einhorn AG (1981) Transplantation of tissues preserved in formaldehyde solutions. Acta Chir Plast 23:1–7

87. Ledbetter JA, Herzenberg LA (1979) Kenogeneic monoclonal antibodies to mouse lymphoid differentiation antigens. Immunol Rev 47:63–90

88. Lemke H, Hämmerling GJ, Hämmerling U (1979) Fine specifity analysis with monoclonal antibodies of antigens controlled by the major histocompatibility complex and by the Q a/TL region in mice. Immunol Rev 47:175–206

89. Loewi G, Muir H (1965) The antigenicity of chondromucoprotein. Immunology 9:119–127

90. Lynch JD, Asbury RB, Dingman RO (1955) The effectiveness of sterilization of canine costal cartilage by cobalt irradiation and its fate when used in homografts. Surg Forum 6:581–585

91. McKearn TJ, Fitch FW, Smilek DE, Sarmiento M, Stuart FP (1979) Properties of rat anti-MHC antibodies produced by cloned rat-mouse hybridomas. Immunol Rev 47:91–115

92. Medawar PB (1944) The behaviour and fate of skin autografts and skin homografts in rabbits. J Anat 78:176–199

93. Medawar PB (1945) A second study of the behaviour and fate of skin homografts in rabbits. J Anta 79:157–176

94. Medawar PB (1948) Immunity to homologous grafted skin. III. The fate of skin homografts transplanted to the brain, to subcutaneous tissue, and to the anteriorchamber of the eye. Brit J Exper Path 29:58–68

95. Mejia GSD, Jauregui PH, Soo AA, Estrada HG (1971) Comportamiento de los alotransplantes de la taquea en perros tratados con globulina antilin focito. Prensa Med Mex 36:23–36

96. Montovani JC, Prado RG, Bacchi CEO (1987) Transplante de traqueia: estudo experimental em cobaias. Rev Paul Med 105(1):12–51

97. Moriyama S (1989) Experimental tracheal reconstruction by allotransplantation. Nippon Kyobu Geka Gakkai Zasshi 37(2):218–226

98. Moriyama S, Shimizu N, Date M, Maeda M, Teramoto S (1989) Application of omental pedicle to tracheal allotransplantation: an experimental study using adult mongrel dogs. Kyobu Geka 42(13):1084–1089

99. Moriyama S, Shimizu N, Teramoto S (1989) Experimental tracheal allotransplantation using omentopexy. Transplant Proc 21:2596–2600

100. Moskalewski S, Kawiak J (1965) Cartilage formation after homotransplantation of isolated chondrocytes. Transplantation 3:737–747

101. Moskalewski S, Kawiak J, Rymasuewska T (1966) Local cellular response evoked by cartilage formed after auto- and allogeneic transplantation of isolated chondrocytes. Transplantation 4:572–581

102. Nagasawa H (1988) Experimental tracheal reconstruction with the use of homograft covered with omental flap. Nippon Kyobu Geka Gakkai Zasshi 36(3):337–347

103. Nakanishi R, Shirakusa T (1991) Tracheal reconstruction in 29 canines using allograft, a surgical technique. Sangyo Ika Daigaku Zasshi 13(1):47–51

104. Naujoks J, Ohnesorge P, Hornung S (1978) Eine Gewebebank in der HNO-Praxis. HNO 26:325–329

105. Neville WE, Bolanowski PJP, Soltazadeh H (1976) Homograft replacement of the trachea using immunosuppression. J Thorac Cardiovasc Surg 72:596–601

106. O'Connor AF, Colman BH, Ryan M (1976) Uptake and release of alcohol by homograft tissues in tympanoplasty. Acta Otolaryngol 81:300–303

107. Pacheco CR, Rivero O, Porter JK (1954) Experimental reconstructive surgery of the trachea. J Thorac Surg 27:554–564

108. Pearse AGE (1980) Histochemistry: Theoretical and applied. Churchill Livingstone Edinburgh London New York

109. Perkins R, Alto P (1970) Human homograft otologic tissue transplantation buffered formaldehyde preparation. Trans Am Acad Ophthalmol Otolaryngol 74:278–282

110. Pruszczynski M, Pietniewicz J (1978) Microscopic examinations of allogenic tracheal grafts in dogs. Otolaryngol Pol 32:445–452

111. Rhodin J, Dalhamn T (1956) Electron microscopy of the tracheal ciliated mucosa in rat. Z Zellf 44:345–412

112. Rose KG, Sesterhenn K (1982) Abschließender Bericht über die erste allogene Transplantation beim Menschen. Arch Otorhinolaryngol 235:631

113. Rose KG, Sesterhenn K, Wustrow F (1979) Vorbereitung, Ausführung und erste Erfahrungen mit der allogenen Frischtransplantation der Trachea beim Menschen. Arch Otorhinolaryngol 223:274

114. Sade J, Eliezer N, Silberberg A, Nevo AC (1970) The role of mucus in transport by cilia. Am Rev Respir Dis 102:48–52

115. Salassa JR, Pearson BW, Payne WS (1977) Gross and microscopical blood supply of the trachea. Ann Thorac Surg 24:100–107

116. Sano M, Zennami S, Masaoka A (1986) Activities of some enzymes in tracheal and bronchial fluid. Pan Med 28:137–142

117. Sardana DS, Prasad D (1976) Tracheal homograft in dogs. Indian J Otolaryng 28:161–163

118. Schmidt B, Beigel A, Wustrow J, Werner JA (1988) Immunsuppression bei experimenteller Trachealtransplantation. Unterschiedliche Therapieschemata im Vergleich. Arch Otorhinolaryngol Suppl II:300–301

119. Seiffert E (1967) Biologische Grundlagen der homologen Transplantation konservierter Bindegewebe. Hefte z. Unfallheilk 93:1–144

120. Seiffert KE (1970) Biological aspects of collagenous homografts. Acta Otorhinolaryng Belg 24:27–33

121. Sengupta S (1974) The fate of transplants of articular cartilage in the rabbit. J Bone Joint Surg 56:167–177

122. Sesterhenn K, Rose KG (1977) Die Trachealtransplantation im Tierexperiment. Versuche an isohistogenen Rattenstämmen. I. Operationstechnik. Laryngol Rhinol Otol 56:643–649

123. Sesterhenn K, Rose KG (1979a) Die Trachealtransplantation im Tierexperiment. Versuche an isohistogenen Rattenstämmen. II. Überlebensdauer und makroskopische Befunde nach auto-, iso- und allogenen Trachealtransplantationen. Laryngol Rhinol Otol 58:224–232

124. Sesterhenn K, Rose KG (1979b) Die Trachealtransplantation im Tierexperiment. Versuche an isohistogenen Rattenstämmen. III. Das histologische Substrat der Host-versus-graft Reaktion. Laryngol Rhinol Otol 58:495–501

125. Sesterhenn K, Rose KG, Lennartz KJ (1979) Die Trachealtransplantation im Tierexperiment. Versuche an isohistogenen Rattenstämmen. IV. Histologische und histoautoradiographische Befunde am Epithel. Laryngol Rhinol Otol 58:502–508

126. Shirakusa T, Ueda H, Saito T (1990) The experimental allotransplantation of trachea in canine. Nippon Geka Gakkai Zasshi 91(4):524–528

127. Staindl O, Lametschwandtner A (1979) Ergebnisse heterologer Trachealtransplantation im Tierexperiment: Licht-, raster- und transmissionselektronenmikroskopische Befunde am Trachealtransplantat. HNO 27:221–226

128. Staindl O, Lametschwandtner A, Albrecht U (1981) Experimental study of human tracheal heterografts in pigs. Chir Plastica 6:69–73

129. Staindl O, Lametschwandtner A, Zimmermann G, Adam H (1979) Ergebnisse heterologer Trachealtransplantation im Tierexperiment. I. Operationstechnik und erste licht- und rasterelektronenmikroskopische Befunde am Trachealepithel. HNO 27:7–13

130. Stjernswärd J (1965) Studies in the transplantation of allogenic cartilage across known histocompatibility barriers. Proc 10th Congr Int Soc Blood Transfus 1964, 197–202

131. Störing E (1972) Knorpeltransplantation im Tierexperiment und Erfahrungen über ihre klinische Anwendung. Z Orthop 110:685–690

132. Streckbein RG (1979) Ergebnisse immunhistologischer Untersuchungen zur Darstellung von Antigeneigenschaf-

ten an konservierten homologen Knochen-, Knorpel- und Durapräparaten. Dtsch Zahnärztl Z 34:897−898

133. Streckbein RG (1982) Über den Einfluß der Konservierungszeit auf Antigenstrukturen allogener Knorpel- und Knochenpräparate bei der Cialitkonservierung. Dtsch Zahnärztl Z 37:850−854

134. Swenson RW, Koopmann Ch, F jr (1984) Grafts and implants. Otolaryngol Clin North Am 17:413−428

135. Takasugi M, Klein E (1970) A microassay for cell-mediated immunity. Transplantation 9:219−227

136. Tala P, Maamies TJ (1968) Observations on tracheal reconstruction in experimental animals. Ann Chir Gyn 57:493−496

137. Thiede A, Sonntag HG, Müller-Ruchholtz W (1975) Vessel transplantation in inbred rats. Immunological and histological studies on aorta grafts across different histoincompatibility barriers. Proc Int Microsurg Soc 1:73

138. Thomas EA, Storb R, Clift RA, Fefer A, Johnson FL, Neiman PE, Lerner KG, Glicksberg H, Buchner CD (1975a) Bone-narrow transplantation (First of two parts). N Eng J Med 292:832−843

139. Thomas EA, Storb R, Clift RA, Fefer A, Johnson FL, Neiman PE, Lerner KG, Glucksberg H, Buchner CD (1975b) Bone-narrow transplantation (Second of two parts). N Eng J Med 292:895−902

140. Tillmann B, Pietzsch-Rohrschneider I, Huenges HL (1977) The human vocal cord surface. Cell Tissue Res 185:279−283

141. Toivio I, Siirala U, Lauerma S, Rapo S, Tallberg T, Mahlberg K, Tapaninen J, Meurala H (1973) Homotransplantation of canine trachea after denervation of the spleen. Acta Otolaryngol 75:127−131

142. Tomford WW, Doppelt SH, Mankin HJ, Friedlaender GE (1983) 1983 bone bank produres. Clin Orthop 174:15−21

143. Tomford WW, Mankin HJ (1983) Investigational approaches to articular cartilage preservation. Clin Orthop 174:22−27

144. Trötschler H, Kaiser D, Yamoto M (1979) Lyophilisierte Trachea im Tierversuch. II. Regeneriertes Trachealepithel nach homoioplastischem Trachealersatz im Rasterelektronenmikroskop. Prax Pneumol 33:969−974

145. Ude WR, Riediger D, Schmetzle R (1979) Homologe Transplantation konservierter Knorpel zur Konturverbesserung im Kiefer-Gesichtsbereich. Plast Chir Mund-Kiefer-Gesichtsb Bd 24:53−56, Thieme Verlag

146. Ura H, Nowak P, Litwin S, Watts P, Bonfil RD, Klein-Szanto AJ (1989) Effects of formaldehyde on normal xenotransplanted human tracheobronchial epithelium. Am J Pathol 134(1):99−106

147. Wanner A (1986) Mucociliary clearance in the trachea. Clin Chest Med 7:247−258

148. Werner JA, Büchert R, Beigel A (1990) Untersuchungen zum Glykoproteingehalt transplantierter Trachealsegmente in Abhängigkeit von der immunologischen Reaktivität bei der Ratte. Immunologie des HNO Faches, Rostock (im Druck)

149. Westhofen M, Lee Y, Herberhold C (1984) Zur Biologie implantierter homologer Trachealsegmente. 55. Jahresversammlung. Dtsch Gesellsch HNO-Heilkunde, Kopf- und Halschirurgie, Bad Reichenhall

150. Westhues M (1970) Die antigene Wirkung des Knorpels. 1. Nachweis der antigenen Wirkung des transplantierten Knorpels durch histologische Untersuchungen. Laryngol Rhinol Otol 49:750−761

151. Westhues M, Brendel W, Land W (1970) Die antigene Wirkung des Knorpels. 2. Nachweis der antigenen Wirkung des transplantierten Knorpels durch die „secondset-Reaktion". Laryngol Rhinol Otol 49:808−815

152. Witzendorff B v (1991) Untersuchungen zur immunologischen Reaktivität gegen Knorpeltransplantate bei stark genetisch differenten Inzuchtratten. Inaug.-Diss. med. Fakultät Kiel

153. Wonigeit K (1981) Transplantationsimmunologie. In: Pichlmyer R: Transplantationschirurgie. Springer Verlag, Berlin Heidelberg New York, 29−121

154. Woodruff MFA (1960) The transplantation of tissue and organs. Cap. 19. Transplantation of cartilage, 382−397. Charles C Thomas Verlag, Springfield III. USA

155. Zalzal GH, Barber CS, Chandra R (1989) Tracheal reconstruction using irradiated homologous grafts in rabbits. Otolaryngol Head Neck Surg 100:119−125

156. Zalzal GH, Cotton RT, McAdams AJ (1986) Cartilage grafts present status. Head Neck Surg 8:363−374

157. Zhu YL, Zhang C, Wang FZ (1986) Experimental study of tracheal prosthesis. Chung-Hua-Wai-Ko-Tsa-Chih 24(9):558−559

European Archives of   Suppl. 1992/I
Oto-Rhino-Laryngology
© Springer-Verlag 1992

Transplantation von Larynx und Trachea beim Menschen

C. Herberhold

Universitäts-HNO-Klinik (Direktor: Prof. Dr. C. Herberhold),
Sigmund-Freud-Str. 25, W-5300 Bonn 1

Inhaltsverzeichnis

1   Larynx 247
2   Trachea 248
2.1 Vitaltransplantation der Trachea 248
2.2 Transplantation chemisch-konservierter Trachea . . 249
2.2.1 Konservierungsverfahren 249

2.2.2 Antigenität der Transplantate 250
2.2.3 Operationsverfahren 250
2.2.4 Ergebnisse (Stichtag: 1. 12. 1991) 251
2.2.5 Zusammenfassender Kommentar 253
Literatur 254

Möglichkeiten zur Teilrekonstruktion von Larynx und Trachea mit regionärem autogenem Gewebe sind in großer Vielfalt in Einzelveröffentlichungen und Operationslehren beschrieben. Hierauf wird verwiesen. Allerdings kann bereits an dieser Stelle vermerkt werden, daß diese Verfahren unter den erarbeiteten Möglichkeiten einer Transplantation von homologem konserviertem Gewebe vornehmlich der Trachea heute unter neuem Aspekt betrachtet werden können.

1 Larynx

Schon seit Anbeginn der therapieindizierten Laryngektomie wurden Vorschläge zum Ersatz des Organs abgegeben [8]. Die Larynxtransplantation ist aber trotz des bekannten Entwicklungsstandes der humanen Organtransplantation bisher nicht zum klinisch geübten Verfahren herangereift. Dem stehen nicht technisch-operative Probleme der Insertion und Revaskularisierung und auch nicht der Organfunktion, sondern einzig der Immunsuppression mit den Möglichkeiten der Tumorreaktivierung und -induzierung im Empfängerorganismus entgegen. Der Kehlkopf ist eben gegenüber allen anderen vital transplantierten Organen und Geweben nicht vital für den Organismus erforderlich. Seine Transplantation ist somit unter anderen Gesichtspunkten zu werten als zum Beispiel die von Leber, Niere, Knochenmark und anderen Organen.

Nach voraufgegangenen systematischen Tierexperimenten (Hund) der Arbeitsgruppen um Ogura und Mounier-Kuhn [20, 22] nahm am 10. 2. 1969 Kluyskens in Gent die erste und bislang einzig bekannt gewordene Larynxtransplantation am Menschen vor. In einer bemerkenswerten, kritischen Verlaufsstudie (Kluyskens und Ringoir [16]) wird dieser Fall aufgearbeitet.

Der 62jährige Empfänger litt an einem glottischen Kehlkopf-Karzinom. Er erhielt den Larynx eines 40jährigen tumorfreien Mannes. Aus zeitlichen Gründen wurde nach damaligem Wissensstand nur ein Leukozyten-Matching durchgeführt und postoperativ der Patient immunsuppressiv behandelt. 70 Tage nach der Transplantation war die Nahrungsaufnahme problemfrei, so daß die Nährsonde entfernt werden konnte.

Nach zwei Monaten erschien die endolaryngeale Schleimhaut endoskopisch normal, so daß die immunsuppressive Therapie abgesetzt wurde. Zwei Wochen später kam es zur akuten Abstoßungskrise mit Stimmstörung, Atemnot und lymphozytärer Organinfiltration. Die sofort wieder eingeleitete Immunsuppression (Actinomycin-C, Azathioprin, Prednisolon, Antilymphozyten-Serum) verdrängte alle Abstoßungszeichen, so daß der Patient drei Monate postoperativ aus stationärer Behandlung mit einer immunsuppressiven Erhaltungstherapie (Imuran, Prednisolon) entlassen werden konnte. 8 Monate postoperativ entwickelte sich ein Stomarezidiv, obwohl intraoperativ alle Absetzungsränder histologisch tumorfrei gewesen waren. Strahlentherapie und schließlich Laryngektomie vermochten den tödlichen Ausgang nicht aufzuhalten.

In der kritischen Analyse des Falles schreiben die Autoren, daß das Tumorwachstum offenbar nicht im Transplantat, wohl aber unter Immunsuppression im Empfängerorganismus aufgesprossen sei, woraus sich die Frage generell erhebe, ob sich Organtransplantationen mit der Notwendigkeit zur postoperativen Immunsuppression bei Tumorpatienten nicht generell verbieten würden. Die Antwort steht mit geringen Einschränkungen für die gesamte Transplantationschirurgie auch heute noch selbst unter den Aspekten einer spezifizierten Immunsuppression im letzten aus.

Für die Larynxtransplantation ergibt sich auch nach 20 Jahren keine grundsätzlich andere Situation. Das Stadium der Tierversuche konnte noch nicht überwunden werden.

Diese weisen zudem noch eine Mortalität von etwa 13% auf [27]. Nach wie vor bestehen die Probleme nicht seitens der Gefäßanschlüsse, nachdem klar wurde, daß eine suffiziente arterielle Zufuhr (Arteria thyreoidea superior) bei zwei venösen Abflußbahnen für die Versorgung des gesamten Larynx ausreicht [22]. Außerdem verlängert die Durchströmung mit geeigneten Konservierungslösungen die Überlebenszeit von Transplantaten beträchtlich (nicht durchströmt ca. 40 min [27]). Auch die stimmliche und respiratorische Rehabilitation des Transplantates kann durch glottiskorrigierende Maßnahmen zufriedenstellend erreicht werden, ohne in die Probleme der Autoparalyse nach Nervenanastomosierung zu geraten. Wesentliche Probleme beim Schluckakt sind weiterhin nicht zu erwarten, da ein wirkungsvoller Larynxsphinkter nicht erforderlich ist, so lange der transplantierte Kehlkopf genügend Kranialbewegung in Richtung Zungengrund erhält [22]. Einzig und allein die akuten oder chronischen Abstoßungsreaktionen stellen die realen Probleme dar, wenngleich durch Weiterentwicklung der Chemotherapie zur Steigerung der Immuntoleranz Fortschritte der Organtransplantation erlaubten und auch bei Tumorpatienten Verpflanzungen (Leber) ermöglichte.

Erst die Jahre vor uns werden aber Therapieverfahren zu entwickeln haben (z.B. Antilymphozyten-Globulin; monoklonale Antikörper; Virostatika; Antibiotika; Chemotherapeutika allein oder in Kombination), die für elektive Patienten die Larynx-Transplantation an der Wende des Jahrhunderts zu einer therapeutischen Alternative werden lassen können [27].

2 Trachea

Im Prinzip stehen wir auch bei diesem Organ vor gleichen Problemen der Transplantation wie beim Larynx. Während aber ein Leben ohne Kehlkopf auch unter funktionellen Aspekten zufriedenstellend möglich ist, wie tausende unserer laryngektomierten Patienten täglich beweisen, kann sich eine tracheale Stenose lebensbedrohend auswirken, muß also beseitigt werden, zumindest kaudal eines möglichen Tracheostomas. Dementsprechend liegt eine unvergleichlich umfangreichere Literatur zum Problem stenosierender Trachealveränderungen und ihrer Behandlung vor, als über den prothetischen oder transplantationsgetragenen Kehlkopfersatz.

Die gegenwärtige Trachealchirurgie konzentriert sich darauf, kurzstreckige Stenosen durch Querresektionen mit End-zu-End-Anastomose der Stümpfe erfolgreich zu behandeln. Im einzelnen können ggf. durch extra- und intrathorakale Mobilisierungen Strecken bis zu 10 cm reseziert werden [7]. Allerorten ist aber eine derartig ausgeweitete Lösung der Trachea nicht möglich, wird auch zum Teil skeptisch hinsichtlich der Langzeiterfolge angesehen. Unabhängig von der Diskussion über die Länge resezierbarer Strecken bei geplanter End-zu-End-Anastomose erfordern längerstreckige Stenosen rekonstruktiv- chirurgische Maßnahmen, die erhebliche operative Probleme aufwerfen. Ziel aller Rekonstruktionen hat zu sein, ein atemstabiles und ein bewegungsstabiles Rohr mit funktionierender mukoziliarer Clearance zu schaffen. An diesen Kriterien müssen sich alle Resultate in der Trachealchirurgie messen lassen.

Die Halstrachea unterscheidet sich hinsichtlich ihrer mechanischen Belastung von der thorakalen Trachea erheblich. Hierin liegt ein wesentlicher Grund dafür, daß thorax-chirurgische Prinzipien nicht ohne weiteres auf chirurgische Maßnahmen an der Halstrachea übertragen werden können. Direkte Anastomosierungsverfahren sind rekonstruktiven Maßnahmen allerdings in beiden Abschnitten überlegen. Sind sie nicht möglich, müssen ausgedehnte, zeitraubende und in der Regel mehrschrittige Verfahren zur Rekonstruktion angewandt werden (Übersicht bei Lick [18]).

Zum Thema Tracheal-Prothese äußert sich das Referat Berghaus in diesem Band. Auf die rekonstruktive Chirurgie geht zum Beispiel Meyer [19] umfassend ein.

2.1 Vitaltransplantation der Trachea

Die erste und bisher einzige allogene Vitaltransplantation einer Trachea bei Menschen wurde 1979 von Rose, Sesterhenn und Wustrow in Lancet mitgeteilt [23].

Einem 21jährigen Mann mit einer 8-Ring-Stenose nach Langzeitbeatmung wurde nach HLA-Typisierung die Trachea eines 21jährigen Unfalltoten nach Organbeschaffung über Eurotransplant zunächst heterotop (Sternocleidomastoideus) eingepflanzt (Organaufbewahrung in Euro-Collins-Lösung bei 4 °C; Ischämiezeit 160 min). Nach drei Wochen wurde das Transplantat mobilisiert und zwischen die ortsständigen Trachealstümpfe eingepaßt. Auf innere Schienung und Tracheostoma wurde verzichtet. Eine Immunsuppression wurde nicht angesetzt. Granulationen an der kranialen Anastomose wurden später durch eine schmalsaumige Querresektion beseitigt [23, 30].

Der Patient ist bis heute beschwerdefrei und arbeitsfähig. (Rose, persönliche Mitteilung 1991).

2.2 Transplantation chemisch-konservierter Trachea

Unbestritten eignet sich unausgewählte (ohne Gewebetypisierung) native homologe (allogene) Trachea weder im Tierexperiment noch in der Klinik zum Trachealersatz [1, 5, 6, 24] (Referate Hammer und Bujia sowie Beigel in diesem Band).

Dagegen eröffnet konservierte homologe Trachea Möglichkeiten, die Stenose-Chirurgie der Trachea unter neuen Aspekten zu betrachten.

Erstmals wurde von uns über die Verwendung homologer konservierter Trachea im Tierversuch 1977 und ab 1980 über ihren Einsatz in der Klinik berichtet [9–13].

Ergebnisse aus Tierversuchen mit homologer Trachea stellten von Ilberg et al. [15], Lametschwandtner et al. [17], Staindl et al. [25, 26] und Weidauer et al. [29] dar.

Ergebnisse eigener Tierversuche. In Merthiolat (4‰) konservierte Trachea heilte bei Kaninchen (Belgischer Riese, keine genetische Vorauswahl) unter antibiotischem Schutz ohne innere Schienung und ohne Immunsuppression problemlos ein. Die Tiere wurden nach längstens 8 Wochen getötet. Die Transplantatbereiche wurden histologisch aufgearbeitet.

Im Beobachtungszeitraum wurden die Transplantate nicht resorbiert. Über die konservierte Mukosa schob sich von den Enden der ortsständigen Trachea der Empfängertiere eine Neoschleimhaut, die schließlich auch Flimmerbesatz erkennen ließ. Neue Gefäße erschienen zwischen neuer und konservierter Schleimhaut sowie zwischen den konservierten Knorpelspangen (Abb. 1a, b).

Für lumeneinengende Granulationen ergaben sich endoskopisch und histologisch keine Anhaltspunkte (Abb. 2a–c).

Mit dem Rüstzeug der Erkenntnisse und Erfahrungen aus den Tierversuchen gingen wir die Probleme der Klinik bei Patienten an, die unter Abwägung aller fallbezogenen Indikationsargumente einer Querresektion mit End-zu-End-Vereinigung der Stümpfe nicht mehr zur Verfügung standen.

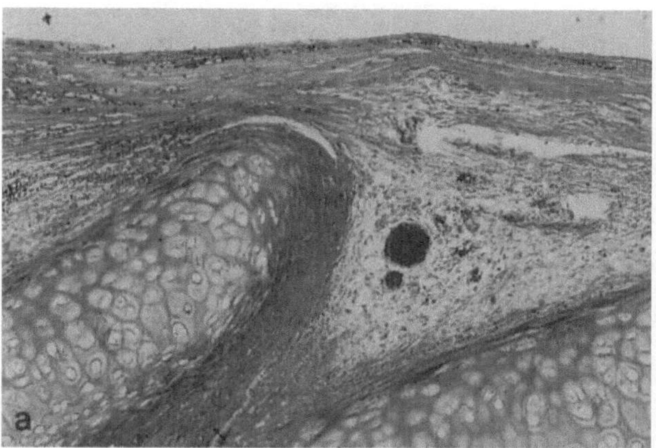

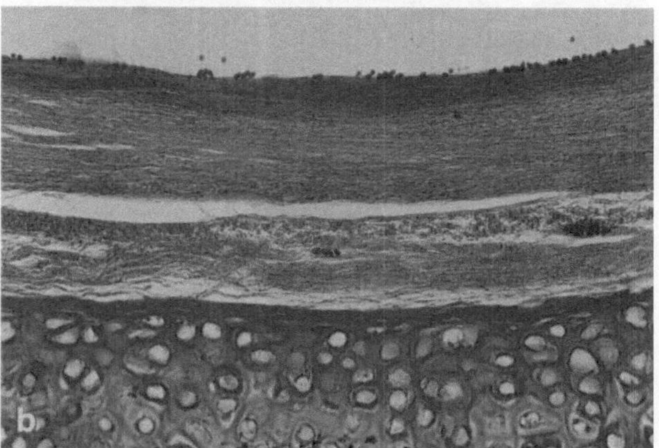

Abb. 1a, b. Tierversuche, Transplantateinheilung. **a** Kernfreier Transplantatknorpel, keine zelluläre Umgebungsreaktion, interkartilaginäre Gefäße; Tracheallumen noch ohne Zellbesatz *(oben);* 8 Wochen nach Transplantation; Azan. **b** Neo-Schleimhaut schiebt sich über den Filz der ursprünglichen Mukosa; keine Gefäße in den Grenzzonen; Einwachsen von Flimmerepithelien *(links oben);* 8 Wochen nach Transplantation; Azan

Dargestellt wird hier der gegenwärtige Wissensstand dieser Transplantation konservierter homologer Trachea. Bislang liegen vergleichbare Resultate anderer Autoren nicht vor.

2.2.1 Konservierungsverfahren

Menschliche Tracheen aus Obduktionen werden so bald als möglich in 4%iges Formalin eingelegt, um nach ein bis zwei Wochen in 4‰ Merthiolat zur Langzeitaufbewahrung zu kommen. Lösungswechsel erfolgt danach etwa monatlich.

Die Primärkonservierung in Formalin erleichtert nicht nur die Asservierung (Obduktionsroutine), sondern schafft eine deutlich rigidere, für das Transplantatverhalten günstigere Konsistenz der Tracheen (Abb. 3).

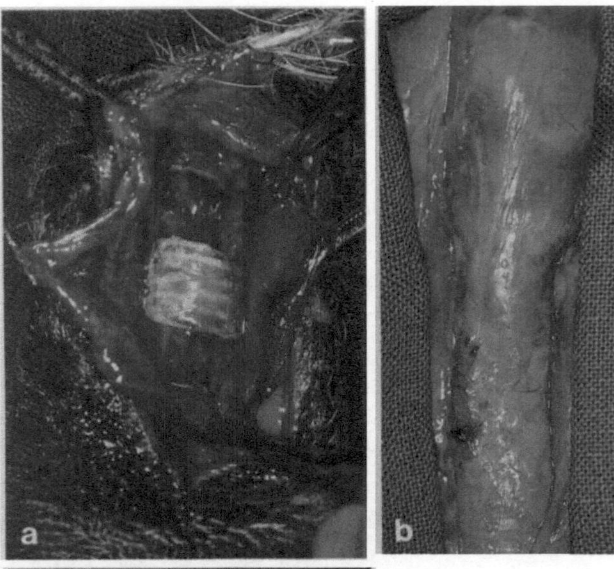

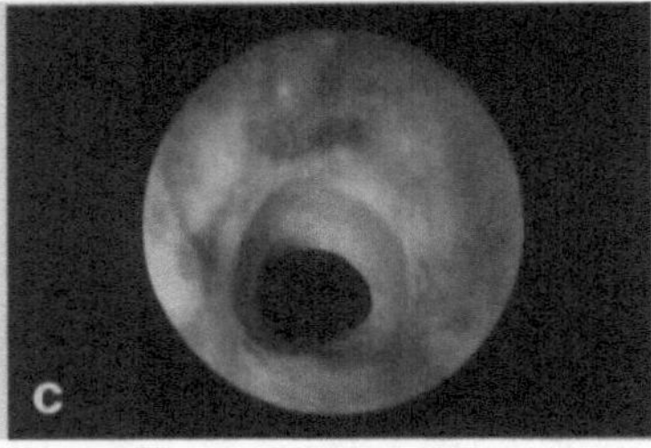

Abb. 2a–c. Tierversuche. **a** Intraoperativer Situs: Transplantat *(hell)* vor Einnähen in die Trachealstümpfe. **b** Sektionssitus 8. postoperative Woche. Makroskopisch reizlose Integration des Transplantates in die ortsständige Trachea. **c** Endoskopischer Befund, gleiches Tier. Zarte Randsäume an den Anastomosen

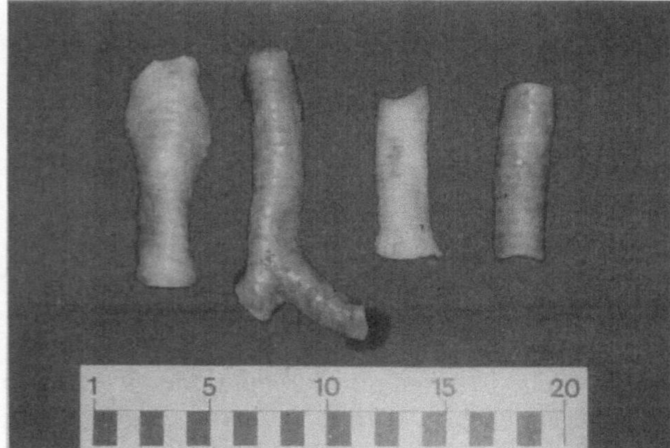

Abb. 3. Menschliche Tracheen nach Konservierung

Außerdem werden durch diese Doppelkonservierung Übertragungen viraler Erkrankungen nach heutiger Kenntnis ausgeschlossen und die Antigenität des Transplantates noch stärker reduziert (vgl. Referat Hammer und Bujía).

Im Prinzip ist die Lagerungszeit der Transplantate unbegrenzt. Eingelegte Tracheen, die im Laufe der Zeit eine graue Verfärbung annehmen (Niederschlag von Quecksilber) werden allerdings verworfen. Ebenso werden Tracheen ausgesondert, die in der Konservierung nicht (empirisch) ausreichende Konsistenz erreichen und deren Knorpelspangen bei Probeanschnitten Verknöcherungsinseln erkennen lassen. Diese kritische Materialauswahl erachten wir als sehr bedeutsam, da einige im Nachhinein als zu weich erkannte Transplantate durch Nachoperationen ersetzt werden mußten.

2.2.2 Antigenität der Transplantate

Die Tierversuche und später die klinischen Erfahrungen lehrten, daß Abstoßungsreaktionen nicht auftraten (Ödeme, Transplantatlyse, zellige Infiltrationen). Mittlerweile ist durch die experimentellen Untersuchungen am Tier (s. Referat Beigel) wie auch an klinischem Material von eigen operierten Patienten (s. Referat Hammer und Bujia) erwiesen, daß Merthiolat- bzw. formalin- und merthiolatkonservierte Tracheen keine relevante Antigenität besitzen [2–4].

2.2.3 Operationsverfahren

Das operative Verfahren zur konserviert-homologen Tracheal-Transplantation ist einfach. Die deformierte Trachea wird nach bogenförmig horizontalem, suprajugulärem Hautschnitt und vertikaler Trennung der infrahyoidalen Muskulatur wandnah bis knapp an den oesophagotrachealen Sulcus skelettiert. Der Stenosebereich imponiert optisch und palpatorisch, die Mobilisierung der Trachea erfolgt weit in den gesunden Bereich. Nach vorderer Vertikalspaltung der Stenosezone wird entschieden, welche Wandteile mit in die Rekonstruktion eingearbeitet werden können bzw. reseziert werden müssen. Die Dorsalwand wird zu erhalten gesucht.

In der Mehrheit der Fälle wird ein tunnelartiges Längsgewölbe aus konservierter Trachea außen anlagernd mit resorbierbarem Nahtmaterial dem Trachealrest aufgesteppt. Über dem Transplantat wird die infrahyoidale Muskulatur kulissenartig oder Stoß an Stoß wiedervereinigt. Nach Einlage von bilateralen Redon-Drainagen erfolgt der Verschluß des äußeren Zuganges. Nach anfänglichen infektionsbedingten Heilungsstörungen verzichten wir grundsätzlich auf eine Tracheotomie (Abb. 4a–e).

Das Problem der inneren Trachealschienung (Stenting) ist noch nicht endgültig gelöst. Wir schie-

Abb. 4a–e. Operationsgang. **a** Konservierte menschliche Trachea; interkartilaginäre Inzisionen. **b** Einarbeiten des Transplantates über Stent in ventral gespaltener und mobilisierter Resttrachea. **c** Situs nach Fixieren des Transplantates. **d** Zustand nach Vereinigung der infrahyoidalen Muskulatur über dem Transplantat. **e** Transcollar geführte Fixationsnähte über Bangerter-Scheibchen verknotet; Silastic-Schienen zur Vermeidung von Druckulzera

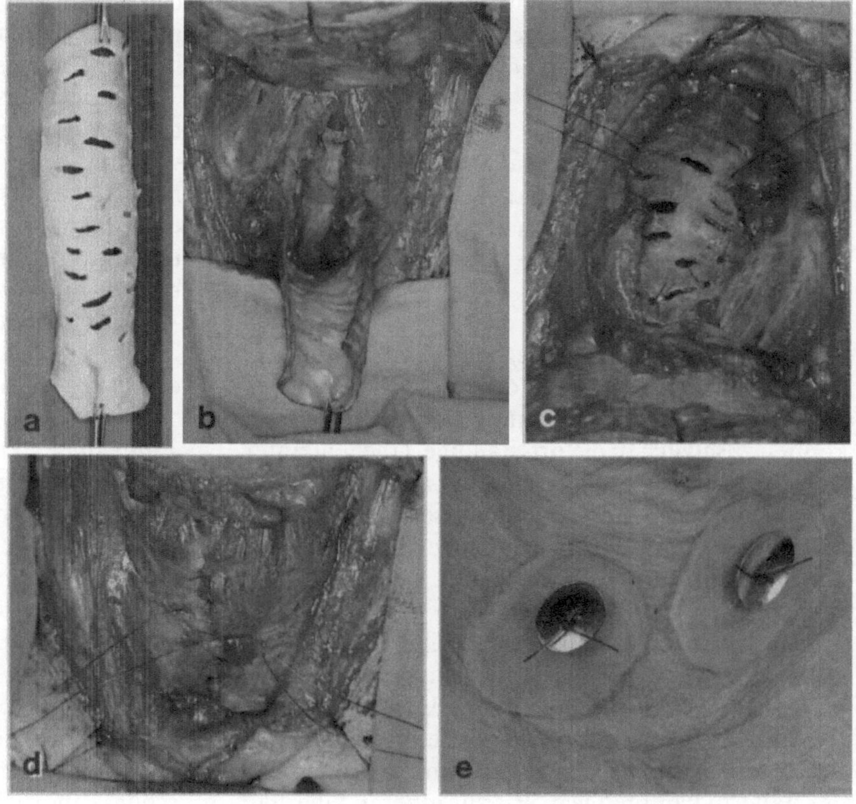

nen heute in Abhängigkeit von Transplantatlänge und zirkulärem Ausmaß, um Primärstabilität der Neotrachea zu erreichen. Wird eine Schienung nötig, wird ein Silasticrohr (Hood-Prothese) bei der Primäroperation eingelegt und über transcollar geführte Haltefäden fixiert. Spätere endoskopisch geführte Endothesenwechsel sind möglich.

Die Zeitdauer der Schienung wird unter endoskopischer Kontrolle entschieden und grundsätzlich so kurz als möglich gehalten (ca. 2–8 Wochen), da sonst innere Granulationen entstehen können, die einen neuen Stenosierungsvorgang induzieren.

Während der Schienung wird antibiotische Abdeckung sichergestellt. Granulationsproliferationen werden durch Prednisongabe (z.B. 480 mg über 12 Tage in fallender Dosis) unterdrückt. Angemessen häufige Endoskopien sichern den Verlauf.

2.2.4 Ergebnisse (Stichtag: 1. 12. 1991)

Seit 1979 wurden bei 57 Patienten langstreckige Stenosen durch Transplantation von konservierter homologer Trachea behandelt. 5 Patienten verstarben vor Abschluß der Behandlung an nicht transplantationsbedingten Ursachen (unfallbedingtes Multi-organversagen, posttraumatisches Aortenaneurysma nach Thoraxquetschung, Infarkt, Nierenversagen). Ein Patient entzog sich der Nachbehandlung vor Abschluß der Ausepithelisierung und verstarb nach Information im Atemnotsyndrom.

Alle übrigen Patienten leben ohne trachealbedingte körperliche Einschränkungen ohne Tracheostoma nunmehr bis zu 13 Jahren nach der Primärbehandlung.

Anamnesen. Nahezu alle Patienten entwickelten die Trachealstenosen nach Langzeitintubationen. 29 der 57 Patienten waren vor der Transplantation im Durchschnitt 5,4mal durch herkömmliche Verfahren voroperiert, 2 davon 22mal. Die Entwicklung der Stenose lag im Durchschnitt 4,6 Jahre zurück, im Extrem 26 Jahre. Eine Patientin erhielt einen fast kompletten Trachealersatz bei präfinaler aggressiver Fibromatose. Sie lebt heute 7 Jahre beschwerdefrei mit dem homolog-konservierten Transplantat.

Stenoselänge. Die intraoperativ gemessenen Stenoselängen variierten zwischen 4 cm und 9 cm, betrugen im Durchschnitt 6,4 cm. In einem Fall (s.o.) wurde ein Subtotalersatz der Trachea erreicht (Grunderkrankung: aggressive Fibromatose). Die auf den ersten Blick vermeintlich kurzstreckigen Stenosen betrafen voroperierte Patienten, deren Tracheen nicht mehr ausreichend für eine Querresektion mobilisiert werden konnten.

Transplantatlänge. Die Transplantate sind naturgemäß länger als die zu überbrückenden Stenosestrecken. Sie überlappen diese in der Regel zu allen Rändern um 0,5 cm (Länge 5–12 cm, durchschnittlich 7,6 cm).

Transplantatform. Überwiegend werden tunnelartige Transplantate geformt, da auf die Pars membranacea verzichtet werden kann. Lanzettförmige Inlets können zusätzlich in die ortsständige Trachealhinterwand eingenäht werden, wenn der aufgesetzte Tunnel nur unzureichenden Durchmesser erreichen läßt. Im Prinzip kann das transplantierte Wandstück fallentsprechend präpariert werden.

Komplikationen. Normalerweise sind 8 bis 12 Wochen erforderlich, bis die Transplantate ins Empfängerbett integriert und innen von einer neuen Vitalschicht überzogen sind. In dieser Zeitspanne können sich Komplikationen einstellen, womit bislang in ¼ der Fälle zu kämpfen war. Bis zur inneren Überhäutung bietet das Transplantat einen grauweißen mißfarbenen Aspekt. Während dieser Zeit ist eine innere Schienung (siehe unten) zu empfehlen.

Der Patient verbringt die Zeit bis zur inneren Auskleidung des Transplantates überwiegend unter stationären Konditionen. Verständlich ist, daß in der ersten postoperativen Phase die neugeformte Luftröhre noch nicht luftdicht ist. Bei Hustenstößen können Luftemphyseme entstehen, die unter ohnehin bestehendem antibiotischem Schutz bislang keine besonderen Probleme aufkommen ließen. Zusätzlich werden für die ersten zwei Wochen Antitussiva verabreicht.

Während der Phase der inneren Schienung (Stenting) können Sekretverhaltungen auftreten. Unter Mukolytika ist Sekretstase durch persönliches oder assistiertes Absaugen beherrschbar. Nur sehr selten ist endoskopisches Absaugen erforderlich.

Klinisches Einfühlungsvermögen erfordert die Zeit bis zur „inneren Überhäutung" des neuen Tracheallumens. Durch interkartilaginäre Perforationen des Transplantates scheint diese Phase abkürzbar zu sein.

Konkrete Probleme stellen Granulationswucherungen dar, die sich besonders nach zu langer oder zu straffer innerer Schienung entwickelten. Konsequenz daraus ist, das Stenting auf ein Minimum an Zeit zu kürzen und das stützende Silicon-Kautschukrohr im Lumen kleiner zu wählen als das neue Tra-

chealrohr. Bei ungestörter Einheilung des Transplantates ist eine innere Schienung für 6–8 Wochen in der Regel ausreichend.

Je mechanisch stabiler das verwandte Transplantat ist, desto geringer ist die Granulationsneigung während der Einheilungsphase. Treten Granulationen auf, werden sie unter Langzeitgabe von Antibiotika endoskopisch ggf. mit Laservaporisation und antiphlogistisch angegangen. Bei starker Granulationsbildung mußte zur besseren Stabilisierung der neuen Atemröhre bei 24% der Patienten während eines Zweit- oder Dritteingriffes ein weiteres Wandstück eingesetzt werden.

Einheilung. Die Vorgänge der Einheilung sind Schritt für Schritt noch nicht hinreichend klar. Folgende Hauptphasen lassen sich jedoch erkennen. In einer anfänglichen Zeitspanne (bis zu etwa 8 Wochen) findet sich lichtmikroskopisch wie elektronenoptisch ein wirres oberflächliches Fasernetz, in dem Zellen ohne Verbund liegen. Danach entwickeln sich flache endothelähnliche Deckzellen im neuen Tracheallumen aus, in denen einzelne Zylinderzellen versuchen, Ziliensurrogate zu entwickeln (Zeitdauer noch nicht abschätzbar). Schließlich, nach klinischem Eindruck nach etwa 1 Jahr, verdichtet sich der Flimmerepithelbelag, bis er von dem einer normalen Trachea nicht mehr zu differenzieren ist (Abb. 5a–c).

Die Wandung des Transplantates wird mesenchymal durchsetzt. An den Grenzen zum ortsständigen Gewebe können die Etappen einer mesenchymalen Ausdifferenzierung bis zur Osteogenese beobachtet werden (zellarme Vernarbung, Faserknorpelbildung, enchondrale Ossifikation). Bei einigen Patienten ließ sich die Ossifikation an den Transplantatgrenzen auch szintigraphisch erkennen (Phosphinnachweis) (Abb. 6a, b).

Regeln lassen sich noch nicht aufstellen. Die Langzeitnachbeobachtungen zeigen aber, daß alle Vorgänge mit Ausreifung der inneren epithelialen Auskleidung der Neotrachea zum Abschluß kommen und keine Re-Stenosierung auslösen (Abb. 7a–e). Nach unseren bisherigen Erfahrungen ist die Qualität des Transplantates entscheidende Voraussetzung für komplikationsarmes oder -freies Einheilen. Biomechanische Eigenschaften sind bedeutend, nachdem die Antigenität durch die Konservierung nicht mehr Diskussionspunkt darstellt.

Behandlungszeit. Die Zeit von der Transplantation bis zur Entlassung aus der aktiven Nachbehandlung in die überwachende Kontrolle hat ständig abgenommen. Gegenwärtig messen wir durchschnittlich 6,6 Monate mit einer abnehmenden Tendenz. Kriterium

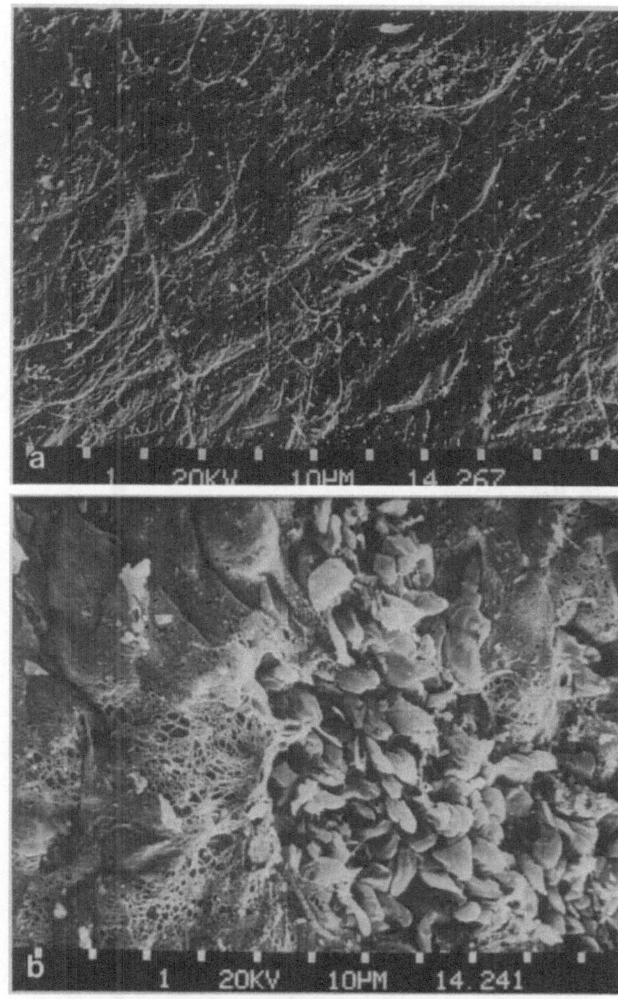

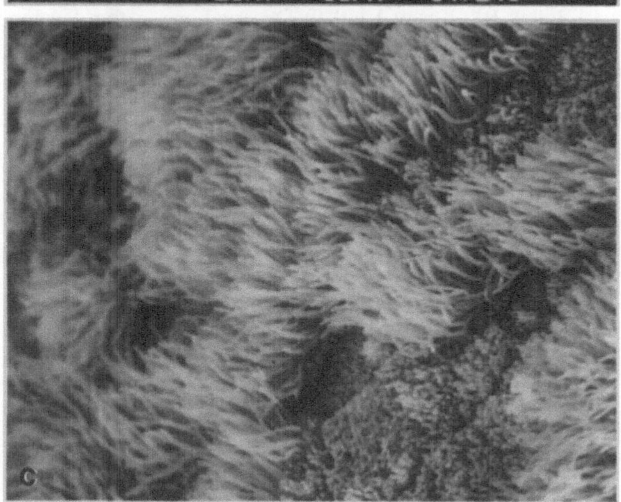

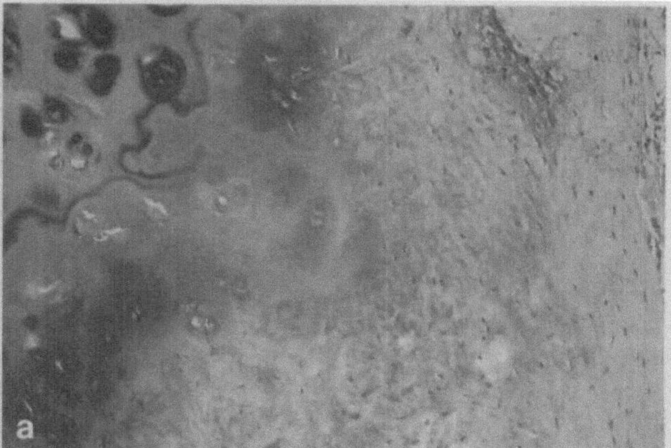

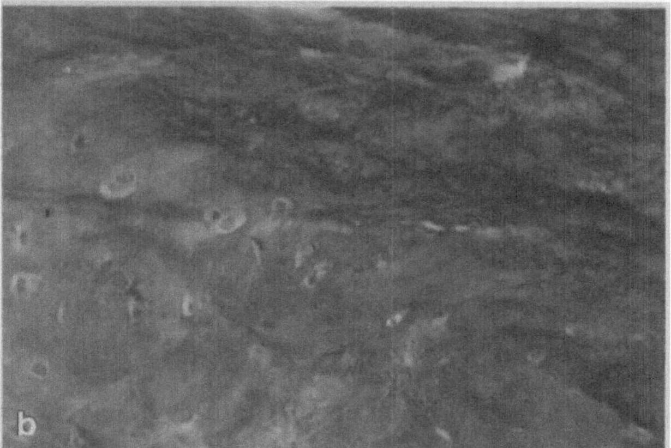

Abb. 6a, b. Transplantatverankerung im Wirtsorganismus (Klinik). **a** Faserverbindung an den Grenzen von Transplantat zum ortsständigen Gewebe, eingestreut Faserknorpelzellen; Astrablau. **b** Enchondrale Ossifikation, Astrablau

Abb. 5a–c. Entwicklung der Innenauskleidung der Transplantate (Klinik). **a** Faserfilz, in den ersten Wochen. **b** Zylinderzellregenerate etwa ab 8. Woche p.o. **c** Endgültiger Flimmerbesatz

des Behandlungsabschlusses ist die stabile granulationsfreie Innenauskleidung der Neotrachea bei freier Atmung in Ruhe und Belastung.

Prä- wie postoperativ werden neben bildgebenden Verfahren (anfangs konventionelle Tomographie, später Computertomographie mit 2dimensionaler, jetzt auch 3dimensionaler Rekonstruktion), endoskopische (flexible oder starre Endoskopie mit Videobild- oder -filmdokumentation) sowie funktionsdiagnostische Verfahren (Lungenfunktion am forcierten In- und Exspirium, Tiffenau-Index, Flow-Volumen-Diagramm) regelmäßig eingesetzt.

2.2.5 Zusammenfassender Kommentar

Nach der nunmehr verstrichenen Zeit von 13 Jahren und den Erfahrungen an bisher 57 Patienten ist es sicher zulässig und nicht zu früh festzustellen, daß die Möglichkeit der Transplantation von konservierter homologer (allogener) Trachea zum Ersatz bzw. zur Rekonstruktion langstreckig defekter/stenotischer

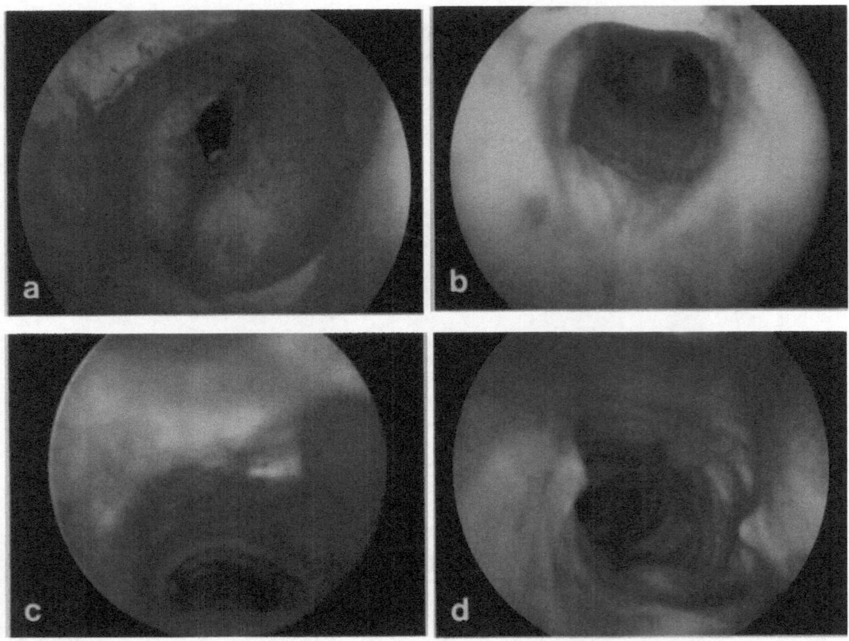

Abb. 7a–d. Klinische Resultate. **a** Patient S. Chr., präoperative kraniale Stenosezone. **b** Zustand nach Transplantation, lediglich oberflächliche Narbenfelder im Transplantatbereich, kein Sekretstau (Nachbeobachtung jetzt 6½ Jahre). **c** Pat. H. U., 1½ Jahre nach Therapieabschluß. **d** Pat. K. S., 6½ Jahre nach Therapieabschluß

Luftröhren die Trachealchirurgie bereichert. Belegt wird diese Aussage durch die Krankengeschichten unserer Patienten, die zum Teil nicht nur eine Vielzahl an Eingriffen konventioneller Art ohne zufriedenstellenden Effekt, die zum Teil seit frühester Kindheit und Jugend tracheotomiert leben, mit allen Einschränkungen Schule besuchen oder studieren mußten, wenn sie es überhaupt konnten, bis ein Trachealtransplantat ihre organische Lebenssituation normalisierte. Für uns gibt es sicherlich verständlicherweise zur Behandlung von Trachealstenosen in Abhängigkeit ihrer Ausdehnung neben der Querresektion jetzt nur noch das Transplantat. Die Aufbereitung und Auswahl der Transplantate wird in Zukunft noch zu verbessern und zu standardisieren sein. Hier werden zukünftige Aufgaben gesehen.

Aus den Erfahrungen der vergangenen 13 Jahre kann der Schluß gezogen werden, daß eine konservierte homologe Trachea offenbar als das beste Material zur Reparatur oder Rekonstruktion einer Trachea anzusehen ist.

Für die Transplantationschirurgie selbst ist ein weiterer Schluß zu ziehen:

Während nach der Transplantation von Vitalorganen der Empfängerorganismus nach gegenwärtigem Kenntnisstand auf Dauer immunsuppressiv zu behandeln ist, besteht für biomechanisch wirkende Organe die Möglichkeit, die Antigenität durch präoperative Konservierung zu nehmen. So kann der Empfängerorganismus von einer Immunsuppression verschont bleiben. Unter diesem Spannungsbogen immunbiologischer Gegebenheiten spielt sich die Transplantationschirurgie ab. Entsprechend der bio-

logischen Aufgabe des Transplantates ergibt sich gegenwärtig die Wahl des einen oder anderen Verfahrens.

Literatur

1. Bailey BJ, Kosoy J (1970) Observations in the development of tracheal prostheses and tracheal transplantation. Laryngoscope 80:1553–1565
2. Beigel A, Wottge H-K, Müller-Ruchholtz W (1991) Immunologische Reaktion gegen konservierte Trachealtransplantate? Laryngol Rhinol Otol 70:630–634
3. Bujia J, Pitzke P, Krombach F, Hammer C, Wilmes E, Herberhold C, Kastenbauer E (1991) Immunological behavior of preserved human tracheal allografts: immunological monitoring of a human tracheal recipient. Clin Transplant 5:376–380
4. Bujia J, Wilmes E, Hammer C, Kastenbauer E (1991) Class II antigenicity of human cartilage: relevance to use of homologous cartilage graft for reconstructive surgery. Ann Plast Surg 26:541–543
5. Flemming I (1970) Behandlung der Trachealstenosen. Habil-Schrift, Berlin
6. Flemming I, Hommerich KW (1968) Homotransplantation der Trachea im Tierexperiment. Arch HNO 191:724
7. Grillo HC, Scannel JG (1964) Extensive resection and reconstruction of mediastinal trachea without prosthesis or graft. An anatomical study in man. J Thorac Cardiovasc Surg 48:741–749
8. Gussenbauer C (1883) Zur Kasuistik der Kehlkopf-Exstirpation. Prager Med Wochenschr 8:31
9. Herberhold C, Franz B, Breipohl W (1980) Chemisch-konservierte menschliche Trachea als Prothesenmaterial zur Deckung trachealer Defekte. Erste Erfahrungen. Laryngol Rhinol Otol 59:453–457

10. Herberhold C, Westhofen M, Rauchfuß A (1983) Zur Transplantation konservierter homologer Trachealsegmente. Arch Oto Rhino Laryngol, Suppl. II, S 342
11. Herberhold C (1991) Tracheal transplantation for treatment of long segment stenoses. 1. International laryngotracheal reconstruction symposium, p 384
12. Herberhold C (1986) Verwendung von konservierten homologen Luftröhrentransplantaten in der Chirurgie der Trachealstenose. In: Das Transplantat in der Plastischen Chirurgie (Hrsg) Kastenbauer E et al., 24. Jahrestagg Dtsch Ges für Plast u Wiederherstellungschir, p 340
13. Herberhold C, Zepp K (1977) Konservierte homologe Trachealsegmente zur Deckung von Luftröhrendefekten im Tierexperiment. Arch HNO 216:598
14. Ilberg C v, Kitano S (1977) Das Cialit-konservierte Homoiotransplantat der Trachea. Arch HNO 216:596
15. Ilberg C v, Kitano S, Schmidt A (1977) Das Cialit-konservierte Trachealtransplantat. Laryngol Rhinol Otol 56:814
16. Kluyskens P, Ringoir S (1970) Follow-up of a human larynx transplantation. Laryngoscope 80:1244−1250
17. Lametschwandtner A, Staindl O, Tholo S (1980) Ergebnisse heterologer Trachealtransplantationen im Tierexperiment, Teil III. HNO 28:37−42
18. Lick RF (1969) Tierexperimentelle Untersuchungen zum alloplastischen Trachealersatz nach Kontinuitätsresektion. Erg Chirurg Orthop 52:187−229
19. Meyer R (1982) Reconstructive surgery of the trachea. Thieme, Stuttgart
20. Mounier-Kuhn P, Haguenauer JP, Inuyama Y, Descotes J (1968) La possibilité de greffe autologue du larynx chez le chien. Ann Oto Laryngol (Paris) 85:637−654
21. Ogura JH, Harvey JE, Mogi G, Ueda N, Ohyama M, Tukker HM (1970) Further experimental observations of transplantation of canine larynx. Laryngoscope 80:1231−1243
22. Ogura JH, Kawasaki M, Takenouchi S, Masakatsu Y (1966) Replantation and transplantation of the canine larynx. Ann Otol 75:295−313
23. Rose K-G, Sesterhenn K, Wustrow F (1979) Tracheal allotransplantation in man. Lancet:433
24. Sesterhenn K, Rose K-G (1977/1979) Die Trachealtransplantation im Tierexperiment. Laryngol Rhinol 56:643−649; 58:224−232; 58:495−501; 58:502−508
25. Staindl O, Lametschwandtner A, Zimmermann G, Adam H (1979) Ergebnisse heterologer Trachealtransplantationen im Tierexperiment, Teil I. HNO 27:7−13
26. Staindl O, Lametschwandtner A (1979) Ergebnisse heterologer Trachealtransplantationen im Tierexperiment, Teil II. HNO 27:221−226
27. Strome M (1991) Laryngeal transplantation: the future. 1. International Laryngotracheal Reconstruction Symposium, p 376−382
28. Tucker HM (1975) Laryngeal transplantation: Current status 1974. Laryngoscope 85:787−796
29. Weidauer H, Arnold W (1977) Untersuchungen zum Verhalten von Cialit-konservierten Trachealtransplantaten. Arch HNO 216:597
30. Wustrow F, Rose K-G, Sesterhenn K (1984) Wiederherstellung der stenosierten Trachea durch allogene Transplantation beim Menschen. Wiss Z Humboldt-Univ 2/3:256−258